科学出版社“十三五”普通高等教育本科规划教材
高等中医药院校推拿学专业系列教材

总主编　丛德毓　王金贵

供中医学、针灸推拿学等专业用

推拿解剖学

主编　李义凯　齐　伟

科学出版社
北　京

内 容 简 介

本教材为科学出版社"十三五"普通高等本科教育规划教材及高等中医药院校推拿专业系列教材之一，供推拿学专业学生使用，是由全国约20所高等院校的一线专家共同编写完成。本教材分为总论和上、中、下三篇。总论对中、西解剖学的发展简史进行了梳理和对比，并对推拿解剖学的定义和课程学习进行了介绍；上篇为伤科推拿解剖学基础，系统地介绍了骨骼肌、脊柱、脊髓、头颈、肩背、上肢、腰骶、骨盆和下肢的解剖学及其伤科推拿常用穴位解剖学基础；中篇为脏腑推拿解剖学基础，对胸腹和相关脏器的解剖，以及体腔的发生、内脏神经及其与脏腑推拿常用穴位的解剖进行了介绍；下篇为小儿推拿解剖学基础，对小儿解剖和体格发育特点、小儿的运动系统，特别是脊柱解剖、小儿的内脏解剖学、内分泌系统和感受器及神经系统的解剖学进行了详细的介绍。

本教材可供全国高等中医药院校中医学和针灸推拿学专业本科生使用，也可作为推拿医师的参考书。

图书在版编目（CIP）数据

推拿解剖学 / 李义凯，齐伟主编. —北京：科学出版社，2019.6

科学出版社"十三五"普通高等教育本科规划教材 · 高等中医药院校推拿学专业系列教材 / 丛德毓，王金贵总主编

ISBN 978-7-03-061373-8

Ⅰ. ①推… Ⅱ. ①李… ②齐… Ⅲ. ①按摩疗法（中医）–高等学校–教材 ②人体解剖学–高等学校–教材 Ⅳ. ①R244.1 ②R322

中国版本图书馆 CIP 数据核字（2019）第 108822 号

责任编辑：郭海燕 凌 玮 / 责任校对：王晓茜

责任印制：赵 博 / 封面设计：北京图阅盛世文化传媒有限公司

科学出版社 出版

北京东黄城根北街 16 号

邮政编码: 100717

http://www. sciencep. com

北京科印技术咨询服务有限公司数码印刷分部印刷

科学出版社发行 各地新华书店经销

*

2019 年 6 月第 一 版 开本：787×1092 1/16

2024 年 8 月第五次印刷 印张：22 1/2

字数：562 000

定价：98.00 元

（如有印装质量问题，我社负责调换）

科学出版社“十三五”普通高等教育本科规划教材

高等中医药院校推拿学专业系列教材

评审委员会

总编委会

《推拿解剖学》编委会

主　编　李义凯　齐　伟

副主编　（按姓氏笔画排序）

吕　强　朱晓珉　唐宏亮　熊　英　薛卫国

编　委　（按姓氏笔画排序）

王志福（福建中医药大学）　牛　坤（海南医学院）

吕　强（上海中医药大学）　朱晓珉（天津中医药大学）

齐　伟（长春中医药大学）　李　丹（天津中医药大学）

李　武（湖南中医药大学）　李　海（长春中医药大学）

李乃奇（南方医科大学）　李义凯（南方医科大学）

李必保（湖北中医药大学）　李永平（青海大学）

李应志（云南中医药大学）　应晓明（浙江中医药大学）

陈新旺（河南中医药大学）　范志勇（广州中医药大学）

金　弘（黑龙江中医药大学）　屈玉疆（新疆医科大学）

骆雄飞（天津中医药大学）　唐宏亮（广西中医药大学）

熊　英（南京中医药大学）　薛卫国（北京中医药大学）

秘　书　李乃奇

总 前 言

为落实教育部“高等学校本科教学质量与教学改革工程”以及《教育部关于加强高等学校在线开放课程建设应用与管理的意见》(教高[2015] 3 号)的相关精神，加强教材建设，确保高质量教材进课堂，并进一步推动我国教育信息化的发展，促进在线课程的建设及推广应用，由长春中医药大学附属医院、天津中医药大学第一附属医院牵头组织了科学出版社“十三五”普通高等教育本科规划教材暨数字化项目高等中医药院校推拿学专业系列教材的编写工作。实现教育现代化，信息化是必经之路。“十三五”期间我们将致力于促进教育信息化“四个提升”和“四个拓展”，全面提升教育信息化基础支撑的能力，大幅提升教育信息化服务教学和管理的能力，优先提升教育信息化促进教育公平、提高教育质量的能力，有效提升数字教育资源开发与服务供给能力。

随着推拿临床与研究内涵的不断深化，重新构建课程教材体系是推拿学科发展的趋势，也是推拿学课程体系优化的必然需求。从推拿学发展源流中不难看出，推拿专业身兼学科与技法双重性质，应用范围包罗内、外、妇、儿、伤等各科病种。当前要以健康中国理念为推拿学科发展的契机，使推拿专业现代化、国际化的步伐更加强健有力，突出学科特色和优势，与中医学、针灸学学科并驾齐驱，这也符合每个学科不断发展壮大的必然规律。《淮南子·原道》中说：“高者必以下为基。”因此，我们先从编著教材和培养人才开始。现有的《经络腧穴学》等相关著作多是为针灸学临床与研究服务的，对于与推拿关系密切的奇经八脉、十二经筋、十二皮部没有重点阐述，对于适宜于推拿但不适于针灸的腧穴介绍过于简单，完全不能满足现代推拿临床与教学的需求。

我们着力于推拿学课程体系重构以及新体系下教材建设，重新构建真正适应当前推拿学临床、教学、科研需求的课程体系，从教材层面将推拿学科从针灸学科中分化出来。推拿临床医生在中医和西医诊断能力、古籍和现代文献查阅能力、辨证处方及现代物理疗法综合治疗能力、科研能力等方面更需要加深知识点学习，本系列教材以建立推拿学科理论体系、提升推拿临床能力为编写出发点，在原有推拿学科教材的基础上，扩增为《伤科推拿治疗学》《脏腑推拿治疗学》《小儿推拿学》《推拿手法学》《推拿诊断学》《推拿中医基础理论》《推拿解剖学》《实验推拿学》《推拿功法学》《推拿学发展简史》十本教材。本系列教材编写重视教材的启发性，以加强学生实践能力的培养。

系列教材以《伤科推拿治疗学》《脏腑推拿治疗学》《小儿推拿学》为核心课程教材，其中《伤科推拿治疗学》编写以《医宗金鉴·正骨心法要旨》为蓝本，着重体现传统伤科推拿的中医思维，改善轻中医辨证、重西医辨病现状，使中西医优势互补，各取所长。新增《脏腑推拿治疗学》总结归纳脏腑推拿理论方法及应用体系，遵从处方配伍原则，制定治疗术式来辨证施术，着重体现“外治之理即内治之理”。以《推拿中医基础理论》《推拿诊断学》《推拿解剖学》《推拿手法学》为基础课程教材，其中《推拿中医基础理论》着重阐述了经筋理论指导伤科推拿、奇经八脉与四海气街理论指导脏腑推拿以及皮部理论指导小儿推拿的中医思维。新增《推拿诊断学》突出推拿学科的诊断特色，增设辨体征等内容。新增《推拿解剖学》教材，针对核心课程分为三大版块，将伤科推拿、脏腑推拿、小儿推拿相关解剖学知识抽提出来系统化。以《推拿功法学》《实验推拿学》《推拿学发展简史》为外延课程教材，其中《推拿学发展简史》不仅有推拿古籍的研究，还包括流派的研究，按照不同历史阶段分章节讲述各时期的推拿发展情况。

本系列教材编写过程中，全国推拿学科专家集思广益、群策群力，从增设课程、教材内容及编写体例等多个方面进行反复深入研讨。编写单位互相协作，体现了大学及临床医院在教学、科研、临床等方面为推拿学科发展的核心动力。2016 年于长春进行全国遴选，初步确定了十本教材主要内容及总编委会；2016 年底于天津确定教材主编；2017 年 7 月于长春召开主编会议，确定了各本教材编写大纲和体例；2017 年 8～10 月由本系列教材天津教材秘书组解决系列教材之间衔接问题，针对每本教材提出编写建议，各主编根据编写建议修订大纲与样稿；2017 年 11 月于浙江召开系列教材编写启动会，明确编写要点及时间进度要求；2017 年 12 月至 2018 年 1 月于北京、天津、河南等地分别召开各教材启动会，确定各编委会成员；2018 年 7 月于长春召开系列教材定稿会。经过近三年的认真酝酿和专家集中研讨，本系列教材即将付梓，希冀对推动推拿学科的发展，对推动推拿学科教学与临床有所裨益。

本系列教材在编写过程中着重不同课程中相同内容的统一性、协调性，避免了前后矛盾；在课程构建时着重合理性、实用性，整套教材之间合理配置，减少内容重复，同时增加视频教学以适应现代化教学的需求。本系列教材以服务人才培养为目标，坚持以育人为本，旨在充分发挥教材在提高人才培养质量中的基础性作用，充分体现最新的教育教学改革和教材改革成果，全面推进素质教育，实施精品战略，强化质量意识。本系列教材适用于全国高等中医药院校推拿学专业以及中医学、针灸学等相关专业学生教学使用，也可作为临床推拿医师、推拿专业爱好者的参考用书。

丛德毓　王金贵

2019 年 3 月 28 日

前 言

科学出版社“十三五”普通高等教育本科规划教材《推拿解剖学》是由全国约20所高等中医药院校联合编写，由教学与临床第一线资深骨干医生、教师执笔，供中医学、针灸推拿学等专业教学使用。推拿学在中医领域有着自身学科特点，学生在掌握推拿学专业等中医课程的同时，还必须有坚实的解剖学知识作为后盾，以保证医疗安全，提高临床疗效。目前尚没有专门为推拿学专业而设的解剖学教材。作为一部为推拿学服务的专业解剖学教材，本教材紧紧围绕推拿治疗中涉及的解剖结构，根据伤科推拿、脏腑推拿和小儿推拿的不同特点，涉及解剖区域、重要脏器、层次结构和小儿生长发育结构等内容，突出解剖学与推拿的密切关系。

本教材共分为总论、伤科推拿解剖学基础、脏腑推拿解剖学基础和小儿推拿解剖学基础四部分。总论部分中，第一章简要介绍古今中外解剖学简史；第二章介绍课程的定义、重要性及学习和研究方法；第三至十五章属伤科推拿解剖学基础内容，第三章为骨骼肌的解剖生理；第四章论述脊柱的解剖生理；第五章介绍脊髓的解剖生理特点；第六至十五章分别论述头部、颈部、肩胛臂部、肘前臂腕手部、胸背部、腰部、骨盆部、髋部、股膝部和小腿踝足部各部的体表标志、解剖结构特点、层次特点、神经和血管的走行及分布，以及常用经穴的解剖和揣穴。脏腑推拿解剖学基础包括4章，第十六章介绍胸腔的体表标志、层次结构和重要脏器功能特点；第十七章论述腹腔的各部的层次结构、脏器功能特点，以及腹部神经、血管和淋巴管分布及功能等；第十八章详述内脏神经的构成、分布、功能和生理；第十九章介绍脏腑推拿常用的穴位定位、揣穴和解剖结构。小儿推拿解剖学基础共分为12章，第二十、二十一章简述小儿体重、身高、身体各部的增长规律，以及骨骼牙齿和体格发育的规律；第二十二、二十三章讲述婴幼儿的骨、关节、肌肉和脊柱的解剖生理和发育特点；第二十四至二十八章分别介绍婴幼儿的呼吸系统、消化系统、泌尿系统、生殖系统和内分泌系统的发育和解剖特点；第二十九章介绍婴幼儿的皮肤、视器和位听器的生理解剖特点；第三十、三十一章论述婴幼儿心血管、淋巴系统和神经系统发育和解剖特点。

本教材第一章、第三章、第五章、第十二章、第二十二章由李义凯执笔；第二章由薛卫国、李义凯执笔；第四章、第十三章由牛坤执笔；第六章由王志福执笔；第七章由薛卫国执笔；第八章、第十章由李乃奇执笔；第九章由李永平执笔；第十一章由范志勇执笔；第十四章、第十五章由李应志执笔。第十六章由李海执笔；第十七章由骆雄飞、朱晓珉、吕强、李必保执笔；第十八章由屈玉疆、唐宏亮执笔；第十九章由陈新旺执笔。第二十章、第二十一章、第二十七章由李丹执笔；第二十二章、第二十六章由金弘执笔；第二十三章由李义凯执笔；第二十四章、第二十九章、第三十一章由熊英执笔；第二十五章由李武执笔；第二十八章、第三十章由应晓明执笔。本教材由李义凯、齐伟统稿。

若有不妥之处，恳请读者提出宝贵的意见和建议，以便再版时进一步完善。

《推拿解剖学》编委会

2019年3月

目　录

总　论

上篇　伤科推拿解剖学基础

中篇　脏腑推拿解剖学基础

下篇　小儿推拿解剖学基础

总　论

第一章

解剖学简史

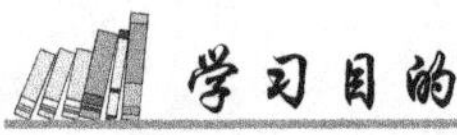

学习目的

通过本章学习，了解中西方解剖学的发展史；熟悉近代中国解剖学的发展；掌握中国现代解剖的发展及分科。

在古代解剖学基础上构筑的中医学，在其理论体系完成之后，古代解剖学的历史使命也就完成了。中医学的独特理论体系和方法论特点决定了中医学的发展并不依赖现代人体解剖知识的进步。故脱离人体解剖是中医自身发展规律的必然。由于推拿没有被真正地纳入辨证论治的理、法、方、药体系，中医理论不可能给推拿、脊柱推拿和正骨等临床操作以专业的具体指导，而人体解剖学是这些学科必备的基础理论知识。推拿手法是具体作用在人体解剖组织结构上的规范化动作，因此，推拿术式的设计、改良和操作必须符合人体解剖学结构规律。

第一节　中医解剖学发展史

一、远古时期的解剖

中国原始社会时期就已经有了解剖活动，考古发现仰韶文化时期的原始人墓葬有 40 多人的二次葬。这些葬墓中的遗骨有不少将头骨放在中间，四肢骨及其他骨放在旁边，有的头骨和股骨还涂上黑色颜料。由此可见，那时的人类已经有认识自身骨骼结构和形状的实践机会。《说文解字》中记载：“骨，肉之覆也。”在距今 5000 年前的旧石器时代我国就有开颅手术的记载。2001 年在山东大汶口文化遗址发现了一个开颅手术所致的颅骨有椭圆形缺损。远在商周或以前，医者已积累了一定的人体解剖知识。上古名医俞跗已能在熟练掌握人体解剖知识的基础上进行外科手术。

或许以造字为目的对人体器官进行解剖，是中国古代人体解剖的一大特色。据考证，我国的人体解剖史至少源于殷商时期，已有 3400 多年。有研究通过对甲骨文中“心”字创作过程及甲骨文“心”字演变的考证，论证了我国人体解剖有一条独特的动因，这就是殷商时期的人们已经体会到心脏在人体生理功能中起着重要作用，因而认识到创作出一个相应的“心”字的必要性。为此，当时的造字者们出于造字的目的对人体心脏进行了反复解剖。在甲骨文字中还有许多解剖知识有待我们认真挖掘。奴隶社会时期的《列子·汤问》记载了扁鹊在全身麻醉下进行的开胸探心术。马王堆出土的《五十二病方》中也有关于刀箭金创的外科处理的记载。周代我国就有了专门的外科医师，能使用一些简单的手术和外治疗法治疗疮及体表外伤，说明当时的医学解剖有相当不错的基础。《史记·扁鹊仓公列传》记载俞跗进行剖腹的程序是先割皮、解肌、诀脉、结筋，接着溺髓脑、揲荒、爪幕。这说明在秦汉以前，我国的人体解剖已达到相当高的水平。

二、春秋战国至秦代的解剖

春秋战国到秦代之际，解剖学的突出成就主要集中在《黄帝内经》和《难经》两书中。两书在解剖方面的见解同中有异，又相互补充。《灵枢·经水》说："若夫八尺之士，皮肉在此，外可度量切循而得之，其死可解剖而视之，其脏之坚脆，腑之大小……皆有大数。""解剖"一词由此首创并一直沿用至今。解剖的内容主要是介绍了脏腑功能基于解剖，并描述了五脏的位置和六腑（比例）。在《灵枢·脉度》和《灵枢·骨度》中专篇讨论了经络的走向与人体骨骼之长短等内容。说明早在《黄帝内经》时期人们对解剖就十分重视，而且当时解剖已经相当细致了。如测得人的大、小肠的长度与食管长度之比为35∶1，现代解剖学实测为37∶1，非常接近。试想如果没有解剖，很难有这么精确的数字。《素问·骨空论》曰："辅骨上横骨下为楗，侠髋为机，膝解为骸关，侠膝之骨为连骸，骸下为辅，辅上为腘，腘上为关，头横骨为枕。"说明了主要关节的解剖关系。《黄帝内经》认为要进行医学研究，必须重视人体形态结构。对人体形态结构了解的方法有两种，即对外通过度量切循而得知，对内则通过解剖来观察。2000多年前的古人就能采取这种科学的方法来认识人体结构实在是难能可贵。医学是研究人体疾病发生、发展、治疗过程的科学，研究医学必然不可回避探讨人体的解剖结构及以解剖为基础的生理病理。《黄帝内经》的许多篇章如《素问·骨空论》中关于骨的解剖，《灵枢·大惑论》中关于眼球的解剖，"五色"中关于胸、腹腔和五脏六腑部位的解剖及关于许多经脉（血管束）的解剖等，都说明生理病理和疾病诊断紧密相连。

《难经》对解剖学同样做出了很大贡献，它补充了《黄帝内经》的不足，增加了对五脏形态和重量等的记录。如脾的重量及长宽比例为5∶3，这与现代解剖之所见基本符合。首次记载了"散膏"，即胰腺；指明肾是成对器官，并记录了其重量。关于脏腑重量，《黄帝内经》中没有记载，但《难经》却对每个脏腑的重量均有记述，而且补充了喉咙、胆、膀胱和肛门的形态和重量，以及后三者之所盛。《难经·四十四难》提出，食物从进入人体到排出体外要经过七道关隘，将其称为"七冲门"。其中贲门和幽门的名称与部位与现代解剖学完全相同。可见在《难经》时代解剖水平已经达到一个很高的层次。

三、汉代至宋代的解剖

两汉至宋代时期的解剖记载不多，仅在《汉书·王莽传》和《南史·顾觊之传》中有记载，但并无具体器官的解剖内容。如《汉书·王莽传》中记载："莽诛翟义之徒，使太医尚方与巧屠共刳剥之，度量五脏，以竹筳导其脉，知所终始，云可以治病。"我国最早的以医学为目的的人体解剖是在公元11年左右，代表这一时期的外科成就，当属华佗的开腹手术。西晋时期，认识了女性子宫的四个开口：胞门，子户，中黄门，子门（左右输卵管口、宫颈口、阴道口）。以后至宋之前再无记载。宋仁宗庆历年间（1041～1048年），吴简将宋廷处决的欧希范等56具尸体的解剖，经由绘工宋景绘成图谱，成书为《欧希范五脏图》，对肝、肾、心和大网膜等解剖位置和形态的记载基本正确。崇宁年间（1102～1106年），杨介据泗州处死者的尸体解剖整理而成的《存真图》，在世界医学史上也是比较早的成就。宋慈的法医学专著《洗冤录》中也有不少有关人体解剖方面的记载。

四、元代至明代的解剖

明代的解剖学著作不多。元代滑伯仁的《十四经发挥·十四经脉气所发》形象细致地描述了五脏的形态及具体位置。“心形如未敷莲花，居肺下膈上，附着于脊之第五椎”，心包络“在心下横膜之上，竖膜之下。与横膜相黏，而黄脂漫裹者，心也。其漫脂之外，有细筋膜如丝，与心肺相连者，心包也”。“脾掩乎太仓，附着于脊之第十一椎”，明确了“肝之为脏，其脏在右胁右肾之前，并胃着脊之第九椎”。

五、清代的解剖

清代的解剖学研究最著名的当属王清任和其著作《医林改错》，并绘制了《亲见改正脏腑图》。王清任在 30 岁时，路过滦州福地镇，发现义冢处有许多被犬食残遗的患儿尸体，“就群儿之露脏者细视之”。通过亲自解剖研究，他发现了人体内部的总卫管（腹主动脉）、荣管（上腔静脉）、遮食（幽门括约肌）、津管（胆总管）、总提（胰腺）和隔膜（膈肌）等结构，纠正了不少前人的错误论断，发现了一些新的解剖结构，如对肺和气管的深入解剖，发现了肺内支气管的解剖形态及走行，称肺泡为麒麟菜、幽门括约肌为遮食、十二指肠入口为津门，以及胰腺为总提等。其中记载肺为“两大叶大面向背，小面向胸，上有四尖向胸，下一小片亦向胸”；证实了肺有两叶，否定了《难经》的肺为“六叶两耳”的说法。关于左肾右命门之说，他提出两肾皆为肾。但在整个封建社会里，只能趁兵荒、刑戮和疫病流行时进行一点点解剖，还往往受到传统习俗的制约，因此我国古代解剖学的发展步履艰难。此外，吴谦等编的《医宗金鉴·刺灸心法要诀》也有不少解剖学记录。

纵观整个中国古代解剖发展史可以发现，虽有封建法典严令禁止解剖尸体，但解剖尸体的行为在整个中国封建社会从没中断过。但在古代解剖学基础上构筑的中医学，在其理论体系完成之后，不懂解剖的人也能从事中医临床医疗工作，古代解剖学成果反而变得不十分重要，这在客观上阻碍了人体解剖学的发展。在中医漫长的发展形成过程中，放弃人体解剖是中医自身发展规律的必然。几千年来，我国古代的人体解剖者都是外科医生、法医学家、屠夫或刽子手，并没有出现专门的解剖学家。这些中医解剖学理论成就在西医理论引入后，其历史使命也就完成了。

第二节　西方解剖学发展史

一、西方解剖学发展简史

西欧古希腊时代（公元前 500～300 年），著名的哲学家希波克拉底（Hippocrates）和亚里士多德（Aristotle）都进行过动物实体解剖，并有论著。

盖伦（Galen，130～201 年）完成了第一部解剖学著作《医经》，详细描述了血液运行、神经分布及诸多脏器，但由于受制于宗教，该书主要资料多来自动物解剖观察所得，故错误之处甚多。

文艺复兴时期，达·芬奇（Leonardo da Vinci）绘制的解剖学图谱，其精确细致即使今天也令人叹为观止。同时期的维扎里（Andreas Vesalius，1514～1564 年）执着地从事人体解剖实验，于 1543 年完成了巨著《人体结构》，系统完善地记叙了人体各器官系统的形态和构造，纠正了盖伦 200 多处的谬误，因此，他也被称为现代人体解剖学的奠基人，是与哥白尼齐名的近代科学的开创者。

此后，英国学者哈维（William Harvey，1578～1657 年）提出了心血管系统是封闭的管道系统的概念，创建了血液循环学说，从而使生理学从解剖学中分立出去。继显微镜发明之后，意大利人马尔匹基（Malcell Malpighi，1628～1694 年）用其观察了动、植物的微细构造，开拓了组织学分野。18 世纪末，研究个体发生的胚胎学开始起步。

19 世纪意大利学者高尔基（Camello Golgi，1843～1926 年）首创镀银浸染神经元技术。西班牙人卡哈（Romon Y Cajal，1852～1934 年）建立了镀银浸染神经元纤维法，从而成为神经解剖学公认的两位创始人。

19 世纪末 20 世纪初，由于受唯心主义和形而上学思想的影响，人体解剖学走上了烦琐、孤立、静止地描述人体形态结构的境地，使部分学者感到彷徨和失望，认为解剖学已经成为“化石”，到了山穷水尽的地步，完全看不到发展的前景。而另一部分学者从辩证的自然观出发，开始从功能解剖学、进化形态学和实验形态学等方面，寻求开拓的路径。

随着技术革命浪潮的涌动，近几十年来，生物力学、免疫学和分子生物学等学科向解剖学的渗透，一些新兴技术如示踪技术、免疫组织化学技术和细胞培养技术等在形态学研究中被广泛采用，推动了以神经解剖学为代表的当代解剖学的发展。

二、中西解剖学发展比较

据考证，中医解剖学的起源甚至早于西方解剖学，曾领先于西方解剖学的发展（表 1-1），然而伴随着中医辨证论治等内科理论体系的逐渐成熟，并受制于封建传统思想，中医解剖学发展迟滞，逐渐大幅度落后于西方解剖学。而在欧洲，随着文艺复兴运动，人体解剖学在西方得到了迅速的发展，而中医解剖学几乎处于停滞状态，裹足不前。以中西方两位同时代的医学巨人张仲景和盖伦的著作和学说比较（表 1-2）就可以发现，中西医学由此走向不同的发展方向，西方医学更加注重解剖学，而中医基本摒弃了解剖学。

表 1-1　中世纪中西方解剖学比较（476～1453 年）

欧洲	中国
此期欧洲医学奉盖伦为神，基督教禁止人体解剖，使医学处于停滞	隋唐时期孙思邈《千金要方》和巢元方《诸病源候论》将中医推向新高度
一切学术活动均处于茫茫的黑夜里，仅偶尔露出一丝光芒	烟萝子（994 年）以前绘制的《内境图》
13 世纪起，解剖学逐渐复苏，首先意大利的博洛尼亚兴起，逐渐扩展到整个欧洲	宋（1041～1048 年）吴简根据处决欧希范等 56 具尸体解剖，由专人绘成《欧希范五脏图》
	1102～1106 年《存真图》
意大利公开课在大学、教堂、室外进行。15 世纪后出现专供教学的阶梯解剖室	1247 年宋慈的《洗冤录》，此时期解剖多为法医

表 1-2 盖伦和张仲景的比较

盖伦	张仲景
盖伦做过 4 年的外科医师，解剖著作颇丰，著有《论解剖学之操作》《论静脉和动脉》《论神经解剖》和《基础肌学》等	张仲景的《伤寒杂病论》以辨证论治的原则确定了中医临床医学发展的模式
指出血管内运行的是血液，而不是空气、神经按区分布、跟腱起自腓肠肌、心脏是肌性器官、首先使用"收缩期"和"舒张期"、第三四脑室及交感神经等	在其著作中几乎没有提及人体解剖 仲景学说是创立了一条独具特色的诊治理念 同期的华佗精通于外科手术，应该是熟悉腹部等部位的解剖学

第三节 中医解剖学发展滞后的原因

解剖学作为一门学科，其兴旺发达和停滞落后必然与时代特征、社会状况和文化紧密联系着。中医解剖学发展缓慢的原因是多方面，主要是中医学术体系、儒家思想、封建伦理道德和封建制度等因素所致。无人继承和其道不传也是重要的原因，正所谓"乃因有人倡导，无人继承；虽有创建，不能发展。盖科学非一人一代之事，必经多人之研究，始能抵于大成也。两汉以来，吾国医学完全操在儒生之手，其他虽有杰出之士，或因不能著书立说，或因儒生所摒弃，以至其道不传者，当不在少。儒生之弊，又在'述而不作'，墨守旧说，且又谓医乃仁术，不宜刳剥人体，以供实验，于是乃承讹袭，不事实验。两千年间，解剖学终无成立之可能焉。"但中医并非没有解剖学，只是未能像西方解剖学一样，作为一门独立的学科，不断深入发展。究其原因，有如下几点。

一、独特的中医理论体系

中医学的独特理论体系和方法论特点决定了中医学的发展不必依赖解剖知识的进步。中医学历史上存在这样一个特殊的现象，即临床不依据解剖学。直至今天，纯中医与解剖之间仍无明显联系。对于绝大多数中医来说，没有解剖知识不影响治病救人。从历史上看，中医学历史上不缺乏解剖活动和解剖学知识的论述，然而却终究没有形成系统的解剖学，也没有人完整地画出一幅详细完整的人体解剖图谱，更没有出现专门的解剖家。比较中、西医学的发展史，我们就会发现，中国古代解剖都是零散或自发的，人体解剖学一直处于不发达状态，还谈不上有系统和科学的人体解剖学，没有形成严格科学意义上的人体解剖学。由于没有纳入辨证论治的理、法、方、药体系，中医理论没有，也不可能给手术和正骨以及脊柱推拿等疗法以具体专业的指导。中医理论形成之初，人体的大体解剖学知识是不可或缺的，没有古代的解剖知识就没有中医的脏腑经络学说，解剖学是其形成的主要基础之一。但在中医理论和辨证论治体系成熟之后，除体表解剖和骨骼对针灸、推拿和骨伤科具有重要的临床意义外，而中医其他学科则不需要精细的解剖学，解剖学反而变得不十分重要。随着中医学体系的成熟，解剖实证渐渐被忽视了，这是根本原因之一，这也在客观上阻碍了人体解剖的发展。进入封建社会后，由于实际的解剖行为被限制，古代的医学家们便从医学临床实践出发，创造了"度量切循"的体表测量方法，进行人体表面解剖学的研究，并不断进行由表及里的深入观察，继续推动中医学的发展，使之成为独特的医学，但对五脏六腑等身体内部的解剖研究却几乎陷入停止。

二、封建制度和封建伦理道德的约束

受祖先崇拜及尊经崇古思想的影响，我国自古以来一向有保全尸首的传统。为了加强以上观念对人们的影响，封建法典列专门条款严惩残害尸首的行为。《唐律疏议》是我国现存最早、最完整的法律著作，集多个封建王朝法律之大成，成为宋、元、明、清历代制定和解释法典的蓝本，其内有“残害死尸”一栏。如果杀死人，再肢解或焚烧尸体，会处死刑最高刑——斩刑等。这些保护尸首的条款周密详尽甚至不厌其烦，在《唐律疏议》一书中占有较重要的地位。它更直接、更积极地促进了大众对尸首的爱护，巩固了视毁坏尸体为不仁、不法的思想。到了南北朝时期，封建礼教的束缚，严重阻碍了解剖学的发展。《南史》中记有沛郡相梁唐赐喝酒时吐出了20余条虫子，非常害怕。临死前嘱咐妻子在他死后要剖开肚子，看看到底是怎么回事。妻子和儿子照他的遗嘱做了，结果触犯了禁律，被砍了头。

因我国数千年封建制度约束下所形成的封建伦理道德和社会风俗的阻碍，加之“身体发肤，受之父母，不敢毁伤”的儒家忠孝思想的影响及“医乃仁术”，不能刳剥人体，以供实验的传统医德的束缚，解剖人体便被视为大逆不道。历来的封建政府也都制定各种法律条文，对人体解剖行为进行限制，使得在我国古代实行解剖是一件相当困难的事。因为在我国风俗礼教中，解剖尸体被视为是对死者的不敬。以“骇人听闻”这样的词来形容预计效果，也可见在一般人心中，解剖尸体是难以想象的。在我国古代也曾有过几次引人注目的人体解剖，但这几次人体解剖的对象都是囚犯，究其原因是在当时对平民尸体的解剖为礼教所不允许。即使王清任也只能观察犬食之余的小儿尸体，对女囚尸体却因“非男子”而“不忍近前”。不准解剖尸体这一法律成规，一直维持到清朝末年。

三、中国传统文化和艺术对中国古代解剖的影响

中国传统文化是一整体文化。中医学将其中的元气论、阴阳学说和五行学说转化为医学理论，以此为基础来阐述和理解人体的生理现象和规律。中国古代哲学认为万物由气而化生，而气又是无形的整体，没有结构分析性，也就不会需要做结构研究。中医学以元气论为基础强调整体性。一方面，人与环境是一整体，是统一的；另一方面，人体自身是整体的，不可分割的，人体内部的结构与功能是由混沌未分的整体分化而成的。中医学从这种整体性来理解人的生理病理。基于这种整体性，我国古代解剖学没有形成一门专门的学科，只是作为中医基础理论的一部分。中医学理论中整体观念、追求思辨效果的方法论一直在医学发展过程中起着重要作用。中医学强调“有诸内，必行诸外”，由外部现象推知内部功能。在这种认识方向下，对于人体内部的解释大都是根据外部观察概括总结出功能解释。因而中医学讲解剖，更注重于人体的活体结构，这也正是中医解剖向纵深发展的一个制约因素。

中国艺术强调神韵和风骨等内在精神。西方解剖学的发展与西方艺术的发展密不可分，古典西洋艺术中的雕塑和油画中的人物多为裸体，这就要求艺术家必须熟练掌握人体各部分的比例和骨骼肌的运动变化等，如达·芬奇就是现代解剖学的创始人之一。而中国古代艺术追求神韵和风骨等内在精神，不需要解剖学，使得我国艺术与艺术解剖无缘，失去了发展解剖学的另一个动力。此外，以功利和实用为目的的中国古代科技体系难以萌生并发展动物解剖学。中国古代医学教育不利于解剖学的成长，中医师徒相传的传统教育不会传授解剖学，官方教育也从未将人体解剖学作为基础课，讲授尽是古代典籍，自然也就没有解剖学成长的教育环境。

第四节　近代中国解剖学发展

一、解剖学的传入

随着西方传教士开始来华，西医学开始传入中国。作为西医学的基础学科——人体解剖学也开始传入中国。1900年以前，尸体解剖由外国人实施，可供解剖的尸体极少。邓玉函著的《泰西人身说概》是最早传入我国的人体解剖学专著，他还于1621年在中国澳门解剖一具日本传教士的尸体，这是在远东最早病理解剖之一。鸦片战争后，西医学大量涌入，清政府迫于形势不得不在一些医学院校开设解剖学课程，然而在《钦定学堂章程》中仍规定解剖学课的实习“只许模型观察，不许尸体解剖”。1867年，博济医院进行了首例尸体解剖，由黄宽执刀剖验。此后，博济医学校又陆续对几例死亡患者的尸体作过解剖，这是近代中国最早的解剖记载。到辛亥革命前，我国的10所医学院校，外国人办的有8所，他们沿袭欧美建制。这些医学院校的建立，终于使解剖教学活动系统化、正规化，各校都急需解剖材料来适应医学的发展，我国的人体解剖法当时已远远滞后于医学发展的需要，但要求实行人体解剖的呼声越来越高，人体解剖法发展到了不得不更改的地步。

二、我国近代解剖学的进步

1900年以后，中国人开始介绍西医解剖学，以丁福保最为系统。他于1903年任京师大学译学馆生理学教授。丁福保（1874～1952年），近代藏书家、书目专家。先后编译出版了近80种国内外医学书籍，合称“丁氏医学丛书”。他在教学过程中，认识到解剖学译名驳杂，给研究者带来诸多不便，于是撰写《解剖学生理学译异名同表》，把教会医院旧译和新译的解剖书及日本新出的解剖书，同西方原文比较对列约1500条，在《医学世界》上连续登载。同时登载的还有汪惕予译述的《解剖学生理学大意合缩》。丁福保和汪惕予的西医解剖学启蒙，对我国解剖学的发展是十分必要的。1912年11月22日，北京医学专科学校校长汤尔和上书教育部，要求提出法案准予实行解剖。在其直接推动下，1913年11月22日，内务部颁布了《解剖条例》，这是解剖史上的大事件。随后于1914年4月2日又颁布了《解剖条例施行细则》。国民政府于1929年5月13日颁布了第二个《解剖尸体规则》。1933年，又颁布了《卫生署修正解剖尸体规则草案》和《修正解剖尸体规则》。这对在保全尸首风气盛行、不重解剖的我国无疑有深远的意义。它表明尸体解剖作为一项医学实践活动，开始得到官方承认和保护，为解剖学的发展奠定了基础。规则的颁布本身是对封建伦理观念的一次大挑战，对改变人们的旧观念，接受科学知识，是一个强烈的刺激。1913年中国近代史进行的第一次人体解剖，是江苏医学专门学校的解剖。20世纪30年代以前著名西医学校很少得到尸体，尸体解剖作为教学活动，根本不能经常开展。为此，在1932年1月召开的全国医师第二次代表大会上，余云岫先生提出“劝告全国医师组织病理解剖有志会”议案，此提案作为国字第31号提案被通过。1934年全国医师第三次代表大会上，此提案重新被提出。这是我国医学前辈为了提倡尸体解剖做出的不懈努力。这种勇于反对社会旧俗，自愿死后捐献遗体的行为是值得歌颂的，它比尸体解剖规则在人们心中引起的震动更大。

1933年是近代解剖史上值得纪念的一年。1933年1月30日，医学界先辈余子维立下遗嘱，自愿献出遗体以供解剖，“此吾医学界破天荒第一人也”。余子维遗嘱里有这样几句话：“余由中医而习西医，尝谓解剖乃研究医学之要务，兹余病胃癌，深知无生理，死后应将余尸体即行剖视，求其症结之所在”。为了纪念余子维先生的开山之功，影响颇大的《医事汇刊》把1935年第4期辟为“余子维纪念专号”。1934年的全国医师公会第三届代表大会，通过了上海医师公会提出的“请全会表彰余子维先生以奖励病理解剖案”。这些均从侧面反映出我国近代解剖事业之落后及尸体解剖实施之艰难。

中华人民共和国成立后，1950年颁布了《解剖尸体暂行规则》，1952年和1957年曾对其进行修订，但随后发展缓慢。1979年颁布了《中华人民共和国刑事诉讼法》，公布了“解剖尸体规则”作为现行的尸体解剖法规，对过去的尸解规则进行了修正和有益的补充。它在第二条明确规定尸体解剖分为普通解剖、法医解剖和病理解剖。

第五节　中国现代解剖学发展

一、解剖学在中国的发展概况

我国的现代解剖学是在19世纪由欧洲传入现代医学之后发展起来的。在发展现代解剖学过程中，我国的一批优秀学者在神经解剖学、组织学、细胞学、大体解剖学、体质人类学和实验胚胎学等解剖领域成就斐然，如马文昭（1886～1965年）著有《磷脂类对于组织的作用》一书，张鋆（1890～1977年）创办了《解剖学报》和《解剖学通报》，鲍鉴清（1893～1982年）的《组织学》和《胚胎学》，臧玉洤（1901～1964年）编译的《神经解剖提纲》和《脑脊髓切片图谱》等，叶鹿鸣（1900～1997年，钟世镇院士的老师）的《神经解剖学》和薛社谱（1917～2017年）所著的《胚胎学》分册，钟世镇院士主编的系列《临床解剖学》专著，严振国的《针灸穴位解剖学》等。郑思竞（1915～2013年）主编的《人体解剖学》教材、徐达传教授主编的《系统解剖学》和《局部解剖学》教材等。解剖学杂志方面有钟世镇创办的《中国临床解剖学杂志》（1983年）、中国解剖学会的《解剖学报》（1953年）、中国医师协会和蚌埠医学院合办的《中华解剖与临床杂志》（1996年）、中国解剖学会和第四军医大学合办的《神经解剖学杂志》（1985年）、中国解剖学会的《解剖科学进展》（1995年）、中国解剖学会的《解剖学杂志》（1964年）、广东省解剖学会和中国解剖学会的《解剖学研究杂志》（1979年）、四川省解剖学会的《四川解剖学杂志》（1983年）等。这些解剖学和组织学著作以及教材和杂志的问世及发行，极大推动了我国解剖学的发展。

二、解剖学的发展及分科

进入20世纪后，随着科学技术的进步，研究手段和方法不断更新，传统解剖学逐步发展成为一门多学科性的解剖科学（anatomical science）。如紧密联系临床的临床解剖学（clinical anatomy）、密切联系外科手术的外科解剖学（surgical anatomy）；研究人体表面特征的表面解剖学（surface anatomy）；利用X线摄影技术研究人体结构的X射线解剖学（X-ray anatomy）；利用X线连续断层成像技术（CT）、B型超声诊断（B超）和磁共振成像技术（MRI）等研究人体某一局部或器官断面形态结构的断层解剖学（sectional anatomy），研究人体解剖结构与针灸的针灸穴位及断层解剖学；研究人体器官结构，服务于体育科学的运动解剖学（locomotive anatomy）及研究人体外形轮廓和结构比例，服务于绘画造型的艺术解剖学（art anatomy）等。现阶段，我国解剖学在大体解剖学、组织胚胎学、影像解剖学和细胞生物学方面均取得了新的成就，钟世镇院士还在显微外科解剖学、解剖生物力学和数字人及数字解剖学方面取得重大成就。

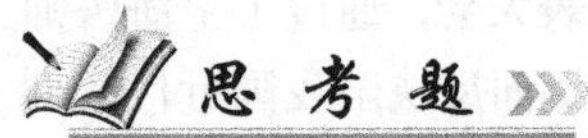

1. 请论述盖伦和张仲景的学术贡献。
2. 简述中医解剖学不发达的原因是什么？
3. 请论述王清任的学术贡献和学术思想。
4. 达·芬奇对解剖学的贡献是什么？
5. 请论述现代解剖学的发展概况。

第二章

推拿解剖学概述

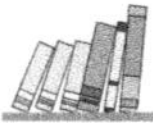

学习目的

通过本章学习，了解推拿解剖学的定义；熟悉推拿解剖学的重要性；掌握推拿解剖学的学习研究方法。

推拿学属于中西医结合学科，推拿手法的实施及功效与治疗局部的解剖密切相关。推拿解剖学是在系统解剖学和局部解剖学的基础上，以望、触、动及影像学等学习研究方法完成解剖学知识向推拿临床技能的转化，以满足推拿学学习对解剖学知识的要求。推拿解剖学是沟通推拿基础学科与临床学科的桥梁课程，对于推拿学学科体系的构建具有重要意义。

第一节　推拿解剖学的定义及课程任务

一、推拿解剖学的定义

推拿解剖学是密切联系推拿临床，为推拿手法、诊断、治疗提供解剖学支持的临床解剖学知识体系。

人体解剖学研究正常人体的形态结构，大体解剖学（系统解剖学和局部解剖学）主要是用刀剖割和肉眼观察来进行研究，为学习其他基础医学和临床医学打下必要的基础。但每一临床学科和专业需要更为详尽的解剖学知识，并需要特有的研究方法，以满足本学科的临床需要，故临床解剖学应运而生。

推拿学是一门以手诊疗为特色的中医临床学科。随着解剖学知识在推拿理论及临床中的不断应用，推拿相关解剖学知识得到不断深化并越发完善。体系化的推拿解剖学正成为针灸推拿专业学生的必修课程。推拿解剖学建立于系统解剖学、局部解剖学、体表解剖学、腧穴解剖学和运动解剖学及影像解剖学等解剖学分支之上，需要在完整人体上，以肉眼观察其体表形态、体表标志，以手触摸可触及的解剖形态结构，并在活动人体上熟悉其动态功能解剖。

二、推拿解剖学课程任务

推拿解剖学课程是在系统解剖学、局部解剖学基础上，以望、触、动为主要学习研究方法完成解剖学知识向推拿临床技能的转化，以满足按摩推拿学学习对解剖学知识的要求，属于沟通推拿基础学科与临床学科的桥梁课程。

成人伤科推拿、脏腑推拿及小儿推拿等推拿学诸多分支对解剖学知识的要求各有不同。目前解剖学知识可应用于阐释伤科病症的诊断及手法治疗机制、脏腑推拿治疗机制，以及推拿手法动态操作和推拿练功等。

伤科推拿解剖学内容以人体正常组织结构特别是肌肉骨骼系统为主，同时涉及支配供应肌肉骨骼系统的神经和血管。在回顾肌肉骨骼系统、神经系统大体解剖的基础上，分部讲授局部与推拿临床相关解剖知识，突出体表骨性标志、肌肉的起止、功能及其触摸，突出腧穴与局部解剖的关系，突出肌肉骨关节解剖与关节稳定的关系，并分析运动状态的解剖变化及受力变化。脏腑推拿解剖学内容以胸腹腔脏器形态、位置、体表投影及相关血管、淋巴、神经为主；内脏神经作为内脏感觉及运动冲动的传递者，其组成及反射弧可能是脏腑推拿的解剖学基础。小儿推拿的解剖学基础主要突出小儿各系统器官解剖的特点。

第二节　推拿解剖学的重要性

解剖学是一门研究正常人体形态结构的科学，它对针灸推拿及骨伤专业具有非常重要的意义。首先，解剖学是其他后续学科的重要基础课程，医学中 1/3 以上的名词来源于解剖学。学术交流和科学研究都需要解剖学；其次，诊断疾病和确定病变部位，以及穴位定位都需要很好的解剖学知识，如人迎穴、大椎穴和风池穴的定位；扳机指和桡骨茎突狭窄性腱鞘炎等疾病的诊治等；最后，准确和安全有效的推拿治疗需要解剖学，如脊柱节段的确定、头颈部、胸部重要神经血管走行和毗邻，以及内脏器官的体表投影等，特别是肺和胸膜的体表投影对针灸尤为重要。

一、穴位的准确定取与解剖学

内脏疾病功能的改变，可以在体表穴位出现反映，显示了体表经穴与脏腑的密切关系。穴位是推拿施术的基础，不同的穴位具有不同的解剖生理特点；对于同一穴位，又可因推拿的力度和角度的不同，所涉及的解剖组织结构有所差异，从而显示不同的临床治疗作用。为了提高推拿临床疗效，掌握有关解剖结构是至关重要的。

穴位的常用定位规则包括体表标志法、骨度分寸法及同身寸法等，其中根据人体体表部位的一些明显标志来定取穴位的体表标志法是整个穴位定位的主体。体表标志取穴法包括体表固定标志取穴法、肌性标志取穴法、骨性标志取穴法、综合标志取穴法和活动解剖标志取穴法等。利用以上各解剖标志取穴法，可顺利定位大多数的腧穴，再结合骨度分寸法、手指同身寸取穴法，腧穴的定位应该不再是难点。要想能够准确地定取穴位，必须首先熟悉和准确地触摸到身体各个部位的体表标志，特别是骨性和肌性标志。如督脉大椎穴定在 C_7 棘突下的凹陷中；任脉神阙穴定在脐环处；眶下孔定四白穴等。显然以体表标志法定取穴位离不开对人体形态结构的熟练把握。同样骨度分寸法也是如此，如任脉腹部穴位的定位，根据胸剑联合到脐环 8 寸定出上腹部的中脘、水分等穴；根据脐环到耻骨联合上缘 5 寸定出下腹部的关元、气海等穴。人体存在较多的解剖学交界，如屈颈时，位于颈部后正中线最高点为 C_7 棘突，但实际上有时隆起高点有 2 个，甚至 3 个，易致大椎穴定位不准，那么依据大椎穴定位的督脉诸穴，甚至膀胱经第一、二侧线的诸穴也都会出现差错，这就需要医者更加熟悉人体解剖。

熟练掌握人体解剖学也能使操作者在定取穴位时减少不肯定性，增加可操作性。就以肘部六穴为例，《针灸甲乙经》记载，尺泽在肘中，约上动脉；曲池在肘外辅骨肘骨之中；小海在肘内大骨外，去肘端 5 分陷者中，屈肘乃得之；少海在肘内廉节后陷者中，动脉应手；曲泽在肘内廉下陷者中，屈肘得之；天井在肘外大骨后两筋间陷者中，屈肘得之等，其概念在表述上多不太明确，可操作性不强。而参照解剖学重新审定的肘部六穴定位为：屈肘，肘横纹上，在肱二头肌肌腱桡侧缘取尺泽；尺侧缘取曲泽；尺骨鹰嘴与肱骨内上髁之间取小海；屈肘，肘横纹之尺侧陷者中取少海；屈肘，鹰嘴窝中取天井；尺泽和外上髁连线中点取曲池等。其中肱二头肌肌腱、肱骨内上髁、外上髁、尺骨鹰嘴等解剖形态学概念明确，位置清楚，易触摸和体表定位，可操作性强，更有利于学习、掌握和推广。

在临床上，某些穴位取穴不准和无法取穴，甚至治疗伤及脏器，都可能与其解剖变异有关。据统计，眶上切迹出现率为 59.2%，而眶上孔出现率为 36.1%。间使和内关穴定位应以“两筋之间”（掌长肌腱与桡侧腕屈肌腱之间）取穴；当掌长肌缺如时仍以“两筋之间”取之，实际上是指浅屈肌腱和桡侧腕屈肌腱两肌腱之间。对此变异出现，应以桡侧腕屈肌腱内侧为标志取间使和内关穴，而勿以“两筋之间”取穴。骶椎腰化或腰椎骶化也很常见。对骶椎腰化（6 个腰椎）变异的八髎穴定位，从上而下，以上 4 对骶后孔为八髎穴。对腰椎骶化（4 个腰椎）变异的八髎穴定位，应以下 4 对骶后孔为八髎穴。在选用膻中、玉堂、中庭和鸠尾穴时，应注意胸骨体和剑突孔的变异等。

二、穴位作用机制与解剖学

一些研究根据国家标准计量局颁布的经穴标准定位解剖并观察了部分穴位的局部解剖，如翳风、人迎、扶突、天鼎、极泉、青灵、曲泽及内关等穴位。研究发现，这些穴位都与神经走行和分布相关。

小儿推拿中，小儿推拿特定穴多位于上肢及手部。特定穴上肢居多与局部神经末梢较多有关。一般在无毛部及易与外界接触的部位神经末梢较多，如指尖部表皮基层细胞间有新月状或小环状游离神经末梢，棘层细胞间有更为纤细的无特殊形态的游离神经末梢。肢体远端的血管有特别丰富的神经末梢，神经末梢与脊髓大脑相联系。掐“十王”和“老龙”能治热症重症，其原理是推拿通过神经传导到大脑皮质产生抑制作用。上肢特定穴居多还与大脑皮质的分布区域有关。上肢特定穴治病范围广且疗效好，从解剖学角度分析主要是由于上肢在大脑皮质代表区特别大的缘故。手的功能很复杂，尤其是拇指，因此它们在大脑皮质的代表区也较大，能更好地调整大脑皮质的功能，达到治病的目的。另外，小儿特定穴局部的皮肤神经纤维多由几支组成，如“板门”由正中神经和桡神经浅支分布，深层受正中和尺神经支配等。这是上肢特定穴手上居多的解剖形态学解释。另外，上肢特定穴还有丰富的血管供应。

研究发现，点按下关穴能有效地改善面部五官的功能，特别是能够调整支配面部五官功能活动的内脏神经的功能。究其原因，是下关穴所在位置处的翼腭窝是联系脑和面部五官的通衢，一些重要的神经节均深藏其中，其向后经圆孔到颅腔，向前经眶下裂到眶窝，向内经蝶腭孔到鼻腔，向下经腭大孔到口腔。

在临床工作，安全是第一位。相对于针刺，推拿在一些危险穴位上的操作就安全得多。但也应注意在眼球和颈动脉窦附近穴位的操作，如人迎和扶突等穴；要注意避免过度刺激颈动脉窦和迷走神经等结构，以免造成危险。此外，眶区皮肤薄，皮下组织少而疏松，还有面部危险三角区，在推拿相应区域时，要充分考虑其解剖特点。

三、推拿手法作用部位与解剖学

解剖学和推拿学一样，是一门古老的形态科学，它是把人体肢解成局部来研究。从古至今这种用刀切割的方法仍是研究人体形态结构的基本方法之一。通过大体解剖形态学的学习，我们可以掌握推拿学所必备的解剖学基础知识。“手摸心会”和“摸、接、端、提”中的摸，都是以解剖学为基础的触诊，并以此判断具体解剖结构的病损情况，以确定下一步的治疗方案。

点按风池穴时患者可出现同侧颞枕部放射性痛，这是按压到了枕大神经的缘故；按揉或针刺环跳穴时出现下肢放射痛，是由于其深面有坐骨神经。脊柱推拿多使用一个短促有力的推扳手法作用于患椎棘突和横突，而确定病变的棘突或横突则需要体表解剖学知识。如乳突下触及的骨突为寰椎横突、哑门穴向下触及的骨突为枢椎棘突。胸椎棘突多为叠瓦状，这使得使用掌压法治疗胸椎相关疾病成为可能。推拿治疗伤科疾病的机制不外乎是解除滑膜嵌顿、解除肌肉痉挛、松解粘连和纠正关节错位，而与之相对应的均为具体的解剖组织结构和解剖学术语。

中枢神经和具有在三维空间 6 个自由度上运动的头颅、脊柱等构成一个完整的解剖生物力学载荷系统。在形态学上，脑桥-脊髓束为一整体，上起中脑，下至马尾。在生物力学上，它又具有适应人体各种生理活动姿势的变形能力。脊柱推拿对脊髓的形变有很大的影响。中枢神经具有可塑性，颈椎在前屈至最大时，脊髓被拉长，使得整条脊髓中呈波浪状的屈曲部分完全伸展变直。脊髓与椎管及自身组织结构之间存在着作用力和反作用力的关系。虽然脊髓位于椎管内，受到骨性结构的保护，但脊髓仍受到推拿和体位变化时所产生的应力的影响。

寰枢椎半脱位是由其解剖结构特征所决定。寰枢椎为头颅与脊柱的移行部位，在整个脊柱中结构最为复杂和特殊。加之寰枢椎间无椎间盘组织，为了适应其旋转功能，关节囊大而松弛，关节面平坦且活动范围较大，这样的局部特征决定了寰枢椎节段的解剖结构稳定性相对较差。在使用旋转手法或扳法治疗此节段的病变时需要注意这些解剖学特点。此外，由于对骶髂关节解剖结构不熟悉，使得学科界对骶髂关节半脱位存在认识上的误区。

四、推拿常用名词理解与解剖学

推拿学名词系统建立于中医骨伤科学及针灸学理论及知识体系之上，对一些常用名词的理解需要解剖学名词的辅助。如“筋”这一名词在推拿中出现率颇高，如疾病诊断有“筋伤”“筋挛”“筋出槽”，推拿作用机制有“舒筋”“理筋”。

谈到“筋”，最常用的词组可能是“筋骨”和“经筋”。中医骨伤科学将肌肉骨骼系统损伤分为骨折、脱位和筋伤。筋伤之“筋”与筋骨之“筋”的含义相同。目前认为，“筋”指除骨以外的肌肉骨骼系统软组织，包括肌、筋膜、肌腱、腱鞘、韧带、关节囊、关节软骨、关节盘、椎间盘等，还包括相关的神经组织。除骨以外的肌肉骨骼系统软组织损伤都属于“筋伤”范畴。《灵枢·经脉》云：“骨为干，脉为营，筋为刚，肉为墙，皮肤坚而毛发长。”从解剖结构及功能两方面很好地描述了人体除脏腑之外的外在组成及功能。中医将“筋、脉、肉、皮、骨”五体，视为“肝、心、脾、肺、肾”五脏的外应，是人体内在五脏的外显结构。《素问·痿论》云：“肺主身之皮毛，心主身之血脉，肝主身之筋膜，脾主身之肌肉，肾主身之骨髓。”所谓“筋”是相对于骨、脉、肉、皮而言的。《说文解字》云：“筋，肉之力也。从力，从肉，从竹。竹，物之多筋者。”从文字的字面意思理解，“筋”是指人体肉中能产生力量的部分。筋和肉应该是有分别的。《说文解字》云：“肉，胾肉。下文曰。胾，大脔也，谓鸟兽之肉……

人曰肌，鸟兽曰肉。”肉应包括肌肉及脂肪。《素问·五脏生成》云：“诸筋者，皆属于节”，说明筋都附着于骨之关节处；《素问·痿论》云：“宗筋主束骨而利机关也”，筋可连属于骨，并活动关节。从以上所述，筋应为肉中之筋膜、包绕肌肉之筋膜及肌腱，或附着于骨端关节的韧带、关节囊组织。筋、肉相连，可随人的意志伸缩变形并产生力量，能活动关节的组织，应该是现代医学的骨骼肌。从现代解剖组织学上讲，肉为肌肉，而筋为连于关节附近的韧带、关节囊及肌腱，以及与肌腱相延续的肉之筋膜。“筋”以束“骨”，全身各骨借关节相连形成骨骼，构成坚硬的骨支架，支持体重，保护内脏，赋予人体基本形态。“肉”借“筋”附于骨，构成人体的基本轮廓，筋肉在神经系统支配下收缩而产生关节活动。骨肉之外附以“皮肤”，形成人体的鲜活外观。而“脉”行于分肉之间，通行血气，渗灌滋养皮、肉、筋、骨。

中医针灸推拿学中常用到“经筋”这一词汇。《灵枢·经筋》是最早又比较系统论述经筋的专著，将筋肉依据十二经脉的循行部位，分为十二经筋，并对十二经筋的起止循行作了详细的论述。十二经筋均起于四肢指、趾端，结、聚于踝、膝、臀、腕、肘、肩、腋等关节处，终于头身，呈向心性循行。经筋病症是所过者支转筋痛，与肌肉骨骼系统软组织损伤者相仿。从解剖上讲，经筋是位于人体不同侧面的、上下相连的肌肉筋膜动力线或张力线，对于肌肉关节解剖的认识，不但要注重某个关节周围的筋肉，还需要注重人体颈肩臂手、颈胸腹下肢、颈背腰下肢的张力线。这些张力线往往是由相关神经所支配，形成神经-肌肉的系统联系。总之，推拿常用名词需要解剖学知识加以深入理解。

解剖学是推拿的学科基础，正如《医宗金鉴·正骨心法要旨》总论所言，医师应熟知人体骨、筋的形状与分布：“盖一身之骨体，既非一致，而十二经筋之罗列序属，又各不同，故必素知其体相，识其部位”；临证时方可识别骨、筋之异常：“骨之截断、碎断、斜断，筋之驰、纵、卷、挛、翻、转、离、合，虽在肉里，以手扪之，自悉其情”；而治疗时，可从容应对，“一旦临证，机触于外，巧生于内，手随心转，法从手出”，使之复原。

五、经筋的现代阐释与解剖学

经筋是经络理论的重要组成部分，经筋与经脉的循行部位相仿。但筋是“肉之力也”，主束骨而利机关，可视为肌肉骨骼系统的软组织。经筋的线性分布提示什么？有学者认为十二经筋是古人运用当时解剖学知识，用当时的医学术语，以十二条运动力线为纲，对人体韧带学、肌学及其附属组织生理和病理规律的概括和总结。不过如何用现代解剖及生物力学语言描述经筋仍然困扰着现代中医。近年来国外提出了“筋膜网络”概念，进一步揭示了筋膜在人体运动研究中的重要性；并详细论述了“肌筋膜经线”的解剖、功能，以及在运动、康复、治疗方面的应用，认为人体肌筋膜网在特定姿势或运动时存在特定力学传递线，与中医针灸经脉线颇为相似。肌筋膜经线学说及其解剖实证的研究方法，都可以为中医经筋理论的研究及推拿的理论与实践提供良好的借鉴。

传统的解剖学研究强调骨连接、单块肌的起止点，以及单关节运动的肌配合；随着整体研究的深入，步态等多关节运动的肌配合也逐渐得到阐释。肌筋膜经线学说则从整体解剖与肌筋膜的角度，重新认识肌肉骨骼系统的功能和力学传递。肌筋膜理论将肌肉骨骼系统，甚至整个人体视为肌筋膜张力网络。骨被关节囊、韧带连接而形成的骨骼仍为人体的支架，肌肉收缩仍为人体活动的原动力，但要从整体肌筋膜张力网中看待骨骼肌的平衡与代偿。

肌筋膜经线即人体常见典型运动类型中，所参与的主要纵行肌肉上下相连形成的肌筋膜线。

在骨骼上，参与同一运动的肌被筋膜所连接，形成具有一定整体功能的肌筋膜连续线。尸体解剖中会发现，参与同一整体运动的肌并不是独立、断开的，而是由筋膜连为一体，体现解剖与功能的统一性。相连的肌筋膜经线已成为具有整体功能的拉力线，肌纤维收缩所产生的力通过肌筋膜上下传递，人体稳定和动作时的张力、拉力及姿势代偿都沿着这些线条分布。当肌筋膜经线中的任何一部分肌或筋膜由于各种原因出现张力变化，都会导致另外一部分或整条肌筋膜经线发生张力改变、长度缩短或延长，并出现疼痛或功能障碍。同时，从整体肌筋膜网的立体角度认识，这些线在结构与功能上，都不是孤立的，任何功能连接处都是形变与代偿的转换处。临床上常见数条肌筋膜经线或整个人体体态结构的变化。肌筋膜经线学说将人体分为了 7 对躯干经线（浅前线、浅背线、侧线、深前线、旋线、前功能线、背功能线）和 4 对手臂经线（浅前臂线、深前臂线、浅背臂线、深背臂线）。虽然断言肌筋膜经线的客观性还为时尚早，此理念只是一种肌筋膜纵行连接的系统观点，但肌筋膜经线学说对人体肌肉骨骼系统的解剖、对姿势的维持、对人体力学代偿的认识更为立体，对临床肌肉骨骼系统疾病的诊断与治疗提供了新的策略，也可能为推拿临床“评估诊断-手法治疗-功能训练”三维一体的诊断治疗与康复模式的形成提供借鉴。

对比肌筋膜经线和针灸经脉经筋线的分布位置会发现，浅前线、浅背线和侧线与足阳明胃经、足太阳膀胱经和足少阳胆经几乎重合；浅前臂线、深前臂线、浅背臂线和深背臂线与手厥阴心包经、手太阴肺经、手少阳三焦经、手太阳小肠经极为类似。而旋线和功能线贯穿身体的前后与左右，与经脉线的单侧分布差别较大。肌筋膜经线更多地从力学传递角度进行肌筋膜的联系，与之相对应的应该是经筋线而不是经脉线。肌筋膜经线学说提供的是一种发现问题（代偿、疼痛、结构失衡）的策略，针灸推拿可利用它去解决临床问题。针灸推拿对经筋或肌筋膜线结构的调节，有可能在患者主诉的局部，也可能是循经线的远端，但都可能改善其运动功能，消除患者临床症状。也有学者提出，由于内脏筋膜与体壁筋膜的连续性，对体壁筋膜或肌筋膜经线的调节，也可能会影响相应内脏筋膜的张力，从而对内脏功能产生调整作用。

第三节　推拿解剖学的学习和研究方法

一、推拿解剖学教材内容及编排

推拿解剖学课程建立于《正常人体解剖学》知识基础之上，以局部解剖学体例进行编排，讲解推拿临床相关解剖知识，突出局部体表标志、体表投影、肌肉起止功能及其触摸，突出腧穴与局部肌肉骨关节解剖的关系，并分析运动状态的动态解剖，以形成立体、动态的解剖构架。因此，推拿解剖学的学习首先是知识学习，回顾复习正常人体解剖学相关知识，以局部解剖为主线，熟悉人体各局部由浅入深的组成结构及位置关系；同时，要理论联系实际，从体表看到、触到体表标志，触到骨骼肌肉动脉神经乃至脏腑，揣摩局部腧穴与解剖结构的关系，揣摩局部运动时解剖结构的相互关系及变化、整体运动时解剖结构的相互协调及影响。

推拿临床所涉及的相关解剖知识，主要包括与推拿临床常见疾病的诊断与治疗相关的解剖知识，突出推拿作为中医外治法的临床特色，即体表望诊、触诊及手法作用的治疗部位的解剖知识要求。学习中应适当参考《体表解剖学》《局部解剖学》《功能解剖学》《断层解剖学》《影像解剖学》等书籍、图谱，以及尸体解剖标本、塑化解剖标本及解剖 3D 软件。

二、推拿解剖学学习方法

推拿解剖学尚处于初步发展期，需要综合应用各种研究方法进行本课程知识的精细化及体系化整合。目前本课程的研究方法以望、触、动及影像学方法为主，主要用于肌肉骨骼系统、穴位触摸的学习。“知常达变”，熟悉正常人体解剖知识，熟练望、触体表解剖标志和解剖结构，将为临床望诊，触诊（静态触诊、动态触诊），动诊（主动运动、被动运动），影像诊断以及手法点穴、拨筋、正骨，准备良好的解剖基础及技能素质。

（一）望

望包括望局部、望整体，是在熟知体表解剖、体态姿势的基础上，以肉眼察看局部肌的轮廓、皮肤皱纹，查看邻近部位及全身的形态。

本书每一章节均包含局部境界与分区，还有体表标志和体表投影，建议以望的形式为主，并结合触摸，判断体表解剖结构轮廓。由于有皮下脂肪的存在，体表所望形态是骨、肌肉、皮下脂肪的合成轮廓。对于较瘦的人，其体表骨性标志、肌标志更为清晰。体态姿势有标准解剖姿势、不同体位姿势及动态姿势。不同体位及运动时体表轮廓都会发生改变，因此望局部及望整体都应结合局部肌收缩、关节运动或特殊运动体态而进行。

望，最好是在自然光线下进行，采取适当的体位，并显露足够的范围。由于肌肉骨骼系统邻近部位的关联性，故望局部时应暴露相关部位。通常检查上肢和肩胛带时，需显露上半身躯干；检查脊柱、骨盆和下肢时，最好充分暴露局部。

体态姿势的正常与否，主要靠“望”来判断。侧面观可看脊柱颈曲、胸曲、腰曲及骶曲。由于人体左右的对称性，望时常左右对比。

（二）触摸

触摸是在熟知局部解剖结构的基础上，感知不同层次解剖结构的形态、大小和张力等。

局部解剖层次由浅入深依次为皮肤、皮下组织、深筋膜、骨骼肌、神经和血管及骨等。皮下组织即浅筋膜，包括疏松结缔组织和脂肪组织。深筋膜由致密结缔组织构成，包被体壁、四肢肌和神经血管等。深筋膜深入肌群之间，并附着于骨面；深筋膜包绕神经、血管形成神经血管鞘；腕踝部深筋膜增厚形成支持带；体腔内的深筋膜还在部分区域增厚形成韧带。

由于不同解剖结构的深浅、大小、质地和张力不同，在触摸时一般可以较明确地辨明四肢及体壁的不同解剖结构，以及相互的比邻关系。体表骨性标志往往可在皮下直接触及。在肌浅薄部位或肌间隙，再结合关节活动，往往可触及骨关节结合处或骨的局部。肌有一定弹性，在触及肌起止点的基础上，连接起止点即可触及其间的肌腱和肌腹，并可在肌收缩时予以确认。在熟悉动脉体表投影的基础上，在体表可触摸到动脉的搏动。在熟悉神经体表投影的基础上，在肌间隙或骨间隙可触及条索样物，按压或拨动时可引发远端的串麻感。依据腹腔脏器的体表投影，可以一定压力触及内部器官的位置、形状和大小。

触摸能力是临床触诊、手法操作的基础，是针灸推拿专业学生最重要的操作能力之一。在熟练触摸正常解剖结构的基础上，临床触摸到异常大小、质地的结构时可用于临床诊断。触摸还可以用于手法操作时的定点。针刺揣穴也是针灸推拿专业的基本功。“知针者信其左，不知针者信其右。”推拿点穴前也需要揣按得穴。

（三）动

在活动时进行望与触，能更清楚地感知可动结构。肌在一定体态下收缩，可在体表更清楚地望到及触及。肌收缩时引发骨关节的运动，关节骨端的触摸会更为清晰。与标准解剖姿势相比，不同姿态及运动状态的解剖有很大的变化，望触所得也各有不同。

“动”有主动运动和被动运动，两者都可以配合望、触，进行肌和关节解剖的研究与学习。主动运动或抗阻力运动更多用于肌形态、肌力的观察，而被动运动更常用于关节骨端的触摸、关节活动范围幅度的观察。

（四）影像学方法

“揣外知内”和“外治”是中医推拿的特色诊疗方式。X 线、CT、MRI 及 B 超等非侵入性物理检查方法，为人体解剖研究及学习提供了良好的途径。X 线平片可清楚地看到骨结构、关节及关节间隙；CT 检查可更清晰地看到椎骨、椎间盘、脊髓。MRI 检查对椎间盘、脊髓和脏器等软组织结构的显示更具特异性。

思考题

1. 何谓推拿解剖学？
2. 简述解剖学对推拿的重要性。
3. 如何学习以形成立体、动态的解剖构架？
4. 如何触摸一块肌肉？
5. 简述“动”在肌肉骨骼望、触观察中的应用。

上　篇

伤科推拿解剖学基础

第三章

骨骼肌的解剖生理

学习目的

通过本章学习，了解骨骼肌的组织学特点；熟悉肌腱、肌梭的功能；掌握骨骼肌的特点及功能。

骨骼肌是构成运动系统的三个重要组成部分之一。与其他运动系统软组织不同的是骨骼肌有丰富的血液供应。肌筋膜炎是常见病，临床表现为局部压痛点或扳机点。构成肌筋膜的肌内膜、肌束膜和肌外膜将肌纤维和肌束结合包绕在一起构成肌。为人体运动提供动力的骨骼肌绝大多数是通过附于骨骼上的肌腱牵拉骨骼完成动作。肌和肌腱含有丰富的两种特殊类型的感受器，肌梭和腱器官。前者是一个测定“长度”的器官；后者的作用在于测定肌肉的“张力”，通过神经系统调节反射控制着肌收缩。肌通过肌节间的肌丝滑行完成肌收缩。

第一节　骨骼肌的组织学

一、肌的发生

在组织学上将肌（muscle）分为有横纹结构的横纹肌及无横纹结构的平滑肌。骨骼肌和心肌属于前者，内脏肌则属于后者。在发生学上，肌大部分是由中胚层起源的生肌节发生的，也有一部分是由外胚层发生的。由外胚层起源的都是平滑肌。有关横纹肌，它首先是生肌节中未分化的成肌细胞出现细长伸展，且在其中出现肌原纤维，进而则显示出横纹，并且在出现横纹之前，就已经具有收缩性了。骨骼肌细胞多核，在发生过程中，使细胞核发生分裂的称为原质团，而把由若干个细胞核融合在一起为合胞体。骨骼肌是合胞体，心肌和平滑肌不发生多核化。心肌细胞看起来像是相互融合在一起，但在电子显微镜下，可见心肌上有横断肌纤维走行的膜结构，即闰盘将细胞原生质隔开。平滑肌的所有细胞都各自被细胞膜包着，在相邻细胞之间看不到原生质的联系。在发育成熟的机体中，肌纤维发生分裂的情况罕见。肌的生长主要靠肌纤维的肥大，但也有由残存的成肌细胞分裂而形成新的肌纤维。

二、骨骼肌细胞的发生

骨骼肌细胞由来源于中胚层（肌节与间充质）的成肌细胞发育而成。成肌细胞呈梭形或有突起，核为椭圆形，位于细胞中央。胞质内虽已有肌原纤维，但因含多量核糖体而呈嗜碱性。随着细胞内肌原纤维的增多，核糖体逐渐减少，细胞质由嗜碱性变为嗜酸性，细胞的形态也逐渐变长。成肌细胞能进行有丝分裂，许多肌细胞相互融合成为一长管状细胞，称肌管。在一个肌管内有数个乃至几十个细胞核，形似串珠，排列在肌管的中央。肌管周围的成肌细胞可持续附加、融合在肌管上。肌管的细胞质嗜酸性。随着肌原纤维的增多，肌管中央的细胞核向周缘移动。这样，肌管便成为骨骼肌细胞。在肌管阶段，有单核细胞附着在它的表面，分化为肌卫星细胞。肌卫星细胞是紧贴在骨骼肌表面的一种扁平有突起的细胞。由于肌卫星细胞有突起，它与骨骼肌细胞之间也未发现连接结构，因此认为肌卫星细胞是可移动的细胞。肌卫星细胞在幼年时多，成年时较少，它们在骨骼肌表面的分布并不均匀。运动终板周围有较多的肌卫星细胞，称突触周卫星细胞。卫星细胞的大小和形状差异很大，细胞器含量在每个卫星细胞中也不同，这可能反映不同的活动状态。慢肌细胞较快肌细胞有更多的卫星细胞。多数认为，肌卫星细胞是储备的成肌细胞，是肌组织的干细胞，与骨骼肌的再生有关。病理条件下，卫星细胞的数量增多。肌肉损伤时，卫星细胞可保存下来；肌再生时，它可增殖变成肌母细胞。

三、骨骼肌纤维

肌纤维（muscle fiber）是高度特化的细胞。骨骼肌是由直径为 10～100μm 的大量骨骼肌纤维，即横纹肌纤维构成。肌纤维细胞膜的表面包着网状的纤维结构。在肌纤维膜内，纵向排列着肌纤维，在肌纤维间充满着肌浆，肌浆约占整个细胞的 40%。肌纤维是由细肌丝束构成，而各肌丝又由蛋白质的长链状分子束构成。骨骼肌纤维的直径为 20～150μm，但可因肌不同而不一，手指肌的纤维只有数毫米长，人体最长的肌纤维长 12cm，而大腿肌等较长的肌肉组织则由几条肌纤维以结缔组织相连而成。不同种类动物的肌纤维大小不同。在同一肌肉中肌纤维的大小也可不同，大部分为具有横纹的肌原纤维。肌纤维是具有收缩性的结构单位。大多数哺乳动物的肌中，肌原纤维占肌纤维体积的 75%～80%。肌原纤维几乎纵向地贯穿肌纤维的全长。但作为细胞，肌纤维也具有和其他细胞一样的基础结构。其内质网形成特殊的肌质网系统，专门协助和调节肌原纤维的收缩活动。肌纤维是一相当长的多核巨细胞，是体内最大的细胞。一般肌纤维每毫米长的肌纤维段有 50～100 个核，故一条肌纤维可有几百个或几千个核。

肌纤维膜是指肌纤维的浆膜，浆膜与基底膜和胶原纤维的薄膜紧密地结合在一起，很难分开。肌纤维膜约厚 8nm。肌纤维收缩时，肌纤维膜形成许多皱褶，伸展时则平滑。基底膜是一种特别的胶原和糖蛋白复合物，是一个 30～50nm 厚的可伸缩弹性层。基底膜在肌纤维变性后仍可长时间存在，这种存留下的基底膜提供的“肌纤维膜管”在再生中起重要作用。

人体骨骼肌纤维的功能、精细结构和代谢特征均有差别，可分为“红”和“白”、“慢”和“快”，以及“糖酵解”等几种类型。根据线粒体的数量，人体骨骼肌分为三种类型的肌纤维，即红肌纤维、白肌纤维和中间肌纤维，但多数分为白肌纤维和红肌纤维两种。两型肌纤维在形态结构和化学成分上都存在差异。红肌纤维又称Ⅰ型纤维，收缩反应慢，也称慢收缩纤维，主要执行持续的姿势任务。心肌细胞属特殊的红肌纤维。白肌纤维又称Ⅱ型纤维，也称快缩纤维。白肌纤维收缩较快，主要执行快相的时相动作。以保持姿势为主要功能的肌，含有较多的红肌纤维。从事快速高灵敏动作的肌则以白肌纤维为主。红肌纤维内的肌红蛋白和细胞色素含量丰富，故肌纤维较红；而白肌纤维内含量较少，则肌纤维较为苍白。红肌纤维较细，其肌原纤维也较细，收缩力弱但持续时间长；白肌纤维较粗，所含肌原纤维也较粗，收缩力较强但持续时间短。红肌纤维内含大量密集的线粒体，聚集在肌膜下，或纵行排列在肌原纤维之间；Z 盘宽，肌质网及横小管发育较差。白肌纤维内线粒体较少，Z 盘较窄，但肌质网及横小管发达，肌质网的膜密度约为红肌纤维的 2 倍。

红、白两型肌纤维所含化学物质的差异反映两者的糖代谢方式不同。红肌纤维的糖代谢以有氧氧化为主，肌纤维内丰富的肌红蛋白可储存大量氧，并能促进肌浆内的氧向线粒体内扩散。肌纤维间的血管丰富，可为代谢提供充足的氧。毛细血管的密度与肌纤维的氧化能力明显成正比，这有利于进行持续的收缩和抗疲劳。所以上述代谢方式赋予红肌纤维不易疲劳，而能承受长时间连续活动的特性。白肌纤维的糖代谢以无氧酵解为主，肌纤维内糖原含量以及与酵解有关酶的活性较高，可在无氧条件下快速产生 ATP，在短时间内爆发出巨大的张力，但随后很快就陷入疲劳。此外，不同肌的毛细血管的发育程度不同，一般红肌比白肌的毛细血管床大。

四、骨骼肌纤维的再生

过去一直认为，肌组织与神经组织一样，在动物个体中一旦形成后，就在整个生命周期中恒定地维持生活状态，无增殖或再生能力，所以这类组织称为恒定组织。但研究发现，这类组织受到损伤时，细胞再生的功能虽然很小，但在一定条件下还是有再生可能的。骨骼肌再生能力很有限，其细胞的有丝分裂甚为少见。在受到轻微损伤时肌细胞残端可以伸长。这时若受伤部位的肌内膜尚存留，肌细胞的残端便能生长入残留的肌内膜内。受损部位的卫星细胞变为肌细胞，进行分裂并分化为肌细胞，填补受损部位。在肌受到较大损伤时，受损部位则由结缔组织填补。骨骼肌再生时，必须有支配其运动神经纤维的存在，才能完成再生。肌细胞和神经细胞在细胞分化中很少发生替换。一块肌中肌细胞的数目，在童年一定时期后，即不再增多，但细胞的直径可持续增大，这时肌细胞中的肌原纤维和肌浆增多，经常性运动的肌肉显得粗大，但肌细胞的数目乃至肌原纤维的数量，并不因运动而增多。运动后肌变粗，这是由于肌浆增多及肌纤维间的结缔组织增多所致。

第二节　骨骼肌的解剖

一、肌的分类及特点

根据肌细胞的结构和收缩特性，可将肌分为三类：骨骼肌、平滑肌和心肌。骨骼肌的活动受躯体神经系统控制，因此其运动是随意的。由于骨骼肌能引起一切随意运动，因而是机体最重要的系统之一，在执行和完成机体日常生产和生活时的各种各样功能活动是必不可少的。骨骼肌绝大多数是通过肌腱附于骨骼上，其功能与心肌和内脏的平滑肌不同。由于骨骼肌附于骨骼，收缩时可使骨骼产生活动，故骨和关节在运动过程中是被动的，其活动完全依赖于骨骼肌的收缩。对骨骼肌、心肌和平滑肌这三种肌肉的结构、兴奋性和收缩性等方面进行比较，可以发现，横纹肌（骨骼肌和心肌在镜下呈横纹状）与平滑肌在收缩性方面最大的差异是平滑肌的收缩速度慢，仅为横纹肌的 1/100～1/10。此外，骨骼肌与心肌的最显著的差异在于兴奋时细胞膜对离子的通透性，心肌动作电位的持续时间要比骨骼肌长 10～100 倍。骨骼肌的特点是收缩快而有力，但易疲劳。

二、骨骼肌的功能

运动系统的主要功能是运动，使人体在空间移动并使关节发生变动。运动系统是由骨、骨连接（关节）和肌三部分组成的，约占体重的 70%。骨与骨连接构成人体的杠杆系统—骨架。在神经系统的调控下，肌收缩时牵动骨和骨架产生各种多样性的相互作用及有效运动。这种运动是以骨为杠杆，关节为枢纽，肌为动力来实现的。由此也就产生了人体运动。骨骼肌分布广泛，全身有 500～600 块之多（图 3-1、图 3-2）。

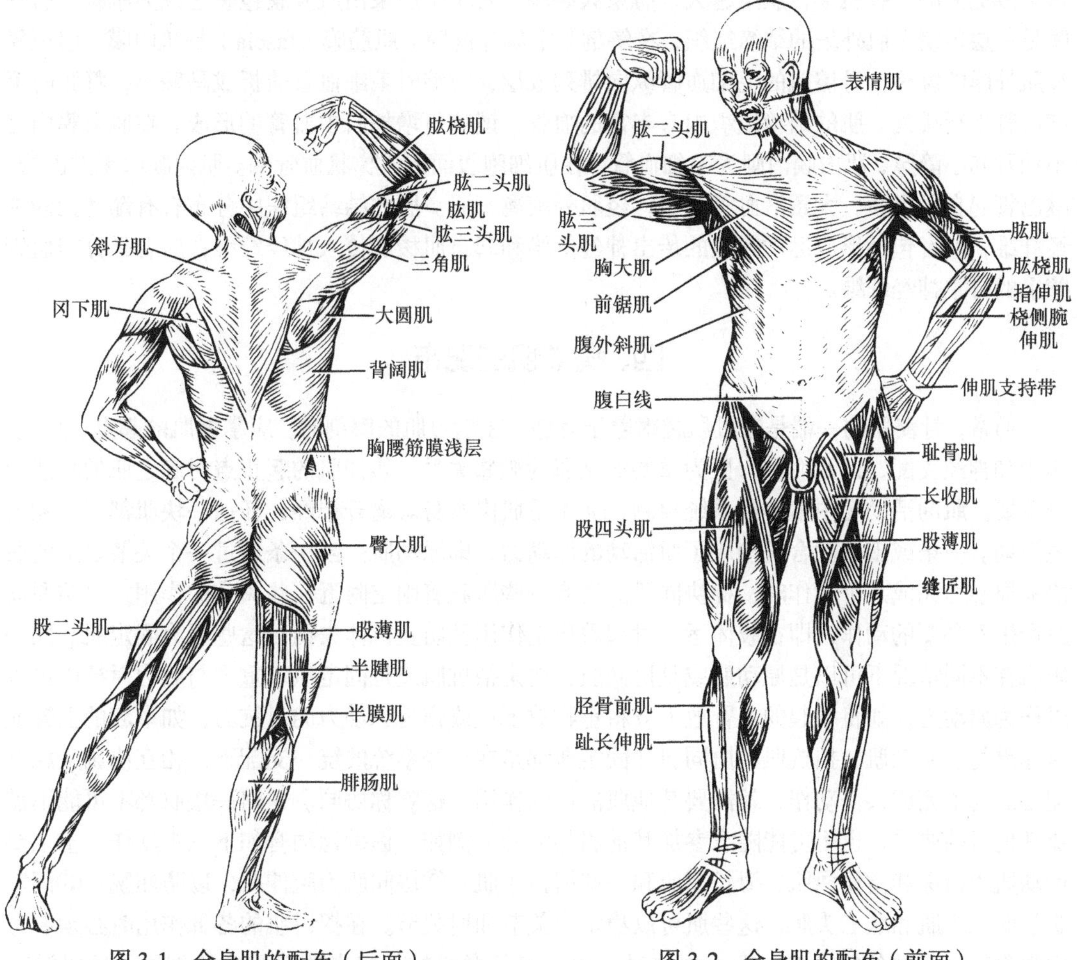

图 3-1　全身肌的配布（后面）　　图 3-2　全身肌的配布（前面）

骨骼肌是人体中最大的组织和单一器官。不同年龄和性别的骨骼肌占体重的比例不同，成年人骨骼肌占体重的 40%（女性 35%）。四肢肌占全身肌总重的 80%，其中下肢肌占 50%，上肢肌占 30%。人体各部分肌由于功能不一，发达程度也不一样，为了维持身体直立姿势，背部、臀部、大腿前和小腿后部的伸肌和屈肌特别发达。上下肢分工不同，肌肉发达及长度也有差异。下肢起支撑和位移作用，下肢肌都较粗大有力。上肢进行抓握劳动，上肢肌数量较多，较细小灵活。其他一些肌用于控制面部表情、吞咽和发音等。人类由于语言、思维和表情活动，使得呼吸肌、喉肌、舌肌和表情肌都较为发达。

三、肌 筋 膜

骨骼肌内有丰富的血管、淋巴管和神经分布。不同种类和个体肌纤维的大小不同，即使是同一肌中肌纤维的大小也可不同。肌纤维也可因使用增多而肥大或因废用而萎缩。结缔组织将许多骨骼肌细胞结合在一起构成肌。每一肌细胞的周围都有一层丰富毛细血管网的薄层结缔组织，称肌内膜，肌内膜与肌细胞膜之间有基膜。由数个或数十个，甚至100～150条肌纤维聚集成一级肌束，肌束的外表包有较厚的结缔组织，为肌束膜。几个一级肌束集成较大的二级肌束，再集成更大的三级肌束，肌束越大，肌束膜越厚。若干个肌束由肌外膜包裹着成为肌腹。肌外膜是一层包绕在肌外表的结缔组织，在解剖学上属深筋膜。肌筋膜（fascia）是肌内膜、肌束膜和肌外膜的统称。骨骼肌的毛细血管纵向排列成层，收缩时毛细血管曲折成马鞍形；舒张时毛细血管平行排列。肌的结缔组织内有丰富的血管，锻炼可增加肌中血管的形成。在肌束膜内有小动脉和小静脉，肌内膜内则为毛细血管，在肌细胞表面形成梯状血管网。肌内膜内无淋巴管。淋巴管起自肌束膜，大致沿血管分布，经肌外膜离开肌。肌的结缔组织中分布有有髓和无髓神经纤维，前者包括形成运动终板的传出神经纤维和起自肌梭的传入神经纤维；后者是分布血管壁上的自主神经纤维。

四、骨骼肌的配布

通常，骨骼肌的一端是通过肌腱附着于骨骼。在学习肌的解剖时，应掌握肌的起点、止点、作用和神经支配，以及血供，更为重要的是肌的毗邻关系。熟知肌的起止点对确定肌的功能十分重要。肌的活动受中枢神经系统控制，而不是肌肉本身。离开神经，任何一块肌都不可能自主活动。一条或多条联合肌构成了肌活动的原动力，即原动肌。当一条通过一个关节以上的肌协助原动力完成某个动作时，称协同肌。还有一些肌起着固定附近一些关节的作用，以防原动肌产生不必要的动作，即在肢体运动时起着稳定作用及防止机体失衡，这些肌为固定肌。同一块肌在不同情况下可以是原动肌或是协同肌，或是拮抗肌或是固定肌。重力与肌力对抗中也可以作为原动力，如将举起的上臂放下或将重物放下；或作为原动力的对抗力，如举起的上臂或举起重物。原动肌、拮抗肌、协同肌和固定肌都是在神经系统的统一支配下，相互协调又相互配合。为了完成某一动作，就需要其他肌的协同作用，这就称协同。任何一块肌都不可能不需要其他肌的协同，也不可能随意参加其他肌的活动。例如，握拳运动有如下三个动作：①主要运动肌为指深和指浅屈肌、拇长屈肌和一些拇指小肌；②协同肌为腕伸肌，以防屈腕；③固定肌是肱二头肌和肱三头肌，这些肌可以稳定肩关节和肘关节。在探讨肌的各种作用时必须要考虑重力对某一体位的影响。躯干屈曲时，由于有竖脊肌的收缩来调节重力的作用，所以没有阻力参与这个过程，而腹直肌则处于松弛状态。一些肌纤维在一个或多个平面上呈环行肌束排列，如括约肌。肌纤维的排列对肌的运动范围和收缩力具有重要意义。肌纤维细长的肌运动范围大，但力量小；相反，那些肌纤维短粗的肌，力量则非常大，但运动范围就很小。在描述一块肌时，常使用如起点和止点等术语。起点是指肌主要固定或主要附着点，而止点是可活动的点，这样使得肌力得以发挥（图3-3）。仅有一些小肌的起点是绝对固定的，如面肌，一端固定在骨上，而另一端附着在可移动的筋膜或皮肤上。体积较大的肌，任意一端均可作为作用端。

通过了解肌的作用，医师可以了解骨折和脱位时的各种位移形式和各种畸形中引起变形的原因。由此，可以针对不同病因，采取正确的治疗方法。应当牢记一些肌的毗邻关系，特别是那些靠近大血管和形成明显体表标志的肌。骨骼肌包绕着骨骼，具有保护人体骨骼结构，免受或减轻外来伤害的作用。加之骨骼肌要完成人体的各种生理动作和姿势、完成各种运动和维持不同工作体位等，由此其本身容易劳损和受到伤害。

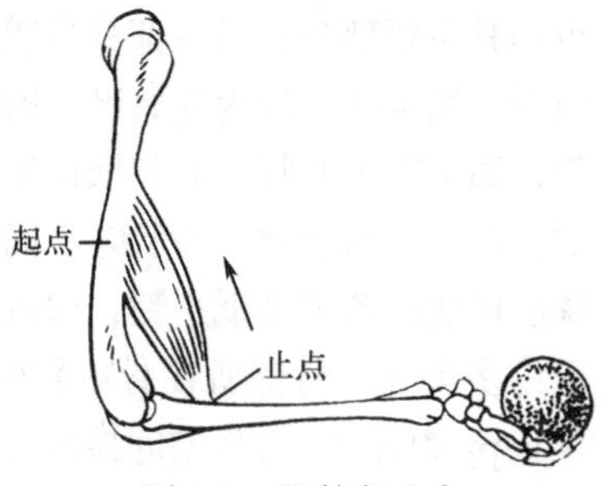

图 3-3　肌的起止点

五、骨骼肌的命名

骨骼肌的命名是根据诸多因素而定。人体肌肉数量众多，为了学习方便起见，通常按照肌的形状、肌腹的多少、肌纤维的排列方向和功能进行分类和命名，主要有按肌形状分类和命名，如三角肌和大、小菱形肌等；按肌腹和肌头多少分类和命名，如股四头肌、肱二头肌和肱三头肌等；按肌纤维排列方向分类和命名，如腹直肌、腹横肌、头上斜肌和头下斜肌等；按肌的功能或根据肌的用途分类和命名，如指深屈肌、伸肌和拇长展肌等；根据肌所处的位置分类和命名，如肱肌、腓骨肌、胫骨肌和尺骨肌等；根据起止点附着部位分类和命名，如胸锁乳突肌、胸骨舌骨肌和胸骨甲状肌等；根据肌跨越的关节情况分类和命名等。肌的形状各异，位于肢体的肌细长，特别是浅表肌。这些肌包绕着骨骼，构成保护各个关节的重要组成部分。躯干肌多呈扁平或宽阔状，辅助构成胸腔和腹腔壁。因此，可用长、短和阔等形容词来描述骨骼肌的形状（图 3-4）。一些肌肉，如腓骨肌的肌纤维则是呈斜行汇聚，像一支斜竖的羽毛笔，肌的一侧为肌腱，称单羽肌。有时这些斜行肌纤维的走行也会发生某些改变，即向中心肌腱的两侧汇聚，这种肌为双羽肌。

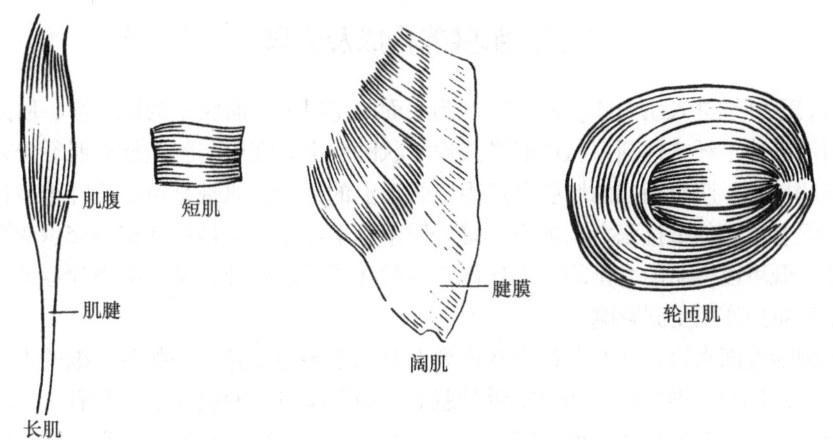

图 3-4　肌的形态和构造

第三节　肌腱的附着

一、肌腱的附着特征

每块肌肉都是一个器官，是由肌组织构成，即由众多肌纤维构成，每条肌纤维为一个肌细胞。肌器官可分为肌腹（muscle belly）和肌腱（tendon）两个部分，肌腹是肌肉的中间部分，也是其主要部分；另一部分是肌腱，也就是纤维结缔组织。多数肌腱是附于骨骼，附于少动的或近侧结构的一端为起始腱，附于多动或远侧部分的一端为抵止腱。肌的起始端常直接附于骨膜，而不附于肌腱，但其抵止端则往往是腱性的。某些肌肉具有 2 个或 2 个以上的起始点，例如，肱二头肌和肱三头肌等，而以一个总腱抵止，这就使肌肉的全部力量集中于一点上；或一块肌可能有若干个抵止腱，如抵止于手指的那些伸指或屈指肌，它们可把力量分散而同时作用于许多关节。骨骼肌在骨或软骨附着的部位，通过肌腱或腱膜纤维结构的纤维末端形成嵌入（sharpy 纤维），直接或间接地与骨、软骨、韧带和皮肤相连，或以附于骨膜或软骨膜的形式，而不是直接嵌入相关的骨或软骨组织。当肌直接与皮肤相连时，肌往往以扁平的形状位于皮下。例如，面肌就是以纤维束带形式与间隔组织相连。

二、肌腱的功能和形态

肌腱使肌便于持重，并使肢体强有力肌的肥大部分更加接近于机体的中轴。正是由于这种原因，手和脚，特别是手，在结构上既保持着相对的轻巧性，同时又有运动的极大灵活性。肌腱较肌腹要坚韧且较细，含血管较少。成年人的肌腱每平方厘米抗张力强度为 661～1265kg，而松弛时抗张力强度每平方厘米为 5.44kg。肌腱的形状多种多样，从短而粗到长而细，某些肌腱还形成了宽阔的膜，即腱膜。在某些情况下，有些肌的起止点是可以互换的，如腹直肌。当一个人仰卧，并做抬高其股部和小腿的运动时，这时较大幅度的运动是在两块腹直肌的耻骨端。此时腹直肌的起点不在耻骨上。在某些关节周围的肌群中，可以发现一些骨块，即籽骨。籽骨由肌腱骨化而成，通常位于腱止点处腱与骨之间，它可以改变肌腱抵止的角度，加大肌的力臂，增大肌的牵引力，形成对肌工作的有利条件。髌骨就是人们所熟悉的籽骨，也是人体最大的籽骨。

三、肌腱的构成及变异

肌腱的肌原纤维进入肌内膜，附在肌细胞表面的基膜上。肌腹中的肌内膜、肌束膜和肌外膜向肌腹两端延伸于纤维性圆束状的肌腱或扁平状腱膜上。在肌与腱连接处肌纤维末端变得扁而尖或成末端扩张。肌腹两端的肌腱是肌附于骨骼上的部分。肌腱是由肌原纤维束构成，没有收缩能力，但有很大的抵抗张力的能力。腱纤维不是平行排列而是相互交错交织成辫子状。这种结构特征，既可以使肌的力量均匀地作用于肌腱在骨的附着处，又不会因为运动时关节角度发生变化而使肌的作用受到影响。

就其肌腱附着部来讲，某些肌纤维在排列上有相当多的变异。一些肌纤维的走行是与其起止点相平行的，像四边形的肌，如甲状舌骨肌等。纺锤状肌中的肌纤维走行有一定的变异，其肌纤维走行并不是完全平行的，而是有一定的弯曲，以便使肌在起始点两端逐渐变细。但纺锤状肌在收缩时，其作用类似于四边形的肌。其次，一些肌的肌纤维呈汇聚性，其起点为扁阔状，而止点则为点状附着或窄带状，这种肌纤维排列方式主要是在一些三角形的肌上。四边形或三角形肌起点和止点不在同一平面上，而是起点线的平面与止点线的平面相交叉，如耻骨肌。

第四节　肌梭及腱器官

肌和肌腱含有丰富的两种特殊类型的感受器：①肌梭（muscle spindle）可以查知肌纤维长

度的变化和这种长度变化的速率；②腱器官（Golgi tendon organ）能够查知肌收缩或肌牵张期间加载在肌腱上的张力。从这两种感受器发出的信号完全是意识下水平进行活动的，故不产生任何主观感觉。它们把大量来自肌和肌腱的信息传向脊髓和小脑，借以帮助神经系统来完成它们控制肌收缩的功能。

一、感受器概述

人体的感觉运动系统与姿势是密切相关的。与视听系统不同的是感觉运动系统的目的和功能取决于机体的位置、速度、加速度和方向，甚至包括受力在内的一系列参数。这些参数反馈到神经系统后，用于人体的姿势控制和调节，最终目的是保持平衡和避免伤害。当然，在感觉运动系统中，许多参数也可以从视听系统中得到。由于视听系统离大脑最近，传输的时间短，位置高可以得到的信号较多。但是，一旦失去视听系统，固然感觉运动的功能会受到损害和减弱，但仍然存在。诸如盲人和聋哑人，并不会表现出姿势障碍，而只是不便。由此可见，感觉运动系统和姿势控制有独立完善的布局。按照机体姿势与运动控制的机制，可将人体的感受系统分为两个系统：第一个系统称感受系统，其信号包括位置、速度、加速度和各种力（压力、拉力、扭矩、重力和离心力）等；第二个系统称工作系统，包括骨骼、肌肉、关节、皮肤，还有血液、体液和体内气体等。人体由工作系统来完成姿势的控制和动作，包括一些很细小的复杂动作。

机体通过各种不同的感受器接受来自外部世界和机体本身的信息。机体本身信息包括体表、深层组织、内脏和血液以及脑脊液等。根据这些不同的来源，感觉系统可分为三大系统：第一，外感受系统，包括视、听、皮肤感觉和一些化学性器官；第二，本体感受系统，包括肌的长度和力度、肢体相对位置及整个身体的空间位置等感觉；第三，内感受系统，包括感受血压、血糖水平和脑脊液 pH 变化等。躯体感觉是指触、压、振动、痛和温等五种皮肤感觉；前三者与机械刺激皮肤有关，后两者与温度和化学刺激有关。即使是比较简单的骨骼肌运动也需要对其长度和张力做精确的调节。这种调节主要依靠来自肌肉牵张感受器的反馈传入信息。骨骼肌有三类牵张感受器，即肌梭的初级和次级末梢及腱器官。

二、肌梭及腱器官的传入冲动

每个肌梭包围着 2～10 条小的梭内肌纤维，附着在周围的梭外肌纤维鞘上。每条肌梭纤维是一种非常细的骨骼肌纤维。但是在这些纤维的中心部却没有或只有少量的肌纤蛋白和肌凝蛋白丝。所以在其两端发生收缩时，此中心部不发生收缩。肌梭两端可被细的神经纤维所兴奋。这些纤维的直径平均为 5μm，并且远比支配肌梭的感觉神经纤维为细。肌梭位于梭外肌纤维之间，与梭外肌“并联”。每个肌梭由 7～10 个γ-运动纤维支配，γ-纤维末梢有两种，一种是终板型，分布于梭的两级；另一种是拖尾型，在核袋及核链纤维均有分布。有些支配梭内肌的神经纤维也同时支配梭外肌，这些纤维为β-纤维。核袋及核链纤维的中央部由发自Ⅰα类纤维的末梢支配，称初级感觉末梢；核链纤维还受次级感觉末梢的支配。γ-传出神经在功能上也有两型，即静态型与动态型。静态型是指刺激 γ-传出时，主要使静态牵拉时的肌梭传入冲动增加的那一型；动态型则是指刺激γ-传出时，主要使动态牵拉时肌梭传入活动增加的那一型。

腱器官位于肌-腱接头部，与梭外肌处于“串联”位置。它由Ⅰβ类纤维支配。肌收缩时肌梭的感受器放电减少或停止，腱器官的放电相反增多。这种反应特征显然与感受器所处的位置有关。肌梭因其与肌纤维并联，所以当肌收缩时它受到的牵拉减少因而放电减少；腱器官因其与肌纤维处于串联，故肌收缩时放电增加。当肌被动地受牵拉时，肌梭及腱器官放电均增加，但使腱器官放电增加需要较强的牵拉。

腱器官虽然对被动牵拉有较高的阈值，但它对肌纤维的主动收缩却是异常敏感的，刺激单根轴突足以使腱器官的传入放电增加。腱器官的这种特性，也许与它的外周被一层非弹性的结缔组织腱膜包裹有关，所以被动牵拉不易使之兴奋；而当肌主动收缩时，由于肌两端被固定，腱器官被收缩的肌所牵拉而兴奋。由此可见，肌梭是一个测定“长度”的器官，而腱器官的作用在于测定肌的“张力”。

支配骨骼肌的传出神经纤维有粗（A 类 α 纤维）和细（A 类 γ 纤维）两种纤维。α 纤维就是支配肌纤维的运动神经元；γ 纤维（梭运动纤维）则支配肌梭中的梭内纤维，即运动神经元可分为 α 运动神经元和γ运动神经元两种。刺激 γ 纤维，则梭内肌的两端发生收缩，致使中间部的张力感受器被牵拉。据此，即使肌不受牵拉，这时也能向脊髓发放传入冲动，得以引起与牵张反射相同的肌收缩。总之，γ 纤维的功能活动在于调节作为检测器的肌梭的敏感度以及反应范围。中枢神经系统不断地通过 γ-传出在影响着骨骼肌。

三、肌梭在运动控制中的作用

（一）肌梭的感受器功能

当梭内纤维两端发生收缩时，将会牵拉中心部。同样，牵拉整块肌也会牵拉每个梭内纤维的中心部。肌梭的中心部是肌梭的感受器区。肌梭感受器部接受两种不同类型的感受神经支配：一是Ⅰα 类纤维，平均直径为 17mm，以近 100m/s 的速度，从肌梭向脊髓传递感觉信号，该速度与人体任何一种感觉神经纤维的传导速度一样快；二是两条Ⅱ类神经纤维，平均直径 8mm，以 30～40m/s 速度向中枢神经系统传递信号。

（二）梭内和梭外肌长度变化的意义

有两种方式可使肌梭受到刺激：①牵拉整块肌，这使梭外纤维被拉长，同时也牵拉了肌梭；②使梭内肌纤维收缩，但梭外肌纤维仍保持其正常长度。因为梭内肌纤维只在靠近其两端发生收缩，因而便牵拉梭内纤维的中心部分，使肌梭发生兴奋。因此，实际上肌梭是作为两类肌纤维（梭外肌与梭内肌）长度的比较器而起作用。当梭外纤维的长度大于梭内纤维的长度时，肌梭便发生兴奋；当梭外纤维的长度短于梭内纤维的长度时，肌梭便发生抑制。在正常情况下，特别是有轻微的γ传出纤维兴奋时，肌梭将持续地发放感觉神经冲动。牵拉肌梭可以增加发出的频率，而缩短肌梭则可减少这一发放的频率。因此，肌梭也可被兴奋，也可被抑制。

（三）牵张反射

牵张反射也称肌梭反射（stretch reflex myotatic reflex）。牵拉肌可使肌梭兴奋，兴奋又转而引起肌的反射性收缩，这一反射包括了动力性成分和静力性成分。

四、腱 反 射

1. 腱器　位于肌腱内，紧靠其附着在肌纤维的部位。通常，每一腱器与 10～15 个肌纤维串联，而该腱器正是由这一小束肌纤维在肌腱上所产生的张力来刺激的。因此，腱器和肌梭在功能上的主要差别就在于肌梭可以查知肌长度，而腱器可以感知肌张力。

2. 腱反射定义　是指在中枢神经系统控制下的骨骼肌，如受到外力牵拉使其伸长时，就会引起一种反射，使受到牵拉的同一肌肉发生收缩。腱反射的感受器是肌梭，最常见的腱反射是膝跳反射。当叩击髌韧带时，可短暂拉长股四头肌，因而其中的感受器也被拉长而发生兴奋，兴奋冲动经传入神经元至中枢，就可引起股四头肌产生一次快速收缩，使屈曲的膝关节做一次轻快的伸展动作。在反射活动中，从刺激开始到效应器产生反应之间的时间称反射时间。膝跳反射，从叩击髌韧带到股四头肌收缩之间的时间非常短暂，肉眼几乎分不清楚。据测定，腱反射的反射时总共是 25～30ms。

3. 腱反射的作用　腱器能够查知肌收缩时作用在肌腱上的张力。此时，由腱器发出的信号传入脊髓引起该肌的反射性效应，但属抑制性作用，与肌梭反射的作用相反。从腱器发出的信号可能是兴奋了抑制性中间神经元，后者又抑制了支配该肌的前角运动神经元。故当肌和肌腱上的张力很大时，腱器所产生的抑制效应可以非常强大，可使整块肌突然舒张。这一效应称伸长反应，它是一种保护性机制以防止肌撕裂或撕脱骨折。

第五节　骨骼肌收缩

一、骨骼肌的物理特性

骨骼肌有三种主要物理特性，即为收缩性、伸展性和黏滞性。

1. 收缩性　是肌的一个重要特性，表现在长度的缩短和张力的变化。肌有两种状态：即静止状态和运动状态。肌在静止状态并不是完全休息放松的，其中少数运动单位还轮流地起作用，使肌肉保持轻微的收缩，即保持一定的紧张度，这对维持人体姿势极为重要。肌在运动状态，参与的运动单位增多，肌纤维明显缩短，肌周径增大。肌收缩时肌纤维长度比静止时要缩减 1/3～1/2。

2. 伸展性和弹性　与橡皮筋相似，肌在受外力作用时可被拉长，这种特性称伸展性。当外力解除后，被拉长的肌又可缩短，这种特性称弹性。肌的伸展性在发展力量和柔韧素质方面有重要意义。肌收缩前的长度为初长。要充分发挥肌力，适宜的初长很重要。初长太短和太长都不利于肌力的发挥。要做好投掷、跳跃和扣球等发力动作，都必须预先适当拉长相关肌肉，使发力肌具有适当的初长，以增加肌收缩力。在发展柔韧性上，加强对抗肌和多关节肌的伸展性练习，增强肌的伸展性，有利于增大关节的运动幅度，改进运动技能。

3. 黏滞性　是原生质（细胞质和细胞间质）的普遍特性，是其所含胶状物所致。这种特性在肌收缩时产生阻力，要克服这种阻力，需要消耗一定的能量。

二、骨骼肌的收缩过程

肌收缩主要是基于肌丝滑行理论（myofilament sliding theory），认为肌收缩时表现为整块肌和肌纤维的缩短，但在肌细胞内并无肌丝或其内结构的缩短，而是在每一个肌节（sarcomere）

内发生了细肌丝向粗肌丝之间的滑行。结果使肌节变短，造成整个肌原纤维、肌细胞和整个肌的缩短。收缩时，肌节内暗带的长度不变，明带长度变短。暗带为粗肌丝，主要为肌凝蛋白，也称肌球蛋白；明带为细肌丝，主要为肌动蛋白，也称肌纤蛋白，此外还有肌钙蛋白和原肌球蛋白。肌肉收缩的基本过程是肌动蛋白与肌球蛋白相互作用，分解 ATP，将释放的化学能转变为机械能的过程。因此，肌动蛋白和肌球蛋白也称收缩蛋白，而肌钙蛋白和原肌球蛋白称调节蛋白。收缩是指肌产生力的主动过程。由粗肌丝上的横桥滑动产生的力平行于肌纤维。肌收缩时对一物体施加的力称为肌张力（muscle tension），而物体对于肌的作用力称负荷，所以肌张力和负荷是相对抗的力。当肌短缩和移动负荷时，这种肌收缩称等张收缩，因为负荷对肌来说是保持恒定的，缩短过程中肌张力也保持不变。当肌产生张力而不收缩时，这种收缩称等长收缩。例如，当肌试图移动一大大超过肌本身张力的负荷时，就产生这种等长收缩。等张和等长收缩同肌纤维发生的电和化学反应是一样的，即横桥被激活，并产生力作用于细丝。等张收缩时，细肌丝移动插入粗肌丝间引发肌纤维的缩短；然而等长收缩时，横桥产生力作用于细丝，但无肌纤维缩短。

思考题

1. 简述人体肌的分类及特点。
2. 简述红肌和白肌的各自特征与功能。
3. 论述肌筋膜的解剖与功能。
4. 简述肌梭和腱器官在骨骼肌运动控制方面的作用机制。
5. 简述骨骼肌的收缩机制。

第四章

脊柱的解剖生理

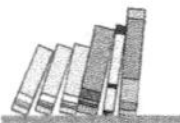

学习目的

通过本章学习，了解脊柱的组成特点；熟悉脊柱的运动及血供；掌握脊柱的力学特征。

脊柱是人体的中轴，内有脊髓和神经根，外有肌和筋膜及韧带附着，为督脉所在，主人体之阳气。脊柱是脊柱推拿最主要的施术所在，术者要熟知椎骨一般形态、各部椎骨形态特点、椎骨的韧带连接特点、椎管和椎间孔等脊柱基本的解剖知识，熟悉椎间盘的构成和功能，了解脊柱功能单位、脊柱活动、载荷和脊柱稳定等脊柱生物力学概念及脊柱运动学基础知识。

脊柱（spine）是由椎骨组成的节段性的中轴骨架，是身体的支柱，不仅负荷重力、缓冲振荡，而且参与组成胸、腹、盆壁，保护脊髓及神经根，也保护胸、腹、盆壁脏器。脊柱由 32～33 个脊椎骨组成，其中颈椎 7 块、胸椎 12 块、腰椎 5 块，以及骶椎 5 块和尾椎 3～4 块。由于在成年后骶、尾段各椎骨相互融合成 1 块骶骨和 1 块尾骨，故脊柱也可认为是由 26 块椎骨组成。

脊柱各脊椎骨由椎间盘、椎间关节和椎旁各关节、韧带、肌肉、血管、神经等组织紧密连接而成。脊柱上端承托颅骨，下联髋骨，中附肋骨，并作为胸廓、腹腔和盆腔的后壁。脊柱的 4 个生理弯曲，具有支持、平衡和传导来自头颅、躯干及上肢的重量，吸收作用于脊柱的应力和震荡（图 4-1）。脊柱的主要运动功能是前屈、后伸、旋转、侧屈等。脊柱可分为颈段、胸段、腰段、骶段四部分，具体内容在随后各章节详细介绍。

第一节　脊柱的连接

一、椎弓的连接

关节突关节属于滑膜关节，由上下相邻的关节面构成。有完整的关节囊，它薄而松弛，包绕上、下关节突的基底部，限制关节突间的滑动。颈椎的关节面向上约为 45°倾斜，C_2～C_3 之间的倾斜度常有变化。由于不同脊柱区域的节段运动特征取决于关节突的关节面取向，因此颈椎的关节囊纤维长而松弛，创伤时易引起半脱位。胸椎和上腰椎的关节面近似矢状位，腰骶部则近似冠状位，关节囊甚松，借薄弱的纤维束加强。在上腰部，关节囊附着线在关节突边缘的内侧 1～2mm 处，越向下越靠内，至腰骶部几至其内侧 13mm。在下腰部，关节囊下部有坚强纤维性结构至椎弓板，并部分为棘间韧带所代替，前部几乎全为黄韧带构成。椎弓间韧带有成对的黄韧带、横突间韧带、棘间韧带和单一的棘上韧带。

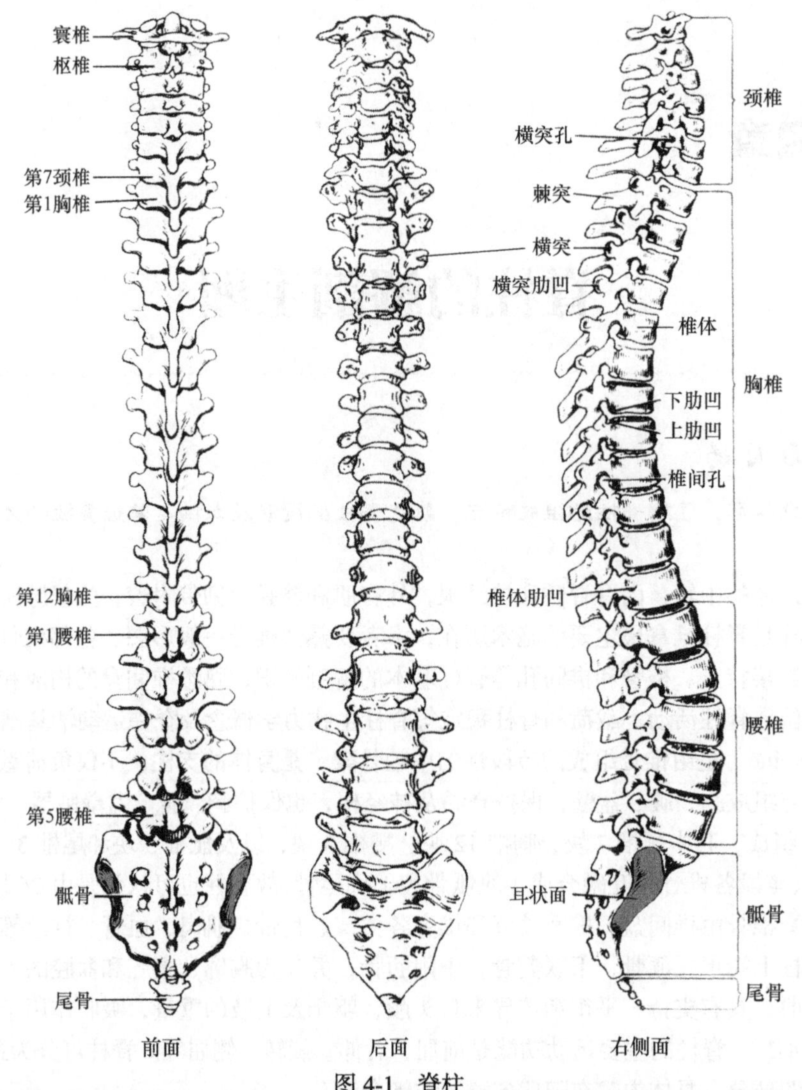

图 4-1 脊柱

从 C_2 至腰骶间有黄韧带桥接于相邻的椎弓板间，它始绕于关节突的基底部，于棘突根部与对侧黄韧带相续。黄韧带的纤维与椎弓板垂直，向上附着于椎弓板的腹侧面，向下连于下位椎弓板的上缘。由于上位椎弓板的重叠，黄韧带也呈叠瓦状排布，这一形态可从其腹面观上看到。黄韧带含有大量的弹性纤维，有较强的延伸能力。黄韧带的弹性在一定程度上有助于人体的直立，更重要的是保持韧带的紧张度，尤其是在后伸状态下，可避免韧带折叠突向椎管而压迫神经。

横突间韧带是横突间的韧带连接，它很难与附着的肌腱相区别。横突间韧带在颈段是较坚韧的细纤维，在胸段与肋间韧带混杂，在腰段最为明显。

棘间韧带是连接于相邻棘突间的纤维膜，位于一对棘突间肌的内侧，该肌为在棘突尖部起止的薄肌。棘间韧带的纤维斜行排布，起于上位棘突的基底，止于下位棘突的骨嵴和尖部。两侧的棘间韧带之间有明显的可分离裂隙。

棘上韧带是连于棘突尖部的连续的纤维性脊索，见于从 C_7 到骶正中嵴的下端。棘上韧带的浅层为长纤维，跨越数个节段；深层为短纤维，分布两三个节段。腰椎的棘上韧带于中线相接而附着于棘突末端的后方及两侧，能控制脊柱过度前屈（图 4-2）。

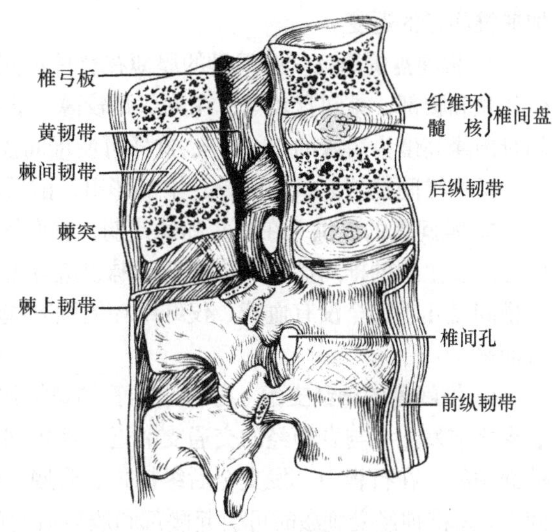

图 4-2　脊柱的韧带

二、椎体间的关节和连接

（一）椎间盘

椎间盘（intervertebral disc）是纤维软骨复合体，连于椎体间，它提供了非常牢固的连接，仅允许椎体间少许度数的弯曲，以完成生理活动和维持椎管的排列。不同区域椎间盘的尺寸不同，但其结构是相同的。每个椎间盘包括髓核和纤维环及终板三个部分。

1. 髓核（nucleus pulposus）　是一种富有弹韧性的、半流体的胶状物质，占椎间盘切面的 50%～60%。典型的髓核由纤维环包绕，位于中部偏后。颈椎的髓核多在中部稍前，颈段脊柱的运动轴线由此通过。由于髓核的液压作用，髓核向外挤压纤维环。

髓核是胚胎时期脊索组织的遗留物，由松散、盘曲的纤维团线交织的网构成。它们在中心处没有明显的取向，仅在靠近椎体终板处呈现一定的取向并以一定的角度插入终板软骨。髓核与纤维环之间并没有明显的界限，这两种组织的混合物是不易分辨的。

2. 纤维环（annulus fibrosus）　以一系列同心的纤维层包绕髓核，并与椎体紧密相连。髓核的基本功能是抵抗脊柱内的压力并使之再分布，纤维环的主要作用是承受拉伸载荷，而受压髓核向外的扩张、脊柱的轴向旋转和弯曲都可使纤维环处于拉伸状态。在椎间盘的水平切面上，每一纤维层围绕着椎体纵轴，其纤维斜行或螺旋环绕。由于椎间盘在水平切面上为肾形或心形，髓核偏后，后部纤维层被压缩在髓核与纤维环之间，相对较薄。椎间盘前 1/3 的纤维最粗壮，易分辨。在水平切面上不同纤维层固定行不同，以上这种纤维排列具有生物力学意义。弹力纤维存在于椎间盘与椎体的连接组织内，纤维环弹力纤维分成多个细支以不同的方向结合于软骨终板或以穿通纤维形式结合于椎骨骨小梁上，而软骨终板和椎体交界处不存在弹力纤维。软骨终板与椎体间弹力纤维的缺失是椎间盘发生退变突出的重要解剖学基础（图 4-3）。

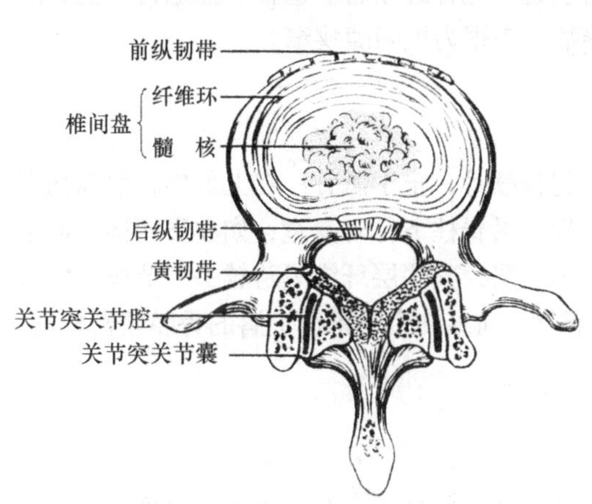

图 4-3　椎间盘和关节突关节

3. 软骨终板（end plate）　椎体上下面的骨骺板骨化停止后形成骨板，即为骨性终板，呈轻度凹陷。椎体终板的中央有一薄层透明软骨覆盖，终生存在，即为软骨终板。上、下软骨终板与髓核和纤维环连接共同构成椎间盘。椎体终板构成了椎间盘的上下边界，位于椎体中心的骨松质和椎间盘之间。软骨终板是由厚约 0.5mm 的软骨下骨和厚度相同的覆盖其上的软骨组成。其作用是防止髓核嵌入椎体，同时具有平衡分散应力的作用。软骨终板会随年龄的增长而退变、变薄，产生囊性变和松弛，并伴随髓核水分减少。终板的退变会使椎间盘体液交换作用减少，加速椎间盘的退变。

4. 椎间盘的厚度 椎间盘的厚薄在脊柱不同部位有所不同，一般而言，凡是运动较多的部位如颈和腰部，椎间盘较厚；在胸部则较薄。椎间盘在下腰部最厚，而在 T_2～T_6 最薄。颈椎椎间盘前缘高度为后缘的 2～3 倍，这样可使椎间盘适合上、下位椎体的形状并维持颈段的生理前屈。腰椎椎间盘从矢状切面看，中部膨出，前后两端较大，稍内有一缩窄。

5. 椎间盘的血供 在胎儿和幼儿期，有血管分别从椎体的前、后面中点，行向软骨椎体的中心。发生中的椎间盘有 3 支主要动脉供应其上、下面，即背侧、腹侧及轴向椎间盘动脉。成人椎间盘几乎完全没有血管，仅纤维环周围有些小血管伸入，其营养主要靠椎体内血管经软骨板而来。

6. 椎间盘的神经支配 分布于椎管的窦椎神经发支至椎间盘，窦椎神经在脊神经干分为前后支之前发出，与脊神经的交通支邻近，经椎间孔返回椎管，向上围绕椎弓根基底，行向椎管前面中线。在行程中，发支至后纵韧带、骨膜、硬膜外间隙的血管及硬脊膜，并行向相邻的椎间盘。窦椎神经受刺激时可引起腰部和股后肌的反射性痉挛及疼痛。切断窦椎神经可使椎间盘、后纵韧带和硬脊膜的本体感觉丧失。

7. 椎间盘的功能及生理特点 椎间盘不但是椎体间主要的坚强联系与支持结构，同时也是脊柱运动和吸收振荡的主要结构，起弹性垫的作用，能承受身体的重力，将施加于椎体的力吸收并重新分布，有平衡缓冲外力的作用。

8. 椎间盘病变的解剖基础 ①椎间盘突出：椎间盘由于退变和劳损可使髓核或纤维环，或两者向椎管或椎间孔突出。椎间盘突出均伴有纤维环的破裂，突出部分挤压神经根引起充血、水肿或变性等变化，引起腰腿痛。髓核也可通过破损的软骨板突向椎体内，形成施莫尔结节（Schmorl node）。椎间盘后外侧部为侧隐窝，此处较薄弱，突出多在此处发生。髓核也可经后纵韧带从前方突入椎管，形成中央型突出，严重者可引起马尾神经损害。②椎间盘退行性变：随年龄增长可发生脱水和纤维化等退行性变，出现萎缩，表现为椎间隙狭窄。

（二）前纵韧带

前纵韧带是位于脊柱腹侧面的强壮的纤维束，起自颅骨，止于骶骨。在上颈椎，前纵韧带最狭窄，呈索条状，附着于寰、枢椎和其间的关节囊。沿脊柱下行时变宽，如在下腰椎处前纵韧带覆盖了椎体前外侧大部和椎间盘。前纵韧带分为三层，其深层纤维只跨越一个节段，中层纤维分布于 2～3 个节段，而外层纤维连接 4～5 个椎体。前纵韧带与椎体前唇的骨膜紧密相连，但与纤维环的连接较为松散。

（三）后纵韧带

由于后纵韧带在椎管内，与椎间盘关系密切，相比前纵韧带更有临床意义。后纵韧带位于椎体的后部，椎管前壁的上端，起于枢椎的覆膜，止于骶骨，中部纤维从上至下逐渐变窄。后纵韧带最显著的特征是其呈节段性的纺锤形外形。在下胸椎和腰椎，后纵韧带为一个厚连接带，不与椎体后部紧密连结，而与椎体背侧的凹形相适应。在后纵韧带的深面有出入骨髓窦的大血管。

后纵韧带分为两层，浅层纤维较长，跨越几个椎体；深层纤维连接两个椎体，其外侧扩展沿椎间盘背侧走行。深层纤维在外侧扩展处的附着牢靠，而在后纵韧带中央存在一个呈菱形状的附着区，即在椎间盘的背侧有潜在性的筋膜裂隙。筋膜边缘纤维固定牢靠，该结构与后侧或后外侧椎间盘髓核突出有关。当髓核欲从背侧正中突出时，后纵韧带的正中纤维可限制其突出。当髓核向后外侧膨出时，突出物可向两侧的潜在性筋膜裂隙扩张，侵入椎管，压迫神经纤维。后纵韧带外侧扩张处最薄弱，髓核易由此突出。

第二节 椎 管

一、椎管的概念

椎管（canalis vertebralis）由各脊椎的椎孔相连而成，椎管的弯曲与脊柱的弯曲一致，由枕骨大孔向下通至骶孔，骶孔后壁有浅背侧骶尾韧带封闭。椎管在颈部最宽大，在颈膨大以下变窄，在腰椎区又扩大，然后逐渐变窄。椎管截面在上两位胸椎以上为三角形，以下近似为圆形，到胸腰结合以下又变为三角形。椎管的前壁为椎体、椎间盘及后纵韧带，后壁为椎弓板及黄韧带，侧壁为椎弓根，后外侧为关节突关节。椎管可分为中央椎管及侧椎管，前者主要指硬膜囊占据的部位；后者为神经根通道，即神经根管，经椎间孔（管）与外界相通。硬脊膜外填充着脂肪，并向外分布至神经根的腹侧面和下面。这些脂肪有固定作用，对出入椎管的结构形成一个有力学支撑和减缓牵拉作用的袖套。脂肪体的恒定性和一致性表明，这些脂肪不仅是代谢组织的沉积，而且还是一个具有生物力学作用的解剖结构。

二、椎管的形状及临床意义

由于椎管在 L_2 以下仅有腰骶神经根，在此发生的椎管狭窄症状表现为根性痛。下腰椎的椎管横截面形态为腹侧为底的三角形，而腹外侧角形成侧隐窝。纵向走行的腰骶神经根背侧为黄韧带的关节部，腹侧面为椎间盘的背侧面。椎间盘纤维环破裂最常见于侧隐窝的腹侧、后纵韧带的两侧。在这些部位如果破裂的纤维环只是被膨出的髓核推向背侧或纤维环完全破裂使髓核突出压迫硬脊膜，均可导致椎管侧方狭窄而产生不同程度的根性痛。

通过对颈椎标本的研究发现，90%以上标本存在不同程度的椎间盘退行性变，且男性的退行性变出现得较早。一般从中度退行性变发展到极严重的退行性变需要 10 年的时间。椎管前壁的严重骨赘可对脊髓和神经根产生压迫。获得性椎管狭窄还可由黄韧带增厚向前凸所致。虽然后纵韧带钙化少见，但也是造成椎管狭窄的原因之一。先天性椎管狭窄则多由先天畸形所致。

三、椎 间 孔

出入椎间孔的结构包括脊神经、血管和分布于椎管内骨与软组织的神经。椎间孔的上、下分别由相邻的椎弓根围成。椎间孔腹侧大部为椎间盘背侧和覆盖其上的后纵韧带的侧向扩展部，而背侧大部为关节突、关节囊和黄韧带。椎间孔与其出入结构之间有少许的相对运动，其间的空隙由疏松的结缔组织和脂肪填充。腰椎的椎间孔实际为一条管道，在下部腰椎由于椎弓根增宽更为明显。腰神经通过椎间管，由内口斜向外口，越向下越倾斜，因此腰神经根在椎间管内的长度比椎间管要长。椎间管内不仅通过神经根，而且通过小动脉、静脉丛、淋巴管及窦椎神经。神经根横截面积占椎间孔外孔截面积的 10%～35%。

椎间孔韧带是指位于椎间孔内外的韧带结构，包括横孔韧带及体横韧带（图 4-4）。前者是指椎间孔内的韧带，据其在椎间孔内部位不同可分横孔上韧带、横孔下韧带，以横孔下韧带多见。体横韧带与横孔韧带出现不恒定，椎间孔内韧带分布广泛，上位椎间孔内韧带分布较多，但无对称性；横孔韧带、体横韧带的分布有各自特点，横孔韧带多位于上位腰椎，体横韧带多分布于下位腰椎。幼儿时腰椎间孔也存在大量韧带结构，故椎间孔韧带是一种先天性结构，属于正常生理组织（图 4-5）。这些纤维隔作用是分隔脊神经与血管，对管壁较薄的椎间静脉起保护作用，又不至于压迫神经根。

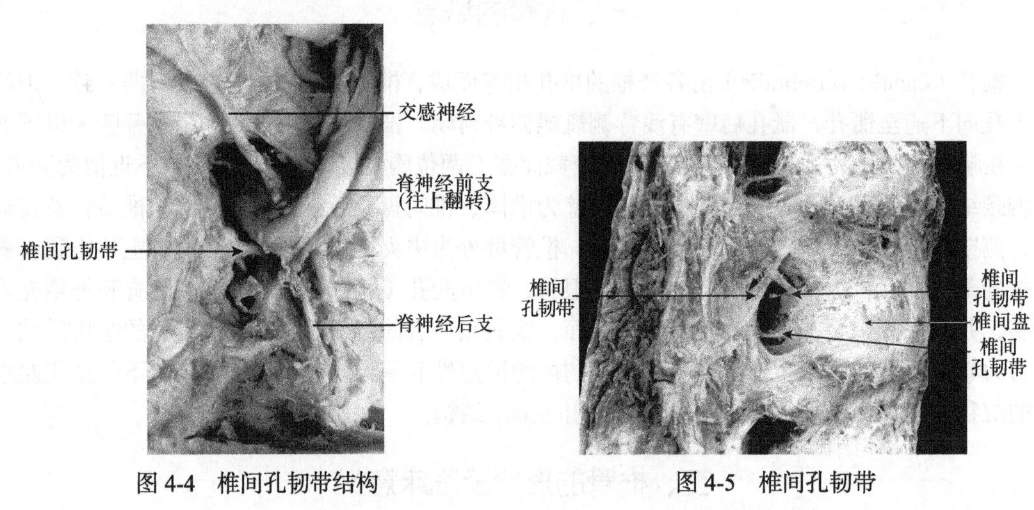

图 4-4　椎间孔韧带结构　　图 4-5　椎间孔韧带

第三节　脊柱的血供

一、脊柱动脉的来源及分支

脊柱的每个脊椎均由来自节段动脉的数支营养血管供养，包括前中央支、后中央支、椎弓板前支和椎弓板后支。前中央支和椎弓板后支起自脊柱外的血管，而后中央支和椎弓板前支起于脊柱支并进入椎间孔营养神经、硬脊膜及硬膜外组织，在脊柱中央区的内动脉（后中央支和椎弓板前支）主要营养椎体和椎弓，特别是在颈区。

二、节 段 动 脉

节段动脉成对出现，直接起于主动脉，每根节段动脉均起于此动脉后面，沿椎体向侧方走行，在横突附近分为一个侧支（肋间支或腰支）和一个背支。背支从椎孔旁通过发出脊柱支营养构成椎管的骨及椎管内容物。脊柱支可以是一条单独进入椎孔，也可以是数支均直接起于背支上。无论是何种分支情况最终均分为后中央支、椎弓板前支和神经内支。后中央支跨过椎间盘后侧面，分为头侧和尾侧两支，供养邻近的两个椎体，在通过后纵韧带平面时分支供养该韧带，最终在进入椎体背面中央的大凹陷前发支至硬脊膜。因此，每个椎体的背面均由来自两个节段的 4 根动脉供养。这些血管均向椎体的背中央凹汇合，在此两侧互相对应的血管互相吻合，与上下椎体水平的血管连起来形成了一系列菱形的吻合环，构成了单个椎体的侧副循环。节段动脉的背支发出进入椎孔的血管后，穿过两个横突间后发出一根细的关节支至关节突的关节囊。

在此点的远侧，该支又分为背侧支和内侧支，较大的背侧支在竖脊肌内分支营养肌肉，而内侧支则沿椎弓板、棘突的轮廓走行。椎弓板后动脉跨过椎弓板后立即分支营养肌肉，并同时发出小的营养支进入骨。这些支中的最大一支由关节囊内侧的营养孔穿入椎弓板。

第四节　脊柱的生物力学

一、脊柱的功能

脊柱有前屈、后伸、左右侧屈及左右旋转的运动功能。在脊柱运动时，椎间盘的髓核成为杠杆作用的支点。由于生理弯曲存在，胸椎椎间盘髓核在中央，而颈及腰椎髓核偏后。其髓核前方的纤维环比后侧强而厚，前纵韧带亦较后纵韧带强而有力。因此，当仰头、伸腰时，椎间盘后方受挤压，髓核向前移动；反之，低头、弯腰时，髓核向后推挤。如用力过度，后纵韧带和后方纤维环易发生损伤破裂而使髓核发生突出，尤其在椎间盘已有退变的基础上更易发生椎间盘突出。由于脊椎各段的关节突关节的关节面排列方向不同，其旋转轴心也各异。关节突关节的关节面颈椎近似水平面，胸椎呈冠状面，而腰椎呈矢状面。由于各段椎间盘中髓核位置不同，在脊柱运动时颈部和腰部旋转的轴心位于椎管后部与椎板联合处，胸部的旋转轴心在椎间盘中心。

二、脊柱的功能单位和曲度

脊柱的功能单位（functional spinal unit，FSU），或称活动节段，由相邻的2个椎骨及椎间连结的软组织组成。FSU的前部由椎体、椎间盘和前后纵韧带组成；后部包括椎弓、椎间关节、横突、棘突和韧带。FSU是显示与整个脊柱相似的生物力学特性的最小功能单位。研究表明，对FSU施加载荷，可出现三维六自由度运动，即产生3个位移和3个转角。在三维六自由度运动曲线中，其中一条为主运动曲线，表示与加载方向一致的运动，其他5条为耦合运动曲线，代表其他方向的运动。虽然FSU在功能性运动或静止状态下始终承受着不同的荷载，但其主要承受轴向压缩荷载。

成人整个脊柱从正面观为一直线，从侧面观分为4个弯曲，即颈部向前凸、胸部向后凸、腰部向前凸和骶部向后凸。这些弯曲是适应人体直立行走的姿势，在生长发育的过程中逐步形成。初生儿脊柱是向后凸成弧形的，随着可以抬头及起坐，颈部前凸即逐步出现，胸部后凸也显得明显，等到学会行走后，颈部和腰部向前的弯曲才显著发展形成。

整条脊柱中以颈、腰段活动度较大，故较易受伤。胸椎因有肋骨、胸廓的支持，受伤的概率相对较少，但人们用双臂劳动，肩胛区软组织劳损则相对较多。颈椎处于负担较大重量的头颅与活动较少的胸椎之间，活动度大又要支持头部平衡，故易致劳损，尤以下位颈椎多见。腰椎也处于较稳固的胸廓与骨盆之间，为人体的中点，在运动中受剪性应力最大，并在脊柱形似宝塔的形状中处于基底部位，承受重力最大，故也易受劳损。其发病也以下腰椎多见。

三、脊柱活动和脊柱的稳定性

脊柱活动通常是多个活动节段的联合动作。由于椎间盘和关节突关节的存在，使脊柱能沿横轴、矢状轴和纵轴活动。正常脊柱能够前屈后伸、左右侧弯和轴向旋转。因关节突的关节面排列方向不同，不同节段的活动方向和幅度也不一样。颈椎关节面的方向接近水平，故能做较大幅度的屈伸、侧屈和旋转活动；胸椎的关节面呈冠状位，又有胸廓的存在，使其活动受到一定的限制；腰椎的关节面呈矢状面，与横截面呈 90°，与冠状面呈 45°，其伸屈活动幅度从上至下逐渐增大，而旋转、侧屈活动幅度则受限明显。另外，由于关节面的排列各异，当脊柱做水平旋转活动时，其轨迹的中心也不相同，颈椎的轨迹中心位于前方体外，胸椎在前方体内，腰椎位于后方体外。脊柱屈曲的最初 50°～60°主要发生在腰段，随后骨盆前倾可提供进一步屈曲。躯干侧屈活动位于胸段与腰段脊柱。颈椎和上胸椎侧屈时伴有旋转，棘突转向侧屈的凸侧；腰段则相反，侧屈时棘突转向侧屈的凹侧。

脊柱不稳是指脊柱的生理荷载下，不能维持椎骨之间的正常位置而发生的过度或异常活动。目前，对脊柱不稳的诊断标准仍有争论。

四、脊柱负荷与应力分布

物体所支持的力，称负荷。脊柱是负荷结构，虽然脊柱需承受牵拉、弯曲和旋转负荷，但它主要承受的是压缩负荷。外部负荷作用于脊柱，椎骨和椎间盘即产生应力和应变。由于椎骨的弹性模量明显大于椎间盘，因此椎间盘更易产生应变。

在大多数情况下，椎体和椎间盘承受了大部分载荷，关节突关节仅承受 0～33%的载荷。椎体承载后，载荷可从椎体上方的软骨终板，经过椎体骨皮质或骨松质骨，传递到下方软骨终板。光弹性试验结果表明，腰椎椎体是主要承载结构。由于生理前凸的特点，其后部应力大于前部，关节突关节则仅承受小部分载荷，椎体的强度随着年龄的增长而减弱，椎体对压缩载荷的承受比例，40 岁以下骨皮质为 45%，骨松质为 55%，40 岁以后骨皮质为 65%，骨松质为 35%。有研究证明，椎体骨组织减少 25%，其强度将减弱 50%。

五、椎间盘的生物力学

椎间盘构成脊柱整个高度的 20%～33%，其主要生物力学功能是对抗压缩力，但对脊柱活动也具有决定性影响。椎间盘是脊柱的主要承载结构。脊柱承受较小的荷载时，由于椎间盘的弹性模量极小于椎体，很易发生变形，因而能起到吸收振动、减缓冲击和均布外力的作用。当载荷增加到一定程度时，骨骼首先遭到破坏，软骨板发生骨折。椎间盘的抗压能力较大，如腰椎间盘能承受的最大压力：青年人为 635.6kg，老年人为 158.8kg；能使腰椎间盘破坏的压力：青年人为 453.6～777.1kg，而老年人仅为 136.1kg。有研究指出，当人体站立位承载 50kg 时，腰椎间盘需承受 100～300kg 的力。

椎间盘的运动轴在髓核处，由于髓核具有不可压缩的特性，其运动学作用与轴承的作用极为相似。由于椎间盘的存在，脊柱可沿横轴、矢状轴和纵轴做平移和旋转活动。其伸屈活动主要靠椎间盘和椎间韧带的支持，伸屈范围则取决于椎间盘的大小、形态和生化特性。髓核的位置可随脊柱运动的方向而改变，脊柱前屈时，椎间隙前方变窄，髓核向后移动，后方纤维环承受压力增加；脊柱后伸时，后方椎间隙减小，髓核向前移动，前方纤维环压力增加；脊柱侧屈时，髓核移向凸侧；脊柱旋转时，纤维环斜行方向的纤维按运动的相反方向受到牵张，而与此方向相反的纤维则得到松弛。

第五节　脊柱的运动学基础

椎间盘和两侧的关节突关节形成一个三角，因此一处的运动必导致另两处的运动。大多数的脊骨连结可做 6 个自由度的运动，即前后弯曲（屈、伸）、左右侧弯（侧屈）、左右旋转。

一、颈　区

枕骨、寰椎和枢椎形成颅椎区。这里的关节面近乎水平，有 2 个或 3 个运动自由度。

1. 寰枕关节（atlantooccipital joint）　有 2 个运动自由度，2 个寰枕关节联合运动产生头与脊柱间的运动。寰枕关节的点头运动发生在矢状面上，其运动为通过两侧枕髁的额状轴。可用两示指尖各放在两侧乳突尖端显示该轴的大概位置；寰枕关节还可做少许侧屈运动。

2. 寰枢关节（atlantoaxial joint）　包括 3 个关节，即寰枢正中关节和 2 个寰枢外侧关节。寰枢正中关节由枢椎的齿突和寰椎前弓后方的关节面组成关节，齿突后方有强厚的寰椎横韧带。齿突在寰椎前弓和寰椎横韧带所围成环，允许寰椎环绕齿突旋转。运动轴垂直通过齿突，颈区旋转约 50%的运动在寰枢关节。

3. 关节突关节（facet joints）　在典型的颈椎连结中，关节突关节的关节面方向由水平逐渐变为与水平面和额状面成 45°。关节面的方向松弛，而有弹性的关节囊允许在这两个面上运动。前屈时上关节突滑向前上方，后伸时则滑向后下方。向右侧屈时，左上关节面向前上，而右上关节面则向后下，椎体旋向右，棘突旋向左。

二、胸　区

1. 关节突关节　关节面方向为额状位，限制了前屈运动，允许侧屈，但肋和胸骨限制了胸椎潜在的运动，胸椎的后伸也被棘突的接触所限制。典型胸椎前屈、后伸运动范围为 4°～6°，侧屈为 6°，旋转为 8°。下位胸椎的运动范围受肋骨的限制较少而关节面的方向逐渐转为矢状位，椎骨间的运动更类似腰部的运动，即增加屈伸和侧屈运动，减少旋转运动。

2. 肋椎关节（costal joint）　包括肋头关节和肋横突关节。典型的肋头关节是肋头（第 2～9 肋）与相应的胸椎椎体的上肋凹、椎间盘和上位椎骨的下肋凹相关节，而不典型的第 1、10、11 和 12 肋仅与相应胸椎的椎体肋凹关节。第 1～10 肋的肋结节与相应胸椎横突肋凹构成肋横突关节（图 4-6）。这 2 个关节的前方均有韧带加强。第 2～7 肋的肋软骨与胸骨组成滑膜关节，而第 1 肋为软骨连结；第 8～10 肋的肋软骨分别与上位肋软骨关节。

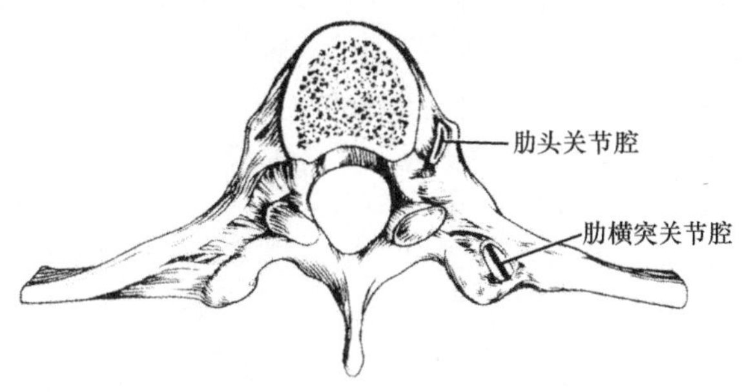

图 4-6　肋椎关节

通过肋头关节和肋横突关节的轴做旋转运动，使肋的前端做提升和下降的运动。上位肋较水平，因而提升运动使胸廓的前后径增加；而下位肋较斜向下方，因而提升时能增加胸廓的横径。

三、腰　区

1. 腰椎（lumbar spine）　椎体及椎间盘较大，前纵韧带和髂腰韧带强厚，在直立位时能承受腰以上的人体重量。腰椎关节突关节面呈半月形，位于矢状面和额状面上。在 T_{12} 和 L_1，矢状位的关节面大于额状位，以后逐渐增加额状位关节面的比例，到 L_5～S_1 则额状位的关节面大于矢状位。这种关节面的方向改变能限制腰椎过度旋转和屈伸运动。

2. 腰骶关节（lumbosacral joint）　在站立位时，腰骶关节处有明显成角，且 L_5～S_1 的关节突关节面方向接近额状位，能防止 L_5 过度前屈。腰骶关节被强厚的髂腰韧带，以及腰骶韧带加强，这些韧带主要限制腰骶关节过度侧屈，也限制腰骶部的后伸和旋转。因此腰骶关节能够承受从上方传来的较大的压力并保持较强的稳定性。

思考题

1. 简述脊柱的解剖构成。
2. 简述椎间盘的解剖构成及临床意义。
3. 何谓椎管和椎间孔的解剖构成？
4. 简述脊柱的功能。
5. 简述椎间盘的生物力学特点。

第五章

脊 髓 解 剖

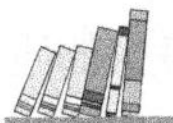

学习目的

通过本章学习，了解脊髓的概况；熟悉脊髓的外形及血供；掌握脊髓的被膜和结构。

脊髓是周围神经与脑之间的通路，位于椎管内，具有明显的节段性。脊髓内部有一个“H”形的灰质区，主要由神经细胞构成；在灰质区周围为白质区，主要由髓神经纤维组成。脊髓两旁发出成对的脊神经分布到全身皮肤、肌肉和内脏器官。脊髓通过脊神经及脊髓内部上行和下行的纤维束，与周围神经和脑的高级中枢产生广泛的联系，完成各种感觉和运动信息的传导。脊髓是许多简单反射的中枢，在脑的控制下可执行更复杂的功能。

第一节 脊 髓 概 况

一、脊髓大体解剖与生理功能

脊髓（spinal cord）为圆柱状结构，位于椎管内。脊髓被椎骨、椎骨间韧带、脑脊液（cerebro-spinal fluid，CSF）和脊髓被膜（硬脊膜、蛛网膜和软膜）保护。脊髓被四周的脑脊液、脊髓被膜、脂肪和静脉丛将其与椎骨分离开。脊髓和脑是由相同的胚胎组织进化而来，一端在颅内，另一端在椎管内，共同形成中枢神经系统（CNS）。

在枕骨大孔平面，延髓过渡为脊髓。尽管在两者交叉的位置不能准确地区分脊髓的起点和脑干的终点，但是通过颅骨和椎骨明确的位置关系可将二者准确地区分。由于脊髓的生长速度滞后于脊柱的生长速度导致脊髓仅占据着上 2/3 的椎管。在出生时脊髓下端大致平 L_3 椎体。由于脊柱的持续生长，成人脊髓下端平 L_1 椎体。在 T_{12} 椎体的下端，脊髓末端逐渐变细呈圆锥状，称脊髓圆锥（conus medullaris）（图 5-1）。脊髓全长在正常女性约 42cm，男性约 45cm，重量为 30～35g。多数脊髓下端不低于 L_2 椎体。因此，L_2 以下的椎间盘突出或创伤不会直接累及脊髓。

由高级中枢组成的大脑在处理信息上比脊髓更加完全和复杂。由于中枢神经系统的功能之一是对周围环境的应答，这就需要外围组织结构向其传入信息，并由效应器来完成传出信息的指令。感觉传入始于外周，如皮肤、肌肉、肌腱、关节和内脏上的感受器。这些感受器通过周围神经系统（PNS）传送电流（动作电位）到脊髓。感觉感受器对一般的感觉信息如痛觉，温度觉，触觉（包括次感觉、像振动觉和压力等），或本体感觉（位置觉和移动觉等）都能做出相

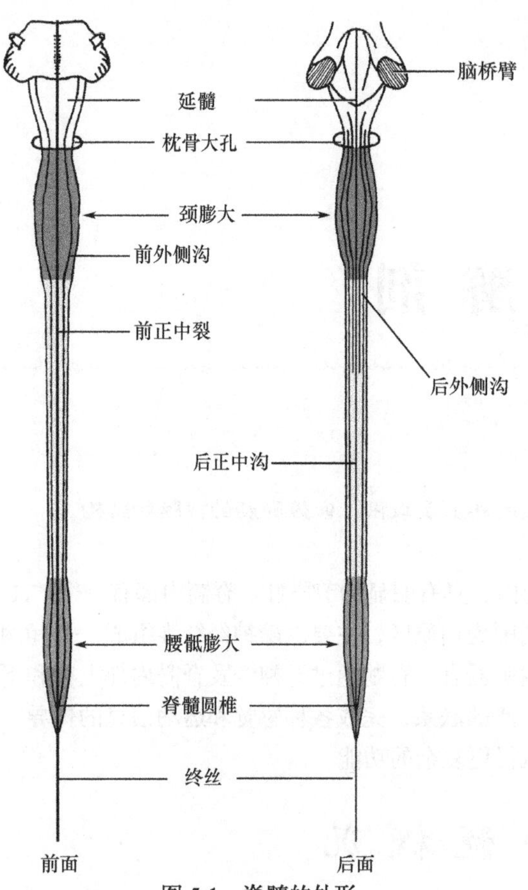

图 5-1　脊髓的外形

应的应答。周围神经系统在中枢神经系统发出信息给效应器时启动，这些效应器包括平滑肌、心肌和骨骼肌及腺体等。因此周围神经系统是中枢神经系统与周围环境交流的路径。周围神经可分为躯干支和内脏支。躯体神经（感觉/传入和运动/传出）包括分布至皮肤、关节、肌腱和四肢，以及躯干骨骼肌上的神经。内脏神经是将感觉或传入信息从内脏传至中枢神经系统然后传出运动指令或传出信息来控制平滑肌、心肌和腺体。12 对脑神经（其中 10 对与脑干相连）（图 5-2）同样也传递特殊的感觉信息如听觉、视觉和味觉等。另一组周围神经，即 31 对脊神经，发自脊髓，分布至颈、躯干和四肢。一旦传入信息通过脊神经传到脊髓，脊髓内的神经元将信息加以完善和调整然后将信息以运动的形式反馈到外周（如反射、姿势、自主动作等）。此外，信息传入也会使感觉传入至更高级的大脑进一步处理，然后由高级中枢将信息下传至脊髓，又通过脊神经传至外周。

二、脊 神 经

一个脊神经（spinal nerves）由前根（ventral root）和后根（dorsal root）在椎间孔（IVF）内合并而成。后根包含了传递感觉信息的纤维，这些感觉纤维的细胞体位于背侧神经节（dorsal root ganglion）内。脊神经干很短，出椎间孔后立即分为 4 支，即前支（ventral ramus）、后支（dorsal ramus）、脊膜支和交通支（图 5-3）。脊膜支也称窦椎神经（sinuvertebral nerves），细小，经椎间孔又重新进入椎管，分布于脊膜前方等处。周围神经系统内的每一个感觉神经元都是假单级神经元。这种神经元包含一个长的树突和一个连接到脊髓的短轴突。从胞体发出一个突起，在离胞体不远处呈“T”形，分为两支，故称假单极神经元。长树突结构与轴突相同，伸向周围，称周围突，其功能相当于树突，能感受刺激并将冲动传向胞体；另一分支连结中枢为中枢突，可将冲动传给另一个神经元，相当于轴突。中枢突沿着后根进入脊髓。后根内包括直径不一，传导速度不同的纤维，可传递所有不同形式的感觉信息。例如，后根内的一些纤维可传递来自于皮肤的特殊结构——皮节的感觉信息。后根是由脊髓背侧的后外侧沟发出的 6～8 根神经根丝构成。这些纤细的根丝垂直地排列于沟内。脊神经的前根包含了传递运动信息至机体效应器的纤维，即所有的肌组织和腺体，这些轴突的细胞体位于脊髓内，在腹侧以根丝的形式从脊髓腹侧的前外侧沟发出，然后汇集形成前根。在椎间孔内前根和后根混合而形成脊神经，随后分成前支和后支。因此，脊神经和构成其远端的神经纤维（前支和后支）是混合性神经，也就是既含有传递感觉的传入纤维，又有传递运动的传出纤维（图 5-4）。脊神经后支较前支细小，经相邻横突间或骶后孔向后走行，呈节段性分布于枕、项、背、腰、骶部的深层肌肉（肌支）和皮肤（皮神经）（图 5-5）。

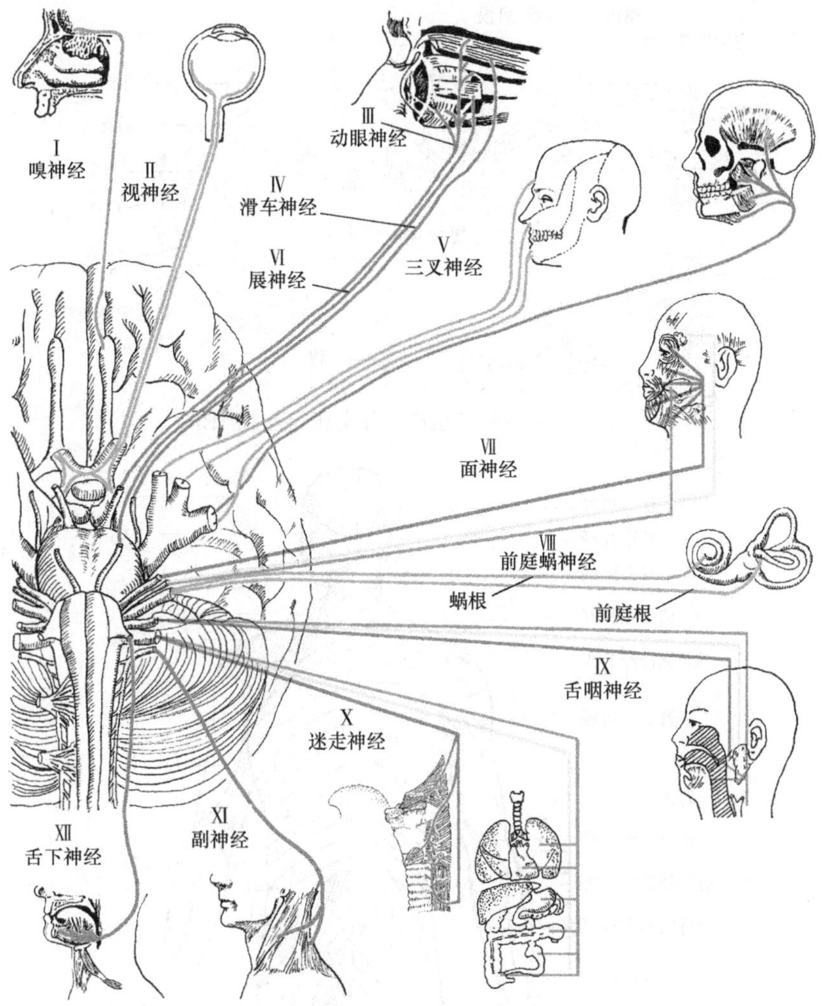

图 5-2 脑神经概况

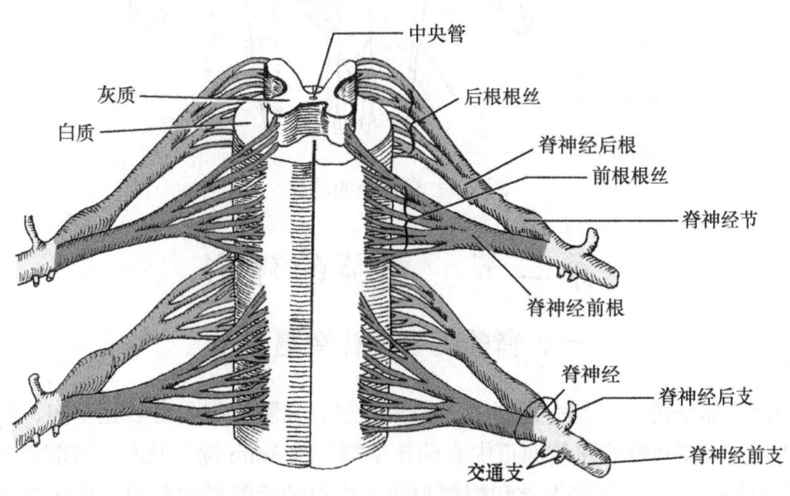

图 5-3 脊髓节段立体模式图

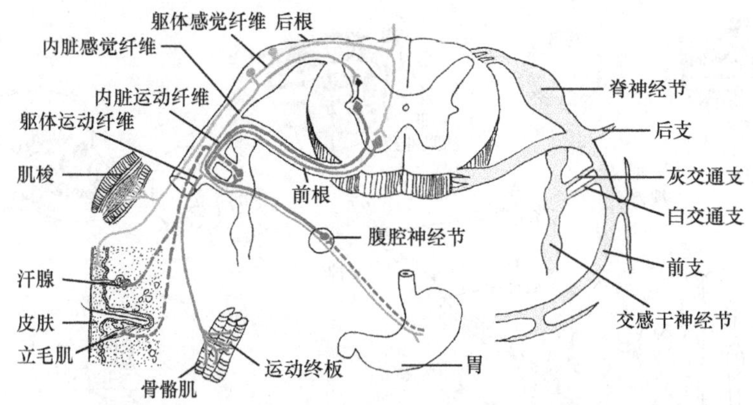

图 5-4 脊神经的组成、分支和分布示意图

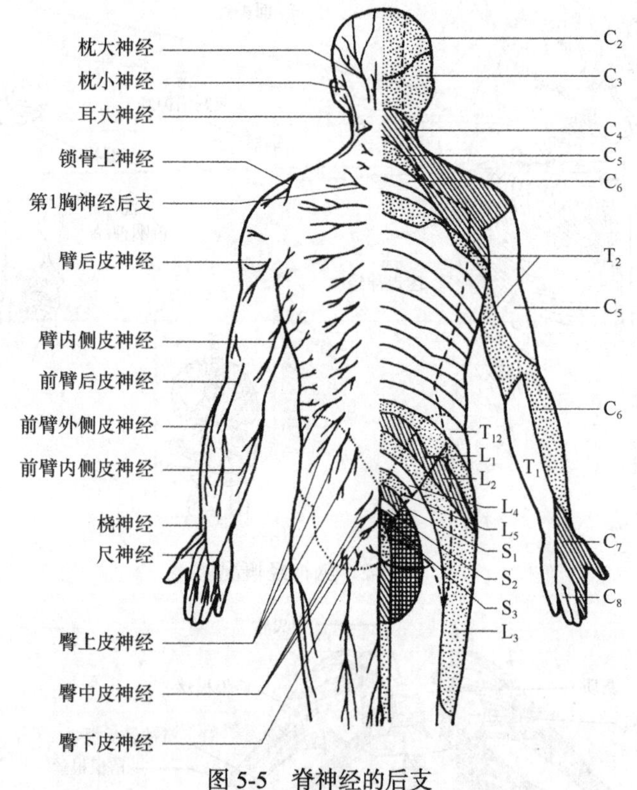

图 5-5 脊神经的后支

第二节 脊髓的外形

一、脊髓的表面和脊髓节段

脊髓的表面并非平滑，而是有深浅不一的沟或裂。脊髓背侧面有后正中沟，后正中沟两侧有左、右后外侧沟。在脊髓的腹侧面正中有前正中裂（约 3mm 深）及左、右前外侧沟。在脊髓的前外侧沟和后外侧沟内有背侧根丝和腹侧根丝。成对的背侧根丝和腹侧根丝向脊髓外侧汇聚形成一对脊神经，与之相连的一段脊髓称 1 个脊髓节段。因此，每一对脊神经都与一个脊髓节段相对应。由于有 31 对脊神经，所以脊髓也分为 31 个节段。脊髓节段的序号和脊神经的排列

相似，即8个颈段（C）、12个胸段（T）、5个腰段（L）、5个骶段（S）和1个尾段（Co）。由于前 7 对颈神经出椎间孔的位置高于其相应的椎骨，因此最后一对颈神经则低于相应椎骨出椎间孔，这使得颈神经比颈椎骨多出1个。由于脊髓圆锥对应L_1，这意味着脊髓节段并不都是与相应的椎体水平相一致。由于脊髓的长度因人而异，所以脊髓节段与椎体水平的位置关系只是一个近似值（图5-6）。脊髓的大体解剖上除了沟和裂以外，另外一个解剖学特点是脊髓有两个膨大区。一个为颈膨大（C_4～T_1），处理来自上肢的信息传入和传出；另一个为腰骶膨大（L_2～S_3），处理来自下肢的信息传入和传出。由于四肢相对于躯干有更多的解剖结构需要神经来支配，相应的脊髓节段就需要更多的神经元，因此出现这两个膨大部。

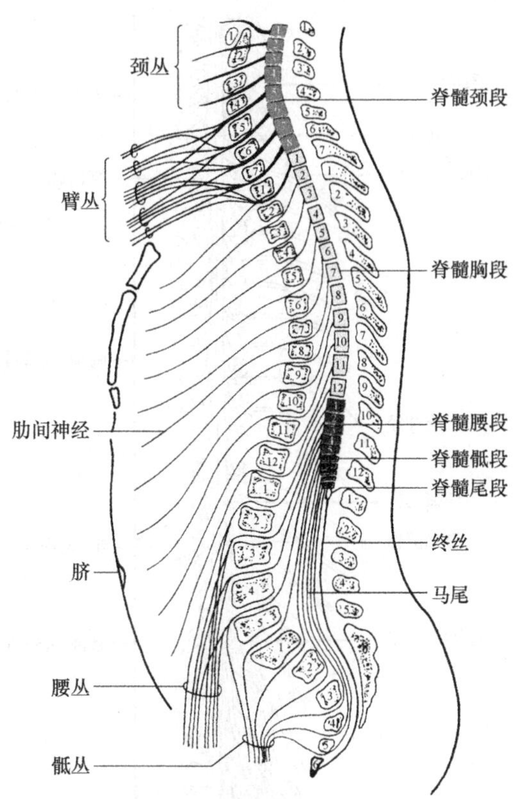

图5-6　脊髓节段与椎体水平的位置关系

二、脊髓圆锥

脊髓圆锥下端一般在 L_1 椎体的中下段或L_1～L_2椎间盘水平。掌握脊髓节段和脊髓圆锥终点位置对临床十分重要。例如，在椎体骨折尤其是胸腰段椎体爆裂性骨折和骨质疏松引起的椎体塌陷的患者可出现神经损害，其严重程度和损伤节段与脊髓圆锥的位置有关。同样，脊髓节段和椎骨之间的解剖关系也很重要。例如，L_1 椎体骨折和 T_{10} 椎体骨折患者所表现出来的下肢症状和体征并不相同。因为 T_{10} 椎体骨折很可能伤及上腰段脊髓，而 L_1 椎体骨折损害是脊髓下骶段和尾段。在腰椎穿刺等损伤性操作时，脊髓终点的变异就显得尤为重要。马尾漂浮在脑脊液中，所以神经根通常能避开针头而不被刺伤。由于脊髓圆锥位置的变异，使得腰椎穿刺时有可能被伤及，导致神经损伤，造成下肢疼痛、肌萎缩无力、足下垂、感觉迟钝或踝关节牵张反射的丧失。

三、脊髓与脊椎的对应关系

尽管颈段脊髓和颈椎的对应关系密切，但这并不适用于其他的脊髓节段。脊髓节段的长度变化使得L_1对应的有可能在T_9～L_1椎体之间，支配下肢的神经对应T_9～T_{12}椎骨段。尽管脊髓下端止于 L_1 椎体水平，但由脊髓节段发出的前根和后根所合成的脊神经均从相应的椎间孔穿出，这就使得越往下，神经根至椎间孔的行程就越长，倾斜角就越大。颈神经根的行程相对较短，腰骶段的神经根行程最长，倾斜度最大。这些几乎垂直走行在椎管内的腰骶根汇聚一起在进入到相应的椎间孔前形成马尾神经，因其外形和马尾相似因而得名（图5-7）。

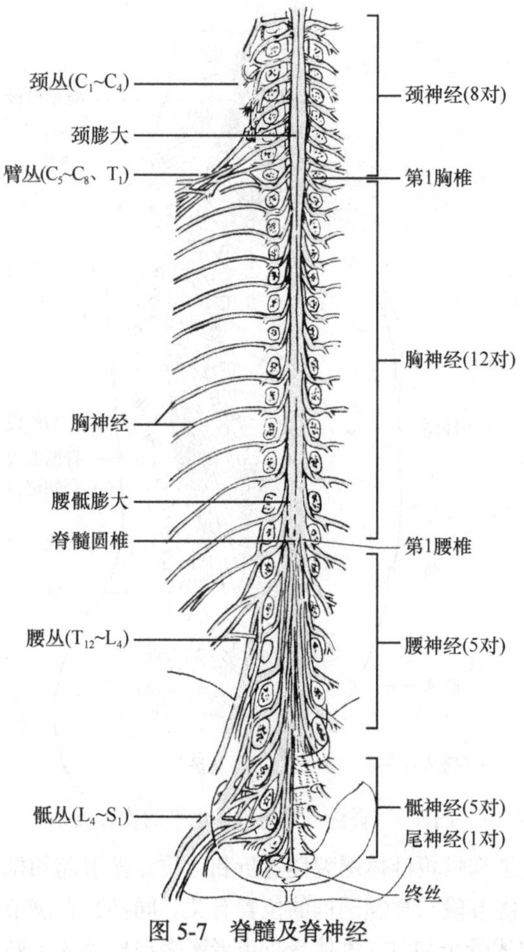

图 5-7　脊髓及脊神经

第三节　脊髓被膜

一、硬脊膜

硬脊膜包绕在脊髓外周并为其提供保护的有三层被膜，统称脊髓被膜（meninges）。这些包绕脊髓的被膜是脑膜的延续，包括硬脊膜（dura mater）、蛛网膜（arachnoid）和软膜（pia mater）。在生长发育过程中，神经管周围的间质变厚形成原始的脑膜，最外层的较厚形成硬脊膜，其下为蛛网膜，最内层为软膜。脑脊液充填在蛛网膜和软膜之间，即蛛网膜下隙内。发育完全的硬脊膜，厚而坚韧，包绕脊髓的最外层。硬脊膜通过硬膜外隙与椎骨相隔，硬膜外隙内含有脂肪、疏松结缔组织和大量的椎静脉丛（图 5-8）。由于硬脊膜在枕骨大孔边缘与骨膜紧密愈着，故硬膜外隙不与颅内相通。虽然硬脊膜的后外侧有稀疏的神经分布，但是硬脊膜的后内侧区并没有神经分布，这可以解释患者在做腰椎穿刺时刺穿硬脊膜感觉不到疼痛的原因。

镜下发现硬脊膜由内、外两层构成。外层有成纤维细胞、胶原纤维束（提供抗牵拉的力和保护）及一些弹性纤维。这些硬脊膜外层弹性纤维并不是水平地或平行地排列而是朝各个方向不规则地排列，这使得硬脊膜可以灵活地适应运动中的机械性变化及姿势的调整。内层与其下的蛛网膜毗邻。

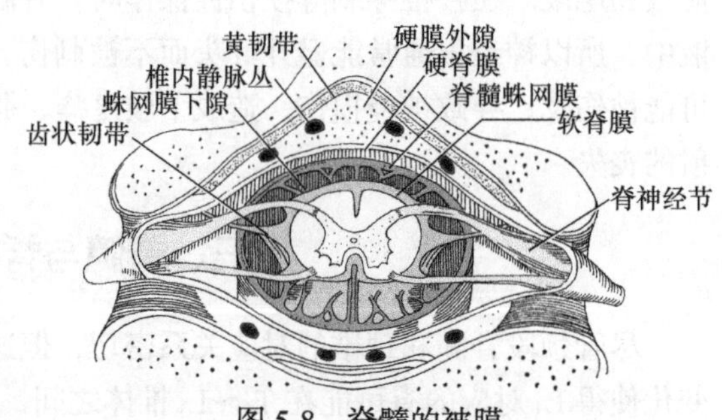

图 5-8　脊髓的被膜

二、蛛网膜

蛛网膜为一层松软富含血管的薄膜，其外侧是一层排列平整的蛛网膜屏障细胞。在屏障细胞下面是蛛网膜的网状层，由胶原纤维组成。蛛网膜的最内侧是位于蛛网膜下隙内的蛛网膜小梁，由成纤维细胞样的蛛网膜细胞所形成的致密性胶原纤维束构成。在硬脊膜的内侧面和蛛网膜屏障细胞层之间有纤维结构相连，故两者之间没有真正的硬膜下隙。由于硬脊膜边界细胞的特征使得该层在结构上较为薄弱，在手术或创伤时这一潜在的间隙可能会分离形成一个假性腔隙。

由硬脊膜和蛛网膜共同形成硬膜囊，其下端平 S_2 椎体下缘，明显低于脊髓圆锥。但硬膜囊下端水平从 S_1 上缘到 S_4 椎体上缘不等，且有性别差异。在神经根进入椎间孔形成脊神经之前硬脊膜和蛛网膜在侧面以袖管的方式包裹着神经根。此处硬脊膜和神经外膜组织混合，包绕着脊神经，而蛛网膜则与神经束膜相交织。

蛛网膜下方为蛛网膜下隙，其内充满脑脊液。脑与脊髓的蛛网膜下隙相互交通。蛛网膜下隙膨大处形成池，在脊髓圆锥下端扩大处称腰大池。在这一平面，腰大池内的马尾神经和终丝浸泡在脑脊液中。

三、软 膜

脊髓被膜的最里层为软膜，这一层由细胞桥粒和间隙连接合成的1～2层平面细胞组成。软膜下隙将脊髓表面的神经组织与软膜分开。软膜下隙中含有胶原纤维束及血管，如脊髓前动脉等。软膜紧贴脊髓表面并与前正中裂形成重叠，包裹着进入椎间孔之前的神经根丝和神经根。

四、齿状韧带

脊髓通过软膜上2个特殊的结构，即左、右齿状韧带和终丝固定在椎管内。齿状韧带是一个三角形呈齿状的韧带结构，伴行脊髓全长。齿状韧带的侧面呈尖状，与硬脊膜相连，在脊髓两边成对地分布，约有21个附着点。由于齿状韧带位于脊神经的背侧根和腹侧根间，这就在椎管内形成一个横行的膈膜将椎管分为前、后两个部分。齿状韧带位于椎动脉前方（该动脉将齿状韧带与第一对颈神经前根分离），在枕骨大孔的侧面与舌咽神经和硬脊膜相连。齿状韧带约在脊髓圆锥水平，在T_{12}和L_1间与硬脊膜相连，而后继续向下呈一狭窄的斜条与终丝融合。多数齿状韧带侧面的尖端有一个向上和向下分叉，长约1mm。这些叉状韧带在颈和上胸段尤为明显，下胸段没有分叉。齿状韧带的残部形成鞘内韧带和马尾相连。这些致密的胶原鞘内韧带被一层薄薄的软膜细胞覆盖，厚为0.13～0.35μm，长为3～3.5cm。其中一些韧带随机地将马尾的背侧根和硬脊膜相连接，有些韧带直接连接在背侧或腹侧根上。

五、终 丝

终丝（filum terminale）呈青白色，这一细丝状的结构包含有胶质细胞和室管膜（室管膜细胞位于脊髓中央管内），被软膜所覆盖。终丝上5～6mm内含有中央管。终丝从脊髓圆锥尖部到尾椎背侧长约20cm，在尾椎部与覆盖在尾椎表面的结缔组织相混合，附着在第2尾椎。在脊髓圆锥与硬膜囊下端间的终丝为内终丝（约为15cm）。由于终丝在下降至尾椎背侧的过程中约在S_2水平穿过硬脊膜和蛛网膜，故S_2至尾椎的终丝部称尾骨韧带（外终丝）。少量神经纤维附于终丝的上段，这可能是退化了的第2、3对尾神经的神经根。

终丝是为脊髓提供一个纵向稳定作用的解剖结构。终丝从上至下逐渐变细，中点的平均厚度为（0.76±0.39）mm，而起点的平均厚度为（1.38±0.56）mm。但若终丝发育异常，可导致脊髓栓系综合征（TCS）。本综合征是以脊髓圆锥低位被硬膜内畸形或异常的组织结构栓系和固定为特征。这些硬膜内的畸形包括短粗的终丝、纤维束和附着物及伴有隐性脊柱裂的硬膜内脂肪瘤等。成人TCS可在突然牵拉脊髓，如车祸或快速屈曲脊柱时出现症状。这种忽然的牵拉力可使脊髓的解剖结构和代谢发生改变导致脊髓和脊神经的损伤。其常见症状为腰痛和下肢放射痛，疼痛在屈曲和伸展躯干等身体活动时加剧。其他临床表现有下肢感觉障碍、畸形或脊柱侧弯及尿失禁等。成年人出现上述损害但在儿童时并无症状，常被误诊为“腰部手术失败综合征”

和脊柱其他疾病。本病的诊断标准：①终丝的直径＞2mm 或脊髓的终点低于 L_2 或 L_3 椎体水平；②马尾或局部组织瘢痕粘连。然而，由于脊髓圆锥和终丝存在较多的解剖学变异，因此患者的病史、临床检查和影像学对诊断 TCS 非常重要。

六、脑 脊 液

脑脊液（cerebrospinal fluid）是由脉络丛产生的，通过多种方式运送的液体。脉络丛是脑室中一种特殊的组织，分泌旺盛。尽管脑脊液与血浆相似，但两者的离子组成并不一样，因此脑脊液并不是血液的超滤液。脑脊液是一种弱碱性的无色透明的液体，每毫升约有 6 个白细胞或淋巴细胞，但没有红细胞。脑脊液和血浆一样内含钠、钾、镁和氯离子，以及葡萄糖、蛋白质等成分，但是浓度却大大低于血浆。脑脊液的功能为：当机体受到机械性创伤时为中枢神经系统提供缓冲和保护；为代谢产物提供运输环境；为保证神经细胞和胶质细胞的正常功能提供一个稳定的化学微环境；也是神经激素的通路，如下丘脑和松果体分泌的神经激素等。

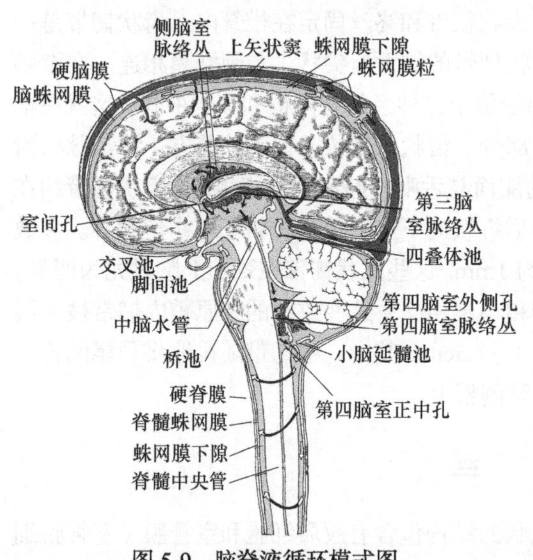

图 5-9　脑脊液循环模式图

脑脊液在脑室内流动，在枕骨大孔水平，大部分的脑脊液通过第四脑室正中孔和外侧孔流入蛛网膜下隙。脑脊液向上流入脑背面，向下环绕脊髓。小部分脑脊液存留在脊髓中央管内。脑脊液在蛛网膜下隙内持续缓慢地向下流入腰大池后，一些环绕脊髓的脑脊液向上流入大脑蛛网膜下隙（图 5-9）。脊髓动脉的搏动、呼吸运动、脊柱运动、躯体姿势的变化和胸腔内压，以及腹内压均对脑脊液的流动产生影响。由于存在压力梯度，一些脑脊液通过蛛网膜颗粒渗入到硬脑膜窦。脊髓周围的脑脊液也被蛛网膜绒毛吸收渗透到根袖和椎间孔内的椎静脉中。

脑脊液总量为 150ml，每天可完成 4～5 次更新。在不同的个体中，脑脊液的总量会有一定的差异。肥胖者或孕妇由于腹压的增加，而使脑脊液的量减小，这种现象在椎间孔水平更为显著，这是由于脑脊液的空间被从椎间孔凸入椎管内的软组织占据所致。侧卧位，身体屈曲时测得的脑脊液压力为 80～180mmH_2O 柱。

脑脊液量在病理情况下会发生改变。由于颅内组织的体积是恒定的，其中一种组织结构的增加必须是以其他组织结构的减少为代价。如果没有足够的代偿，那么就会造成颅内压增高。颅内的占位性病变如肿瘤和颅内血肿等会阻碍脑脊液的循环，可使脑脊液压力增高。在疑似颅内压增高时，要绝对禁止腰椎穿刺。这是因为此时抽取脑脊液会造成小脑疝，严重者甚至死亡。脑脊液压力的增高也会导致视盘水肿，这可通过眼底镜检查观察到。因而视盘水肿时也不宜进行腰椎穿刺。脑脊液量减少同样可产生椎管内的改变，导致硬膜外静脉丛充血以代偿下陷的硬脊膜。MRI 可显示脑脊液的这些变化。

在一些病理情况下，除了压力的改变，脑脊液的形态、细胞和蛋白质，以及葡萄糖的浓度等都会发生变化。例如，在细菌性脑膜炎中脑脊液变得浑浊，压力升高、白细胞数升高、蛋白质浓度升高而葡萄糖的浓度降低；蛛网膜下出血时，脑脊液浑浊并有红细胞。因此在病理诊断时，了解脑脊液的特征性变化是十分有用的。

第四节　脊髓的内部结构

一、灰　质

在脊髓的横切面上可观察到脊髓内部的整体结构。脊髓由中央区蝴蝶状或“H”形的灰质（gray matter）和外周的白质（white matter）组成，正中央为管腔狭小的中央管。中央管纵贯脊髓全长，内含脑脊液。每侧灰质包括前角和后角，以及前、后角之间的中间带。在胸髓的中间带上有一侧角。中央管前后方将两侧灰质连接起来的灰质纤维分别称为灰质前、后灰质连合。灰质连合包绕着中央管，在胸髓段最薄，脊髓圆锥处最厚。伴行在灰质连合后面的是横行的有髓轴突称白质后连合。

Rexed 在 1952 年首次提出脊髓灰质的细胞结构呈板状排列，通过研究猫脊髓的板状结构的大小、密度和着色特征。他发现灰质的板层从后角延伸至前角，分为 10 层。从后向前分别用罗马数字Ⅰ～Ⅹ命名，该分层模式已被广泛地用于描述脊髓灰质的构筑。板层Ⅰ位于后角的尖部，板层Ⅸ位于前角。板层Ⅹ与灰质联合一起环绕着中央管。每一层都含有特殊的神经元（图 5-10）。

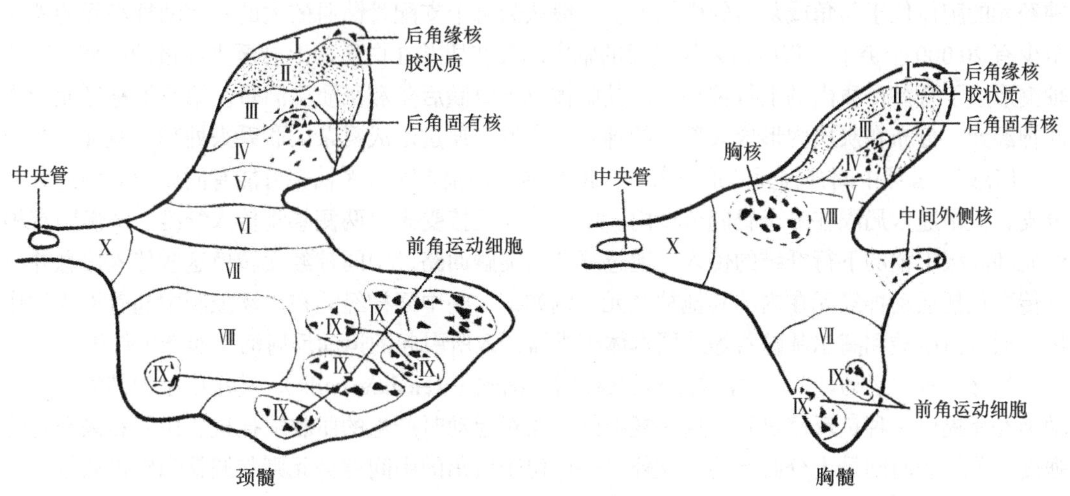

图 5-10　Rexed 脊髓灰质板层模式图

二、中 央 管

中央管（central canal）是胚胎时期神经管的残留，也是脑干第四脑室的延续。中央管由单层的室管膜细胞组成，与脊髓的长度一致并向下延伸至终丝。在脊髓圆锥内中央管膨大成为一个三角形，8～10mm 长的结构称终室。出生后中央管和室管膜一起逐渐闭塞。对中央管的组织学研究表明，在生长过程中，室管膜细胞的分解对中央管的闭塞起到一定作用。室管膜细胞的变化导致神经胶质束的形成、室管膜细胞和星形胶质细胞的增殖或微管的形成，以及管内胶质增生。中央管的内壁和软脊膜的表面之间存在着一个室管膜细胞的延伸，这表明在中央管和蛛网膜下隙之间可能存在着功能交流。这些连接对液体交换有重要的生理学意义。在中央管中有类似“水槽”的功能，其作用是净化。中央管通常和脊髓的空洞性病变相关，如脊髓空洞症（图 5-11）。其病理表现为中央管的扩张形成一个瘘管，与脑脊液的流体力学有关。

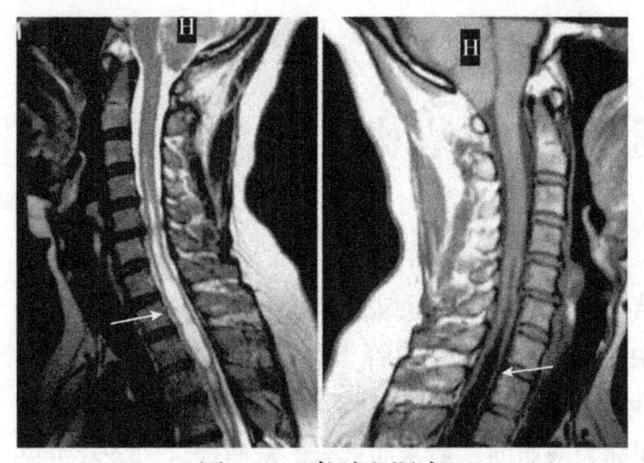

图 5-11 脊髓空洞症

中央管周围的灰质内含有神经元、神经胶质、血管和网状纤维，以及从中央管壁上室管膜细胞基底部发出的突状结构。灰质内的神经元及其突触交织在一起构成神经纤维网，这一网络形成一个十分复杂的通路。

三、灰质内神经元

灰质内神经元（neuron）可分为 4 种基本类型：运动神经元、束神经元、中间神经元和固有神经元。大的运动神经元和束神经元有很长的轴突，又称高尔基Ⅰ型细胞（Golgi type Ⅰ cells）；中间神经元与脊髓固有神经元的轴突较短又称高尔基Ⅱ型细胞（Golgi type Ⅱ cells）。这些神经元在灰质内并不是均匀地分布而是成群地存在。

运动神经元的轴突从脊髓中发出并进入腹侧根，支配效应组织，如骨骼肌、平滑肌和心肌及腺体等。骨骼肌受 α 和 γ 运动神经元支配，平滑肌、心肌和腺体受自主运动纤维支配。运动神经元的胞体位于前角或灰质的中间带。一般认为每个支配骨骼肌的大的 α 运动神经元的表面至少有 20 000 个突触。灰质内束神经元的轴突起自灰质并在白质内上升至更高级的中枢，这些轴突形成了脊髓白质内的上行传导束，其胞体位于脊髓后角和灰质中间带。第三类神经元为中间神经元，分布在灰质内形成大部分的神经元集群，通过形成复杂的联系来处理中枢神经系统的“信息”。虽然中间神经元的形态各异，但其轴突都很短。这些轴突可能有同侧或对侧的旁系分支，但是通常局限在一个脊髓节段内。中间神经元接受来自两侧感觉传入纤维、脊髓固有神经元和高级中枢的下行纤维的传入。通过复杂的突触回路，中间神经元转换这些传入信息并将其传至包括运动神经元在内的其他神经元。例如，一些中间神经元在运动控制中起着重要的作用，通过由肌梭和高尔基腱器等外周本体感受器传入所引起的运动反射活动而产生作用。

另外一种“运动性”的中间神经元又称闰绍细胞（Renshaw cells），其作用是为其邻近的运动神经元提供一种负反馈机制。这一复杂的通路对运动时产生的肌收缩拮抗、协同和兴奋时的强度、节律和时间是十分必要的。此外，一些位于后角的中间神经元则与调整和修正从传入纤维至后角的疼痛传入有关。

灰质内的第四类神经元为脊髓固有神经元。这些神经元的轴突从灰质水平发出，向上或向下，止于另一个脊髓节段。虽然一些轴突散在于白质索内，但大部分的轴突位于白质和灰质相连处（固有束）。脊髓固有神经元的分类是根据其轴突的长短进行分类，短脊髓固有神经元跨 6～8 个脊髓节段；中脊髓固有神经元的跨度 8 个以上的脊髓节段但不及脊髓全长；长脊髓固有神经元辐射至脊髓全长。这些神经元具有调节骨骼肌收缩和自主神经的催汗、血管收缩、膀胱和大肠运动的控制功能等。

脊髓灰质后角有接收来自高级中枢传出的信息及背侧根传入感觉的作用。感觉传入神经的细胞体位于背根神经节内，接受来自皮肤、肌肉、肌腱和关节及内脏感受器的传入信息。中间带接受本体感受器的感觉传入、后角的传入及来自更高级中枢的下行传入，使得该区内两种传入相互作用。通常，中间带由中间神经元、束神经元、脊髓固有神经元，以及支配平滑肌、心肌和腺体的神经元胞体构成。这些胞体位于 T_1 至 L_2～L_3 节段，构成外侧角。灰质前角有中间神经元、脊髓固有神经元和运动神经元的细胞体。这些运动神经元的轴突，称 α 和 γ 运动神经元或前角细胞，经脊神经的前根传出，支配骨骼肌。大脑的下行束、其他节段脊髓的固有神经元的轴突、段内的中间神经元、自本体感受器的初级感觉传入及单突触的肌牵张反射都止于前角。

与所有神经一样，神经元之间相互交通且通过突触和化学物质与脊髓的灰质形成回路。突触是 2 个神经元间的连接处。每个神经元表面平均约有 10 000 个突触，产生约 1000 个突触连接。称神经介质的化学物质是由突触前神经元终末处的突触释放。这些介质跨过突触间隙在突触后神经元上形成感受器，通过神经递质引起细胞膜的去极化或超极化而产生作用。在后角发现的神经介质包括脑啡肽、生长激素抑制素、P 物质、胆囊收缩素、强啡肽、γ-氨基丁酸（GABA）、甘氨酸和谷氨酸及降钙素基因相关肽（CGRP）等。灰质中部及前角含有的神经介质有胆囊抑制素、脑啡肽、血清素、血管活性肠肽（VIP）、甘氨酸、GABA 和 CGRP。这些化学物形成特殊的感受器。灰质上广泛分布有鸦片受体、M-胆碱能受体、GABA 受体、CGRP 受体和促甲状腺素释放激素受体（TRH）等。有些情况下，这 4 种神经元中的一种神经元的细胞体形成一个簇为核。每个核的神经元都有相似的形态，它们的轴突有着相同的止点和作用。

四、白　质

白质内有神经胶质、血管和纵向排列的有髓轴突，髓鞘使得该区域呈白色。白质由三个部分构成，后索（柱）位于后角之间，侧索（柱）位于相应前、后角之间，前索（柱）位于前角之间。白质连接脊髓的两侧半，环绕灰质连合形成前侧和后侧白质连合。后白质连合较小，前白质连合中有重要临床意义的感知疼痛和温度的交叉轴突的束神经元。联系其他脊髓节段或上行至脑部的细胞体位于脊髓的灰质或背根神经节内，而下行至灰质突触的细胞体位于大脑内。

这些长的上行或下行轴突并不是随意混合在一起的，而是有序地成束状排成，称束或纤维束。每一个束的轴突都有相同的起点，携带相同的信号到达相同的目的地。如传递疼痛和温度的轴突都位于脊髓的前外侧（图 5-12）。尽管这些纤维束整齐地排列，但多少会有点重叠。在后索、外侧索的边缘和外侧索的后半部内的有髓轴突中含有细小和粗大的神经纤维。这些细小纤维的密度直接决定着有髓纤维的密度。在密度大的脊髓（横切面大）比密度小的脊髓（横切面小）含有更多的粗大神经纤维。研究发现，缺血性和压迫性损伤会更易累及粗大的神经纤维。因此在横切面较小的脊髓节段中，由于粗大神经纤维的数量较少，更易受到慢性压迫的影响。

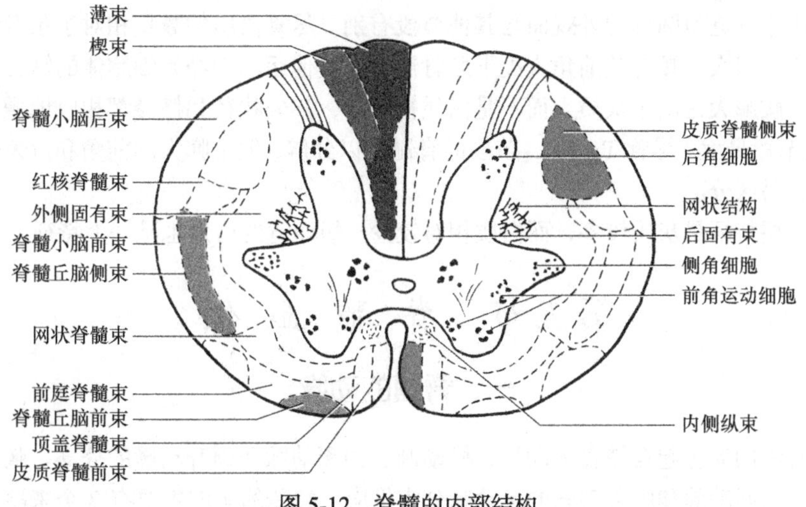

图 5-12　脊髓的内部结构

五、脊髓各节段的特征

尽管脊髓各个节段上的灰质和白质在大体上有着相似的特征，但每个节段仍有其特点，并以此来区分颈髓、胸髓、腰髓和骶髓。例如，由于一些纤维束的存在或缺失，使得白质的外观和数量在不同的节段中存在着差异，因此白质柱在上行入颅的过程中逐渐增粗。同样，由于自主运动神经元细胞体（支配平滑肌、心肌和腺体）、支配躯干和四肢的躯体感觉神经元及躯体运动神经元的细胞体数量的不同，不同节段脊髓灰质的外观也不尽相同。由于四肢感受器的密度比躯干的更大，因此需要更多的神经元来传递这些信息，而使得后角变大。同样，四肢比躯干拥有更多的骨骼肌，因此需要更多的运动神经元来调整四肢的运动，从而使得前角增大。

尸体测量表明，脊髓的横径从 C_2 节段开始增加[（10.5±0.8）mm]，在 C_6 的水平达到最大[（12.6±0.7）mm]，然后至 T_2 水平开始显著地减小[（9.2±0.6）mm]。在胸段，脊髓的横径逐渐减小，在 T_8～T_9 段至最小[（7.4±0.5）mm]。而后又开始增大，直到 L_4 水平又达到峰值。此后至 S_3 水平又开始缩小[（5.2±0.7）mm]。脊髓的矢状径从 C_2[（6.4±0.4）mm]开始逐渐减小，直至 T_3～T_9[（5.0±0.5）mm]；然后开始增大，在 L_4 水平形成一小峰值[（6.4±0.6）mm]，此后又开始减小直至 S_3 水平[（4.0±0.4）mm]。脊髓横断面的面积与脊髓横径大小的分布规律一致，既在 C_6 水平面积最大[（58.5±7.2）mm^2]，然后减小趋于平稳，最后在 L_4 水平又增大[（43.4±5.1）mm^2]。

颈脊髓在上段近似圆形而在中下段则呈椭圆形（包括 T_1），几乎所有脊髓节段的横径都大于矢状径，逐渐增加的横径形成了颈膨大。虽然灰质也是颈膨大的组成部分，但由于所有上行至脑和由脑发出的轴突都需经过颈脊髓，因此颈脊髓的白质相对较多，这些聚集的白质是颈膨大最基本的组成部分。横断面上灰质的面积在 C_7 节段最大，逐渐增加的中间神经元和运动神经元的细胞体形成了颈膨大侧方凸出的部分。这些运动神经元的轴突支配着上肢骨骼肌。

相对于白质，胸脊髓的灰质很少，因此使得胸脊髓很容易被区分开来。由于胸神经不分布至四肢，因此其前角侧方的膨大缺失。相比颈脊髓，胸脊髓的横径和矢状径都相对较小。胸段脊髓最显著的特征是有一个侧角，该角位于中间灰质的侧方，内有交感神经元的细胞体，该神经元的轴突支配平滑肌、心肌和腺体。

腰脊髓由于其近似圆形的外观而与其他节段有别。尽管白质的数量相对于颈脊髓少，但其前角和后角仍然很大。腰脊髓前角支配下肢骨骼肌，其他运动神经元细胞体的轴突位于前角的侧面。因此，腰膨大是由于灰质，而不是白质构成的，其矢状径和横径都相应地增大，灰质的横断面在 L_5 节段最大。尽管 T_{12} 和 L_1 节段的脊髓难以分辨，但是膨大的前角和后角使得腰脊髓相对颈胸段容易区分。

骶脊髓主要特征是灰质较多，而白质相对较少。短而宽的后角也是一大特征。

第五节 脊 髓 血 供

一、脊髓的动脉

供应颈脊髓的动脉起自锁骨下动脉、椎动脉、颈深动脉和颈升动脉的分支。胸腰段脊髓是由胸主动脉、肋间动脉和腹主动脉的腰动脉分支供应。脊髓的血供主要有 2 个来源，分别是椎动脉发出的脊髓前、后动脉和起自于其他动脉的节段性动脉的分支。后者一般在 C_4 或 C_5 水平加入脊髓前、后动脉。脊髓前动脉与软膜一道走行于脊髓前正中裂，垂直向下至脊髓末端。在下降过程中，陆续发出分支深入脊髓实质并以左、右支形式交替供应脊髓前角、侧角、灰质及脊髓的前索和侧索等组织结构。这些分支是脊髓前动脉的主要分支，其数量以颈、腰段为多。两根脊髓后动脉分别沿左、右脊神经后根基底部下行，沿途供应脊髓后角和后索。左、右脊髓后动脉相互有分支吻合（图 5-13）。

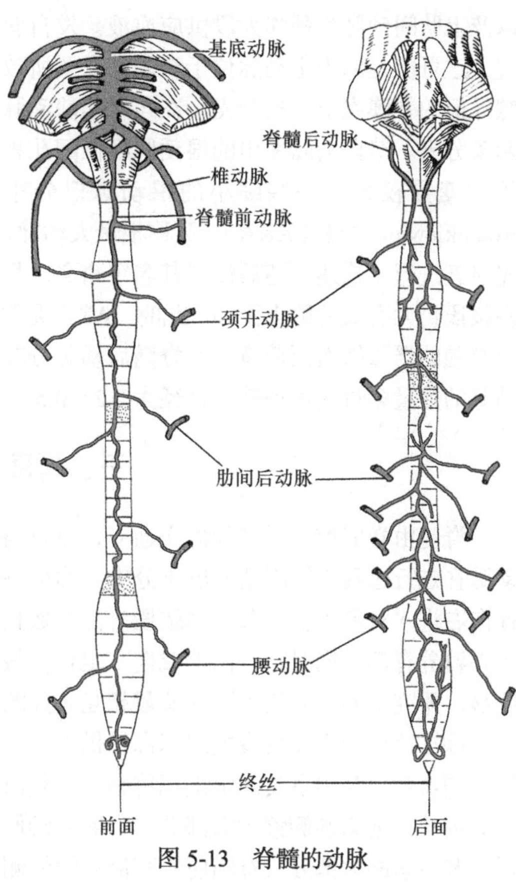

图 5-13 脊髓的动脉

在颅后窝，两侧椎动脉发出的小分支吻合形成一“Y”形的脊髓前动脉，其作用是为延髓下部提供血供。大部分脊髓前动脉是由 2 个分支构成，但少数人群左右分支的管径大小不一。椎动脉的分支还有小脑下后动脉和脊髓后动脉。脊髓后动脉为延髓尾段腹外侧区提供血液供应，在向下走行过程中每侧的脊髓后动脉形成两个纵向不规则的吻合，附于两侧脊神经的后根上。这些吻合相互连接，通过一些微小血管横跨后正中线形成小动脉网，为脊髓后部的软膜提供血供。在脊髓圆锥处，脊髓前动脉和脊髓后动脉吻合形成一个环状结构。

尽管脊髓动脉起自颅腔，但为脊髓提供血供的节段血管却来自脊柱外侧。颈部的节段动脉包括滋养大部分颈脊髓的椎动脉的颈部分支和颈升动脉及颈深动脉的分支，后者分别起自锁骨下动脉的甲状颈干和肋颈干。节段血管的其他分支起自肋间动脉和腰动脉，供养其余的脊髓。胸主动脉发出的肋间动脉、腹主动脉发出的腰动脉和髂内动脉的骶外侧动脉发出的分支通过椎间孔进入椎管，滋养脊髓被膜、韧带、骨和神经根及神经根丝等。

脊髓和神经根动脉还有很多其他分支，与脊髓前、后动脉吻合，加强脊髓前、后动脉的血供，从而增加脊髓的血液循环。然而，对于这些血管却没有统一的命名。

二、根 动 脉

31 对脊髓的节段动脉进入相应的椎间孔，分为三支。前支和后支主要滋养硬脊膜、韧带和椎骨；第三支，又称脊神经动脉，与脊神经伴行，分前、后两支，然后发出分支滋养神经根或与脊髓动脉吻合滋养相应的脊髓。这些细小的，滋养神经根和覆盖其脊膜的分支称根动脉。每条前根或后根动脉又向其邻近的神经根分出分支。后根动脉还向背根神经节发出分支，这些分支在神经节的近端和远端形成密集的毛细血管丛滋养神经节。在神经节表面，其他分支形成血管网并与深面的毛细血管交通。

脊髓前动脉为上 2 或 3 颈脊髓提供充足的血供。前根动脉的椎体部、颈升动脉和颈深动脉，以及上肋间动脉为颈膨大段供应血液。发自肋间动脉和腰动脉的前根动脉基本上都在脊髓的左边，这可能是因为主动脉位于脊髓的左侧所致。在前根动脉进入脊髓前正中裂时，通常会向脊髓外侧的软膜发出一条分支。在与脊髓前动脉吻合之前，该动脉分出一条微向上和垂直向下的两条分支。节段动脉发出的根动脉经椎间孔入椎管，主干分为前、后根动脉。根动脉的数量与粗细变异较大。一些细小的根动脉仅分布于神经根和脊髓被膜，较粗大的前根动脉称Adamkiewicz 动脉（AKA），又称根最大动脉，多在 T_8～L_3 间。1882 年 Albert Adamkiewicz 首先对其进行了描述，随后便以其名字命名。尽管脊髓动脉分支间有吻合存在，但在部分人群的胸腰段仍无有效的侧支循环。此时，AKA 是脊髓腹侧面主要的供血来源，若被阻塞则有可能造成脊髓的严重缺血而截瘫。而脊髓后动脉分布区域小，侧支循环好，故很少有缺血症状。后根动脉的数量多过前根动脉，直径为 0.2～0.5mm，相对前根动脉较小，在颈段和腰段最大。

三、脊髓内部的血供

脊髓由脊髓前、后动脉的交通支，以及与其吻合的血管提供血供。位于前正中沟的脊髓前动脉在走行过程中间断地发出小分支，称中央支或沟支。这些分支长约 4.5mm，选择性地向左或向右进入脊髓内。在颈段和腰段脊髓的数量和形状都要比胸段脊髓的更多和更大。这些中央支在营养脊髓的同时，也向上或向下走行，彼此间相互重叠，这一现象在腰段和骶段脊髓更为明显。研究证实，灰质由同一节段相互重叠的 2～3 条中央支组成的毛细血管供血。

除了这些中央支为脊髓组织深部供血外，还有一些软膜上的小动脉丛为脊髓白质供血。软膜周围血管丛与中央支间常出现重叠。脊髓前动脉为脊髓横切面的前 2/3 供血，这一区域包括脊髓前角、前索和侧索的大部分。脊髓后动脉与软膜血管丛一起为其余部分供血，这包括脊髓后角和后索的大部分、脊髓前索和侧索的外侧缘。在 C_3～T_1 节段，后角顶端有充足的血供。

每个节段的脊髓动脉和根动脉的大小与灰质的数量存在着明显的相关性。相对白质，灰质的新陈代谢更快，使得灰质具有更多的神经元和毛细血管，尤其是在脊髓后角和前角的顶端。由于颈段和腰骶段的脊神经支配着四肢，因此该区域神经元的新陈代谢比胸段更快，所以这些区域也具有更多的毛细血管床。白质后索和侧索比前索的血供多。

横切面上，脊髓前、后动脉的分布具有重要的临床意义，任何为脊髓供血的动脉（包括主动脉、节段性动脉、根动脉、脊髓动脉和脊髓固有动脉）被阻断都会引起脊髓细胞的缺血坏死，导致一系列的功能障碍。

由于脊髓动脉并不能给脊髓提供充足的血供，因此根动脉的血供十分重要。在中上部胸段脊髓，尤其是 T_4～T_6，缺乏从肋间节段动脉发出的根动脉，因此该区域是易缺血的分水岭区。当一条根动脉堵塞，而另一条供血不足时会导致脊髓缺血的发生。研究发现，所有心搏骤停和严重低血压的病例，均发现有灰质的组织学改变，只在非常严重的病例白质可有狭小区域的损害。此外，腰骶部是最易发生缺血性改变的部位。而胸段损害较少，且常和其他节段的缺血同时发生。这可能是由于腰脊髓含有大量代谢活跃的神经元。

由于 Adamkiewicz 动脉是腰脊髓最为重要的血液供应来源，因此在临床上具有重要意义。然而这条血管和其他根动脉一样，易受损害，如主动脉瘤的手术创伤、急性主动脉破裂、冠状动脉搭桥术或移植术后由于硬化斑块或脂肪进入节段性动脉可引起的微血管栓塞。此外，遗传性蛋白 S 缺乏症（一种先天性的凝血抑制剂的缺乏症）和静脉回流障碍，以及严重的低血压都会减少脊髓的血液供应，导致脊髓功能的丧失。

尽管少见，血栓、突出的椎间盘压迫和肿瘤等都会堵塞或直接压迫脊髓前动脉，从而引起脊髓的缺血。脊髓前动脉分布区的损伤比脊髓后动脉分布区更为常见。脊髓前动脉综合征表现为忽然发生的，在损伤水平以下的痛觉和温度觉丧失而振动觉和位置觉正常（分离性感觉丧失）、运动功能减退（半身不遂）和大小便失禁。

四、脊髓的静脉

椎管内的静脉主要是硬膜外的椎内静脉丛，这些不规则的静脉没有静脉瓣，相互交通。

脊髓的静脉系统是一系列弯曲的静脉丛，包括 6 条纵行长短不一的静脉：前后各三条。其中前正中静脉位于脊髓前正中裂的深面，直径为 0.5～1.5mm，在腰部是一条独立的血管，而在胸部和颈部与两条前外侧静脉伴行。前部的静脉接受来自沟静脉的血液随后注入前根静脉，再汇入硬膜外静脉丛。在腰段有一条大的前根静脉，通常位于 T_{11}～L_3 脊髓节段，与左侧的一条神经根伴行。脊髓后面也有类似的静脉结构。腰部脊髓后正中静脉是该区域的主要静脉，与两条侧面的静脉伴行，接收后索、灰质后角和邻近白质侧面组织结构的静脉血。后根静脉也注入硬膜外静脉丛。在背根神经节水平，后根静脉接收来位于自神经节表面的节前静脉丛的血液。腰部也有一条与 L_1 或 L_2 神经根伴行的后根静脉。

硬膜外隙的一些纵行，相互吻合的静脉丛收集脊髓、椎骨和骨髓的静脉血。在枕骨大孔水平，这些静脉形成一个密集的网状结构与椎静脉相交通。此外，通过静脉窦、静脉通道和导静脉等与脑相连续。这一静脉丛还与椎间孔内的椎间静脉、其他纵行的静脉丛和椎外静脉丛相通。从椎间静脉开始，静脉血注入节段性静脉如椎静脉、肋间静脉、腰静脉和骶外静脉，这些节段性静脉位于脊柱外。

硬膜外的转移性肿瘤会阻碍相邻静脉的回流而引起血管源性水肿。由于椎内、外静脉丛缺少瓣膜，造成椎内静脉（与节段性静脉相通）的血可反向流动。这使得前列腺、肺、乳腺和甲状腺等部位的肿瘤都有可能转移到脑部和椎体。

第六节　脊髓的变形

头和脊柱的运动可造成脑和脊髓的变形。这种中枢神经组织的变形是通过神经组织对脊柱运动时椎管长度、曲度和椎管内壁坡度变化的可塑性地适应而实现的。脊髓及其被膜、神经根和血管都是可塑性组织，它们与椎管和自身组织结构间都存在着作用力和反作用力的关系。椎管长度的改变总是伴有脊髓的相应变化，脊髓的皱褶和伸展机制可以满足从脊柱完全伸直到完全屈曲所需的 70%～75%的长度变化。其余的，即生理活动的极限部分，由脊髓组织本身的弹性变形来完成。脊髓在长度变化时，同样伴有其截面积的变化。当脊髓由屈曲转为伸直体位时，其截面积从类圆形变为椭圆形。从最大后伸位到最大前屈位，脊髓的平均移动幅度为 4.5～7.5cm。脊髓各部分的活动幅度有很大的差异，后脑和延髓为 0.8～1.4cm，颈脊髓为 1.8～2.8cm，胸脊髓为 0.9～1.3cm，而腰骶段为 1.0～2.0cm。活动度最大的节段是颈脊髓，其次是腰骶段脊髓。颈段和腰段脊柱有很大的活动度，这就要求相应节段的脊髓需要有与脊柱同样的生物力学性质，以适应较大的变形。

神经组织本身就具有变形能力，表现在神经组织能够形成皱褶并能够展平。虽然脊髓位于椎管内，受椎骨的保护，但仍可受到体位变化时所产生的应力的影响。躯干和四肢的活动可对脊髓产生牵拉作用，在剧烈活动时脊髓的长度可发生持续性的变化。这种仅在长度上的变化，不会影响脊髓的正常生理功能。脊髓出现生理变形时，脊髓会发生皱褶和伸展。脊柱的前屈和后伸对脊髓的变形有很大的影响。后伸位脊髓圆柱状的轴形体呈波浪状。脊髓皱褶发生最多的是在下颈段的背面。在矢状面上，完全后伸时的脊髓圆柱状体可形成明显的皱褶区，皱褶呈水平状，但不影响脊髓的运动功能。颈椎在前屈至最大限度时，脊髓被拉长，整条脊髓中呈波浪状屈曲的部分完全伸展变直。后伸位时，脊髓内部分组织被压缩变短，因而前屈位时脊髓被伸展拉长。

随着体位的改变，脊神经根也会出现皱褶和伸展。脊柱在额状面上前屈时，后部椎间隙增宽，同时伴有椎间孔增大。后伸位时，脊柱运动单位内的组织结构互相靠拢，使得脊髓变短，神经根丝互相靠近。而在前屈位时，由于脊髓变长，脊神经后根间的距离被拉宽，脊髓在后伸位变短时，脊神经后根相互靠拢呈密集状。

思考题

1. 论述脊髓的被膜及其特征。
2. 简述终丝的解剖特点及临床意义。
3. 论述脊髓的大体解剖。
4. 简述脑脊液的产生和循环。
5. 论述脊髓横切面上灰质和白质的配布及各部的名称。

第六章

头部解剖

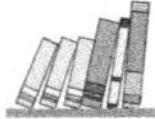

学习目的

通过本章学习，了解头部的体表解剖标志；熟悉面部的解剖结构；掌握颅顶部的解剖结构及穴位。

颅与面这两部分构成头部。颅的内部为颅腔，容纳脑及其被膜；面部有视器、口及鼻等器官。要掌握头部表面的体表标志、腮腺位置、面肌、翼点和脑膜中动脉的体表投影，以及面部浅层血管神经的分布规律。通过触摸深化对头面部骨性结构和肌性标志的理解和认识；深化对头部神经，特别是三叉神经和面神经分布区的认识；熟知头面部主要经穴与局部解剖层次结构的关系。

第一节　概　　述

头部包括面部、颅部两部分。颅的内部为颅腔，容纳脑及其被膜；面部有视器、位听器，以及口、鼻黏膜中的味蕾和嗅器等特殊感受器。鼻腔与口腔是呼吸道、消化道的门户。头部以颅骨、颅骨连结为基础构架，面肌、枕额肌、颞肌为主要肌群，并有重要神经（面神经、三叉神经等）、血管（面动脉、颞浅动脉、枕动脉等）走行通过。

一、境界与分区

头部以下颌骨下缘、下颌角、乳突尖、上项线和枕外隆凸的连线为界与颈部区分。头部又以眶上缘、颧弓上缘、外耳门上缘至乳突的连线为界，分为前下方的面部和后上方的颅部。

二、体表解剖标志和体表投影

（一）体表标志

1. 眉弓　为位于眶上缘上方，额结节下方的弓状隆起，男性隆起较显著。眉弓恰对大脑额叶的下缘，其内侧份的深面有额窦。

2. 眶上切迹　有时为眶上孔，位于眶上缘的内、中 1/3 交界处，距正中线约 2.5cm，眶上血管和神经由此通过。用力按压时，可引起明显压痛。

3. 眶下孔　位于眶下缘中点的下方约 0.8cm 处，眶下血管及神经由此穿过。此处为四白穴，可进行眶下神经阻滞麻醉。

4. 颏孔 位于下颌第二前磨牙根下方，下颌体上、下缘连线的中点或其稍上方，距正中线约 2.5cm 处。此孔呈卵圆形，实际上是一个短管，开口多向后上方，有颏血管和神经通过，为颏神经麻醉的穿刺部位（图 6-1）。

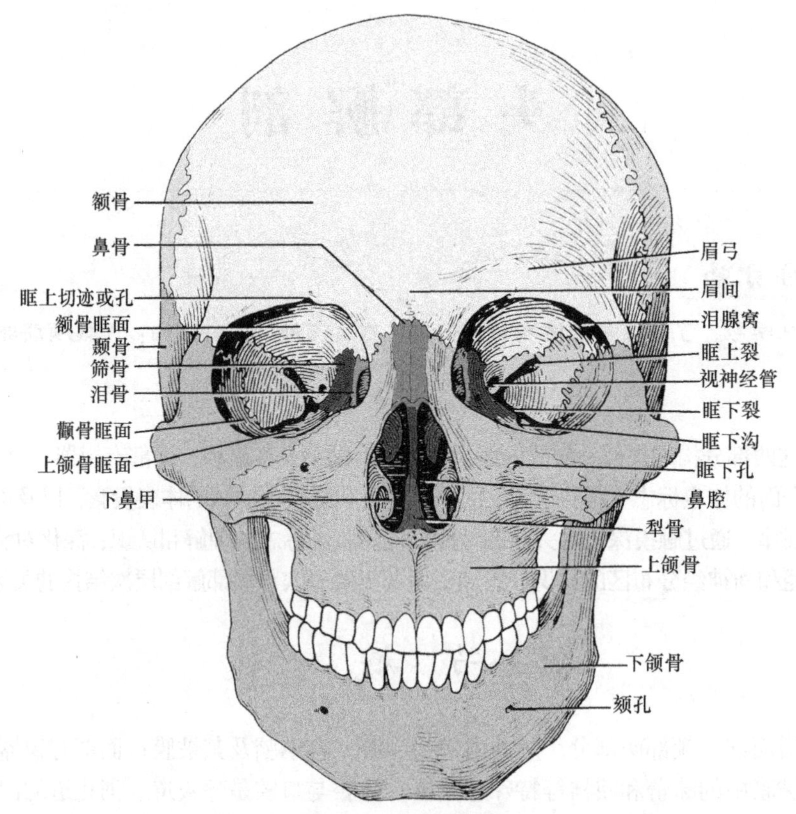

图 6-1　颅的前面观

眶上切迹（孔）、眶下孔和颏孔三者之间的连线，一般为一条直线。

5. 翼点 为额、顶、颞、蝶四骨汇合处，位于颧弓中点上方约两横指（约 3.8cm）处，多呈“H”形。翼点是颅骨的薄弱部分，其内面有脑膜中动脉沟，沟内有脑膜中动脉前支通过。此处受暴力打击时，易发生骨折，并常伴有上述动脉的撕裂出血，形成硬膜外血肿。

6. 颧弓 由颞骨的颧突和颧骨的颞突共同组成，全长于皮下均可触及。颧弓上缘，相当于大脑颞叶前端的下缘。

7. 耳屏 为位于耳甲腔前方的扁平突起。在耳屏前上方约 1cm 处可触及颞浅动脉的搏动。在它的前方可以检查颞下颌关节的活动情况。

8. 髁突 位于颧弓下方，耳屏的前方。在张、闭口运动时，可触及髁突向前、后滑动，若髁突滑动受限，将导致张口困难。

9. 下颌角 位于下颌体下缘与下颌支后缘相交处。下颌角位置突出，骨质较为薄弱，为下颌骨骨折的好发部位。

10. 乳突 位于耳垂后方，其基底部的前内方有茎乳孔，面神经由此孔出颅。在乳突后部的内面有乙状窦沟，容纳乙状窦（图 6-2）。

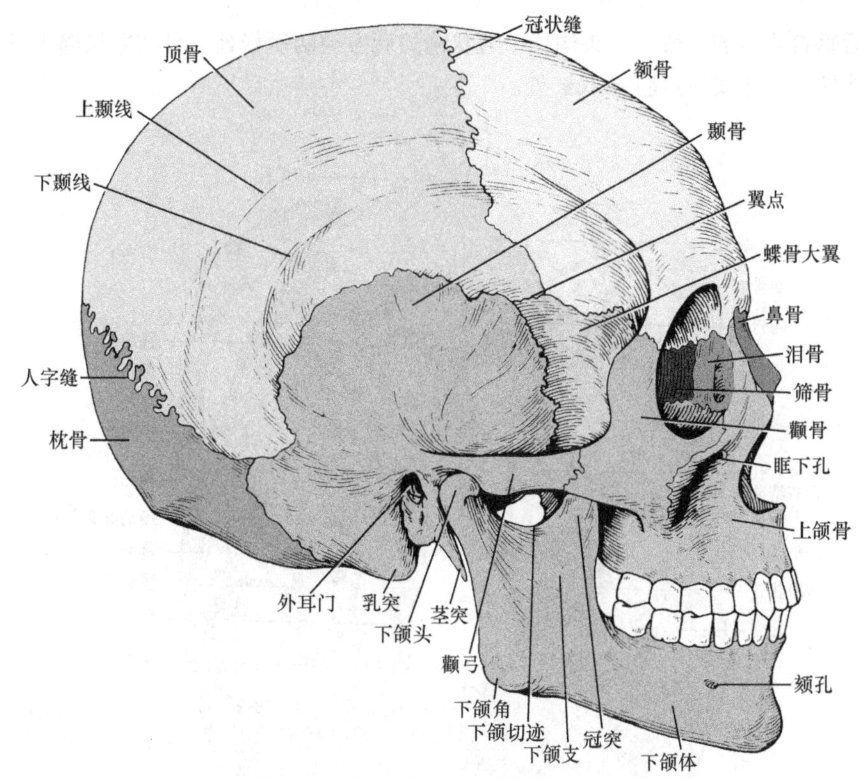

图 6-2 颅的侧面观

11. 前囟点 为颅骨冠状缝与矢状缝的相交点，故又名冠矢点。在新生儿，此处的颅骨因骨化尚未完成，仍为结缔组织膜性连接，呈菱形，称前囟（anterior fontanelle），在 1～2 岁时闭合。临床可借前囟的膨出或内陷，判断颅内压的高低。

12. 人字点 为颅骨矢状缝的后端与人字缝的相交点，新生儿的后囟即位于此处。后囟较前囟小，呈三角形，生后 3～6 个月即闭合。患佝偻病和脑积水时，前、后囟均闭合较晚。

13. 枕外隆凸 是位于枕骨外面正中的最突出的隆起，与枕骨内面的窦汇相对应。枕外隆凸的下方有枕骨导血管，颅内压增高时此导血管常扩张，施行颅后窝开颅术若沿枕外隆凸做正中切口时，注意勿伤及导血管和窦汇，以免导致大出血（图 6-3）。

14. 上项线 为自枕外隆凸向两侧延伸至乳突的骨嵴，内面与横窦平齐。

（二）体表投影

为了判定脑膜中动脉和大脑半球背外侧面主要沟回的体表投影，可先确定以下 6 条标志线。①下水平线：通过眶下缘与外耳门上缘；②上水平线：经过眶上缘，与下水平线平行；③矢状线：是从鼻根越颅顶正中线到枕外隆凸的弧线；④前垂直线：通过颧弓中点；⑤中垂直线：经髁突中点；⑥后垂直线：经过乳突基部后缘。这些垂直线向上延伸，与矢状线相交。

1. 脑膜中动脉的投影 本干经过前垂直线与下水平线交点；前支通过前垂直线与上水平线的交点；后支则经过后垂直线与上水平线的交点。脑膜中动脉的分支状况，时有变异。探查前支，钻孔部位在距额骨颧突后缘和颧弓上缘各 4.5cm 的两线相交处；探查后支，则在外耳门上方 2.5cm 处进行。

2. 中央沟的投影 在前垂直线和上水平线交点与后垂直线和矢状线交点的连线上，介于中垂直线与后垂直线间的一段。中央沟位于冠状缝的后方约两横指处，且与冠状缝平行，其上端在鼻根与枕外隆凸连线中点后方 1cm 处。

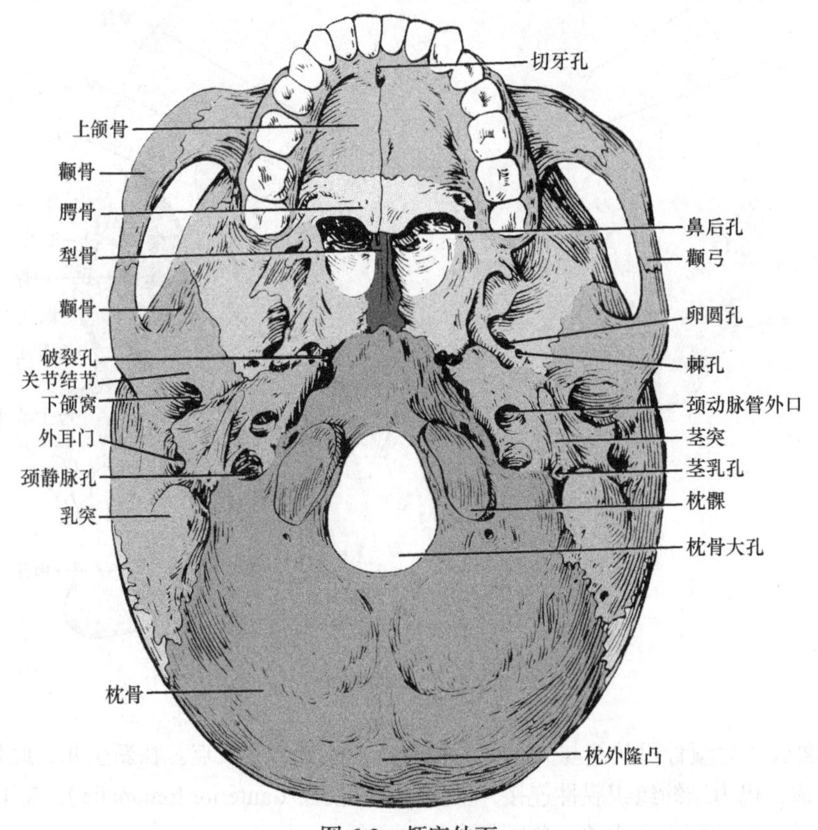

图 6-3　颅底外面

3. 中央前、后回的投影　分别位于中央沟投影线前、后各 1.5cm 宽的范围内。

4. 运动性语言中枢的投影　通常位于左侧大脑半球额下回后部的运动性语言中枢，其投影区在前垂直线与上水平线相交点稍上方。

第二节　面　部

一、颞下颌关节

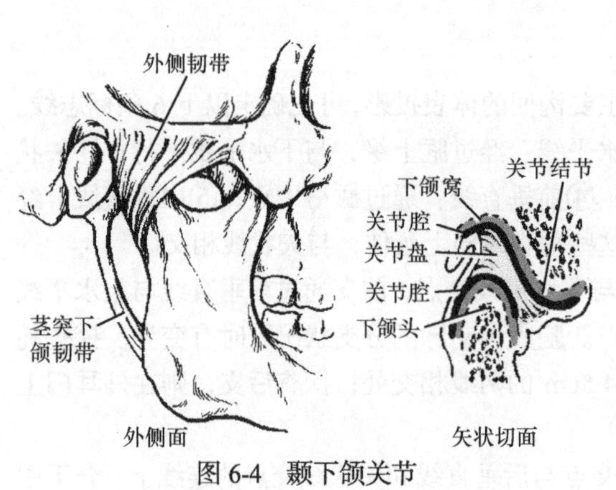

图 6-4　颞下颌关节

颞下颌关节称下颌关节，是由下颌骨的下颌头、颞骨的下颌窝、关节结节三者构成。关节囊上方附于下颌窝及关节结节周缘，下方附于下颌颈。关节结节完全在关节囊内，关节囊外侧有韧带加强。关节内有纤维软骨构成的关节盘，盘周缘附于关节囊，将关节腔分隔为上、下两部分。关节囊的前部较薄弱，下颌关节易向前脱位（图 6-4）。

颞下颌关节属于联动关节，即两侧关节必

须同时运动。下颌骨可作上升、下降、后退和侧向运动。张口时，下颌体下降（大张口时，降向下后方），而下颌头和关节盘向前，可滑至关节结节下方。如果张口过大，且关节囊过分松弛时，下颌头可滑至关节结节前方而不能退回关节窝，造成下颌关节脱位。手法复位时，须先将下颌骨拉向下，超过关节结节，而后将下颌头纳回下颌窝内。

二、面肌和咀嚼肌

伤科推拿中涉及头面部常用肌群主要有颅顶肌（枕额肌）、颞肌、咬肌等（表 6-1）。

表 6-1 面肌和咀嚼肌

肌群	肌名	起点	止点	主要作用
面肌（面神经支配）	额肌	帽状腱膜	眉部皮肤	提眉，形成额部皱纹
	枕肌	枕骨	帽状腱膜	后牵帽状腱膜
	眼轮匝肌	位于眼裂周围		闭眼
	口轮匝肌	环绕口裂周围		闭口
	提上唇肌、提口角肌、颧肌	上唇上方骨面	口角或唇的皮肤	提口角与上唇
	降下唇肌、降口角肌	下唇下方的下颌骨前面		降口角与下唇
	颊肌	面颊深层		唇、颊紧贴牙齿，帮助吮吸和咀嚼，牵拉口角向外侧
咀嚼肌（三叉神经支配）	颞肌	颞窝	冠突	上提下颌骨（闭口）
	咬肌	颧弓	咬肌粗隆	
	翼内肌	翼突窝	翼肌粗隆	
	翼外肌	翼突外侧面	下颌颈	双侧收缩作张口运动；单侧收缩使下颌骨向对侧移动

1. 颅顶肌（epicranius） 薄而扁阔，几乎覆盖颅盖全部，左右各一枕额肌，由两个肌腹和中间的帽状腱膜组成。前方肌腹（额腹）止于眉部皮肤，后方肌腹（枕腹）起自枕骨。推拿常用手法中开天门、分抹前额法、拿五经等时常涉及应用此肌群（图 6-5）。

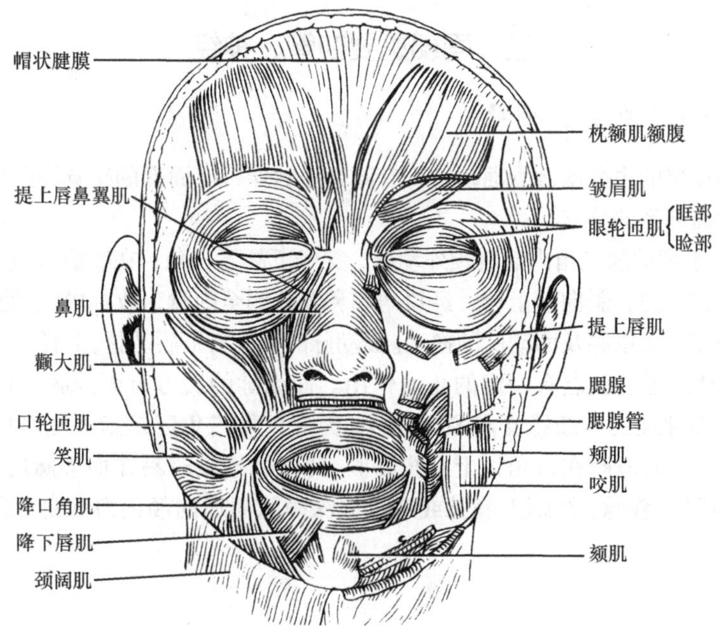

图 6-5 头肌（前面）

2. 颞肌（temporalis） 起自颞窝，肌束呈扇形向下会聚，经颧弓深面，止于下颌骨的冠突，其作用为上提下颌骨。推拿常用手法中推少阳法、勾抹两颞法、按揉太阳等时常涉及应用此肌（图 6-6）。

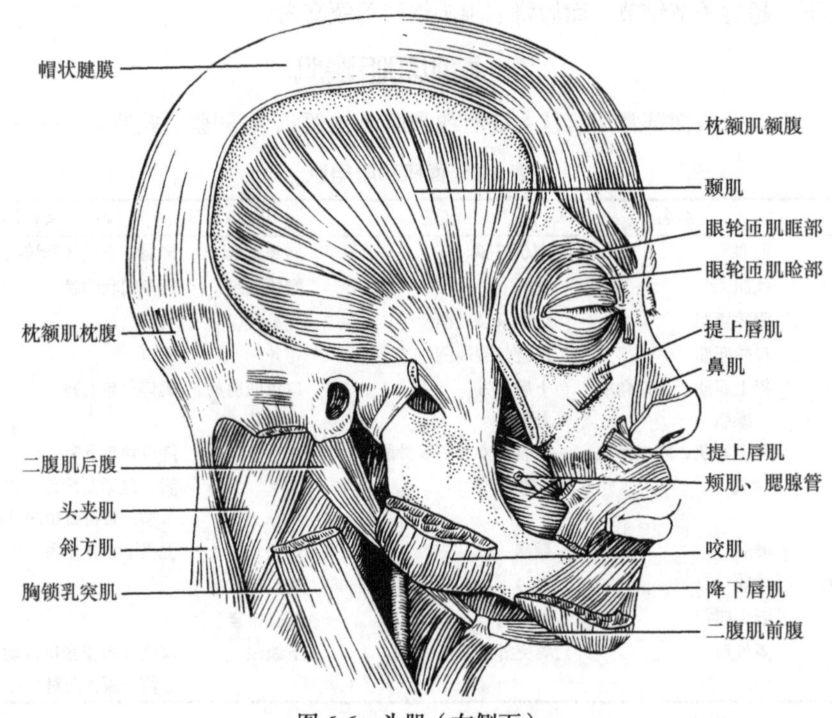

图 6-6 头肌（右侧面）

3. 咬肌（masseter） 起于颧弓下缘和内面，肌束斜向后下止于咬肌粗隆。头面部推拿常用穴位如下关、颧髎、颊车等时涉及咬肌解剖层次。

三、面部重要血管、神经

（一）面部浅层血管、神经

分布于面部浅层的主要动脉为面动脉，有同名静脉伴行。面部的感觉神经为三叉神经，面肌的运动神经为面神经的分支。

1. 面血管 于颈动脉三角内起自颈外动脉，穿经下颌下三角，在咬肌止点前缘处，出现于面部。面动脉行程迂曲，斜向前上行，经口角和鼻翼外侧至内眦，改称内眦动脉，在下颌骨下缘与咬肌前缘相交处可以触及面动脉的搏动。面动脉的分支有下唇动脉、上唇动脉和鼻外侧动脉。面动脉供区出血时，压迫此点有一定的止血作用。面动脉的后方有面静脉伴行，浅面有部分面肌覆盖，并有面神经的下颌缘支和颈支越过。面部危险三角区是指两侧口角至鼻根连线所形成的三角形区域。面静脉在口角以上缺少瓣膜，此区域感染时易在面静脉内形成细菌栓子，面静脉可逆流至眼上静脉，经眶上静脉或通过面深静脉而通向颅内海绵窦，造成颅内继发性感染（图 6-7）。

2. 三叉神经（trigeminal nerve）　有眼神经、上颌神经和下颌神经 3 大分支，其感觉支除分布于面深部外，终末支穿面颅各孔，分布于相应区域的皮肤。以下只叙述 3 个较大的分支（图 6-8）。

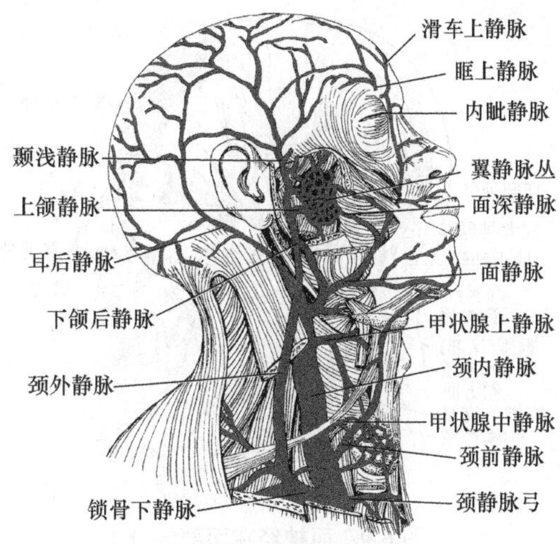

图 6-7　头颈部的静脉

（1）眶上神经：为眼神经（ophthalmic nerve）的分支，与同名血管伴行，由眶上切迹或孔穿出至皮下，分布于额部皮肤。

（2）眶下神经：为上颌神经（maxillary nerve）的分支，与同名血管伴行，穿出眶下孔，在提上唇肌的深面下行，分为数支，分布于下睑、鼻背外侧及上唇的皮肤。

（3）颏神经：下颌神经（mandibular nerve）的分支，与同名血管伴行，出颏孔，在降口角肌深面分为数支，分布于下唇及颏区的皮肤。

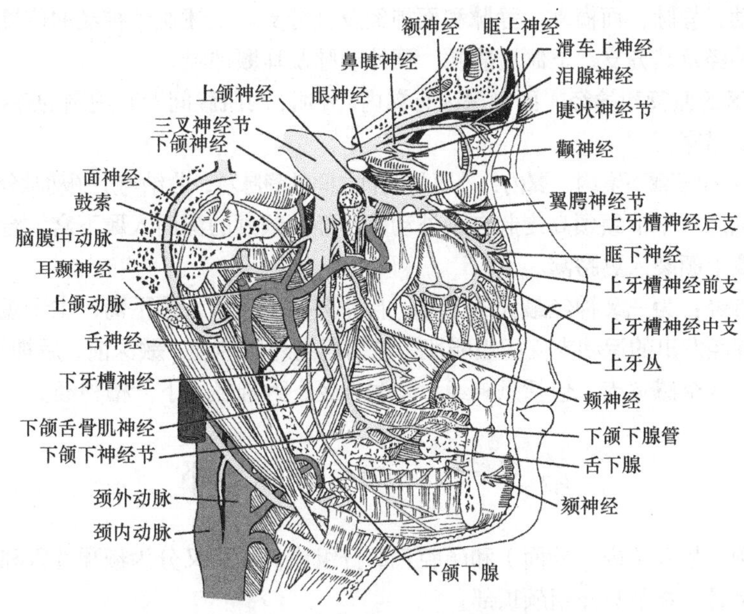

图 6-8　三叉神经（外侧面观）

3. 面神经（facial nerve）　由茎乳孔出颅，向前穿入腮腺，先分为上、下两干，再分为数支并交织成丛，最后呈扇形分为 5 组分支，支配面肌（图 6-9）。

（1）颞支：有 1～2 支，多为 2 支，经下颌骨髁突浅面或前缘，距耳屏前 1～1.5cm 处出腮腺上缘，越过颧弓后段浅面，行向前上方，分布于枕额肌额腹、眼轮匝肌的上部及耳部肌。

（2）颧支：有 1～4 支，多为 2～3 支，经腮腺上前缘穿出，上部分支较细，行向前上方，经耳轮脚与外眦连线的中 1/3 段，越颧骨表面至上、下睑眼轮匝肌；后部分支较粗，沿颧弓下方向前至颧肌和提上唇肌深面，分布至此 2 个肌肉。

（3）颊支：出腮腺前缘，支配颊肌和口裂周围诸肌。

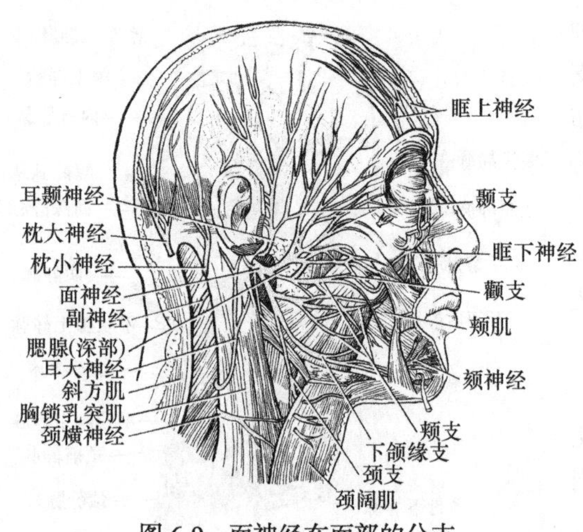

图 6-9　面神经在面部的分支

（4）下颌缘支：从腮腺下端穿出后，行于颈阔肌深面，越过面动、静脉的浅面，沿下颌骨下缘前行，支配下唇诸肌及颏肌。

（5）颈支：腮腺下端穿出，下颌角附近至颈部，行颈阔肌深面，支配该肌。

（二）面侧区血管、神经

面侧区为位于颧弓、鼻唇沟、下颌骨下缘与胸锁乳突肌上份前缘之间的区域，包括颊区、腮腺咬肌区和面侧深区。本节重点叙述后两个区域。分布于腮腺咬肌区和面侧深区的主要血管有颞浅动静脉、上颌动静脉、下颌后静脉、翼静脉丛、耳颞神经等。

1. 穿经腮腺的血管和神经　纵行的有颈外动脉，颞浅动、静脉，下颌后静脉及耳颞神经；横行的有上颌动、静脉，面横动、静脉和面神经及其分支。上述血管神经的位置关系，由浅入深，依次为面神经及其分支、下颌后静脉、颈外动脉及耳颞神经。

2. 面侧深区的血管和神经　面侧深区有翼内、外肌，两肌腹间及其周围的疏松结缔组织中，有血管和神经交错穿行。

（1） 翼丛：位于颞下窝内，翼内、外肌与颞肌之间的静脉丛，收纳与上颌动脉分支伴行的静脉。

（2）上颌动脉：平下颌颈高度起自颈外动脉，经下颌颈的深面入颞下窝，行经翼外肌的浅面或深面，经翼上颌裂入翼腭窝。

（3）下颌神经：为三叉神经最大的分支，自卵圆孔出颅进入颞下窝，主干短，位于翼外肌的深面。下颌神经发出的运动支支配咀嚼肌，包括翼内外肌神经，颞深前、后神经和咬肌神经。下颌神经还发出 4 个感觉支，包括颊神经、耳颞神经、舌神经、下牙槽神经。

第三节　颅　顶　部

颅部由颅顶、颅底（内、外面）和颅腔三部分组成。颅顶又分为额顶枕区和颞区，并包括其深面的颅顶诸骨。本节只介绍颅顶部。

一、额顶枕区境界与层次

1. 境界　前为眶上缘，后为枕外隆凸和上项线，两侧借上颞线与颞区分界。

2. 层次　此区的软组织由浅入深分为 5 层，依次为皮肤、浅筋膜（皮下组织）、帽状腱膜及颅顶肌、腱膜下疏松结缔组织和颅骨外膜。其中浅部三层紧密连接，难以将其各自分开，故合称头皮。深部两层连接疏松，易分离。

二、颞区境界与层次

1. 境界　位于颅顶的两侧，介于上颞线与颧弓上缘之间。

2. 层次　由浅入深依次为皮肤、浅筋膜、颞筋膜、颞肌和颅骨外膜。

三、颅顶部主要神经血管

1. 额顶枕区浅筋膜血管、神经

（1）前组：包括内、外侧两组。内侧组距正中线约 2cm，有滑车上动脉、静脉和滑车上神经。外侧组距正中线约 2.5cm，有眶上动、静脉和眶上神经。

滑车上动脉是眼动脉的终支之一，与滑车上神经伴行，绕额切迹至额部。眶上动脉为眼动脉的分支，与眶上神经伴行，在眼眶内于提上睑肌和眶上壁之间前行，至眶上孔（切迹）处绕过眶上缘到达额部。

上述两组动脉和神经的伴行情况，常是滑车上动脉在滑车上神经的内侧，眶上动脉在眶上神经的外侧。滑车上神经和眶上神经都是眼神经的分支，所以三叉神经痛患者可在眶上缘的内、外 1/3 处有压痛。

（2）后组：枕动脉和枕大神经分布于枕部。枕动脉是颈外动脉的分支，从颈部向后走行，经乳突的枕动脉沟，斜穿枕部一些肌而达枕部皮下。枕大神经穿过项深部肌群后，在上项线穿斜方肌腱膜，而后与枕动脉伴行，走向颅顶。枕动脉在枕大神经外侧。封闭枕大神经可于枕外隆凸下方一横指处，向外侧约 2cm 处进行。

（3）外侧组：包括耳前和耳后两组，来源于颞区。

2. 颞区浅筋膜血管、神经

（1）耳前组：有颞浅动、静脉和耳颞神经。三者伴行出腮腺上缘，越颧弓到达颞区。颞浅动脉为颈外动脉的两终支之一，可在耳屏前方触及其搏动，该动脉在颧弓上方 2～3cm 处分为前、后两支。颞浅静脉汇入下颌后静脉；耳颞神经是下颌神经的分支。

（2）耳后组：有耳后动、静脉和枕小神经，分布于颞区后部。耳后动脉起自颈外动脉；耳后静脉汇入颈外静脉，枕小神经来自第 2、3 颈神经，是颈丛的分支。

第四节 头部常用穴位解剖及触摸

1. 百会（GV20）

归经 督脉。

体表定位 在头部，前发迹正中直上 2 寸。或折耳，两耳尖向上连线的中点。

层次解剖 皮肤→皮下组织→帽状腱膜→腱膜下疏松结缔组织。

重要解剖结构 穴区有枕大神经分支、额神经分支和枕动、静脉吻合网。

揣穴 在本穴前后左右滑动时，可感受到颅骨表面的凹陷。按压本穴前后推动时，可感受头皮（皮肤、皮下组织、帽状腱膜）轻微的移动；重按本穴可刺激至颅骨外膜，感受明显胀痛。

2. 玉枕（BL9）

归经 足太阳膀胱经。

体表定位 在头部，横平枕外隆凸上缘，后发际正中旁开 1.3 寸；或斜方肌外侧缘直上与枕外隆凸上缘水平线的交点。

层次解剖 皮肤→皮下组织→枕额肌枕腹→腱膜下疏松结缔组织→颅骨外膜。

重要解剖结构 穴区有枕大神经及枕动、静脉分布。

揣穴 本穴滑动可触及枕额肌枕腹，深层按压可触及枕大神经。

3. 头维（ST8）

归经　足阳明胃经。

体表定位　在头部，额角发际直上 0.5 寸，头正中线旁开 4.5 寸。

层次解剖　皮肤→皮下组织→帽状腱膜→腱膜下疏松结缔组织→颅骨外膜。

重要解剖结构　有耳颞神经分支、面神经颞支、颞浅血管额支等分布。

揣穴　本穴在颞肌及颞筋膜的边缘，向外下轻按可触及颞肌肌腹。咬牙时可感受到穴下颞肌的收缩。

4. 曲鬓（GB7）

归经　足少阳胆经。

体表定位　在头部，耳前鬓角发际后缘与耳尖水平线的交点处。

层次解剖　皮肤→皮下组织→颞筋膜→颞肌。

重要解剖结构　浅层有耳颞神经、颞浅动脉分布。

揣穴　本穴深层为颞肌肌腹，咬牙时可感觉肌肉收缩；轻按触及颞浅动脉搏动。

5. 印堂（GV29）

归经　督脉。

体表定位　在头部，两眉毛内侧端中间的凹陷中。

层次解剖　皮肤→皮下组织→降眉间肌→鼻骨。

重要解剖结构　穴区有滑车上神经的分支、滑车上血管。

揣穴　提捏局部皮肤，感受皮下组织及降眉间肌形态。皱眉时可感到肌肉收缩。

6. 水沟（GV26）

归经　督脉。

体表定位　在面部，人中沟的上 1/3 与中 2/3 交点处。

层次解剖　皮肤→皮下组织→口轮匝肌→上颌骨。

重要解剖结构　穴区有眶上神经的分支。

揣穴　指掐局部异常敏感。

7. 迎香（LI20）

归经　手阳明大肠经。

体表定位　鼻翼外缘中点旁，当鼻唇沟中。

层次解剖　皮肤→皮下组织→提上唇肌。

重要解剖结构　有上颌神经的眶下神经分支；深层有面神经颊支。

揣穴　本穴按压可触及提上唇肌。

8. 睛明（BL1）

归经　足太阳膀胱经。

体表定位　在面部，目内眦内上方眶内侧壁凹陷中。

层次解剖　皮肤→皮下组织→眼轮匝肌→眶脂体。

重要解剖结构　有滑车上神经分支及内眦动、静脉分支或属支。

揣穴　本穴为一凹陷，内侧为筛骨眶板，外侧为眼球。

9. 攒竹（BL2）

归经　足太阳膀胱经。

体表定位　在面部，眉头凹陷中，额切迹处。

层次解剖　皮肤→皮下组织→眼轮匝肌→皱眉肌。

重要解剖结构　有滑车上神经分支、滑车上动静脉分支或属支。

揣穴　本穴为眉头凹陷。

10. 承泣（ST1）

归经　足阳明胃经。

体表定位　在面部，眼球与眶下缘之间，瞳孔直下。

层次解剖　皮肤→皮下组织→眼轮匝肌→眶脂体。

重要解剖结构　有眶下神经分支、面神经颧支、眶下动静脉分支或属支。

揣穴　上方为眼球，下方为眶上缘。

11. 太阳（EX-HN5）

归经　头颈经外奇穴。

体表定位　眉梢与目外眦之间，向后约一横指的凹陷处。

层次解剖　皮肤→皮下组织→颞筋膜→颞肌。

重要解剖结构　浅层有上颌神经分支和颞浅动脉分布，深层有下颌神经肌支和颞浅动脉肌支分布。

揣穴　按压前后拨动时，可触及上下纵行的肌束；咬牙时可感到肌肉收缩。

12. 上关（GB3）

归经　足少阳胆经。

体表定位　在面部，颧弓上缘中央凹陷中。

层次解剖　皮肤→皮下组织→颞筋膜→颞肌。

重要解剖结构　浅层有上颌神经分支和颞浅动脉分布，深层有下颌神经肌支和颞浅动脉肌支分布。

揣穴　按压前后拨动时，可触及上下纵行的肌束；咬牙时可感到肌肉收缩。

13. 下关（ST7）

归经　足阳明胃经。

体表定位　在面部，颧弓下缘中央与下颌切迹之间凹陷中。

层次解剖　皮肤→皮下组织→腮腺→咬肌→翼外肌。

重要解剖结构　浅层有耳颞神经分支、面神经颧支及面横动、静脉等；深层有上颌动脉、翼静脉丛、舌神经、下牙槽神经等。

揣穴　本穴在下颌切迹上方凹陷处，半张口位，按压可触及咬肌，再深为下颌神经分支及上颌动脉分支。

14. 四白（ST7）

归经　足阳明胃经。

体表定位　在面部，眶下孔处。

层次解剖　皮肤→皮下组织→眼轮匝肌和提上唇肌→眶下孔或上颌骨。

重要解剖结构　眶下神经和眶下动、静脉分支。

揣穴　本穴在眶下孔处，按压可触及凹陷。

15. 颊车（ST7）

归经　足阳明胃经。

体表定位　在面部，下颌角前上方一横指。

层次解剖　皮肤→皮下组织→咬肌→下颌骨。

重要解剖结构　耳大神经分支和面神经下颌缘支。

揣穴　闭口咬牙时感咬肌隆起，放松时局部凹陷。

16. 听宫（SI19）

归经　手太阳小肠经。

体表定位　在面部，耳屏正中与下颌骨髁突之间的凹陷中。

层次解剖　皮肤→皮下组织→外耳道软骨。

重要解剖结构　有耳颞神经及颞浅动、静脉等通过。

揣穴　将手指腹置于外耳道和颧弓下方，患者完全张口时，髁突明显突出，并向前下方滑动，髁突后方即为本穴。本穴轻触可触及颞浅动脉搏动，张口深按时后方为外耳道软骨，前方为下颌骨髁突。

思考题

1. 颞下颌关节组成及解剖特点是什么？
2. 简答面神经走行及支配肌情况。
3. 头面部主要的骨性和肌性体表标志有哪些？
4. 简述面肌和咀嚼肌的名称和起止。
5. 简答三叉神经的解剖分布。

第七章

颈部解剖

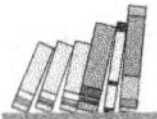

学习目的

通过本章学习，了解颈动脉鞘的组成及走行、以前斜角肌为中心的颈根部结构排列及颈交感干的位置；熟悉颈椎的骨性结构；掌握颈项部的重要骨性和肌性体表标志；深化对颈枕部神经和颈动脉分布和走行的认识；明确颈项部经穴与解剖层次结构的关系。

颈部位于头部、胸部与上肢之间。颈部前方正中有呼吸道和消化管的颈段；两侧有纵向走行的大血管和神经；后部正中有骨性的脊柱颈部；颈根部除有斜行于颈和上肢之间的血管神经束外，还有胸膜顶和肺尖由胸腔突入。颈部有联系头部、胸部、上肢的重要结构。

第一节　概　　述

一、境界与分区

1. 境界　颈部位于头部、胸部和上肢之间，以下颌骨下缘、下颌角到颞骨乳突的连线和枕骨的上项线与头部为界，以胸骨上缘、锁骨上缘、肩锁关节到 C_7 棘突的连线与胸部及上肢为界。

2. 颈部分区　颈部分为固有颈部和项部两部分。固有颈部即两侧斜方肌前缘之间和脊柱颈部前方的部分；项部即斜方肌覆盖的深部与颈段脊柱之间的部分。固有颈部又以胸锁乳突肌为标志，分为颈前区、胸锁乳突肌区和颈外侧区。颈前区以舌骨为界分为舌骨上区、舌骨下区；颈外侧区以肩胛舌骨肌为界，分为枕三角、锁骨上三角。

二、体表标志和体表投影

（一）体表标志

1. 舌骨（hyoid bone）　位于口腔底皮肤与颈前区皮肤相连的深层，适对 C_3 平面。

2. 甲状软骨（thyroid cartilage）　位于舌骨下方。其上缘平对 C_4，前正中线有喉结，男性较突出。

3. 环状软骨（cricoid cartilage）　位于甲状软骨下方。环状软骨弓平 C_6 横突，此软骨可作为计数气管环的标志。

4. 颈动脉结节（carotid tubercle）　即 C_6 横突前结节，位于胸锁乳突肌前缘深处，正对环状软骨平面。

5. 锁骨（clavicle） 全长均可摸到，锁骨的内侧端膨大，突出于胸骨颈静脉切迹的两侧，其内侧 2/3 部分凸向前，其外侧 1/3 部分凹向后。

6. 胸锁乳突肌（sternocleidomastoid muscle） 前、后缘明显，是颈部重要标志。

7. 胸骨上窝（suprasternal fossa） 为颈静脉切迹的凹陷，是触诊气管的部位。

8. 胸骨颈静脉切迹（jugular notch） 胸骨柄上缘正中，平齐 C_2 椎体下缘。

9. 锁骨上（大）窝（great supraclavicular fossa） 位于锁骨中 1/3 上方。在窝底可以摸到锁骨下动脉搏动。

10. 肩胛骨（scapula） 位于皮下，可以摸到肩胛冈、肩峰和上下角。肩胛冈内侧端平 T_3 棘突，上角对第 2 肋，下角对第 7 肋或平第 7 肋间隙。

11. 斜方肌（trapezius） 自项部正中线及胸椎棘突向肩峰伸展，呈三角形轮廓，运动时略可辨认。

（二）体表投影

1. 颈总动脉及颈外动脉（common carotid artery and external carotid artery） 取下颌角与乳突尖连线的中点由此点至胸锁关节引一连线，为这两条动脉的投影线。又以甲状软骨上缘为界，下方为颈总动脉，上方为颈外动脉的投影线。

2. 锁骨下动脉（subclavian artery） 自胸锁关节到锁骨中点引一条凸向上的弧线，最高点在锁骨上 1.2cm。

3. 副神经（accessory nerve） 由胸锁乳突肌后缘上、中 1/3 交点至斜方肌前缘中、下 1/3 交点的连线。

4. 臂丛（brachial plexus） 约位于当从胸锁乳突肌后缘中、下 1/3 交点至锁骨中、外 1/3 交点稍内侧的连线。

5. 颈丛皮神经点（punctum nervosum） 在胸锁乳突肌后缘中点附近，是颈部皮神经阻滞麻醉的部位。

6. 胸膜顶及肺尖（cupula of pleura and apex of lung） 位于锁骨内侧 1/3 的上方，其最高处距锁骨上缘 2～3cm。

第二节　颈段脊柱

颈部以颈段脊柱为中心，颈段脊柱由 7 块颈椎椎骨连结而成，其运动有赖于周围肌。同时其内有脊髓、脊神经根、椎动脉穿过，其前方尚有颈动脉、食管颈段、气管颈段等重要结构。本节涵盖了颈段脊柱、项部和颈外侧区结构。

一、颈椎及颈椎连结

颈段脊柱分前方的椎体间连结和后方的椎弓间连结。椎体主要借椎间盘和前、后纵韧带相连。椎弓间连结包括椎弓板、棘突、横突间的韧带连结和上、下关节突间的滑膜关节连结。它们共同构成颈椎的静态稳定结构。寰椎（C_1）向上与头颅的枕骨相连，C_7 向下与 T_1 相连，与胸椎、肋骨、胸骨组成的胸廓相比邻。

椎骨由前方短圆柱形的椎体和后方的弓状骨板椎弓组成。由椎弓发出 7 个突起：①棘突 1 个，伸向后方或后下方，尖端可在体表扪到；②横突左右各一，伸向两侧，其尖端也可在两侧扪到；③上关节突 1 对，在椎弓根和椎弓板结合处向上方突起；④下关节突 1 对，在椎弓根和椎弓板结合处向下方突起。

颈椎椎体较小，椎孔较大。C_1呈环形，由前弓、后弓和两个侧块构成，没有椎体（图 7-1）。寰椎前弓后面正中有齿突凹，C_2椎体向上伸出一齿突，与两者构成寰齿关节。C_3～C_7椎体上面前缘稍低，两侧缘高起，形成两嵴，即椎体钩突（图 7-2）。椎体钩突与上位椎体下面的两侧呈斜坡样的唇缘相接，构成钩椎关节。

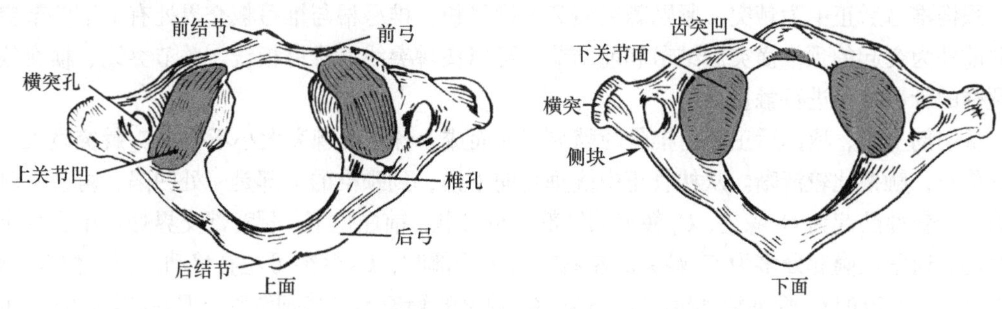

图 7-1 寰椎

颈椎横突扁宽，有横突孔，横突外端形成前、后两结节，分别供颈部前、外及后部肌附着。C_6横突末端前方结节特别隆起，称颈动脉结节，颈总动脉经其在前方通过。

C_2棘突最宽大（图 7-3），C_3～C_5棘突较短，末端分叉，供肌附着；C_7棘突最长，末端不分叉，是临床计数椎骨序数和取穴的标志。区别 C_7与 T_1棘突的方法为最突起且前后屈伸、左右旋转时活动者为 C_7棘突。

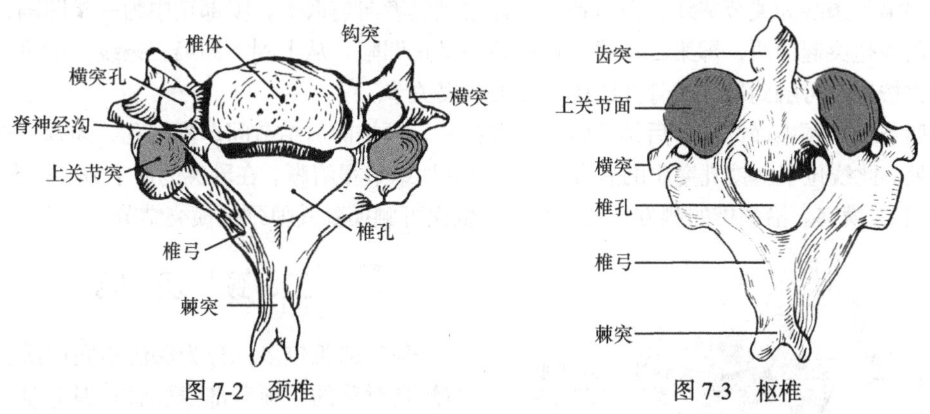

图 7-2 颈椎

图 7-3 枢椎

颈椎关节突呈横椭圆形。相邻关节突，即上位椎骨的下关节突和下位椎骨的上关节突构成关节突关节，又称椎间关节。关节面呈从前上向后下的斜位，几乎呈水平面；颈部后伸时相邻上、下关节面贴近，前屈时拉远。C_1没有关节突，连接其前弓、后弓的两侧的侧块上面各有一椭圆形的关节面，与枕髁相关节；下面有圆形关节面与 C_2上关节面相关节。

上下椎骨加上其间的椎间盘、关节突关节组成一个脊柱的运动节段。椎体前面、后面各有前纵韧带和后纵韧带连接，横突之间有横突间韧带连接，椎弓板之间有黄韧带连接，棘突之间有棘间韧带，棘突的端部有棘上韧带、项韧带连接。

颈段脊柱在中立位，即下颌水平位时，呈现凸向前的弧形，即正常的颈椎曲度。颈椎侧位片上，通过各椎体前缘、后缘或棘突根部，可形成三条光滑的假想曲线。

各椎孔贯通，构成容纳脊髓的椎管。即颈椎侧位片上，椎体后缘线与棘突根部线之间的范围。

相邻椎骨的椎弓上、下切迹共同围成椎间孔，有脊神经和血管通过。椎间孔是脊神经根出椎管的通道，其为从内后向前外的斜行通道，前内侧壁为钩椎关节，后外侧壁为椎间关节，上下壁为椎弓根切迹。颈椎斜位片可清楚观察到椎间孔的形状及前方的钩椎关节、后方的椎间关节。

颈椎椎弓后正中为棘突，紧贴棘突两旁为椎弓板，椎弓根与椎弓板交界处有上下关节突，再向前外为突起的颈椎横突后结节和前结节。可以按棘突线、椎弓板线、关节突线、横突线，对颈椎的骨性结构进行触摸。

从解剖上讲，项部后正中由椎骨的棘突相连而成。各颈椎棘突大小不一，C_2棘突宽大、C_7棘突最长，触摸比较清晰。从枕骨正中线垂直向下摸，到颈椎的上部是一处凹陷，再往下触到的第一个骨性凸起为C_2棘突，C_2棘突的端部呈分叉状。前屈位下，颈背部交界处正中有数个骨性突起，通常最隆起处多为C_7棘突。左右旋转头颈部时，C_7棘突可左右移动，而下位T_1棘突基本不动，上位的C_6棘突活动度较大。C_3～C_5棘突的触摸不是特别清晰，但左右推动时，可有坚韧感，并感到有坚韧组织之间的摩擦感。在颈椎侧位片上可清楚地看到各颈椎棘突的长度。在低头位，各棘突间隙相对扩大。

紧贴棘突线的旁边是椎弓板线，左右各一。因椎弓板覆盖有数层肌，故可触摸到肌的弹性感。椎弓板线的浅层是项部的斜方肌、夹肌与棘肌，深层是椎骨的椎弓板。两手夹捏棘突两旁，两侧同时前后滑动，前方可触及关节突突起，后方可触及棘突端部，即可触及椎弓板。

项部第三条线为关节突线，左右各一。让被触摸者向前低头，项部正中为一条凹陷，即棘突线；两旁是突起的肌，即第二条线；再往两旁又是凹陷，从上到下即第三条线。沿第三条线向下用力按压，可触到硬性的骨性结构，即关节突关节。

第四条线是颈椎横突前、后结节线，左右各一。颈椎前后结节间即椎间孔，为颈脊神经根出椎管处。此线位于胸锁乳突肌的后方，触摸时骨性结节很清晰。在乳突的后下方、枕骨下方，可触摸到C_1横突。沿颈椎的侧方，从上而下，依次可触摸到其他颈椎横突结节。

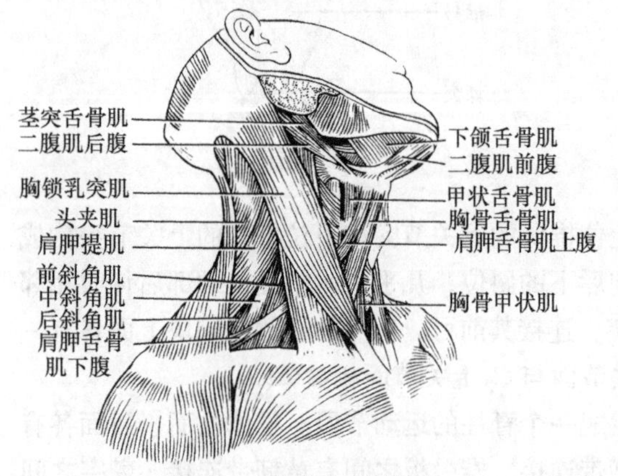

图 7-4 颈肌（右侧面）

二、颈 项 肌

颈项部肌较多，分为深浅不同层次，左右两侧是对称的。项背部浅层肌有斜方肌、肩胛提肌、菱形肌，深层肌有头夹肌、项夹肌、头半棘肌、头最长肌、枕下肌；颈外侧肌有浅层的胸锁乳突肌、深层的斜角肌；颈段脊柱前方的椎前肌等。这些肌就相当于拉起颈椎、头颅的绳索，可发动和控制脊柱运动，增强脊柱的稳定性（图 7-4，表 7-1）。

肌由肌腹及两端与骨相连的肌腱组成。在

触摸起止点的基础上，触摸肌腹，并结合肌收缩确定，是触摸肌的基本方法。

表 7-1 颈项肌的名称、起止点、作用和神经支配

肌肉名称	起点	止点	作用	神经支配
颈阔肌	胸大肌和胸锁乳突肌表面筋膜	口角等处	拉口角向下，并使颈部皮肤出现皱褶	面神经
胸锁乳突肌	胸骨柄的前面、锁骨的胸骨端	颞骨乳突	一侧肌肉收缩使头向同侧倾斜，脸转向对侧；两侧收缩可使头后仰	副神经
斜角肌	颈椎横突	前、中斜角肌止于第1肋后斜角肌止于第2肋	一侧肌肉收缩使头向同侧倾斜；两侧收缩可上提第1、2肋，助深吸气	颈神经前支
椎前肌（头长肌、颈长肌）	C_3～C_5横突前结节	头长肌止于枕骨基底部；颈长肌止于颈椎横突及椎体的前方	屈头、屈颈	颈神经前支
斜方肌（上部）	上项线、枕外隆凸、项韧带	锁骨外侧 1/3、肩峰、肩胛冈	上提肩胛骨；如肩胛骨固定，一侧收缩可使头向同侧屈，脸转向对侧；两侧同时收缩可使头后仰	副神经
夹肌	项韧带下部、C_7棘突和上部胸椎棘突	颞骨乳突、C_1～C_3横突	单侧收缩可使头转向同侧；两侧收缩可使头后仰	颈神经后支
肩胛提肌	上 4 个颈椎横突	肩胛骨上角	上提肩胛骨；如肩胛骨固定，一侧收缩可使头向同侧屈，脸转向对侧；两侧同时收缩可使头后仰	肩胛背神经（C_4～C_6）
菱形肌	C_6、C_7棘突及T_1～T_4棘突	肩胛骨内侧缘	牵引肩胛骨向内上	肩胛背神经（C_4～C_6）
头竖脊肌（颈棘肌、颈半棘肌、头半棘肌、头最长肌、头髂肋肌）	下位椎骨的棘突、横突、肋骨等	上位椎骨的棘突、横突及枕骨	后伸脊柱、仰头	脊神经后支

胸锁乳突肌起自胸骨柄前面和锁骨的胸骨端，肌束斜向后上方，止于颞骨的乳突。两侧胸锁乳突肌收缩，可使头部后仰；单侧收缩，可使头屈向同侧，面转向对侧。医师以手抵患者头侧，令其向头侧侧屈，并向对侧旋转，可显露同侧的胸锁乳突肌。

项背部的斜方肌起于枕骨下缘、项部后正中的项韧带，肌束向外下止于锁骨最外侧及肩胛骨的肩峰、肩胛冈。斜方肌上部肌束收缩可上提肩胛骨。从锁骨上窝后缘及项部、上背部，可见斜方肌外上缘的轮廓。当耸肩时，可在颈背肩交界处触摸到收缩的较丰厚的斜方肌外上缘下部；以同侧手抵枕头部向同侧旋转时，可触及外上缘上部的薄层肌腹。

菱形肌位于斜方肌的深部，是位于脊柱与肩胛骨之间呈菱形的肌。其起于C_6、C_7及上 4 个胸椎的棘突，肌束斜向外下方，止于肩胛骨的内侧缘。菱形肌收缩时，可使肩胛骨靠近脊柱并向上移动。当沿颈椎棘突旁从上向下触摸到C_6、C_7时，会感觉到突然出现的隆起的斜方肌、菱形肌肌束。沿着凸起的肌束向外下方触摸，可感觉到肌束止于肩胛骨内侧缘。以拇指沿肩胛骨内侧缘向外拨动时，可触及菱形肌在肩胛骨内侧缘的附着部分。

肩胛提肌位于颈项部两侧，起于上 4 个颈椎的横突，肌束向外下方，止于肩胛骨的上角。其作用是上提肩胛骨，若肩胛骨固定则使头颈向同侧屈曲。找肩胛提肌应先找到 2 个起止点：上 4 个颈椎的横突和肩胛骨上角。可先找C_2横突。找到C_2棘突，向旁边找到C_2关节突，再向

颈椎的侧面、胸锁乳突肌的后下方触摸到 C_2 横突，为一骨性突起。其上下为上 4 个颈椎的横突。找肩胛骨上角，可顺肩胛骨内侧缘向上逐渐触摸，当骨性感觉突然消失，并从内下向外上拨动感到指下有较硬的肌时，即是肩胛提肌的附着处，即肩胛骨上角。

头、颈夹肌都位于斜方肌深面，皆起于上背部，颈肌止于颈部，头肌止于头颅枕骨。头夹肌起自项韧带下部和 C_7～T_4 棘突，向上外止于颞骨乳突和上项线外 1/3、胸锁乳突肌止点下方。颈夹肌位于头夹肌的侧方和下方，起自 T_3～T_6 棘突，止于 C_1～C_3 横突。双侧收缩可使头后仰，单侧收缩使头斜屈向同侧。

头半棘肌起自 C_7～T_6 横突及 C_4～C_6 关节突，止于枕骨上、下项线之间骨面、斜方肌起点下方。颈半棘肌位于头半棘肌深方，起自 T_1～T_6 横突，止于 C_2～C_5 棘突。半棘肌一侧收缩脊柱转向对侧、两侧收缩脊柱后伸。

颈髂肋肌起自第 1～6 肋角，止于 C_4～C_6 横突后结节。作用是双侧收缩使颈后伸，单侧收缩则使颈后倾且屈向一侧。颈最长肌位于颈髂肋肌内侧，起自 T_1～T_5 横突，止于 C_2～C_6 横突。其作用同“颈髂肋肌”。头最长肌位于颈最长肌内侧，起自 T_1～T_5 横突及 C_4～C_7 关节突，止于乳突后面、胸锁乳突肌止点深方。其作用为使头后仰。

枕下小肌群分布于 C_1 椎与枕骨之间，对寰枕关节、寰枢关节运动有重要作用。触诊时的骨性标志以 C_2 棘突、C_1 横突和枕骨下项线为主。

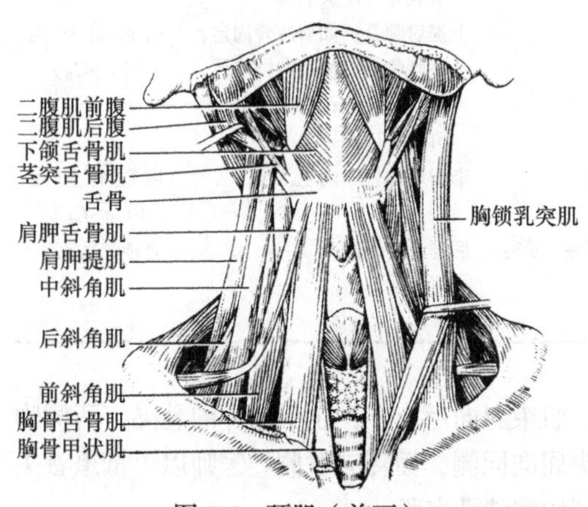

图 7-5　颈肌（前面）

斜角肌位于颈部前外侧，分前、中、后斜角肌。斜角肌位于胸锁乳突肌的深面，前中斜角肌起于 C_3～C_6 横突前结节，前斜角肌向外下止于第 1 肋骨内侧，中斜角肌止于第 1 肋骨上面；后斜角肌起于 C_2 横突的后结节，向外下止于第 2 肋骨。在深吸气并屏气时，可在锁骨上窝观察并触及斜角肌；从前向后，分别是胸锁乳突肌胸骨头、锁骨头，以及前斜角肌、中斜角肌、后斜角肌、肩胛提肌和斜方肌。前、中斜角肌和第 1 肋骨共同形成三角形的斜角肌肋骨裂隙，称斜角肌间隙，有臂丛神经及锁骨下动脉穿过，相当于经络腧穴中的缺盆穴处。在病理情况下，此间隙狭窄可引起臂丛神经、血管受压（图 7-5）。

三、颈部的重要神经血管

（一）颈部重要神经

通过颈部的神经既有脑神经，也有脊神经。

1. 脑神经

（1）副神经（accessory nerve）自胸锁乳突肌后缘中、上 1/3 交点处斜向外下，在肩胛提肌表面，至斜方肌前缘中、下 1/3 交点处深面进入该肌，支配斜方肌和胸锁乳突肌。

（2）迷走神经（vagus nerve）在颈部走行于颈动脉鞘内，沿颈内静脉和颈内动脉及颈总动脉之间的后方下降（图 7-6）。

2. 颈段脊髓　颈段脊柱的内部，即前方的椎体和后方的椎板构成的椎管中有脊髓上下贯通；通过颈椎椎管内的脊髓为颈段脊髓，此处形态较大，称为颈膨大。从颈段脊髓的前、后分别发出脊神经前后根。

3. 颈脊神经 每个脊髓节段发出脊神经前根、后根，于椎间孔处汇合组成脊神经。

颈部交感神经包括颈交感干和交感神经节及分支。颈交感干神经节位于脊柱两旁，在颈动脉鞘的后方，颈椎横突的前方。颈上神经节最大，位于 C_2～C_3 横突前方；颈中神经节最小，位于 C_6 横突的前方；颈下神经节位于 C_7 平面，多于 T_1 胸神经节融合为颈胸神经节，又称星状神经节。交感干神经节借节间支连成左右两条交感干。颈部交感神经来自于脊髓胸段，在交感干内上升至颈部，在颈交感神经节换元，节后纤维或随机神经分布至头颈部、上肢的血管、汗腺和竖毛肌，或随颈总动脉及分支、椎动脉分支走行，或直接发心支加入心丛。

脊神经与交感干有交通支相连，互换神经纤维。脊神经出椎间孔后的主要分支为脊神经前支和脊神经后支。脊神经还分出一支很细小的脊膜返支，又称窦椎神经，其中含有交感神经纤维，经椎间孔返入椎管，分布于脊膜、韧带和椎间盘等处。

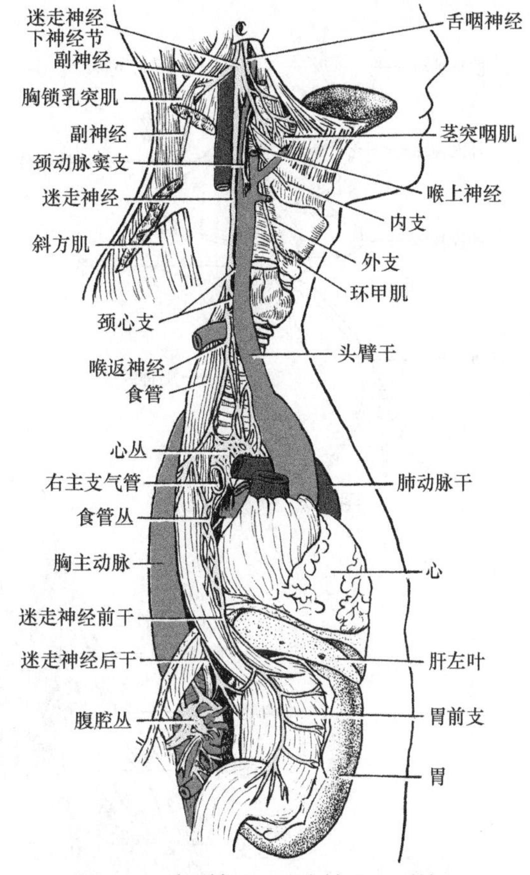

图 7-6 舌咽神经、迷走神经和副神经

颈部的脊神经共有 8 对，神经根穿过椎骨之间的椎间孔，通向上肢、颈项肩背及内脏。脊神经的前支和后支都包含有感觉纤维、运动纤维，以及来自椎旁节的交感神经纤维，因此是运动、感觉、内脏活动的混合神经。

（1）脊神经后支一般都较细小，按节段地分布于项、背、腰、骶部深层肌及皮肤。脊神经后支经相邻椎骨横突之间或骶后孔向后走行，一般脊神经后支绕上关节突外侧向后行至相邻横突之间再分为内侧支和外侧支，它们又都分出肌支，分布于项、背、腰骶部的深层肌；分出皮支，分布于枕、项、背、腰、骶、臀部的皮肤。

除第 1 颈神经外，颈神经后支都分为内侧支和外侧支，分布于颈项、枕部皮肤、支配颈部的半棘肌、最长肌、夹肌等。

第 1 颈神经的后支较粗大称枕下神经，在椎动脉与寰椎后弓间穿出，支配枕下肌。

第 2、3 颈神经的后支是颈脊神经后支中最大最长者，支配最长肌、夹肌、半棘肌等。第 2 颈神经后支沿寰枢关节外侧向后，其内侧支的皮支粗大，称枕大神经，穿斜方肌肌腱至皮下，分布于项枕顶部皮肤。第 3 颈神经后支的内侧支也穿过斜方肌，称第 3 枕神经，分布于枕下区皮肤。

头面部的皮肤感觉除由三叉神经支配外，其余部位均由颈神经支配。

（2）脊神经前支粗大，分布于躯干前外侧部和四肢的肌及皮肤。在人类除胸神经前支保持着明显的节段性外，其余脊神经的前支则交织成丛，然后再分支分布。脊神经前支形成的丛有

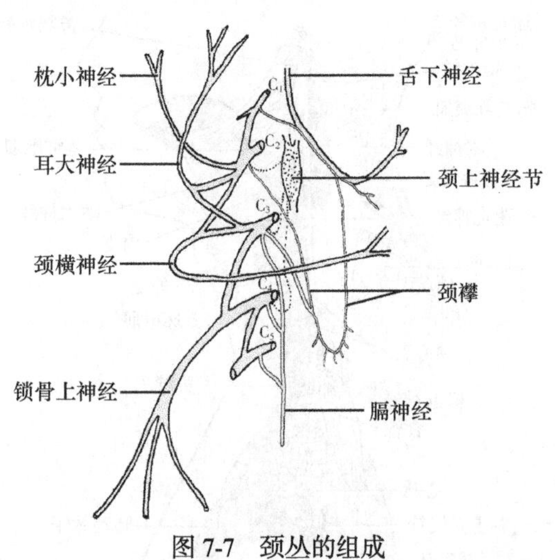

图 7-7 颈丛的组成

颈丛、臂丛、腰丛和骶丛。颈部主要是颈丛与臂丛。

颈丛：由 C_1～C_4 颈神经的前支交织而成，位于胸锁乳突肌深面，中斜角肌和肩胛提肌起端的前方，分有皮支和肌支。颈丛皮支有枕小、耳大、锁骨上、颈皮神经。从胸锁乳突肌后缘中点附近穿出，呈放散状分布到枕部、耳郭、颈前区、肩部皮肤，管理该部位的皮肤感觉(图 7-7)。在 C_2、C_3 横突部位可刺激颈丛神经根。在颈部手术时，可在胸锁胸突肌后缘中点（扶突）进行颈部皮神经的阻滞麻醉。颈丛肌支分布到颈部深肌群、舌骨下肌群和膈肌等，其中膈神经沿斜角肌前面进入胸腔，分布于膈（图 7-8）。

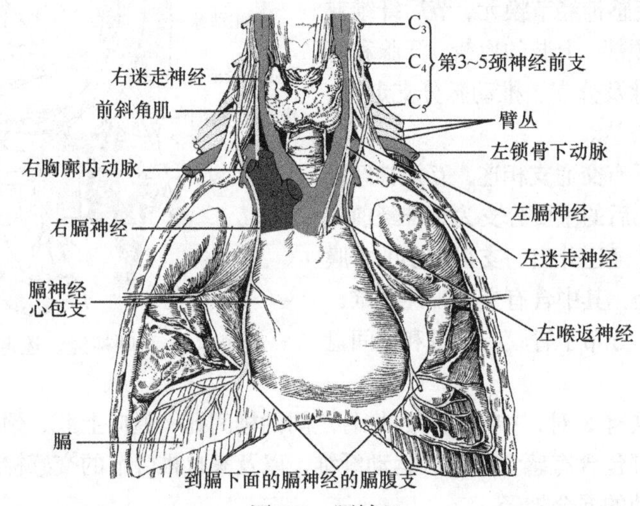

图 7-8 膈神经

臂丛：由第 5～8 颈神经的前支及第 1 胸神经前支的大部分组成，分布于上肢的肌肉和皮肤。臂丛先位于颈根部，后伴锁骨下动脉经斜角肌间隙和锁骨后方进入腋窝。其间几经相互编织，可分为根、干、股、束四段，并发出许多分支。臂丛在腋窝内围绕腋动脉形成内侧束、外侧束及后束（图 7-9）。在 C_5～C_7 横突部位可刺激臂丛神经根。斜角肌间隙是臂丛及锁骨下动脉的穿行处，点拨局部可产生上肢的放散感。在锁骨中点上方及腋窝内，臂丛较集中，可在手术时进行麻醉（图 7-10）。

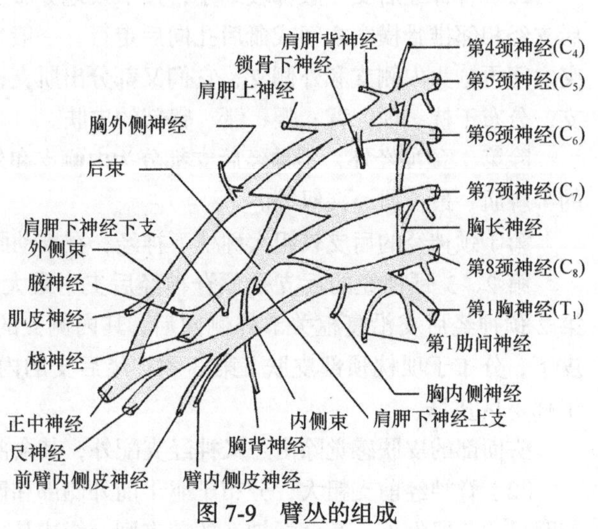

图 7-9 臂丛的组成

通常以锁骨为界，将臂丛分为锁骨上

部及锁骨下部（图 7-11）。

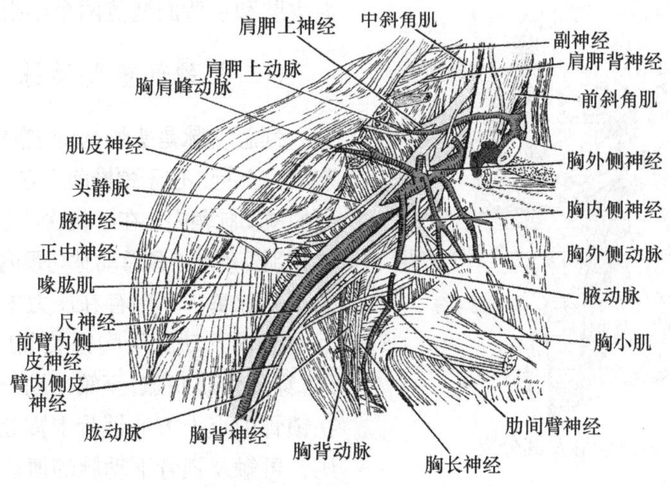

图 7-10 臂丛及其分支

锁骨上部：发出一些短支，分布于胸壁、背部及肩部的肌肉。其主要有分布于前锯肌的胸长神经，以及肩胛背神经、肩胛上神经。肩胛背神经（C_4、C_5）跨中斜角肌向后至肩胛提肌深面，继续沿肩胛骨内侧缘下行，与肩胛背动脉伴行，支配肩胛提肌和菱形肌。肩胛上神经（C_5、C_6）经肩胛上切迹进入冈上窝，再绕肩胛冈外侧缘进入冈下窝，分布于冈上肌、冈下肌。

锁骨下部：发出数条长的神经，分布到肩、胸、臂、前臂及手的肌肉、关节和皮肤。

肩胛下神经（C_5~C_7）分布于肩胛下肌和大圆肌。

胸内侧神经分布于胸大肌和胸小肌。

胸背神经沿肩胛骨外侧缘下行，分布于背阔肌。

腋神经穿腋窝后壁的四边孔，绕肱骨外髁颈至三角肌深面，分布于三角肌、小圆肌及三角肌区和臂外侧面的皮肤。

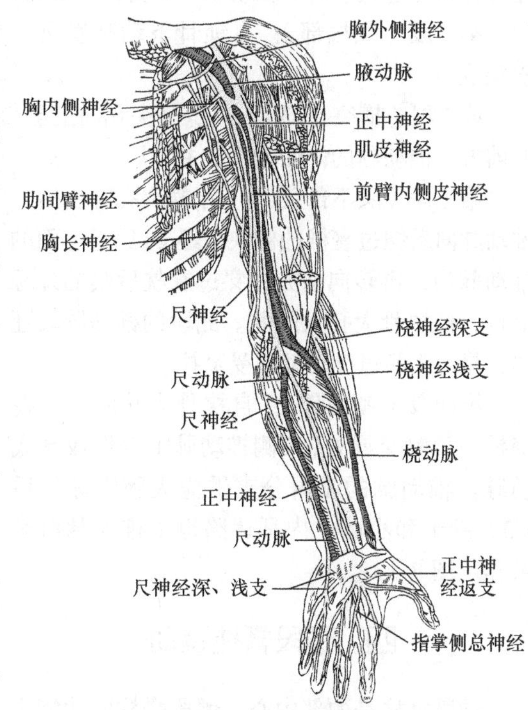

图 7-11 上肢的神经（左侧、前面）

肌皮神经穿行于肱二头肌与喙肱肌、肱肌之间，发支分布于臂前群肌，并从肱二头肌下端外侧穿出深筋膜，称前臂外侧皮神经，分布于前臂外侧皮肤。

正中神经支配前臂前群肌的大部分，手鱼际肌及手掌面桡侧三个半指的皮肤。

尺神经支配前臂前群肌的靠尺侧的小部分肌、手小鱼际肌和手肌中间群的大部分，以及手掌面尺侧一个半指和手背面尺侧两个半指的皮肤。

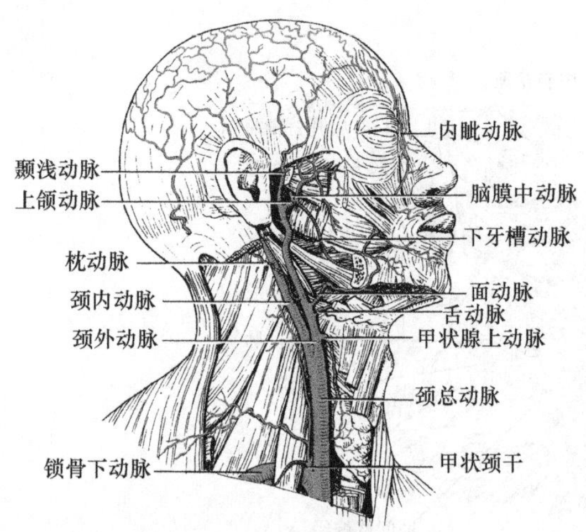

图 7-12 颈总动脉及其分支

桡神经支配臂及前臂后群肌、臂及前臂背侧面皮肤和手背面桡侧两个半指的皮肤。

（二）颈部重要动脉

颈总动脉是头颈部的主要动脉干，经胸锁关节后方上行，位于颈椎前外方、胸锁乳突肌前缘深面的颈动脉鞘内，在甲状软骨上缘高度分为颈内动脉和颈外动脉。颈总动脉与颈内动脉连接处有膨大的颈动脉窦，窦壁存在压力感受器（图 7-12）。

锁骨下动脉从胸锁关节后方斜向外至颈根部，穿斜角肌间隙，至第 1 肋外缘延续为腋动脉。在锁骨中点上方的锁骨上窝处向后下第 1 肋按压，可触及锁骨下动脉的搏动。

在前斜角肌内侧处，锁骨下动脉分出椎动脉。椎动脉从 C_6 横突孔向上穿行至 C_1 横突孔，经枕骨大孔进入颅腔。椎动脉可分为以下四段。

第一段（颈根部）：自锁骨下动脉发出，在前斜角肌和颈长肌的裂隙内上行，进入 C_6 横突孔。

第二段（横突孔部）：从 C_6 横突孔向上至 C_1 横突孔为第二段。此段椎动脉位于颈神经前支的前方。椎动脉的内侧为钩椎关节。

第三段（头下部）：自 C_1 横突孔穿出后，椎动脉向后绕过寰椎的侧块，经 C_1 后弓上面的椎动脉沟，再转向前方，穿过寰枕后膜的外缘上行，经枕骨大孔入颅腔。此段的椎动脉较迂曲，易因头颅过度转动而受牵拉。

第四段（颅内部）：自枕骨大孔向上，在脑桥与脊髓交界处，两侧椎动脉汇合形成基底动脉。椎动脉的颅内分支供应大脑半球的后 1/3、脑干和小脑。内耳迷路也由椎动脉血运供养（图 7-13）。

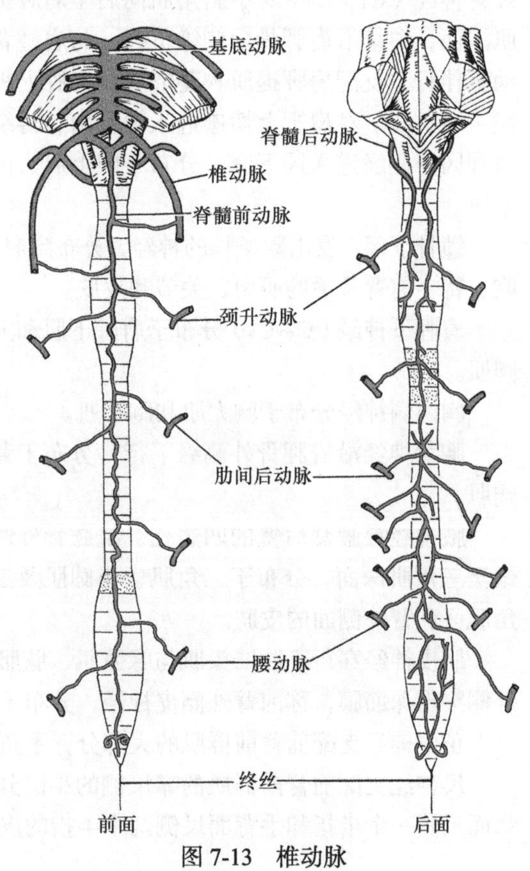

图 7-13 椎动脉

四、颈段脊柱运动

颈段脊柱是颈部中心。颈段脊柱的功能主要是支撑头部、保持头部活动，并保护穿行于其中的脊髓、脊神经和椎动脉。

按照刚体运动学理论，颈段脊柱运动有 6 个自由度，即冠状面的前屈，后伸和左右侧方平移；纵轴上的轴向压缩，牵拉和顺逆时针旋转以及矢状轴上的左右侧屈及前后平移。当低头、仰头、左右旋转头部时，颈椎的运动是由上下相邻的椎骨之间的运动节段叠加合成的，每个脊柱节段产生一个小的位移变化，颈椎整体就产生了较大的运动。因此，每一个椎间盘、关节突关节、韧带以及肌肉的结构和功能良好，才能保持良好的颈椎前屈、后伸、左右侧屈、左右旋转功能，才能保持良好的颈椎动态稳定功能。正常人的颈部活动范围为：前屈为 35°～45°，后伸为 35°～45°，左右侧屈均为 45°，左右旋转均为 60°～80°。

一般将颈部活动分为枕-寰-枢复合体的联合运动及下颈椎的联合运动。前者以旋转运动为主，后者以屈伸运动为主。研究表明，C_1～C_2旋转活动约占整个颈椎轴向旋转的 50%，余下 50%由中下颈椎 C_3～C_7联合运动完成。颈椎的屈伸以 C_5、C_6运动幅度最大，但侧屈与旋转活动越往下越小。颈椎运动的复杂性还表现在颈段脊柱各种运动之间的共轭（耦合）。其特征是指同时发生在同一轴上的平移和旋转活动。椎体在功能节段的活动是相连的，关节突的引导活动将形成共轭特征。如屈伸与横水平面的位移共轭，侧屈与旋转共轭，旋转与轴向垂直位移共轭。通常将与外载荷方向相同的脊柱运动称主运动，把其他方向的运动称耦合运动。不同颈椎平面侧屈时所伴随的轴性旋转角度不同，如C_2每侧屈 3°，伴有 2°旋转，C_7每侧屈 7.5°，伴有 1°旋转。从C_2～C_7伴随侧屈的轴性角度依次减少。

由于颈椎关节突的关节面略呈水平位，关节囊松弛，椎间盘较厚，故颈椎屈伸及旋转运动的幅度较大。

1. 颈椎屈伸运动 是颈椎各个运动节段屈伸运动的叠加合成。

屈颈运动主要由椎前肌、斜角肌收缩形成。参与后伸的肌有头颈夹肌、头颈最长肌、头颈半棘肌、头颈髂肋肌。颈椎屈伸运动多是左、右双侧肌的同步收缩引起的。

当头颈开始前屈做点头运动时，主要是寰枕关节运动。枕骨髁逐渐在寰椎侧块上向后上方旋转，枕骨后下缘与寰椎后弓的距离变大。再运动则寰枢关节也逐渐前屈。

颈椎椎体上下面都呈弧形，其椎间关节面呈自前上方向后下方倾斜，故颈椎运动节段进行屈伸运动时，上位椎骨在下位椎骨上发生前后滑移。颈椎前屈运动的限制结构主要是后纵韧带、椎间关节囊、黄韧带、棘间韧带及项韧带。

颈椎前屈时，运动节段上位椎体的下关节突在下位椎体的上关节突上向前方滑移，关节间隙有增大趋势。椎间盘也发生向前的变形。

颈椎后伸运动与前屈运动相反。寰枕关节后伸时，枕骨髁逐渐在寰椎侧块上向前上方旋转。

颈椎后伸运动时，运动节段的上位椎骨在下位椎骨上发生向后的滑移，上位椎骨的下关节突向后下方滑移，椎间孔的上下径减小；同时由于关节囊及黄韧带的皱缩，椎管的前后径也出现减小。椎间盘也发生向后的变形。

颈椎后伸的限制结构主要是前纵韧带。

2. 颈椎旋转运动 主要发生在寰枢关节，越往低位，颈椎运动节段的旋转幅度越小。旋转运动的主要限制结构是连接颈椎的韧带与关节囊。

单个寰枢关节的旋转幅度约占整个颈椎旋转幅度的一半。当头向左侧旋转时，齿突作为旋转轴心保持不动，寰椎左侧侧块后移而右侧侧块前移，左侧关节囊松弛而右侧关节囊紧张。同时，右侧椎动脉上段也可能遭受牵拉或刺激。

脊柱运动节段的旋转，是以椎间盘为中心发生的两侧后方椎间关节的活动。颈椎运动节段发生旋转时，上位椎骨旋转侧（向左旋转时此棘突向右旋转，左侧即为旋转侧）的下关节突向内后方运动而凸起，旋转侧的横突也向后凸起；同时，上位椎骨旋转对侧的下关节突向外前方运动，旋转对侧的横突也向前运动。颈椎旋转运动可能使旋转侧的椎间孔变大。

3. 颈椎侧屈运动 寰枕关节有微量的侧屈运动，而寰枢关节几乎没有侧屈运动。颈椎的侧屈运动与旋转运动属于共轭运动，即发生侧屈时都伴有旋转运动。当颈椎向一侧侧屈时，其棘突将向对侧旋转。颈椎侧屈时，可以使对侧椎间关节面相互分离，使对侧椎间孔扩大，同时牵拉对侧脊神经根和椎动脉。

第三节 颈前部解剖

一、颈前部结构

本节颈前部涵盖胸锁乳突肌区和颈前区。

口腔底与颈部交界处可触及舌骨。颈后伸时，用拇指和示指从两侧摸到舌骨后可左右移动。颈前区以舌骨为界分为舌骨上区、舌骨下区。舌骨上区正中的颏下三角可触摸到颏舌骨肌；两旁的下颌下三角有下颌舌骨肌、下颌下腺，还可触摸到面动脉搏动。在舌骨的下方可看到甲状软骨及其正中上方的喉结，男性的喉结明显。甲状软骨下方可触及环状软骨。环状软骨下方为气管颈部。向外侧移动可摸到甲状腺，当吞咽时，甲状腺的边缘更清楚。在甲状软骨与胸锁乳突肌之间可触摸到颈动脉搏动，是人体触摸脉搏的主要位置之一（人迎脉）。在甲状软骨上缘水平（C_3与C_4间），颈总动脉分为颈内动脉与颈外动脉，此处较膨大的颈动脉窦窦壁内有压力感受器。在C_6水平用力向后压，可触及颈椎横突前结节。

二、颈筋膜及筋膜间隙

颈筋膜位于浅筋膜和颈阔肌的深面，围绕颈、项部诸肌和器官，并在血管、神经周围形成筋膜鞘及筋膜间隙。颈筋膜可分为浅、中、深三层。

1. 颈筋膜浅层 围绕整个颈部，包绕斜方肌和胸锁乳突肌，形成两肌的鞘。

2. 颈筋膜中层（气管前筋膜或内脏筋膜） 前面：紧贴在舌骨下肌群的后面，经甲状腺及其血管、气管颈部及颈动脉鞘的前方。两侧：于胸锁乳突肌的深面与颈筋膜浅层相连。上方：附于舌骨。下方：续于纤维心包。此筋膜于甲状腺左、右叶的后外方分为前、后两层，包绕甲状腺，形成甲状腺鞘。在甲状腺与气管、食管上端邻接处，腺鞘后层增厚形成甲状腺悬韧带。

3. 颈筋膜深层（椎前筋膜） 位于椎前肌及斜角肌前面。上起自颅底，下续为前纵韧带及胸内筋膜。两侧有颈交感干、膈神经、臂丛及锁骨下动脉等行其后方。该筋膜向下外方包绕腋血管及臂丛，形成腋鞘，又名颈腋管。

第四节 颈项部常用穴位解剖及触摸

1. 风府（GV16）

归经 督脉。

体表定位 在颈后区，枕外隆凸直下，两侧斜方肌之间凹陷中。

层次解剖 皮肤→皮下组织→左右斜方肌腱之间→左右头半棘肌之间→项韧带→左右头后小大直肌之间。

重要解剖结构 深层为枕骨大孔与寰椎后弓上缘之间，再深为硬膜、延髓。

揣穴 本穴位于后正中线枕骨与C_2棘突之间凹陷的上半部，两侧为左右斜方肌。

2. 哑门（GV15）

归经 督脉。

体表定位 在颈后区，C_2棘突上际凹陷中，后正中线上。

层次解剖 皮肤→皮下组织→左右斜方肌之间→项韧带（左右头半棘肌之间）→左右头后小大直肌之间。

重要解剖结构 深层为寰椎后结节与C_2棘突之间，再深为硬脊膜、脊髓。

揣穴 本穴位于后正中线枕骨与C_2棘突之间凹陷的下半部，两侧为左右斜方肌。

3. 大椎（GV14）

归经 督脉。

体表定位 在项后正中线上，C_7棘突下凹陷中。

层次解剖 皮肤→皮下组织→棘上韧带→棘间韧带→黄韧带。

重要解剖结构 布有第8颈神经后支的内侧支。深层为C_7与T_1棘突之间，再深为硬脊膜、脊髓。

揣穴 本穴位于C_7与T_1棘突之间。

4. 天柱（BL10）

归经 足太阳膀胱经。

体表定位 在颈后区，横平C_2棘突上际，斜方肌外缘凹陷中。

层次解剖 皮肤→皮下组织→斜方肌→头夹肌→头半棘肌→头后大直肌。

重要解剖结构 布有第3枕神经。深层为C_2椎弓板或C_1后弓与C_2椎弓板之间。

揣穴 本穴位于斜方肌外缘，C_1后弓与C_2椎弓板之间。

5. 风池（GB20）

归经 足少阳胆经。

体表定位 在颈后区，枕骨之下，胸锁乳突肌上端与斜方肌上端之间的凹陷中。

层次解剖 皮肤→皮下组织→斜方肌与胸锁乳突肌之间→头夹肌→头半棘肌→头后大直肌与头上斜肌之间。

重要解剖结构 深层为枕下三角，有椎动脉通过。再深为枕骨与C_1后弓及侧块之间，即寰枕关节。

揣穴 本穴位于斜方肌上端与胸锁乳突肌上端之间的凹陷中，上下滑动可触摸到上方突起的枕骨下缘和下方突起的寰椎侧块。

6. 完骨（GB12）

归经 足少阳胆经。

体表定位 在颈后区，当耳后乳突后下方的凹陷处。

层次解剖 皮肤→皮下组织→斜方肌与胸锁乳突肌之间→头夹肌→头半棘肌→头后大直肌与头上斜肌之间。

重要解剖结构 深层为枕下三角，有椎动脉通过。再深为枕骨下缘、C_1横突与乳突之间。

揣穴 本穴位于耳后乳突后下方的凹陷处，上下滑动可触摸到上方突起的枕骨下缘和下方突起的寰椎横突。

7. 肩井（GB21）

归经 足少阳胆经。

体表定位 在肩胛区，C_7棘突与肩峰最外侧点连线的中点。

层次解剖　皮肤→皮下组织→斜方肌。

重要解剖结构　深层为第1肋、胸廓。

揣穴　本穴位于斜方肌肌束间，前后拨动可触及横行的肌束。用力按压可触及骨性的第1肋。

8. 翳风（SJ17）

归经　手少阳三焦经。

体表定位　在耳垂后，当乳突与下颌骨之间凹陷处。

层次解剖　皮肤→皮下组织→腮腺组织。

重要解剖结构　穴区内有耳大神经和耳后静脉，深层有面神经干经过。

揣穴　本穴乳突下端前方凹陷中，可朝乳突前内下方寻找茎突，本穴深层为茎乳孔。

9. 天牖（SJ16）

归经　手少阳三焦经。

体表定位　在颈部，横平下颌角，胸锁乳突肌的后缘凹陷中。

层次解剖　皮肤→皮下组织→肩胛提肌、颈夹肌、中斜角肌→C_2横突。

重要解剖结构　深层有第2颈神经前支。

揣穴　本穴平下颌角，在胸锁乳突肌的后缘。按压时可触摸到深层的C_2横突，前后拨动可触及肩胛提肌、颈夹肌、中斜角肌肌束。

10. 扶突（LI18）

归经　手阳明大肠经。

体表定位　在胸锁乳突肌区，横平喉结，胸锁乳突肌前、后缘中间。

层次解剖　皮肤→皮下组织→胸锁乳突肌→颈动脉鞘后缘→斜角肌→C_4横突。

重要解剖结构　深层有颈动脉鞘、第4颈神经前支。

揣穴　本穴在喉结旁，当胸锁乳突肌的前后缘之间。按压深层可触及C_4横突前结节，向前可触及颈总动脉搏动。

11. 天鼎（LI17）

归经　手阳明大肠经。

体表定位　在颈部，横平环状软骨，胸锁乳突肌后缘。

层次解剖　皮肤→皮下组织→胸锁乳突肌→斜角肌→臂丛→C_6横突。

重要解剖结构　深层有臂丛。

揣穴　本穴在喉结旁，胸锁乳突肌后缘，按压深层可触及C_6横突。前后拨动可触及斜角肌及斜角肌间隙内的臂丛。

12. 人迎（ST9）

归经　足阳明胃经。

体表定位　在颈部，横平喉结，当胸锁乳突肌的前缘，颈总动脉搏动处。

层次解剖　皮肤→皮下组织→胸锁乳突肌与甲状软骨之间→颈动脉→C_4横突前结节。

重要解剖结构　深层有颈动脉、颈交感干。

揣穴　本穴在胸锁乳突肌与甲状软骨之间，轻轻按压可触及颈总动脉搏动。

13. 缺盆（ST12）

归经　足阳明胃经。

体表定位　在颈外侧区，锁骨上大窝，锁骨上缘凹陷中，前正中线旁开4寸。

层次解剖　皮肤→皮下组织→斜角肌→臂丛→第 1 肋。

重要解剖结构　深层有臂丛。

揣穴　本穴在锁骨上窝中央，按压可触及斜角肌，再深为第 1 肋，可触及锁骨下动脉搏动及臂丛。

14. 廉泉（CV23）

归经　任脉。

体表定位　在颈前区，喉结上方，舌骨上缘凹陷中，前正中线上。

层次解剖　皮肤→皮下组织（含颈阔肌）→左、右二腹肌前腹之间→颏舌骨肌→颏舌肌。

重要解剖结构　浅层布有面神经颈支，深层有舌动、静脉分支或属支，舌下神经分支和下颌舌骨肌神经。

揣穴　可以拇、示指从两侧探捏舌骨，本穴在前正中线上舌骨上缘凹陷中。下可触及舌骨上缘，上为有张力感的肌肉。当向前伸舌或做吞咽动作时，可感到穴下肌肉张力增高。

15. 天突（CV22）

归经　任脉。

体表定位　在颈前区，胸骨上窝中央，前正中线上。

层次解剖　皮肤→皮下组织→左、右胸锁乳突肌胸骨头之间→胸骨柄颈静脉切迹上方→气管前间隙。

重要解剖结构　深层有头臂干、左颈总动脉、主动脉弓、头臂静脉等。

揣穴　本穴在胸骨上窝中央，前为胸骨上缘后部，后为气管上端。

思考题

1. 颈椎的各个棘突形态有何特点？
2. 简述颈丛的构成及分布。
3. 简述颈项部主要的骨骼肌名称和起止。
4. 简述颈部重要的体表标志。
5. 简述枕-寰-枢复合体的结构及功能。

第八章

肩胛臂部解剖

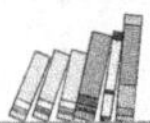

学习目的

通过本章学习，了解肩胛部的境界与分区及基本解剖结构；熟悉肩胛部的解剖标志、体表投影和解剖层次；掌握肩胛部常用腧穴的定位重要解剖结构。

肩胛部位于人体躯干最上部，是上肢与躯干的连接枢纽，其活动范围较大，解剖结构具有骨骼轻巧、肩关节关节囊薄而松弛、运动灵活的特点。

第一节 概　　述

一、境界与分区

肩胛部是上肢与躯干的连接枢纽，其与颈部的界线是锁骨上缘外 1/3 和肩峰至 C_7 棘突的连线。与臂部以胸大肌和背阔肌下缘抵止于肱骨的连线为界线。肩胛部又可分为腋区、三角肌区和肩胛区。

臂部上续肩部，下连肘部，上界为腋前、后壁外侧端在臂部的连线，下界为通过肱骨内、外侧髁近侧两横指的环形线。被肱骨和臂内、外侧肌间隔分为臂前区和臂后区。

二、体表标志和体表投影

（一）体表标志

1. 肩胛骨　为三角形的扁骨，贴于胸廓后外面，介于第 2～7 肋，可分为两面、三缘和三个角。

2. 肩峰　为上肢最高点的骨性标志，位于肩关节的上方。

3. 肩胛冈　为肩胛骨背侧面的横嵴。沿肩峰向后内，可扪及肩胛冈。

4. 锁骨　呈“～”形弯曲，架于胸廓前上方，沿肩峰向前内可在体表扪到锁骨全长。

5. 喙突　位于锁骨中外 1/3 交界处下方的锁骨下窝内，此处向深处可扪及。

6. 腋前襞　主要由胸大肌前缘构成。腋后襞的深部主要是胸大肌和背阔肌的下缘。

7. 三角肌粗隆　位于肱骨体中部的外侧，大结节嵴的远端，为三角肌的止点，桡神经在此平面进入桡神经沟。

8. 肱骨内上髁　为肱骨远端内侧的骨性突起，于肘关节的内侧极易触及，是重要的骨性标志，为前臂屈肌总腱的附着点。

9. 肱骨外上髁　位于肱骨远端的外侧，较内上髁略小，在肘关节半屈位时较易触及，为前臂伸肌总腱的起始处。

10. 肱二头肌　为臂部前面重要的肌性标志，长头起自肩胛骨关节盂上方，短头起自肩胛骨喙突，止于桡骨粗隆。在体形瘦弱及肌肉发达者可见明显隆起，屈肘时突出，并可在肘窝中心触及肱二头肌肌腱，是寻找神经、血管的标志。

11. 肱三头肌　为臂部后面重要的肌性标志，有长头、外侧头和内侧头三个起点，以一坚韧的肌腱终止于尺骨鹰嘴。

（二）体表投影

上肢动脉干体表投影为：上肢外展90°，掌心向上，从锁骨中点至肘横纹中点远侧2cm处的连线，为腋动脉和肱动脉的体表投影。两者以大圆肌为界，大圆肌下缘以上为腋动脉，以下为肱动脉。

第二节　骨和骨连结

肩胛部由肩胛骨、肱骨和锁骨组成。广义上的肩关节包括盂肱关节（狭义肩关节）、肩锁关节、胸锁关节、肩胛-胸壁连结、肩峰下关节和喙锁关节等所构成的肩关节复合体，共同配合，相互协调，以完成复杂而和谐的肩部运动。

一、肩 胛 骨

肩胛骨（scapula）位于胸壁的后外侧，是一大而扁的三角形骨，覆盖第2～7肋，分为肋面和背面，下角、上角、外侧角，上缘、外缘、内侧缘（图8-1）。

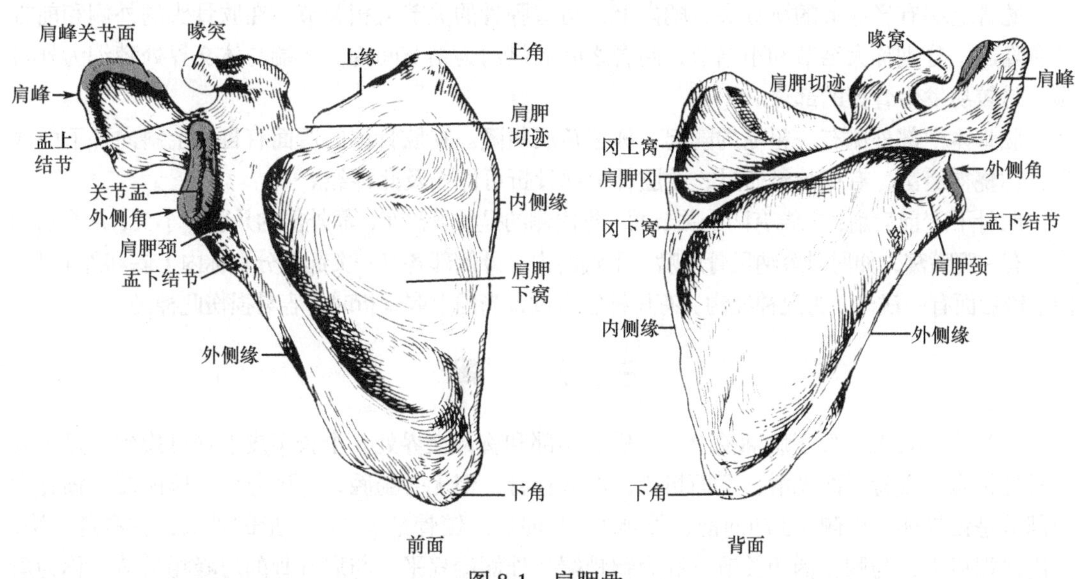

图8-1　肩胛骨

肩胛骨下角位于第7肋，或第7肋间隙，可通过覆盖其上的皮肤和肌肉触及，当臂上举过头时，能看见其包绕胸壁。肩胛骨上角位于上缘与内缘连接处，被包裹它的肌肉所遮掩。外侧角短而宽，构成了骨的头部。游离面有关节盂与肩关节的肱骨头相关节。关节盂轻微内陷，形成了肱骨头的浅窝。关节盂上方有一个小的粗糙区域靠近缘突根部为盂上结节。

肩胛下肌起自几乎整个肋面，包括邻近外侧缘的沟区。冈上肌起自背侧面的冈上窝内，覆盖肌肉的筋膜起自窝缘。大圆肌起自与外侧缘相邻的扁平带的上 2/3。该带上端有旋肩胛动脉血管沟。小圆肌下界为一斜嵴，从外侧至下角周围，切断了大圆肌附着的一个椭圆区。下角的背侧面发出一小支加入背阔肌深面。冈下窝外侧凹陷但内侧凸起。冈下肌起自冈下窝，除靠近肩胛颈区域外，强大的冈下肌筋膜穿过小圆肌和大圆肌，在两者间发出筋膜间隔，沿着两肌起点的界线嵴到达骨。

肩胛骨外侧缘形成一界线清晰的、锐利的、粗糙的嵴，从下角至关节盂弯曲走行。上端增宽形成一粗糙略呈三角形的区域，称盂下结节，三头肌长头起自盂下结节。外侧缘分隔肩胛下肌和大小圆肌起点。

冈上下肌分别起自冈上下表面。肩胛冈根部扁平三角区平对 T_3 棘突，被斜方肌腱覆盖；下有滑膜使肌腱能在骨上运动。三角肌的后部纤维起自冈下缘，斜方肌最下面的纤维终止于一扁平的三角形肌腱，能在冈根部的平滑区域滑动，终于位于肩胛冈内侧端的内侧或皮下面的三角肌粗隆。

肩峰向前突起，几乎成直角，从肩胛冈外侧端延伸而来，形成皮下骨性标志。冈下肌腱从肩峰下端经过，被肩峰下囊与肩峰和三角肌分开。缘突起自肩胛骨头的上缘，弯曲很大向前突起，轻微向外，尽管被三角肌前纤维覆盖，稍微膨大的前端能够通过皮肤触到。

二、肱　　骨

肱骨（humerus）是上肢最长最大的骨，又称上臂骨，是典型的长骨，可分为一体二端。圆头占据了上端近侧内侧面并与肩胛骨关节盂形成球窝关节。小结节从体前方突出，靠近头部，有一压迹明显的沟与外侧缘分隔。肱骨远端称“髁”，借肘关节与前臂相连。

肱骨上端有半球形的肱骨头，朝内上，与肩胛骨的关节盂相关节。在肱骨头的外侧和前方各有隆起，分别称大结节和小结节，两者之间的纵沟为结节间沟。上端与体交界处稍细为外科颈，是较易发生骨折的部位。

肱骨体中部外侧有一粗糙的隆起，称三角肌粗隆。在肱骨体的后面有自内上斜向外下的浅沟，称桡神经沟，有桡神经通过，故肱骨中部骨折可能伤及此神经。

肱骨下端前后扁，末端有两个关节面，靠内侧的是肱骨滑车，靠外侧的是肱骨小头，滑车后面上方有一鹰嘴窝，伸肘时容纳尺骨鹰嘴。下端的内、外侧部各有一突起，分别称内上髁和外上髁。内上髁后面有一浅沟，为尺神经沟，有尺神经通过，当内上髁骨折时，容易损伤此神经。

三、锁　　骨

锁骨（clavicle）架于胸廓前上方，横于颈部和胸部交界处，全长于皮下均可摸到，是重要的骨性标志。锁骨上面光滑，下面粗糙，形似长骨，但无骨髓腔，可区分为一体两端。锁骨中间部分是锁骨体，内侧 2/3 凸向前，外侧 1/3 凸向后。锁骨是呈“～”形的骨头，左右各一块，其内侧端粗大，与胸骨柄相关节，称为胸骨端；外侧端扁平，与肩胛骨的肩峰相关节，称为肩峰端。锁骨支持肩胛骨，使上肢骨与胸廓保持一定距离，以利于上肢的灵活运动。由于位置表浅，锁骨易骨折，并多见于锁骨中外 1/3 交界处。

四、盂肱关节

盂肱关节（glenohumeral joint）狭义上也称肩关节，是肱骨头与肩胛骨盂臼之间的滑膜性连结，包括半球形肱骨关节面和骨与软组织的臼。由于盂肱关节比较缺乏骨性限制，该关节有三维的自由度。它的静态、动态稳定性是依赖于周围的肌肉和软组织围封而不是它的形状和韧带。

纤维囊包裹关节附于关节盂缘盂唇外侧，包被喙突及肱二头肌长头。关节囊很松以至于骨能被牵拉 2～3cm，从而使肩关节运动的范围较大。纤维囊被冈上肌、冈下肌、小圆肌、肩胛下肌的肌腱和肱三头肌长头腱所支持。除后者外其余肌腱与关节囊混合形成旋转袖，即肩袖。3 条盂肱韧带从前面加强关节囊。喙肱韧带起自喙突背外侧并延伸为两带，与关节囊融合至大小结节（图 8-2）。

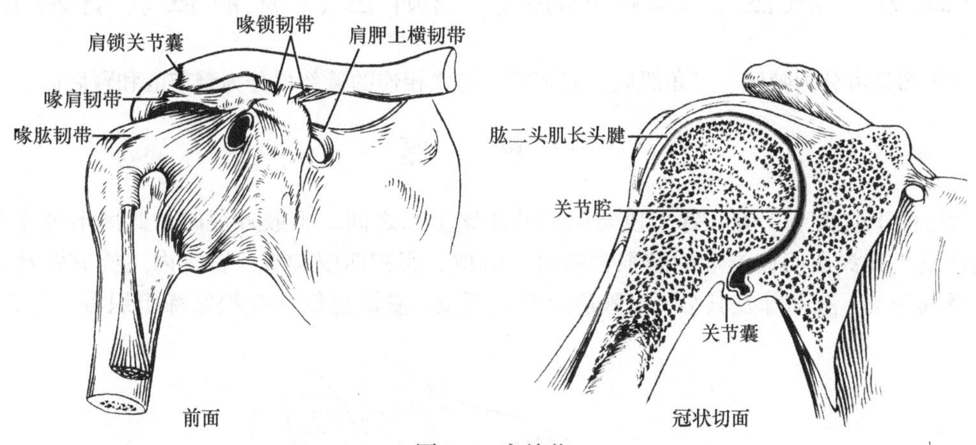

图 8-2 肩关节

肩关节周围有许多滑膜囊，通常位于肩胛下肌腱和关节囊之间，在盂肱上中韧带间与肩关节交通。另一些在肩峰上面、喙突和关节囊之间、大圆肌和三头肌长头之间及背阔肌腱前后处。

肩关节血供由旋肱前后血管，肩胛上和旋肩胛血管供应。神经由臂丛后束支配。关节囊由肩胛上神经（后和上部），腋神经（前下）和胸外侧神经（前上）支配。

五、肩锁关节

肩锁关节（acromioclavicular joint）是由肩胛骨肩峰关节面与锁骨肩峰端关节面构成，属滑膜平面关节，可做各方向的微动运动。关节囊较松弛，附着于关节面的周缘。另有连接于肩胛骨喙突与锁骨下面的喙锁韧带（斜方韧带、锥状韧带）加固。肩锁关节接受肩胛上和胸肩峰动脉分支的血液供应并受肩胛上和胸外侧神经支配。

六、肩峰下关节

肩峰下关节（subacromial joint）也称第 2 肩关节，是一个独特的关节，虽然不具备典型的关节结构，但解剖上却有许多地方与关节结构相似，1947 年 DeSeze 和 Robinson 等对肩峰下的特殊构造及大结节的运动轨迹进行了研究，提出了该命名。从骨性解剖结构看，肩峰下是锁骨以下，肱骨关节面上缘以上的解剖间隙，或称冈上管，即冈上窝与三角下区域连接的边界，三角肌构成关节的近端面，远端或下面为肱骨的大、小结节，后面是肩胛骨和肩峰，前是喙突，上为喙肩峰韧带。肩峰韧带和喙突共同形成纤维骨弓——肩峰弓，所以冈上管无扩张能力。关节腔中有旋转短肌及其相连的腱附着在肱骨外科颈，以及大的肩峰下滑囊。

七、胸锁关节

胸锁关节由锁骨的胸骨端、胸骨的锁切迹和第 1 肋软骨相邻的上表面构成了一个滑膜鞍状关节。较大的锁骨关节面被纤维软骨覆盖，比胸骨的纤维软骨层厚。关节囊前后增厚，除上面外，下面几乎没有疏松的网状组织。胸锁关节前后附着前、后韧带和肋锁韧带，使得该关节较为稳定。其血供主要由胸廓内动脉和肩胛上动脉的分支营养，受锁骨上神经前支和锁骨下肌神经支配。

第三节　腋区、三角肌区、肩胛区、臂前区、臂后区

肩胛部又可分为腋区、三角肌区、肩胛区，与之相连的臂部可分为臂前区和臂后区。

一、腋　区

腋区位于肩关节下方、臂上段与胸前外侧壁上部之间。上肢外展时，此区出现穹窿状皮肤凹陷，其深面四棱锥形的腔隙为腋窝，由顶、底和四壁构成。腋窝内主要有臂丛神经下部及其分支、腋动脉及其分支、腋静脉及其属支、腋淋巴结和疏松结缔组织等（图 8-3）。

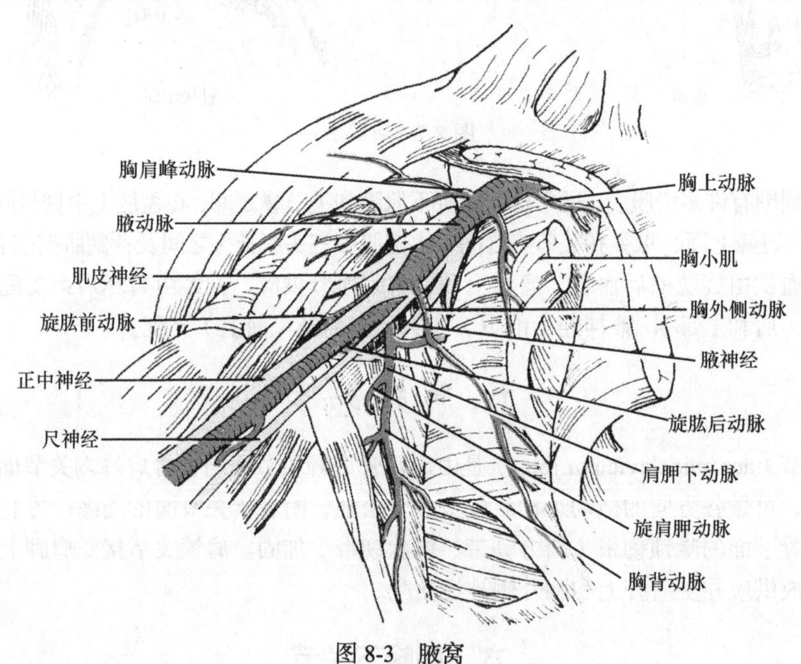

图 8-3　腋窝

（一）腋窝的构成

1. 顶　即腋窝的上口，向上内通颈根部，由锁骨中段、第 1 肋外缘和肩胛骨上缘围成。

2. 底　由皮肤浅筋膜和腋筋膜构成。

3. 四壁

（1）前壁：由胸大肌、胸小肌、锁骨下肌和锁胸筋膜构成。

（2）后壁：由背阔肌、大圆肌、肩胛下肌和肩胛骨构成。

（3）内侧壁：由前锯肌、第1～4肋及肋间肌构成。

（4）外侧壁：由喙肱肌，肱二头肌长、短头和肱骨结节间沟构成。

（二）腋窝的内容

腋窝内主要有臂丛锁骨下部及其分支、腋动脉及其分支、腋静脉及其属支、腋淋巴结和疏松结缔组织等。

1. 腋动脉 以胸小肌为标志分为三段。

（1）第一段：位于第1肋外缘与胸小肌上缘之间。前方邻胸大肌及其筋膜、锁骨下肌、锁胸筋膜及穿过该筋膜的结构；后方邻臂丛内侧束、胸长神经、前锯肌和第1肋间隙等；外侧邻臂丛后束和外侧束；内侧有腋淋巴结尖群、腋静脉、胸上动脉及其伴行静脉。该段分出胸上动脉营养第1、2肋间隙前部。

（2）第二段：位于胸小肌后方。前方有胸大肌、胸小肌及其筋膜覆盖；后方邻臂丛后束和肩胛下肌；外侧邻臂丛外侧束；内侧邻臂丛内侧束和腋静脉。此段的分支有两条：胸肩峰动脉穿过锁胸筋膜后，分支营养胸大肌、胸小肌、三角肌和肩峰等。胸外侧动脉发出后于腋中线前方沿前锯肌表面下行，营养前锯肌、胸大肌、胸小肌和女性乳房。

（3）第三段：位于胸小肌下缘至大圆肌下缘之间。该段血管前方有胸大肌覆盖，并和正中神经内侧根及旋肱前血管相邻，其末端位置表浅，无肌肉覆盖；后方邻桡神经、腋神经、大圆肌肌腱、背阔肌和旋肱后血管等；外侧邻正中神经外侧根、正中神经、肌皮神经、肱二头肌短头和喙肱肌；内侧邻尺神经、前臂内侧皮神经和腋神经。

2. 腋静脉 位于腋动脉的内侧，两者之间有臂丛内侧束、胸内侧神经、尺神经和前臂内侧皮神经；其内侧有臂内侧皮神经。管壁附着腋鞘和锁胸筋膜，损伤后易呈开放状态。

3. 臂丛 位于腋窝内的部分为臂丛的锁骨下部，主要由三个束构成。内侧束是臂丛下干前股的延续；后外侧由上、中干的前股合成；后束由三个干的后股合成。各束先位于腋动脉第一段的后外侧，后居第二段的内、外侧和后方。腋动脉第三段周围为臂丛各束的分支。外侧束发出胸外侧神经和肌皮神经，内侧束发出胸内侧神经、前臂内侧皮神经、臂内侧皮神经和尺神经。内、外侧束还分别发出正中神经的内、外侧根。后束的分支有桡神经、腋神经、肩胛下神经和胸背神经。此外，还有起自臂丛锁骨上部的胸长神经沿腋中线后方前锯肌表面下降，并分布于该肌。

4. 腋淋巴结 位于腋血管及其分支或属支周围的疏松结缔组织中，可分为5群。

（1）外侧淋巴结：沿着腋静脉远侧端排列，收纳上肢的浅、深淋巴管。其输出淋巴管注入中央淋巴结和尖淋巴结，也可注入锁骨上淋巴结。

（2）胸肌淋巴结：位于胸小肌下缘，沿着胸外侧血管排列，收纳胸前外侧壁、脐以上腹壁、乳房外侧部和中央的淋巴管。其输出淋巴管注入中央淋巴结或尖淋巴结。

（3）肩胛下淋巴结：位于腋窝后壁，沿肩胛下血管排列，收纳肩胛区、胸后壁和背部的淋巴管。其输出淋巴管注入中央淋巴结和尖淋巴结。

（4）中央淋巴结：是最大的一群腋淋巴结，位于腋窝底的脂肪组织中，收纳上述3群淋巴结的输出淋巴管。其输出淋巴管注入尖淋巴结。

（5）尖淋巴结：沿腋静脉近侧排列，收纳中央淋巴结和其他各群淋巴结的输出淋巴管及乳房上部的淋巴管。其输出淋巴管大部分汇合成锁骨下干，少数注入锁骨上淋巴结。左锁骨下干注入胸导管，右锁骨下干注入右淋巴导管。

5. 腋鞘 为颈深筋膜深层延续至腋窝，包裹腋动、静脉和臂丛锁骨下部所形成的筋膜鞘。临床上作臂丛锁骨下部麻醉时，应将药液注入腋鞘内。

6. 腋窝蜂窝组织 为腋鞘周围的疏松结缔组织，随腋鞘及血管神经可达邻近各区，故腋窝内的感染向上可扩散至颈根部，向下可到臂前、后区，经三边孔和四边孔可达肩胛区和三角肌区，向前可至胸大、小肌之间的胸肌间隙。

二、三角肌区及肩胛区

（一）三角肌区

三角肌区是指三角肌所覆盖的区域。

1. 浅层结构 皮肤较厚，浅筋膜较致密，脂肪少，腋神经的皮支即臂外侧上皮神经，从三角肌后缘浅出，分布于三角肌表面的皮肤。

2. 深层结构 三角肌表面的深筋膜不发达，从三角肌的前、后方和外侧包绕肩关节。腋神经穿四边孔后，在三角肌的深面分前、后两支进入该肌。

3. 三角肌 呈倒三角形，从前、上和后方包绕着肩关节，形成圆隆的肩部外形。

4. 腋神经 由臂丛后束发出后，与旋肱后血管一起穿四边孔，在三角肌深面分前、后两支。前支的肌支支配三角肌的前中部，后支的肌支支配三角肌后部和小圆肌，其皮支分布于三角肌表面的皮肤。肱骨外科颈骨折时，可损伤腋神经，致三角肌瘫痪，肩关节不能外展，肌萎缩出现“方肩”。

（二）肩胛区

肩胛区是指肩胛骨后面的区域。

1. 浅层结构 皮肤较厚，浅筋膜致密，内有颈丛的锁骨上神经分布。

2. 深层结构 冈下部深筋膜发达，成为腱质性，被浅层的斜方肌所覆盖。深筋膜的深面有冈上肌、冈下肌、小圆肌和大圆肌。肩胛骨上缘有肩胛切迹，切迹上方被肩胛上横韧带连接形成一孔，孔内有肩胛上神经通过，支配冈下肌。韧带上有肩胛上血管进入肩胛区，分布于冈上肌和冈下肌（表 8-1）。

表 8-1 肩带肌

名称	起点	止点	肩关节运动	神经支配
三角肌	锁骨外 1/3 段、肩峰、肩胛冈	三角肌粗隆	外展、前屈、后伸	腋神经（C_5、C_6）
冈上肌	冈上窝	大结节	外展	肩胛上神经（C_5）
冈下肌	冈下窝	大结节	内收、外旋	肩胛上神经（C_5、C_6）
小圆肌	冈下窝下部	大结节	内收、外旋	腋神经（C_5、C_6）
大圆肌	肩胛骨下角、背面	小结节嵴	内收、内旋、后伸	肩胛下神经（C_5、C_6）
肩胛下肌	肩胛下窝	小结节	内收、内旋、后伸	肩胛下神经（C C_5、C_6）

（三）肌腱袖

肌腱袖，又称肩袖，是由冈上肌、冈下肌、小圆肌和肩胛下肌的肌腱联合形成的腱板状结构，包绕肩关节的上、后和前方，并与肩关节囊附着，是肩关节的重要稳定装置。肩关节脱位或扭伤，常导致肌肩袖破裂。

（四）三边孔与四边孔

肱三头肌长头在大圆肌的后方和小圆肌的前方之间穿过，其间形成两个肌间隙（孔）。

三边孔的上界为小圆肌、肩胛下肌、肩胛骨外缘和肩关节囊，下界为大圆肌，外侧界为肱三头肌长头，内有旋肩胛动、静脉通过。

四边孔的上、下界与三边孔相同，内侧界是肱三头肌长头，外侧界是肱骨外科颈，内有旋肱后动、静脉和腋神经通过（图 8-4）。

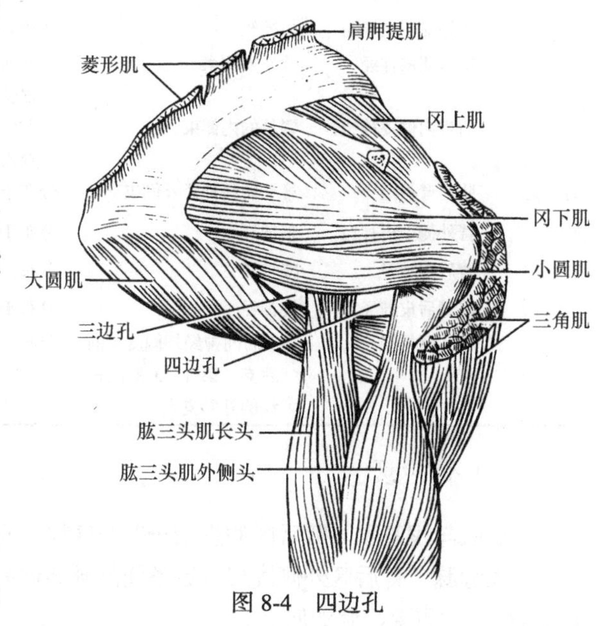

图 8-4　四边孔

（五）肩胛动脉网

肩胛动脉网位于肩胛骨的周围，是由三条动脉的分支相互吻合形成的：肩胛上动脉经肩胛上横韧带的浅面达冈上窝；旋肩胛动脉经三边孔至冈下窝；肩胛背动脉沿肩胛骨内侧缘下行，分支至冈下窝。该动脉网是肩部血液的重要侧支循环途径。当腋动脉血流受阻时，可维持上肢的血供。

三、臂部浅层结构

臂部浅层结构主要包括皮肤、浅筋膜及其内的浅静脉、皮神经等。

（一）臂前区

1. 皮肤与浅筋膜　臂前区的皮肤薄、弹性好，浅筋膜薄而松弛，皮肤可有一定的移动性。

2. 浅静脉　主要有头静脉和贵要静脉。

（1）头静脉：起自手背静脉网的桡侧，在臂前区，行于肱二头肌外侧沟内，经三角肌胸大肌间沟，注入腋静脉或锁骨下静脉，末端可有吻合支连于颈外静脉。

（2）贵要静脉：起自手背静脉网的尺侧，上行至肱二头肌内侧缘下部，穿深筋膜注入肱静脉或腋静脉。

3. 皮神经　主要有臂外侧上、下皮神经，臂内皮神经、前臂内侧皮神经和肋间臂神经（表 8-2）。

表 8-2 臂部皮神经的来源、走行与分布

区域	皮神经名称	皮神经来源	走行与分布
臂前区	臂外侧上皮神经	腋神经	分布于臂前外侧部上部的皮肤
	臂外侧下皮神经	桡神经	从臂后区转入臂前区浅筋膜内，分布于臂外侧部下部的皮肤
	臂内侧皮神经	臂丛内侧束	在臂前内侧中部穿深筋膜至浅筋膜内，分布于臂内侧下 1/3 的皮肤
	前臂内侧皮神经	臂丛的内侧束	在臂前内侧中、下 1/3 交界处，常在贵要静脉穿入臂深筋膜处穿出，走行在浅筋膜内分为两支，经肘部入前臂
臂后区	肋间臂神经	第 2 肋间神经外侧皮支	分布于腋下臂内侧后部
	臂外侧上皮神经	腋神经	分布于臂前外侧部上部及三角肌区的皮肤
	臂后皮神经	桡神经	分布于臂后三角肌以下的皮肤
	前臂后皮神经	桡神经	分布于前臂后区皮肤
	肋间臂神经	第 2 肋间神经外侧皮支的后支，第 1、3 肋间神经的外侧皮支	分布至上臂内侧及背侧皮肤，下可达尺骨鹰嘴附近

（二）臂后区

1. 皮肤与浅筋膜 臂后区的皮肤较臂前区厚，有较大的移动性，浅筋膜较臂前区致密。

2. 浅静脉 臂后区外侧浅层有数条浅静脉绕向外前方，连属头静脉。内侧下部浅层也有数支浅静脉，为贵要静脉的属支。

3. 皮神经 主要包括臂外侧上皮神经、臂后皮神经、肋间臂神经和前臂后皮神经（表 8-2）。

四、臂部深层结构

臂部的深层结构主要包括深筋膜、肌、血管和神经等结构。

（一）臂前区

1. 深筋膜与臂前骨筋膜鞘 臂前区深筋膜较发达，内含较多的横行纤维，又称臂筋膜，向上移行为三角肌筋膜、胸肌筋膜和腋筋膜，向下移行为肘前区筋膜。臂筋膜在臂肌前、后群之间形成臂内侧肌间隔和臂外侧肌间隔。肌间隔向深面附着于肱骨，前臂深筋膜和臂内、外侧肌间隔及肱骨骨膜围成臂前骨筋膜鞘，其内有臂肌前群及臂前区的血管神经等结构。

2. 臂前肌群 有肱二头肌、喙肱肌和肱肌（表 8-3）。

表 8-3 臂前肌群

名称	起点	止点	作用	神经支配
肱二头肌	长头：肩胛骨盂上结节 短头：肩胛骨喙突	桡骨粗隆	屈前臂和前臂旋后	肌皮神经（$C_5 \sim C_7$）
喙肱肌	肩胛骨喙突	桡骨中部内侧	臂前屈和内收	肌皮神经（$C_5 \sim C_7$）
肱肌	肱骨下 1/2 的前面	尺骨粗隆	屈前臂	肌皮神经（$C_5 \sim C_7$）

3. 血管 主要有肱动脉及其分支、肱静脉及其属支。

（1）肱动脉：在大圆肌下缘续为腋动脉，沿肱二头肌内侧沟下行至肘窝，约在桡骨颈平面分为桡动脉和尺动脉。肱动脉的分支有肱深动脉、尺侧上副动脉和尺侧下副动脉。

1）肱深动脉：在大圆肌腱稍下方，起自肱动脉后内侧壁，与桡神经伴行，向后下外入肱骨肌管，分支滋养肱三头肌和肱肌。

2）尺侧上副动脉：约发自臂中份稍上方、肱肌起点水平，伴随尺神经穿臂内侧肌间隔至臂后区。

3）尺侧下副动脉：在肱骨内上髁上方约 5cm 处起始，经肱肌前面向内下方走行，至肘关节附近分为前后两支。

（2）肱静脉：有两条，伴行于肱动脉的两侧。贵要静脉在臂中点稍下方，穿经臂筋膜，注入内侧的一条肱静脉，或沿肱动脉上行至大圆肌下缘处，与肱静脉汇合成腋静脉。

4. 神经　主要有正中神经、尺神经、桡神经和肌皮神经。

（1）正中神经：来自臂丛的外侧束和内侧束，伴随肱动脉走行于肱二头肌内侧沟，在臂上部，行于肱动脉的外侧；约在臂中部，斜过动脉前方至其内侧下行至肘窝。

（2）桡神经：来自臂丛的后束，在臂上部位于肱动脉的后方，继而与肱深动脉伴行，进入肱骨肌管至臂后区，在肘窝处于肱二头肌肌腱的外侧。

（3）尺神经：来自臂丛内侧束，在臂上部位于肱动脉的内侧，在臂中部与尺侧上副动脉伴行，穿臂内侧肌间隔至臂后区。

（4）肌皮神经：发自臂丛的外侧束，向外下行，穿喙肱肌，走行于肱二头肌于肱肌之间，在肘窝外上方、肱二头肌与肱肌之间穿出，移行为前臂外侧皮神经。

（二）臂后区

1. 深筋膜与臂后骨筋膜鞘　臂后区深筋膜较厚而坚韧，该筋膜借内外侧肌间隔与肱骨骨膜共同围成臂后骨筋膜鞘，鞘内包裹有肱三头肌、桡神经、肱深血管和尺神经等结构。

2. 臂后肌　只有一块肱三头肌（表 8-4）。

表 8-4　臂后肌

名称	起点	止点	作用	神经支配
肱三头肌	长头：肩胛骨盂下结节 内侧头：肱骨桡神经沟内下方的骨面 外侧头：肱骨桡神经沟外上方的骨面	尺骨鹰嘴	伸肘关节，助肩关节后伸及内收（长头）	桡神经（C_5～C_6）

3. 肱骨肌管　又称桡神经管，由肱三头肌与肱骨桡神经沟围成，管内有桡神经和肱深血管通过。

4. 桡神经血管束　由桡神经和肱深血管组成，位于肱骨肌管内。

（1）桡神经：在大圆肌下缘，伴肱深血管斜向外下，进入肱骨肌管，紧贴桡神经沟骨面走行，穿臂外侧肌间隔，至肘窝外侧，在臂后区发出肌支支配肱三头肌。

（2）肱深动脉：在肱骨肌管内分为前、后两支，前支称桡侧副动脉（radial collateral artery），与桡神经伴行穿外侧肌间隔；后支称中副动脉（middle collateral artery），在臂后区下行。两者参与肘关节动脉网的组成。

（3）肱深静脉：肱深静脉有两条，与相应的动脉伴行，收集肱深动脉供应区的静脉血，最后注入肱静脉。

5. 尺神经　与尺侧上副动脉伴行，在臂中份以下，沿臂内侧肌间隔后方，肱三头肌内侧头前面下行至尺神经沟。

桡神经走行于肱骨肌管内的一段与肱骨中部桡神经沟骨面紧贴，故臂后区中部受压、肱骨中段骨折或骨折愈合期被骨痂包入，均可造成桡神经的损伤，引起前臂伸肌麻痹。

第四节 常用腧穴定位及揣穴

1. 肩髃（LI15）

归经 手阳明大肠经。

体表定位 在三角肌区，肩峰外侧缘前端与肱骨大结节两骨间凹陷中。

层次解剖 皮肤→皮下组织→三角肌→肩峰下滑囊→冈上肌腱。

重要解剖结构 浅层有锁骨上神经，深层有旋肱后动、静脉和腋神经的分支。

揣穴 本穴的内侧可触及肩峰外侧缘的前端，外侧为肱骨大结节。浅层为三角肌，深层可触及附着于肱骨大结节前上方的冈上肌肌腱。

2. 肩髎（TE14）

归经 手少阳三焦经。

体表定位 在三角肌区，肩峰角与肱骨大结节两骨间凹陷中。

层次解剖 皮肤→皮下组织→三角肌后部→小圆肌→腋神经及旋肱后动、静脉。

重要解剖结构 腋神经及旋肱后动、静脉。

揣穴 本穴位于肩峰外后缘与肱骨大结节之间。浅层为三角肌，深层可触及附着于肱骨大结节后上方的冈下肌及小圆肌肌腱，内收前屈肩关节时手感更为明显。

3. 臂臑（LI14）

归经 手阳明大肠经。

体表定位 在臂部，曲池穴上 7 寸，三角肌前缘处。

层次解剖 皮肤→皮下组织→三角肌→旋肱后动脉分支→胸大肌肌腱。

重要解剖结构 旋肱后动脉分支。

揣穴 本穴位于曲池与肩髃连线上，肩髃下 3 寸，三角肌前下缘取穴。肩关节稍外展，上下拨动可感知胸大肌肌腱。

4. 臑俞（SI10）

归经 手太阳小肠经。

体表定位 在肩胛区，腋后纹头直上，肩胛冈下缘凹陷中。

层次解剖 皮肤→皮下组织→三角肌后部→冈下肌→肩关节囊后壁。

重要解剖结构 冈下肌、肩关节囊。

揣穴 本穴位于肩胛冈下方，肩后伸时可触及本穴位于盂肱关节后方，内侧为肩胛骨关节盂，外侧为肱骨头。

5. 肩贞（SI9）

归经 手太阳小肠经。

体表定位 在肩胛区，肩关节后下方，腋后纹头直上 1 寸。

层次解剖 皮肤→皮下组织→三角肌后部→小圆肌→肱三头肌长头→大圆肌→背阔肌→腋窝腔。

重要解剖结构 腋窝腔内有臂丛神经下部及其分支、腋动静脉及其分支属支。

揣穴　本穴位深层外侧为三角肌后部和肱三头肌长头，后伸肩关节时可以感知；内侧为肩胛骨外侧缘小圆肌附着处。

6. 天宗（SI11）

归经　手太阳小肠经。

体表定位　在肩胛区，肩胛冈中点与肩胛下角连线上 1/3 与下 2/3 交点的凹陷中。

层次解剖　皮肤→皮下组织→斜方肌→冈下肌→肩胛上神经及动脉和静脉肌支。

重要解剖结构　深层布有肩胛上神经的分支和肩胛上动、静脉分支或属支。

揣穴　本穴可触及肩胛骨背面及附着其上的冈下肌。外下→内上拨动可感知到冈下肌肌腹。

7. 巨骨（LI16）

归经　手阳明大肠经。

体表定位　在肩胛区，锁骨肩峰端与肩胛冈之间的凹陷中。

层次解剖　皮肤→皮下组织→肩锁韧带→冈上肌。

重要解剖结构　肩胛上神经及动静脉。

揣穴　本穴前方为锁骨肩峰端，后方为肩胛冈，外侧为肩锁关节。

8. 极泉（HT1）

归经　手少阴心经。

体表定位　在腋区，腋窝中央，腋动脉搏动处。

层次解剖　皮肤→皮下组织→腋筋膜→腋窝腔中臂丛和腋动静脉→背阔肌肌腱→大圆肌。

重要解剖结构　腋窝腔内有臂丛及其分支、腋动及其分支、腋静脉及其属支。

揣穴　上臂外展，在腋窝正中，以拇指按压可感知到腋动脉跳动，以拇指拨动可产生至手指的窜麻感。

思考题

1. 试述肩关节的构成和特点。
2. 何为肩袖，其临床意义是什么？
3. 试述臂丛的构成和循行路线。
4. 腋窝内容有哪些主要结构？
5. 简述肩峰下关节及其临床意义。

第九章

肘前臂腕手部解剖

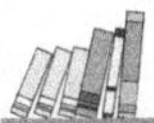

学习目的

通过本章学习，了解肘前臂腕手部的境界与分区及基本解剖结构；熟悉肘前臂腕手部的解剖标志、体表投影和解剖层次；掌握肘前臂腕手部常用腧穴的定位重要解剖结构。

肘前臂腕手部是上肢除上肢带和肩部的其余结构，包括臂肘、前臂腕手。上肢骨骼轻巧，关节囊薄而松弛，肌数量多而肌形较小、细长，运动灵活，是完成日常活动的重要结构。上肢是由骨、肌、血管、神经及浅、深筋膜和皮肤形成的多层次鞘状局部结构，可分为浅、深两层结构。浅层结构由皮肤和浅筋膜构成，在浅筋膜内有丰富的浅静脉、淋巴管和皮神经；深层结构由深筋膜、肌、血管神经和骨构成，并以血管、神经及其行径形成了若干重要的局部结构及局部核心结构，如肘窝、鼻烟窝和腕管等。

第一节　概　　述

一、境界与分区

1. 境界　肘前臂腕手部是上肢肱骨内、外上髁连线以下。从功能解剖角度，肘关节运动的肌肉大多位于臂部，因此本章在叙述时会涉及臂部相关内容。

2. 分区　从局部解剖部位角度，本章内容分为肘部、前臂部、腕部和手部。肘部以肘关节为中心，一般指肱骨内、外上髁连线上下 2 横指的范围；腕部以腕关节为中心，腕介于前臂和手之间，上界为尺、桡骨茎突近侧基部的环线，下界相当于屈肌支持带的下缘水平，即拇指掌骨底平面，是前臂的肌腱和血管、神经进入手的通路。肘部与腕部之间为前臂，腕部以远为手部。

二、体表标志与体表投影

（一）体表标志

1. 肱骨内、外上髁（medial and later）　肘部内、外两侧最突出的骨点。
2. 桡骨头（head of radius）　肱骨外上髁下方的骨突。旋转前臂时可触及桡骨头转动。
3. 尺骨鹰嘴（olecranon）　肘部后区最显著的隆起。
4. 肱二头肌肌腱（tendon of biceps brachii）　肘部前区触及的紧张肌腱，尤以屈肘时明显。
5. 桡骨茎突（styloid process of radius）　腕桡侧的突起。

6. 尺骨茎突（styloid process of ulna）　腕尺侧的突起，尺骨茎突的近侧有尺骨头。

7. 腕横纹（rasceta）　腕前区皮肤有三条横纹。腕近侧纹约平尺骨头，腕中纹不恒定，腕远侧纹平对屈肌支持带近侧缘。

8. 腱隆起（tendon uplift）　握拳屈腕时，腕前区有三条纵行的肌腱隆起。中间者为掌长肌腱；桡侧为桡侧腕屈肌腱，桡动脉就位于该肌腱的外侧；尺侧为尺侧腕屈肌腱。伸腕、伸指时，在手背皮下可见指伸肌腱。

9. 手掌（palm）　有三条掌横纹，鱼际纹斜行于鱼际尺侧，近侧与腕远侧纹中点相交，深面有正中神经通过；掌中纹略斜行于掌中部，桡侧端与鱼际纹重叠；掌远纹横行，适对第 3～5 掌指关节的连线，其桡侧端稍弯向第 2 指蹼处。手掌两侧有梭形肌性隆起，内侧称小鱼际，外侧称大鱼际，两鱼际之间的凹陷称掌心。

10. 鼻烟窝（anatomical snuffbox）　手背外侧部的浅凹，拇指充分外展并后伸时尤为明显，其桡侧界为拇长展肌腱和拇短伸肌腱，尺侧为拇长伸肌腱，近侧界为桡骨茎突，窝底为手舟骨和大多角骨。窝内有桡动脉通过，可扪及其搏动。

（二）体表投影

1. 尺、桡动脉（ulnar and radial arteries）　从肘前横纹中点远侧 2cm 处，至桡骨茎突前方和豌豆骨桡侧的连线，分别为桡、尺动脉的投影。

2. 正中神经（median nerve）　在臂部与肱动脉一致，位于肱二头肌内侧沟内；在前臂为从肱骨内上髁与肱二头肌腱连线的中点至腕远侧纹中点稍外侧的连线。

3. 尺神经（ulnar nerve）　自腋窝顶，经肱骨内上髁与尺骨鹰嘴间，至豌豆骨桡侧缘的连线。

4. 桡神经（radial nerve）　从腋后襞下缘外端与臂交点处起，向下斜过肱骨后方，至肱骨外上髁的连线。

第二节　骨及骨关节

一、骨

1. 肱骨（humerus）　位于臂部，分为一体和两端。肱骨下端前后扁而略向前卷曲，外侧份有半球形的肱骨小头，与桡骨形成关节；内侧份有形如滑车的肱骨滑车，与尺骨形成关节。滑车的前上方，有冠突窝，屈肘时可容纳尺骨冠突；在滑车的后上方，有一深窝，称鹰嘴窝，伸肘时可容纳尺骨鹰嘴。肱骨小头的外上侧和滑车的内上侧各有一个突起，分别为外上髁和内上髁，可在体表扪及。内上髁的后下方有一浅沟，称尺神经沟，有尺神经通过（图 9-1）。

2. 桡骨（radius）　位于前臂外侧，分为一体两端。桡骨上端膨大，为扁圆形，称桡骨头，头的上面有凹陷的桡骨头凹与肱骨小头相关节，其周围有环状关节面与尺骨的桡切迹相关节。肱骨外上髁下方的骨突，前臂旋转时有转动感，即桡骨头。头下方光滑缩细为桡骨颈，颈的内下侧有突起的桡骨粗隆，是肱二头肌的抵止处。桡骨体为三棱柱形，内侧缘为薄锐的骨间嵴，与尺骨的骨间缘相对。其外侧面中点的粗糙面为旋前圆肌粗隆，下端膨大，前凹后凸，近似立方形，外侧向下突出，为桡骨茎突。其内侧面有关节面为尺骨切迹，与尺骨头相关节，下端有腕关节面与腕骨相关节，体表可扪及桡骨茎突和桡骨头。

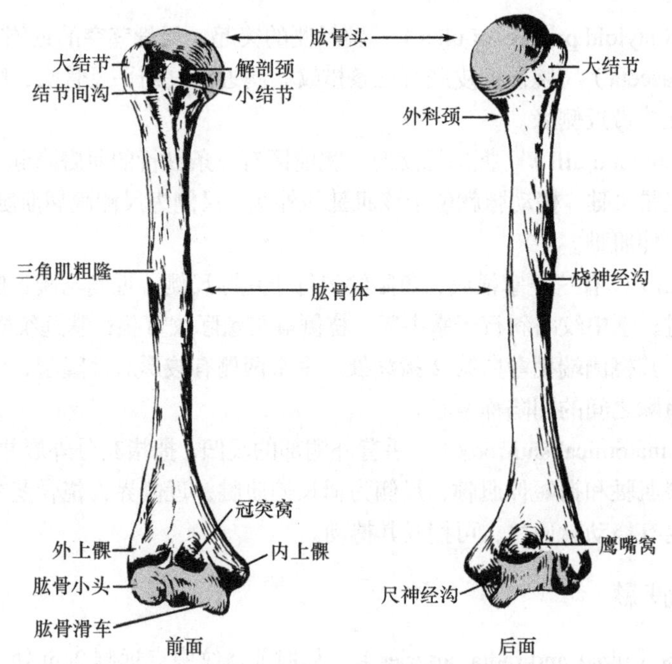

图 9-1　肱骨

3. 尺骨（ulna）　位于前臂内侧，分为一体两端。尺骨上端粗大，前面有一半圆形深凹的滑车切迹，与肱骨滑车相关节。切迹后上方的突起为鹰嘴，前下方的突起为冠突，冠突外侧面有桡骨切迹，与桡骨头相关节；冠突下方的粗糙隆起为尺骨粗隆。尺骨体上段粗，下段细，外缘锐利，为骨间缘，与桡骨的骨间缘相对。尺骨下端为尺骨头，其前、外、后有环状关节面与桡骨的尺切迹相关节。下面光滑，借三角形的关节盘与腕骨分隔。头后内侧的锥状突起为尺骨茎突。生理情况下，尺骨茎突比桡骨茎突约高 1cm。鹰嘴、后缘全长、尺骨头和茎突均可在体表扪到（图 9-2）。

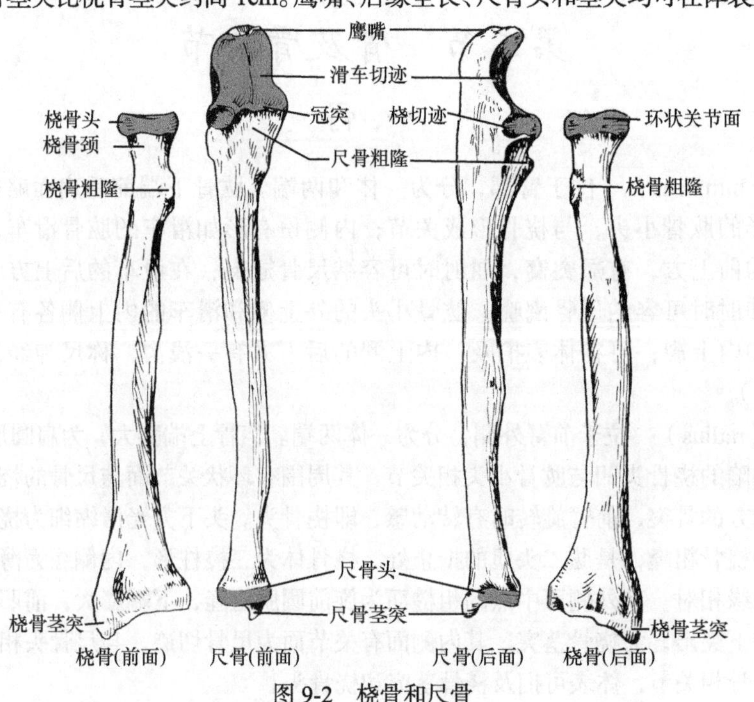

图 9-2　桡骨和尺骨

4. 手骨　包括腕骨、掌骨和指骨。

（1）腕骨（carpal bones）：属于短骨，共 8 块，排成近、远两列。近侧列由桡侧向尺侧分别为手舟骨、月骨、三角骨和豌豆骨；远侧列为大多角骨、小多角骨、头状骨和钩骨。8 块腕骨构成一掌面凹陷的骨沟。各骨相邻的关节面形成腕骨间关节。手舟骨、月骨和三角骨近端形成的椭圆形关节面，与桡骨下端关节面及尺骨下端的关节盘构成桡腕关节。

（2）掌骨（metacarpal bones）：共 5 块。由桡侧向尺侧，依次为第 1～5 掌骨。近端为底，接腕骨；远端为头，接指骨；中间部为体。第 1 掌骨短而粗，其底有鞍状关节面，与大多角骨的鞍状关节面相关节。

（3）指骨（phalanges of fingers）：属于长骨，共 14 块。拇指有 2 节，分为近节和远节指骨，其余各指为 3 节，分别为近节指骨、中节指骨和远节指骨。每节指骨的近端为底，中间部为体，远端为滑车。每一指的终端变平且扩大，在其远端形成甲床（图 9-3）。

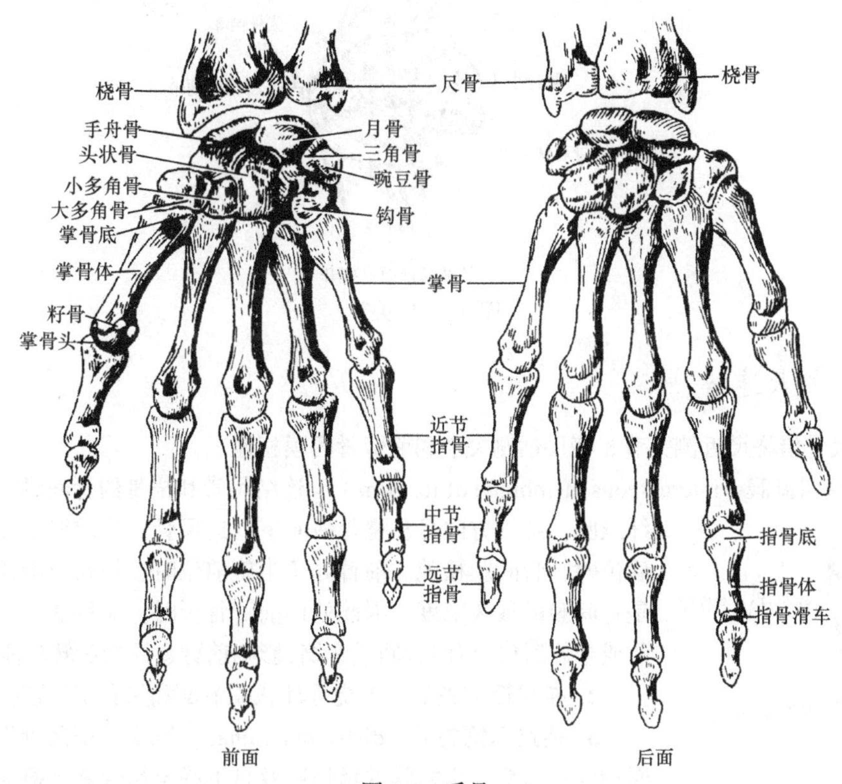

图 9-3　手骨

二、骨　关　节

（一）肘关节

肘关节是由肱骨下端和尺骨、桡骨上端构成的复合关节，包括三个关节。

1. 肱尺关节（humeroulnar joint）　由肱骨滑车和尺骨滑车切迹构成。

2. 肱桡关节（humeroradial joint）　由肱骨小头和桡骨关节凹构成。

3. 桡尺近侧关节（proximal radioulnar joint）　由桡骨环状关节面和尺骨桡切迹构成。

上述 3 个关节包在一个关节囊内，肘关节囊前、后壁薄而松弛，两侧壁厚而紧张，并有韧带加强。囊的后壁最薄弱，故常见桡、尺两骨向后脱位，移向肱骨的后上方（图 9-4）。

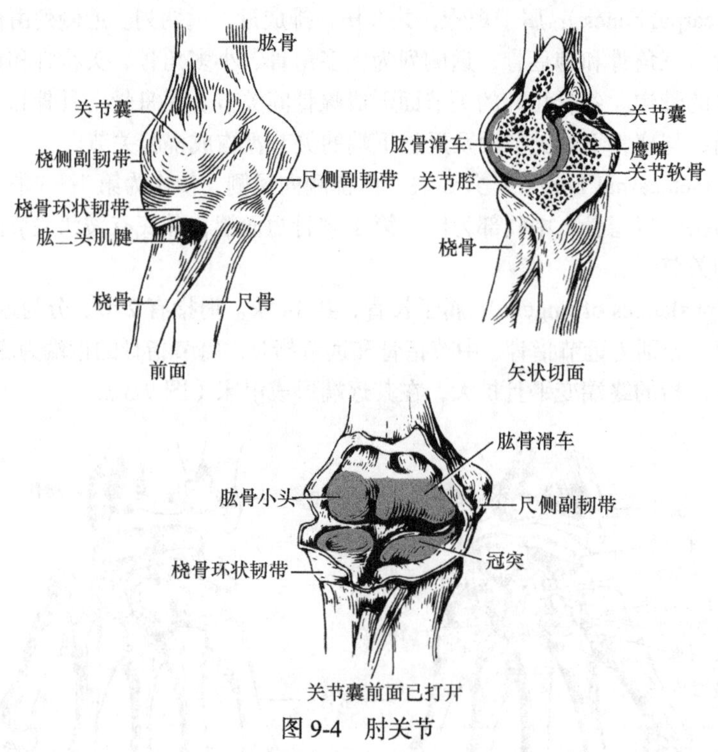

图 9-4　肘关节

（二）桡尺连结

桡、尺骨借桡尺近侧关节、桡尺远侧关节和前臂骨间膜相连。

1. 前臂骨间膜（interosseous membrane of forearm）　连结尺骨和桡骨的骨间缘之间的坚韧纤维膜。纤维方向是从桡骨斜向下内达尺骨。当前臂处于旋前或旋后位时，骨间膜松弛。前臂处于半旋前位时，骨间膜最紧张，这也是骨间膜的最大宽度。因此处理前臂骨折时，应将前臂固定于半旋前或半旋后位，以防骨间膜挛缩，影响前臂愈后的旋转功能（图 9-5）。

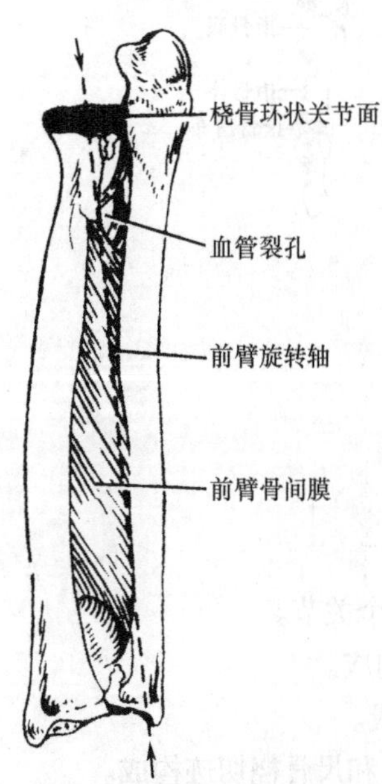

图 9-5　前臂骨间的连结

2. 桡尺近侧关节　由桡骨环状关节面和尺骨桡切迹构成。

3. 桡尺远侧关节（distal radioulnar joint）　由尺骨头环状关节面构成关节头，由桡骨的尺切迹及自下缘至尺骨茎突根部的关节盘共同构成关节窝。关节盘为三角形纤维软骨板，将尺骨头与腕骨隔开。关节囊松弛，附着于关节面和关节盘周缘。

（三）手关节

手关节包括腕关节、腕骨间关节、腕掌关节、掌骨间关节、掌指关节和手指间关节。

1. 腕关节（wrist joint）　又称桡腕关节，是典型的椭圆关节。由手的舟骨、月骨和三角骨的近侧关节面作为关节头，桡骨的关节面和尺骨头下方的关节盘作为关节窝而构成。关节囊松弛，关节的前、后和两侧均有韧带加强，其中掌侧韧带最为坚韧，所以腕的后伸运动受限。桡腕关节可作屈、伸、展、收及环转运动。

2. 腕骨间关节（intercarpal joint）　由腕骨之间的关节面构成的关节，可分为近侧列腕骨间关节、远侧列腕骨间关节和两列腕骨之间的腕中关节。各腕骨之间借韧带连结成一整体，各关节腔彼此相通，只能做轻微的滑动和转动，属微动关节。腕骨间关节和腕关节的运动通常是一起进行的。

3. 腕掌关节（carpometacarpal joint）　由远侧列腕骨与5个掌骨底构成。除拇指和小指的腕掌关节，其余各指的腕掌关节运动范围极小。拇指腕掌关节由大多角骨与第1掌骨底构成的鞍状关节，为人类及灵长目动物所特有。关节囊厚而松弛，可作屈、伸、收、展、环转和对掌运动。由于第1掌骨的位置向内侧旋转了近90°，故拇指的屈、伸运动发生在冠状面上，即拇指在手掌平面上向掌心靠拢为屈，离开掌心为伸。而拇指的收、展运动发生在矢状面上，即拇指在与手掌垂直的平面上离开示指为展，靠拢示指为收。对掌运动则是拇指向掌心、拇指尖与其余四指尖掌侧面相接触的运动。

4. 掌骨间关节（intermetacarpal joint）　由第2～5掌骨底相邻面构成，属平面关节，活动甚微。

5. 掌指关节（metacarpophalangeal joint）　由掌骨头与近节指骨底构成，共5个。关节囊薄而松弛，其前、后有韧带增强，掌侧韧带较坚韧，并含有纤维软骨板。囊的两侧有侧副韧带，从掌骨头两侧延向下附于指骨底两侧，此韧带在屈指时紧张，伸指时松弛。拇指掌指关节属于滑车关节，主要作屈伸运动，微屈时，也可作轻微的侧方运动，但运动幅度均较小；其余4指为球窝关节，可作屈、伸、收、展运动。

6. 指骨间关节（interphalangeal joint）　由各指相邻两节指骨的底和滑车构成，共9个，是典型的滑车关节。关节囊松弛，两侧有韧带加强，只能作屈伸运动（图9-6）。

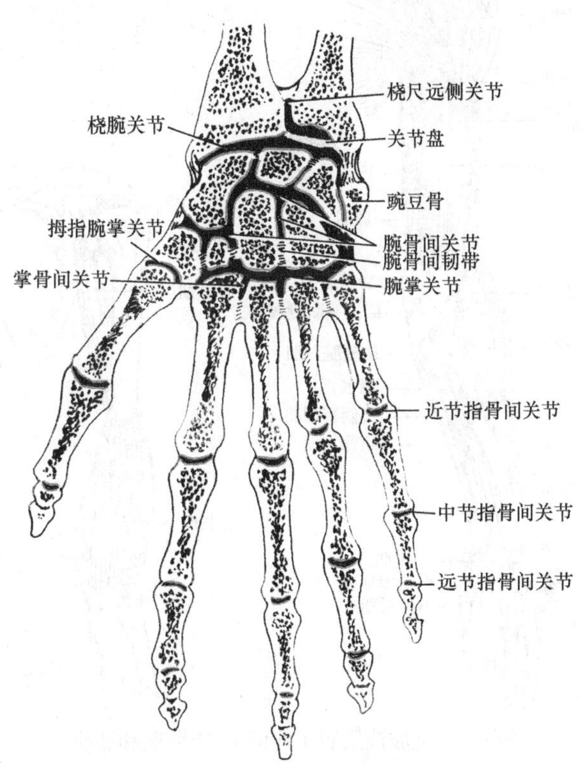

图9-6　手关节（冠状切面）

第三节 肌 肉

一、臂 肌

臂肌覆盖肱骨，以内、外侧肌间隔分隔成前、后两群。

臂肌前群有浅层的肱二头肌和深层的喙肱肌、肱肌。肱二头肌长头、短头在臂下部汇成肱二头肌肌腹，向下移行为肌腱，止于桡骨粗隆。肱肌位于肱二头肌下半部的深面，起自肱骨前面下半，止于尺骨粗隆。两者为肘关节屈肌。屈肘时可显示肱二头肌肌腹，肱二头肌肌腹下半与肱骨干之间，可触摸到肱肌的内侧缘、外侧缘。

臂肌后群为肱三头肌，其长头、外侧头和内侧头向下以一坚韧的肌腱止于尺骨鹰嘴，是主要的肘关节伸肌。

臂肌前、后群之间可触摸到肱骨干的内、外面，向下可触摸到肱骨内、外上髁。

二、前 臂 肌

（一）前群

前群共有9块肌肉，分四层排列（图9-7）。

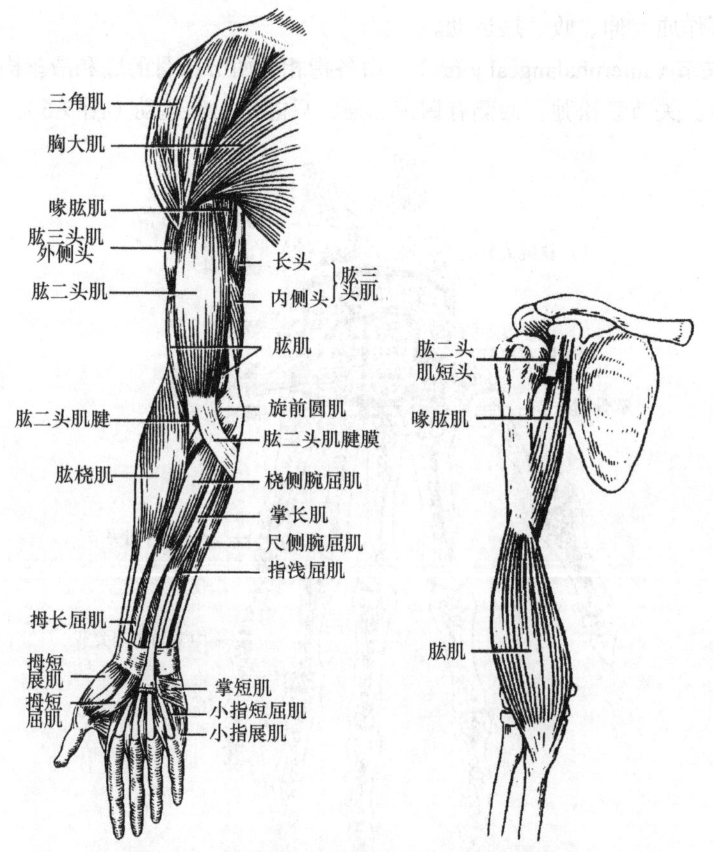

图9-7 上肢浅层肌（前面）、喙肱肌和肱肌

1. 第一层（浅层） 有5块肌，自桡侧向尺侧。

（1）肱桡肌（brachioradialis）：起自肱骨外上髁上方，下 1/3 为扁腱，止于桡骨茎突。其作用是屈肘关节。抗阻力屈肘时可清晰显示。

以下 4 个肌共同以屈肌总腱起自肱骨内上髁及前臂深筋膜。

（2）旋前圆肌（pronator teres）：止于桡骨外侧面中部。其作用是使前臂旋前和屈肘关节。

（3）桡侧腕屈肌（flexor carpi radialis）：以长腱止于第 2 掌骨底掌面。其作用是屈和外展腕关节，屈肘关节。

（4）掌长肌（palmaris longus）：肌腹小而腱细长，向下连于掌腱膜。其作用是屈腕关节和紧张掌腱膜。

（5）尺侧腕屈肌（flexor carpi ulnaris）：向下移行为肌腱，止于豌豆骨。其作用是屈和内收腕关节，屈肘关节。

2. 第二层　只有 1 块肌，即指浅屈肌（flexor digitorum superficialis）。其上端为浅层肌所覆盖，起自肱骨内上髁和尺、桡骨前面，肌束向下移行为 4 条腱，经腕管入手掌，每条腱在近节指骨中部分为两脚，分别止于第 2～5 指中节指骨体两侧。其作用是屈第 2～5 指近侧指骨间关节和掌指关节，屈腕关节和肘关节。

3. 第三层　有 2 块肌。

（1）拇长屈肌（flexor pollicis longus）：位于外侧半，起自桡骨上端前面及附近的骨间膜，肌下行移行为腱，经腕管入手掌，止于拇指远节指骨底掌面。其作用是屈拇指指骨间关节和掌指关节。

（2）指深屈肌（flexor digitorum profundus）：位于内侧半，起自尺骨上端前面及附近的骨间膜，肌向下移行为 4 条腱，经腕管入手掌，穿经指浅屈肌各相应腱两脚之间，分别止于第 2～5 指远节指骨底掌面。其作用是屈第 2～5 指远侧、近侧指骨间关节和掌指关节，以及屈腕关节（图 9-8）。

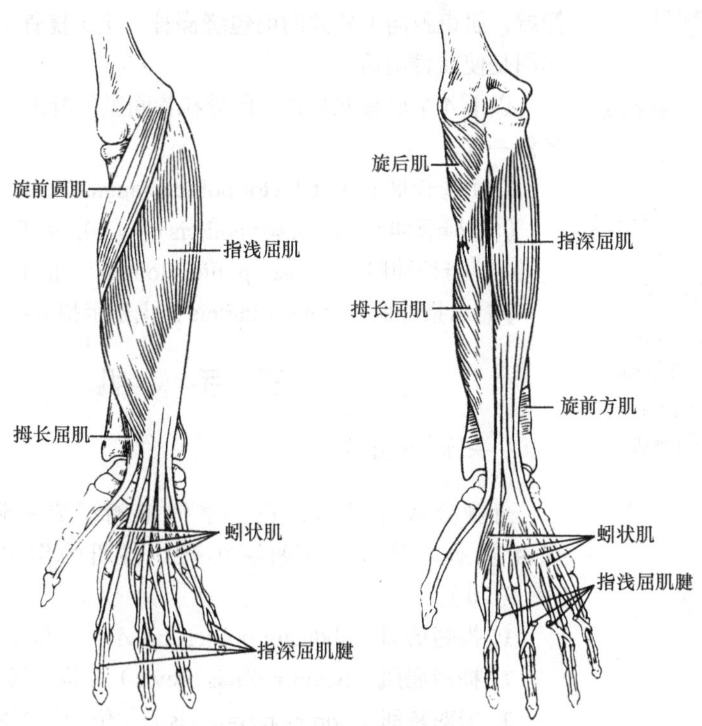

图 9-8　前臂前群第三肌

4. 第四层 只有 1 块肌，即旋前方肌（pronator quadratus）。其为扁的四方形小肌，起自尺骨下 1/4 的前面，肌束横行，止于桡骨下端的前面。其作用是使前臂旋前。

（二）后群

后群共 10 块肌，分浅、深两层排列。

1. 浅层 有 5 块肌，以一个共同的腱即伸肌总腱起自肱骨外上髁及邻近的深筋膜，由桡侧向尺侧的肌依次如下所述。

（1）桡侧腕长伸肌（extensor carpi radialis longus）：向下移行为长腱至手背，止于第 2 掌骨底。

（2）桡侧腕短伸肌（extensor carpi radialis brevis）：在桡侧腕长伸肌的后内侧，止于第 3 掌骨底。

上述 2 块肌的主要作用是伸和外展腕关节。

（3）指伸肌（extensor digitorum）：肌腹向下移行为 4 条腱，经手背以指背腱膜分别止于第 2～5 指中节和远节指骨底。其作用是伸第 2～5 指和伸腕关节。

（4）小指伸肌（extensor digiti minimi）：是一条细长的肌，附于指伸肌内侧，肌腱移行为指背腱膜，止于小指中节和远节指骨底。其作用是伸小指。

（5）尺侧腕伸肌（extensor carpi ulnaris）：止于第 5 掌骨底。其作用是伸和内收腕关节。

2. 深层 有 5 块肌，从上外向下内的肌分布依次如下所述。

（1）旋后肌（supinator）：位置较深，起自肱骨外上髁和尺骨近侧端，肌束斜向下外并向前包绕桡骨，止于桡骨上 1/3 的前面。其作用是使前臂旋后。

以下 4 个肌皆起自桡、尺骨和骨间膜的背面。各肌的作用与其名称一致。

（2）拇长展肌（abductor pollicis longus）：止于第 1 掌骨底。

（3）拇短伸肌（extensor pollicis brevis）：止于拇指近节指骨底。

（4）拇长伸肌（extensor pollicis longus）：止于拇指远节指骨底。

（5）示指伸肌（extensor indicis）：止于示指的指背腱膜（图 9-9）。

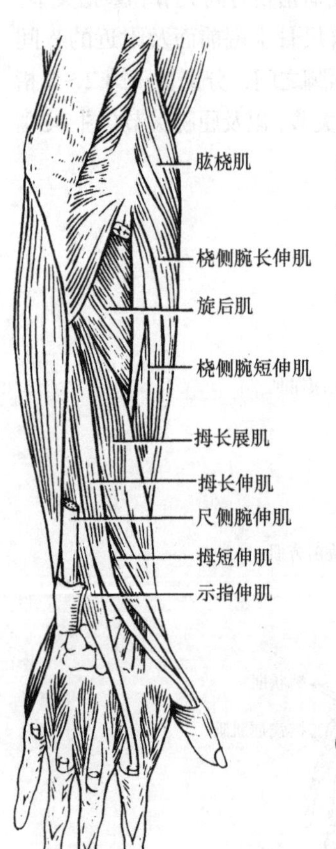

图 9-9　前臂后群肌

三、手　　肌

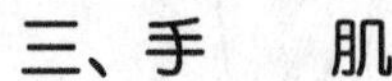

（一）外侧群

外侧群较为发达，在手掌拇指侧形成一隆起，称鱼际，有 4 块肌，分浅、深两层排列，各肌的作用与其名称一致（图 9-10）。

1. 拇短展肌（abductor pollicis brevis）　位于浅层外侧。

2. 拇短屈肌（flexor pollicis brevis）　位于浅层内侧。

3. 拇对掌肌（opponens pollicis）　位于拇短展肌的深面。

4. 拇收肌（adductor pollicis）　位于拇对掌肌的内侧。

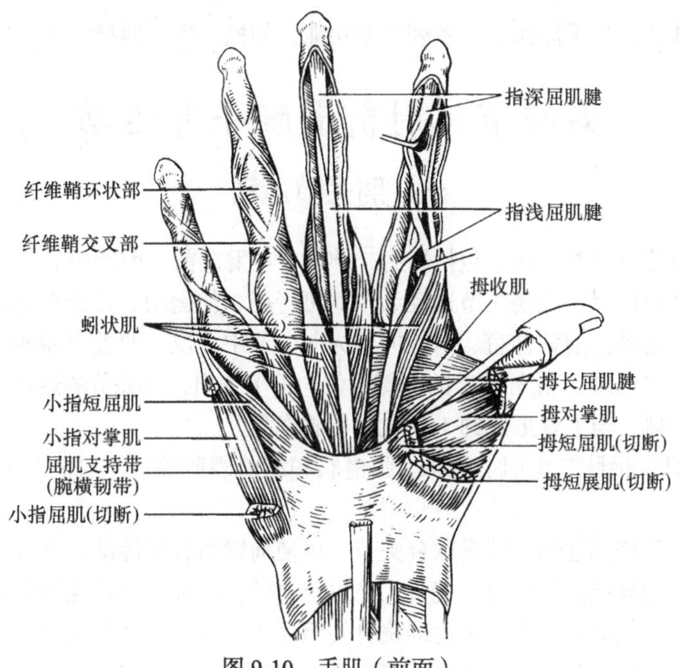

图 9-10　手肌（前面）

（二）内侧群

内侧群位于手掌小指侧，形成一隆起，称小鱼际，有 3 块肌，也分浅、深两层排列。各肌的作用与其名称一致。

1. 小指展肌（abductor digiti minimi）　位于浅层内侧。

2. 小指短屈肌（flexor digiti minimi brevis）　位于浅层外侧。

3. 小指对掌肌（opponens digiti minimi）　位于上述两肌深面。

（三）中间群

中间群位于掌心，包括蚓状肌和骨间肌。

1. 蚓状肌（lumbricales）　为 4 条细束状小肌，位于手掌中部，掌腱膜深面。第 1、2 蚓状肌分别起自第 2、3 指深屈肌腱外侧，第 3、4 蚓状肌分别起自第 3～5 指深屈肌腱相邻侧，4 条肌依次经第 2～5 指掌指关节外侧，止于指背腱膜。收缩时屈第 2～5 指掌指关节和伸其指骨间关节。

2. 骨间掌侧肌（palmar interossei）　共 3 块，位于指深屈肌腱和蚓状肌深面，第 2～5 掌骨掌侧面，起自第 2 掌骨内侧面和第 4、5 掌骨外侧面，分别经第 2、4、5 指近节指骨底相应侧，止于指背腱膜。收缩时内收第 2～5 指（向中指靠拢）；屈第 2～5 指的掌指关节和伸其指骨间关节。

3. 骨间背侧肌（dorsal interossei）　共 4 块，位于 4 个掌骨间隙的背侧，起自第 1～5 掌骨的相邻侧，分别经第 2 指近节指骨底外侧、第 3 指近节指骨底两侧和第 4 指近节指骨底内侧，止于第 2～4 指指背腱膜。收缩时固定第 3 指，外展第 2、4 指（远离中指）；屈第 2～4 指的掌指关节和伸其指骨间关节。

手固有肌主要完成手的精细动作，来自前臂的长肌（外部肌）完成手和手指的用力运动。

长肌、短肌共同作用，使手能执行一系列重要功能，如抓、捏、握持、夹、提等。

第四节　肘前臂腕手部运动

一、肘关节运动

肘关节与前臂连结的共同运动包括屈肘、伸肘、前臂旋前、前臂旋后等。

肘关节的运动以肱尺、肱桡关节运动为主，可行屈、伸运动。尺骨在肱骨滑车上运动，桡骨头在肱骨小头上运动。前臂伸直、掌心向前为肘关节中立位，肘关节屈伸活动范围为：屈曲130°～150°，过伸 0°～10°。肱骨滑车的内侧缘偏向前下突出，使关节的运动轴斜向下内。故伸肘时，前臂偏向外侧，与上臂形成约 160°的“提携角”。

屈肘关节的肌包括肱二头肌、肱肌、肱桡肌和旋前圆肌等。伸肘关节的肌有肱三头肌和肘肌。

桡尺近侧关节和桡尺远侧关节是联合关节，可使前臂做旋转运动，其旋转轴为通过桡骨头中心至尺骨头中心的连线。运动时，桡骨头在原位自转，而桡骨下端连同关节盘围绕尺骨头旋转，实际上只是桡骨做旋转运动。旋前即桡骨转至尺骨前方并与之相交叉，手背向前；旋后运动与此相反，即桡骨转回到尺骨外侧，手背向后。以肘关节屈曲 90°、虎口向上为中立位，肘关节及前臂骨连结的运动范围为：旋前 80°～90°，旋后 80°～90°。

前臂旋前的肌有旋前圆肌、旋前方肌和肱桡肌。前臂旋后的肌包括旋后肌、肱二头肌。

二、腕关节运动

腕关节即桡腕关节，由近排腕骨与桡骨远端关节面、关节盘构成，完成上肢功能的主要部分；从功能上看，桡腕关节与微动的腕骨间关节运动是同时进行的，并受相同肌肉的作用。腕关节可做伸腕、屈腕、外展、内收等运动。以掌骨与前臂成一直线为中立位 0°，腕关节可背伸30°～60°，掌屈 50°～60°，外展桡偏 25°～30°，内收尺偏 0°～30°。

伸腕关节的肌包括桡侧腕长伸肌、桡侧腕短伸肌、尺侧腕伸肌、指伸肌、示指伸肌、小指伸肌、拇长伸肌等。

屈腕关节的肌包括桡侧腕屈肌、尺侧腕屈肌、掌长肌、指浅屈肌、指深屈肌等。

外展桡偏的肌包括桡侧腕屈肌、桡侧腕长伸肌、拇长展肌、拇短伸肌等。

内收尺偏的肌包括尺侧腕伸肌、尺侧腕屈肌。

三、掌指及指间关节运动

掌指关节与远、近端指间关节以掌骨、指骨成一直线为中立位 0°，有屈指、伸指、外展、内收等运动。

第 2～5 指的屈指运动：掌指关节可屈曲 70°～90°，近侧指间关节屈曲 90°，远侧指间关节屈曲 60°～90°。伸指运动：掌指关节过伸 15°～25°。手指外展、内收运动：小指、环指、示指有 20°的外展运动。

参与屈指的肌有指浅屈肌、指深屈肌、蚓状肌、骨间肌；参与伸指的肌有指伸肌、示指伸肌、小指伸肌、蚓状肌、骨间肌。参与指内收的肌是骨间掌侧肌；参与指外展的肌是骨间背侧肌和小指展肌。

拇指背伸，拇指与示指之间的夹角可达 50°。拇指掌指关节屈曲可达 50°，指间关节屈曲可达 90°。拇指掌侧外展，拇指与掌平面构成的角度约为 70°，拇指背侧内收为 0°。

参与拇指背伸的肌有拇长伸肌、拇短伸肌、拇长展肌；参与拇指屈曲的肌有拇长屈肌、拇短屈肌、拇对掌肌。拇收肌使拇指内收，拇长展肌使拇指外展。

第五节　上肢重要神经血管及局部解剖结构

一、上肢神经

上肢神经为臂丛的分支。臂丛先位于颈根部，后伴锁骨下动脉经斜角肌间隙和锁骨后方进入腋窝。臂丛锁骨下部在腋窝内围绕腋动脉形成内侧束、外侧束及后束。外侧束发出肌皮神经和胸外侧神经，内侧束发出尺神经、胸内侧神经、前臂内侧皮神经和臂内侧皮神经，内、外侧束还分别发出正中神经的内、外侧根。后束的分支有桡神经、腋神经、肩胛下神经和胸背神经（图 9-11）。

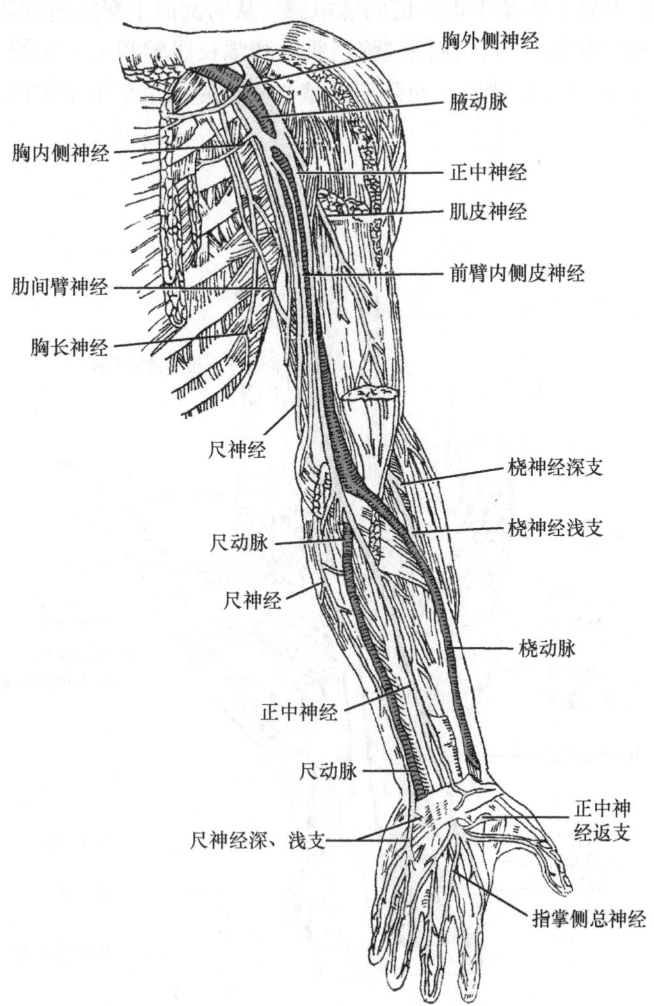

图 9-11　上肢的神经（左侧、前面）

桡神经在大圆肌下缘与肱骨交角处，进入桡神经管。桡神经管是肱三头肌与肱骨神经沟共同构成的管道，自内上向外下绕肱骨干后外侧面，管内有桡神经和伴行的肱深动脉。至臂中、下 1/3 交界处，转至臂前区，行于肱桡肌与肱肌之间，达肘窝外侧。在桡神经沟处上下划拨时可清晰触摸到桡神经干，并引发拇指、示指区的麻电感。桡神经在肱骨外上髁前方分为浅、深两终支。浅支沿桡动脉外侧下行，在前臂中、下 1/3 交界处转向背侧，并下行至手背区，分布于手背桡侧半和桡侧两个半手指近节背面的皮肤。桡神经深支绕桡骨颈外侧，在桡骨头下方 5～7cm 处穿出旋后肌至前臂后面（骨间后神经），在前臂浅、深伸肌之间下行，并沿前臂骨间膜后面下行达腕关节背面。桡神经深支主要为肌支，发支支配桡侧腕长伸肌、腕短伸肌和旋后肌。

肌皮神经穿喙肱肌，经肱二头肌与肱肌间下行，分支支配此三肌，于肱二头肌腱外侧穿出深筋膜，经肘窝外侧部移行为前臂外侧皮神经，分布于前臂外侧皮肤。

正中神经在臂上部位于肱动脉外侧或前外侧，与肱动脉一起沿肱二头肌内侧沟下行。其约在臂中份，斜过动脉前方至其内侧下行至肘窝。在肱二头肌内侧沟以拇指或其他几指前后划拨，可触及正中神经，并引发手掌及手指掌面的麻电感。从肘窝向下穿旋前圆肌及指浅屈肌腱弓，在前臂正中指浅、深屈肌间下行，在桡侧腕屈肌腱和掌长肌腱间进入腕管，在掌腱膜深面到达手掌，分布于第 1 和第 2 蚓状肌、鱼际肌及掌心、桡侧三个半手指掌面及其中节和远节指背皮肤（图 9-12）。

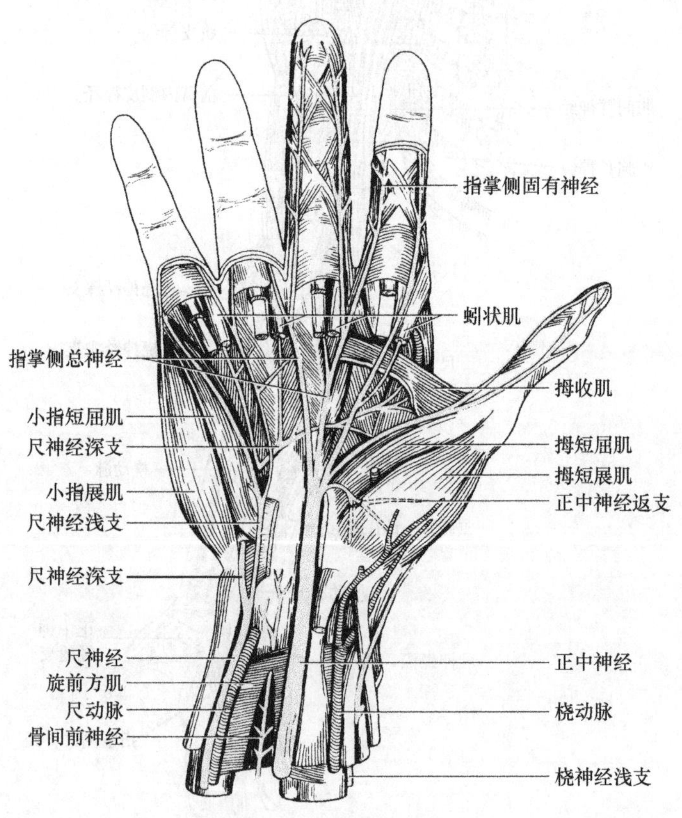

图 9-12　手掌面的神经

尺神经在臂上部位于肱动脉的内侧，约在臂中部转至臂后区，下行于肱骨内上髁和鹰嘴之间的尺神经沟，继经尺侧腕屈肌和指深屈肌之间下行，在豌豆骨桡侧分浅、深两支。浅支分布于小鱼际、小指和环指尺侧半掌面皮肤；深支分布于小鱼际肌、拇收肌、骨间肌及第3、4蚓状肌。尺神经在桡腕关节上方发出手背支，分布于手背尺侧半及尺侧两个半手指背面皮肤。在尺神经沟处以手指横向划拨，可触及尺神经并引发小鱼际及小指的麻电感（图9-13）。

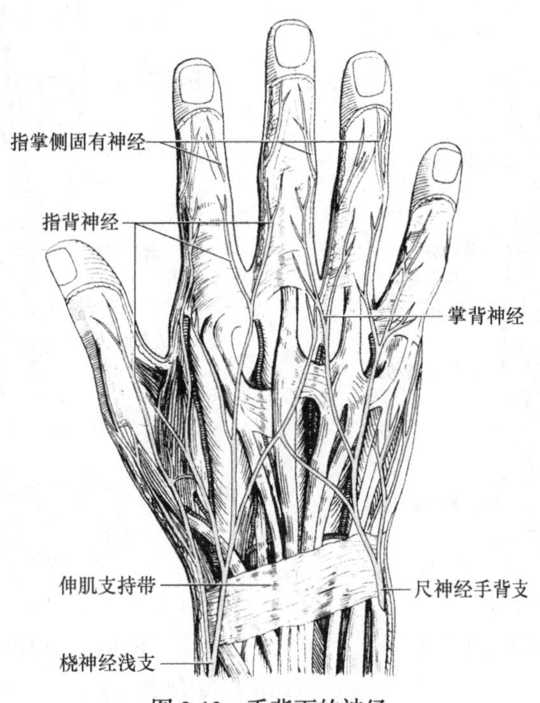

图9-13　手背面的神经

二、上肢动脉

上肢动脉来自于锁骨下动脉。锁骨下动脉左侧起自主动脉弓，右侧起自头臂干，从胸锁关节后方斜向上外至颈根部，绕胸膜顶前方，穿斜角肌间隙，在第1肋外侧缘续于腋动脉见图8-3。腋动脉在大圆肌下缘处延续为肱动脉，沿肱二头肌内侧沟下行，在平桡骨颈高度分为桡动脉和尺动脉（图9-14）。桡动脉越过肱二头肌腱表面斜向外下，先在肱桡肌和旋前圆肌之间下行，继而在肱桡肌肌腱和桡侧腕屈肌肌腱之间下行，过桡骨茎突前方至手背，穿第1掌骨间隙到手掌，与尺动脉掌深支吻合构成掌深弓。尺动脉经旋前圆肌尺头深面，在尺侧腕屈肌与指浅屈肌之间下行，过豌豆骨桡侧至手掌，与桡动脉掌浅支吻合成掌浅弓。尺动脉起始部发出骨间总动脉粗而短，随即分为骨间前动脉和骨间后动脉，分别沿前臂骨间膜的前面和后面下行（图9-15）。掌浅弓、掌深弓发出分支形成指掌侧总动脉，并分支指掌侧固有动脉，分布于第2～5指相对缘。发自掌深弓的拇主要动脉分成3支，分布于拇指两侧缘和示指桡侧缘。发自掌浅弓的小指尺掌侧动脉分布于小指尺侧缘（图9-16、图9-17）。

在锁骨上大窝可触及锁骨下动脉，在腋窝可触及腋动脉，在肱二头肌内侧沟及肘窝可触及肱动脉，在腕部掌面桡侧、尺侧可触及桡动脉、尺动脉。

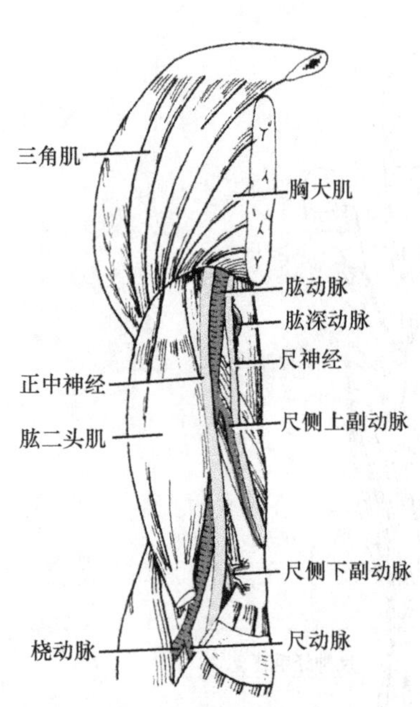

图 9-14 肱动脉及其分支

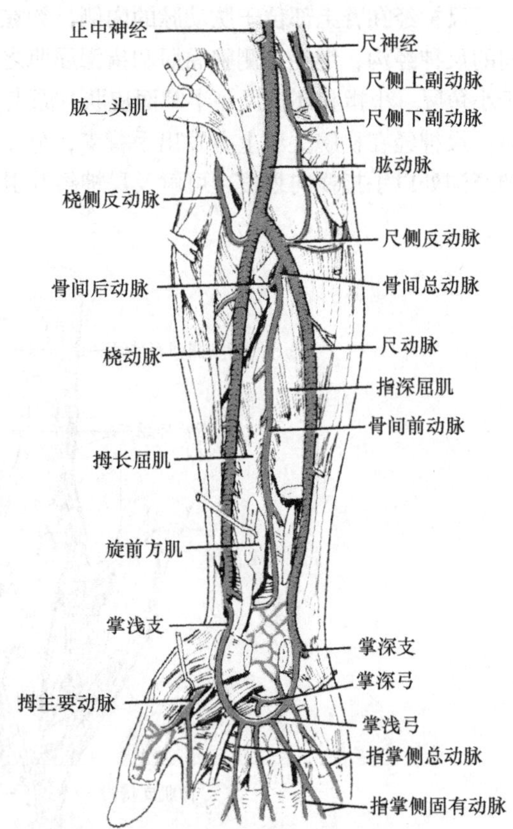

图 9-15 前臂的动脉（前面）

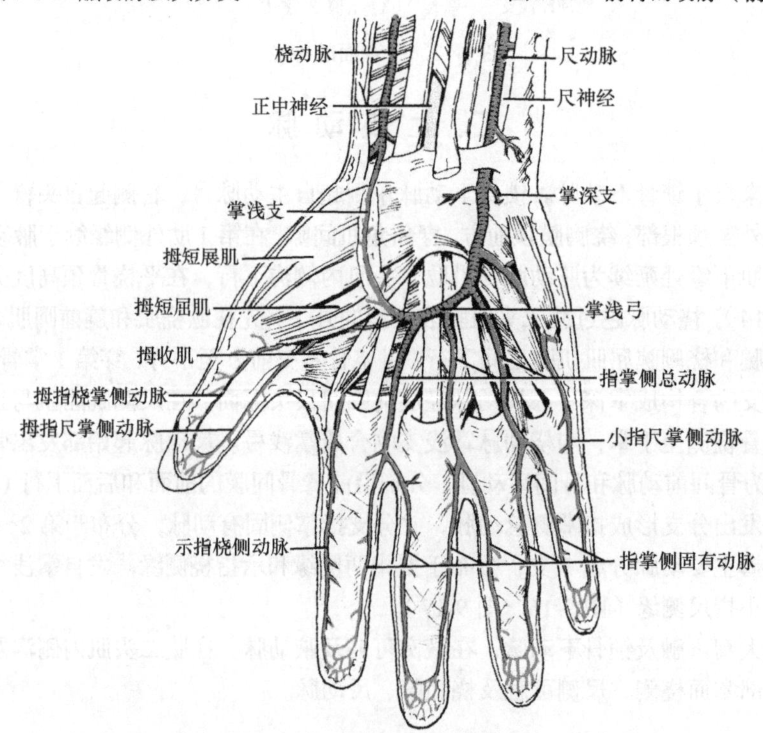

图 9-16 手的动脉（掌侧浅层）

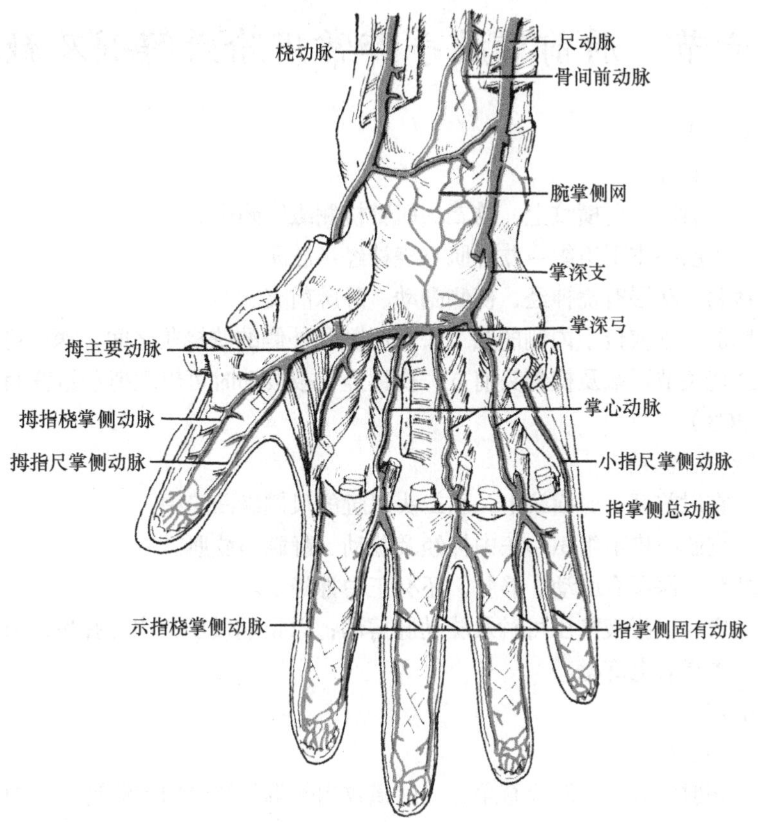

图 9-17　手的动脉（掌侧深层）

三、重要局部解剖结构

1. 肘窝　为肘前区的三角形凹陷，其尖指向远侧，底位于近侧。

（1）境界：上界为肱骨内、外上髁的连线，下外侧界为肱桡肌，下内侧界为旋前圆肌，底是肱肌、旋后肌和肘关节囊，顶由浅入深为皮肤浅筋膜、深筋膜和肱二头肌腱膜。

（2）内容：由尺侧向桡侧依次为正中神经、肱动脉及其两条伴行静脉、肱二头肌腱和桡神经及其分支。

抗阻力屈肘并内旋前臂，可清晰显现肱桡肌和旋前圆肌；在肱二头肌的桡侧可扪及肱动脉。

2. 腕管　位于腕部掌侧面，由腕骨沟和腕横韧带（屈肌支持带）共同围成。管内有屈肌总腱鞘包裹的指浅、指深屈肌腱及拇长屈肌腱及其腱鞘和正中神经通过。

前臂深筋膜向下延续，在腕前区增厚形成腕掌侧韧带（屈肌支持带），是厚而坚韧的纤维性结缔组织带，尺侧端附着于豌豆骨和钩骨钩，桡侧端附于手舟骨和大多角骨结节。对前臂屈肌腱有固定、保护和支持作用。

3. 屈指肌腱鞘　包绕指浅、深屈肌的鞘管，由腱纤维鞘和腱滑膜鞘两部分构成。手指深筋膜增厚，附着于指骨及其关节囊的两侧，形成的骨纤维性管道即腱纤维鞘，对肌腱起约束、支持和滑车作用，并增强肌拉力。腱滑膜鞘为包绕各指屈肌腱的双层滑膜所形成的囊管状结构，位于腱纤维鞘内。此鞘由滑膜构成，分脏、壁两层。脏层包绕肌腱表面，壁层贴附于腱纤维鞘的内面和骨面。腱滑膜鞘的两端封闭，从骨面移行到肌腱的双层滑膜部分称腱系膜，内有出入肌腱的血管和神经。

第六节　肘前臂腕手部常用腧穴解剖及触摸

1. 尺泽（LU5）

归经　手太阴肺经。

体表定位　在肘区，肘横纹上，肱二头肌腱桡侧缘凹陷中。

层次解剖　皮肤→皮下组织→肱桡肌→桡神经→肱肌。

重要解剖结构　深层有桡神经，桡侧副动、静脉前支。

揣穴　微屈肘，本穴位于内侧的肱二头肌肌腱和外侧的肱桡肌之间，深层可触及肱肌；上下拨动可触及肱桡关节远端及桡骨头前方，桡神经干被拨动时可出现拇示指背面麻木感。

2. 曲泽（PC3）

归经　手厥阴心包经。

体表定位　在肘前区，肘横纹上，肱二头肌腱的尺侧缘凹陷中。

层次解剖　皮肤→皮下组织→正中神经及肱动、静脉→肱肌。

重要解剖结构　深层有肱动、静脉，还有正中神经干。

揣穴　在本穴，以指腹按压可触及肱动脉搏动；以指端按压并内外弹拨，可触及深层的正中神经，示指和中指有电麻感。

3. 少海（HT3）

归经　手少阴心经。

体表定位　在肘前区，屈肘成直角，当肘横纹内侧端与肱骨内上髁连线的中点处。

层次解剖　皮肤→皮下组织→旋前圆肌→肱肌。

重要解剖结构　深层有正中神经及尺侧返动、静脉。

揣穴　本穴穴下有凹陷感，下方可触及旋前圆肌，上方可触及肱肌，后方为肱骨内上髁。肘关节伸直时，穴位处可触及凸起的肱骨滑车内侧部分及其浅层的关节囊、旋前圆肌。

4. 曲池（LI11）

归经　手阳明大肠经。

体表定位　在肘区，尺泽与肱骨外上髁连线的中点处。

层次解剖　皮肤→皮下组织→桡侧腕长、短伸肌→肱桡肌→桡神经→肱肌。

重要解剖结构　深层有桡神经，桡侧副动、静脉。

揣穴　屈肘，本穴体表为一凹陷，紧张上肢时内侧有肱桡肌，外侧有桡侧腕长、短伸肌；大范围划动可触摸到内侧的肱二头肌肌腱、外侧的肱桡关节前方，深层有桡神经干。

5. 天井（TE10）

归经　手少阳三焦经。

体表定位　在肘后区，肘尖上 1 寸凹陷中。

层次解剖　皮肤→皮下组织→肱三头肌肌腱→肘关节囊后壁。

重要解剖结构　肘关节囊。

揣穴　本穴在尺骨鹰嘴与肱骨下端之间，左右拨动可感知肱三头肌肌腱。

6. 小海（SI8）

归经　手太阳小肠经。

体表定位　在肘后区，尺骨鹰嘴与肱骨内上髁之间凹陷中。

层次解剖　皮肤→皮下组织→尺神经沟内。

重要解剖结构　尺神经沟内有尺神经。

揣穴　本穴在尺神经沟中，以指端按压并前后弹拨，可触及条索，有触电麻感直达小指。

7. 孔最（LU6）

归经　手太阴肺经。

体表定位　在前臂前区，腕掌侧远端横纹上 7 寸，尺泽与太渊连线上。

层次解剖　皮肤→皮下组织→肱桡肌→桡侧腕屈肌→指浅屈肌与旋前圆肌之间→指长屈肌。

重要解剖结构　深层有桡神经浅支及桡动、静脉。

揣穴　本穴穴下为肱桡肌或肌腱，内外弹拨时比较明显。由内下向外上弹拨时，可触及肱桡肌深层的旋前圆肌。

8. 列缺（LU7）

归经　手太阴肺经。

体表定位　在前臂，腕掌侧远端横纹上 1.5 寸，拇短伸肌腱与拇长展肌腱之间，拇长展肌腱沟的凹陷中。

层次解剖　皮肤→皮下组织→拇长展肌腱→肱桡肌腱→旋前方肌。

重要解剖结构　浅层有前臂外侧皮神经和桡神经浅支，深层有桡动、静脉分支属支。

揣穴　两手虎口自然平直交叉，一手食指按在另一手桡骨茎突上，指尖下凹陷处即是该穴区。其在肱桡肌与拇长展肌肌腱的背侧。

9. 内关（PC6）

归经　手厥阴心包经。

体表定位　在前臂前区，腕掌侧远端横纹上 2 寸，掌长肌腱与桡侧腕屈肌腱之间。

层次解剖　皮肤→皮下组织→掌长肌腱与桡侧腕屈肌腱之间→指浅屈肌→正中神经→指深屈肌→旋前方肌→前臂骨间膜。

重要解剖结构　深层布有正中神经及骨间前动、静脉。

揣穴　本穴在掌长肌腱与桡侧腕屈肌腱之间。

10. 手三里（LI10）

归经　手阳明大肠经。

体表定位　在前臂，肘横纹下 2 寸，阳溪与曲池的连线上。

层次解剖　皮肤→皮下组织→桡侧腕长伸肌→桡侧腕短伸肌→指伸肌前方→旋后肌。

重要解剖结构　深层有桡神经深支及桡侧返动、静脉的分支或属支。

揣穴　腕背伸时可见此处凸起的桡侧腕长、短伸肌。点按内外拨动时可触及紧张的肌肉条索，可有向腕部放散的酸胀感。点按上下滑动可感知本穴位于桡侧腕伸肌的掌侧。

11. 外关（TE5）

归经　手少阳三焦经。

体表定位　在前臂后区，腕背侧远端横纹上 2 寸，尺骨与桡骨间隙中点。

层次解剖　皮肤→皮下组织→小指伸肌→拇长伸肌→示指伸肌。

重要解剖结构　深层有骨间后神经及骨间后动、静脉。

揣穴　本穴在尺骨与桡骨间隙中点，背伸各手指时可感到伸肌的收缩。

12. 太渊（LU9）

归经 手太阴肺经。

体表定位 在腕前区，桡骨茎突与舟状骨之间，拇长展肌腱尺侧凹陷中；或腕掌侧远端横纹桡侧，桡动脉搏动处。

层次解剖 皮肤→皮下组织→桡动、静脉。

重要解剖结构 浅层布有前臂外侧皮神经，桡神经浅支，桡动脉掌浅支。深层有桡动、静脉等。

揣穴 本穴下可触及桡动脉搏动。

13. 神门（HT7）

归经 手少阴心经。

体表定位 在腕前区，腕掌侧远端横纹尺侧端，尺侧腕屈肌腱的桡侧缘。

层次解剖 皮肤→皮下组织→尺侧腕屈肌腱桡侧缘→尺神经及尺动、静脉。

重要解剖结构 深层有尺神经及尺动、静脉。

揣穴 本穴尺侧为尺侧腕屈肌腱，按压可感知尺动脉的搏动。

14. 阳溪（LI5）

归经 手阳明大肠经。

体表定位 在腕区，腕背侧远端横纹桡侧，桡骨茎突远端，解剖学鼻烟窝凹陷中。

层次解剖 皮肤→皮下组织→伸肌支持带→手舟骨。

重要解剖结构 浅层布有桡神经浅支。深层布有桡动、静脉的分支、属支。

揣穴 手拇指充分外展和后伸时，拇长伸肌腱与拇短伸肌腱之间的凹陷即鼻烟窝。本穴在其最凹陷处，底部为手舟骨背面，上下拨动可触及远端的大多角骨、小多角骨，近端的桡腕关节面间隙。

15. 养老（SI6）

归经 手太阳小肠经。

体表定位 在前臂后区，腕背横纹上 1 寸，尺骨头尺侧背面凹陷处。

层次解剖 皮肤→皮下组织→尺侧腕屈肌→指深屈肌。

重要解剖结构 深层位于尺神经及尺动、静脉的背侧。

揣穴 以另一手的手指按压本穴，然后旋后前臂，手指将滑入下尺桡关节骨缝中。

16. 后溪（SI3）

归经 手太阳小肠经。

体表定位 在手内侧，第 5 掌指关节尺侧近端赤白肉际凹陷中。

层次解剖 皮肤→皮下组织→小指展肌→小指短屈肌。

重要解剖结构 深层有小指尺掌侧动脉和小指指掌侧固有神经。

揣穴 本穴在第 5 掌骨头上方，在第 5 掌骨与小指展肌之间，以外展小指时更为明显。

17. 合谷（LI4）

归经 手阳明大肠经。

体表定位 在手背，第 1、2 掌骨间，第 2 掌骨桡侧的中点处。

层次解剖 皮肤→皮下组织→第 1 骨间背侧肌→拇收肌。

重要解剖结构 深层分布有尺神经深支的分支等。

揣穴 本穴可取虎口处肌肉隆起的最高点，以手指按压局部有条索感，并有强烈酸痛。也可取第2掌骨桡侧骨边。

18. 腰痛点（EX-UE7）

归经　经外奇穴。

体表定位　在手背，第2、3掌骨间及第4、5掌骨间，腕背侧远端横纹与掌指关节的中点处。

层次解剖　皮肤→皮下组织→骨间背侧肌。

重要解剖结构　有掌背动脉和桡神经浅支。

揣穴　穴位位于两掌骨之间，上下滑动时可触及骨间背侧肌。

思考题

1. 简述肘窝的境界、内容及其位置关系。
2. 简述肘关节的解剖构成。
3. 简述尺神经、桡神经和正中神经在前臂的体表投影。
4. 试描述桡神经、正中神经和尺神经在手掌的分支分布。
5. 简述鼻烟窝的解剖构成。

第十章

胸背部解剖

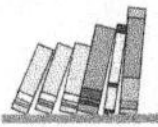

学习目的

通过本章学习，了解胸背部的境界和分区；熟悉胸廓的解剖结构和胸背部软组织特点；掌握本部位穴位的揣穴和推拿时注意事项。

胸背部位于人体躯干的上半部，上连颈部，下连腰腹部，两侧上部与上肢相连，主要是由胸部和背部共同组成。由胸骨、肋骨和胸椎借关节、韧带连接而构成的胸廓是胸背部主要的骨性基础和支架，内容纳重要的肺、心等脏器，外为胸壁，覆盖有皮肤、筋膜、肌肉和神经等。背部主要由肩胛骨、胸椎及后方和两侧的软组织所构成。胸背部结构复杂，功能重要。

第一节　概　　述

一、境界及分区

胸部向上与颈部的分界为颈静脉切迹，锁骨上缘、肩峰到 C_7 棘突的连线；向下相当于胸廓下口与腹部分界，即剑突、两肋弓、第 11、12 肋前端至 T_{12} 棘突连线；两侧上部以三角肌前后缘与上肢分界。

胸部以胸廓为支架，胸廓与附于其上的软组织共同构成胸壁，胸壁与膈围成胸腔，胸腔的界限与胸壁的体表界限基本一致。

胸壁的分区以腋后线分为胸前外侧区和胸背区，后者即背部。背部的上界为 C_7 棘突至两侧肩峰的连线，下界为 T_{12} 棘突、第 12 肋下缘、第 11 肋前缘的连线，与腰部相连。背部外上方的肩胛骨及其附于其前后面的结构区为肩胛区，其内容见“肩胛部”。

二、体表标志及投影

胸背部体表标志除了乳房、骨性标志，肌肉发达的人还可以看到胸大肌、背阔肌、斜方肌和腹直肌等。掌握胸内的脏器在人体表面的投影，是临床进行心肺听诊、叩诊和心肺复苏术的重要前提，此部分内容可参阅脏腑推拿胸部章节。

1. 颈静脉切迹　即胸骨柄上缘的切迹，约平对 T_2 和 T_3 之间，是临床上检查气管有无偏移的参考标志。

2. 锁骨下窝　锁骨中、外 1/3 段交界处下方的凹陷，深部有腋动静脉和臂丛通过；于窝内锁骨下方一横指，可触及喙突。

3. 胸骨角　又称 Louis 角，为胸骨柄与体连接处微凸向前的隆起，两侧为第 2 肋软骨，常作为胸前外侧壁计数肋、肋间隙的标志。其位于 T_4 椎体下缘平面上，正对主动脉弓起始端与末端、气管杈、食管的第 2 狭窄处，上下纵隔的分界面。

4. 剑突　为胸骨下端的细长部分，上端通过胸剑联合连接胸骨体，平对 T_9 椎体。剑突下端游离，多位于前正中线，可有先天发育变异，偏向一侧。

5. 乳头　男性乳头位于第 4 肋间隙、锁骨中线上，女性略低，偏向外下方。

6. 肋弓和胸骨下角　自剑突向外下可触及肋弓，由 7～10 对肋软骨组成，是肝、脾触诊的重要标志；两肋弓与胸剑联合共同围成胸骨下角。剑突与肋弓构成剑肋角，左侧剑肋角是心包穿刺常用进针部位。

7. 背纵沟　为背部正中纵行的浅沟，在沟底可触及各椎骨的棘突。

8. 棘突　在后正中线上，自上而下可摸到大部分椎骨棘突，C_7 棘突较长，皮下易扪及，常作为计数椎骨序数的标志；胸椎棘突斜向后下，彼此呈叠瓦状排列，与肋头相连接，同胸骨一同构成胸廓，结构较稳定。

9. 竖脊肌　在棘突两侧可触及，该肌外侧缘与第 12 肋的交角称脊肋角，肾位于该角深部，针刺时应注意。

10. 肩胛冈　为肩胛骨背面高耸的骨嵴。两侧肩胛冈内侧端的连线，通过 T_3 棘突，外侧端为肩峰，是肩部的最高点。

11. 肩胛骨下角　当上肢下垂时易于触及肩胛骨下角。其平对第 7 肋或第 7 肋间隙，两肩胛骨下角的连线，通过 T_7 棘突。

12. 第 12 肋　在竖脊肌外侧可触及。但有的个体第 12 肋过短，易将第 11 肋误认为是第 12 肋，以致腰部的定位过高，针刺时可能损伤肾和胸膜。

13. 胸背部标志线　主要有前正中线、胸骨线、锁骨中线、锁骨旁线、腋前线、腋中线、腋后线、肩胛线、后正中线等。

第二节　胸　　廓

胸部以胸廓为支架，胸廓与附于其上的软组织共同构成胸壁（thoracic wall）。

一、胸廓概述

胸廓是胸部骨骼围绕呼吸和主要循环器官的骨性和软骨性骨架，其特点是上窄，下宽，前后扁平，水平切面呈肾形。胸廓的大小和比例因个体差异而有改变，也与个体、年龄、性别和种族有一定联系。一般来说，出生时横径相对于成人较小。男性胸廓容积的相对值和绝对值均较女性大。由于女性胸骨较短，胸廓上口更加倾斜，胸骨上切迹平对 T_3 椎体，而男性一般平对 T_2 椎体。此外，女性上部肋骨的活动性较大，可允许胸廓向上膨胀（图 10-1）。

胸廓由 12 块胸椎、12 对肋和胸骨共同组成。胸廓前部稍凸，由胸骨、肋骨前部和肋软骨围成。后部有胸椎和肋骨后部。两侧凸单独由肋骨形成。胸廓的骨连结包括胸椎椎间盘、椎间关节、肋椎关节、胸肋连结等。肋骨和肋软骨由 11 个肋间隙分开，其内有肋间肌和筋膜、神经、血管及淋巴管等。

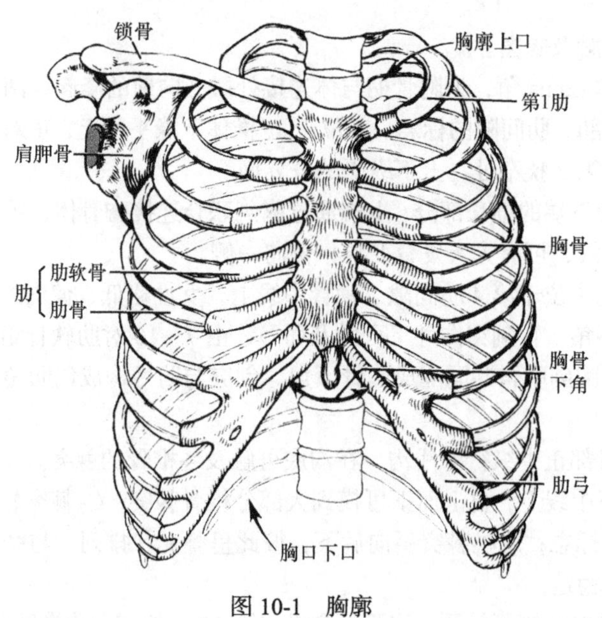

图 10-1 胸廓

胸廓上口呈肾形，前后径约为 5cm，横径约为 10cm，后界是 T_1 椎体，前界是胸骨柄上缘，两侧是第一肋，其平面向下倾斜。胸廓下口后界是 T_{12} 椎体，外侧是第 11、12 肋，前界是第 7～10 肋，并上升形成胸骨下角，其下口横径较宽，且向下后方倾斜，又膈肌封闭成胸前底。

二、胸廓骨与软骨

（一）胸椎

胸椎共 12 块，其主要形态特征是椎体左右两侧后上、后下分别有上下肋凹为椎体肋凹；在横突尖端的前面也有肋凹为横突肋凹，分别与肋骨的肋头关节面、肋结节关节面相关节。胸椎棘突较长，伸向后下方，互相掩盖，呈叠瓦状。上下关节突关节平面基本呈额状位。

胸椎椎体是一个典型的腰形圆柱，其前后、左右大小几乎相等，它的两边各有两个肋关节面（实际上是半个面）。上面一对较大，位于上缘，椎弓根前方，下面的一对则位于椎骨骨切迹前方。椎孔小而圆，因此椎弓根不偏斜，这一点与颈椎不同：胸髓较小，比颈髓更圆。胸椎板短、厚并且宽，上下交搭重叠。棘突向下倾斜，薄且几乎平坦的上关节突由根板接合处伸出，关节突关节面朝向后上外方，下关节突从椎弓板伸向下方，面朝向前，并稍偏向上内侧。较大的棒状横突也从根板接合处伸出。每个横突都伸向后外侧，其顶端附近有卵圆形朝向前的关节面，与其相应的肋结节相关节。

胸椎体类型在上胸部由颈椎椎体逐渐转变为胸椎，在下胸部则由胸椎椎体逐渐转变为腰椎椎体。T_1 椎体与典型的颈椎椎体相同，其左右径几乎是前后径的 2 倍；T_2 椎体仍呈颈椎椎体的形状，两径的差异减小了。T_3 椎体最小，不同于 T_1、T_2 椎体扁平前面，它的前面凸出。其他椎体的大小因前后径增加都有所增加，T_4 椎体呈典型的“心形”。T_5～T_8 椎体前后大小增加，左右变化不大。它们左右不对称，左侧因胸主动脉的压迫而变平。剩下的胸椎椎体有更大程度的增大，因此，T_{12} 椎体与典型的腰椎椎体相似。这种变化归因于颈脊柱与胸部脊柱末端的大范围屈伸。

（二）胸骨

由胸骨柄、胸骨体和剑突构成。青春期前，胸骨体由4块胸骨节组成；由于其与肋骨的关系，胸骨节似呈分节性。男性胸骨全长约为17cm，女性的略短。柄与体之间的长度比例具有性别差异。胸骨可持续生长超过30年或终生生长。柄胸关节（manubriosternal joint）是一纤维软骨联合，似滑膜关节，位于胸骨柄和胸骨体之间，骨面被覆透明软骨并由纤维软骨连接，老年时可骨化。剑胸关节位于胸骨剑突和胸骨体之间的联合，通常在40岁才转变为骨性结合，有时即使到老年仍保持不变。

在自然站立位置时，胸骨斜向下略向前倾，前凸后凹，最宽部分在与第1肋软骨连接处，最窄部分在柄体关节处，向下逐渐加宽到第5肋软骨关节处以下又变窄。

胸骨为一层骨密质包绕的含有大量血管性的骨小梁，骨密质在锁骨切迹之间的胸骨柄最厚。骨中央部结构较薄，而外侧的骨小梁较厚较宽，髓质为造血骨髓。

胸骨柄前面有胸大肌和胸锁乳突肌胸骨端附着；后面对应第1肋软骨，有胸骨甲状肌附着；其上部有胸骨舌骨肌最内侧的纤维附着。胸骨体前面有胸肋关节的关节囊和胸大肌的胸骨纤维附着，胸骨体后面有胸横肌附着。

（三）肋

肋共12对，由肋骨和肋软骨构成，构成胸部骨架的大部分。肋骨为细长弓状的扁骨，富有弹性。每一肋骨可分为中部的体及前、后两端。肋骨的前端接肋软骨，后端膨大，称肋头，有关节面与胸椎体的肋凹相关节。肋头外侧稍细部为肋颈，肋颈外侧稍隆起部称肋结节，肋结节有关节面与胸椎横突的肋凹相关节。

肋的数目可能由于颈肋和腰肋而增加，或由于缺少第12对而减少。上7对肋以肋软骨与胸骨连接为真肋，其余5对即所谓的假肋，肋软骨（第8～10肋）各与其上一肋软骨连接；第11、12肋的前端游离，有时称浮肋。第10肋也可能为浮肋，其发生率在不同种族为35%～70%。

肋由肋间隙分隔，前部和上位肋间隙较宽。上位肋较下位肋倾斜度小，第9肋的倾斜度最大，以后渐减小至第12肋。第1～7肋的长度逐增，随后到第12肋渐缩短。肋的宽度由上而下递减，上10肋的前部最宽。前2个和最后3个肋的形态特殊，其余大体一致。

肋骨由高度血管化的骨小梁组成，为一层骨密质包绕，含有大量红骨髓。

肋头前缘有肋头辐状韧带附着，并有关节内韧带附着。肋头的前面与肋胸膜相邻，下位肋的肋头与交感神经干相邻。肋骨主要附着有肋间内肌、肋间外肌、竖脊肌、前锯肌等肌及筋膜。相应的肋间神经节段性地支配肋骨。

颈肋主要见于 C_7，如有肋体，其长短不定，体向前外侧延伸进入颈后三角，在该处可以末端游离或与第1肋骨、肋软骨甚至胸骨相连。颈肋可能部分为纤维性，但其作用并不与骨性部分的大小相关。如果它足够长，则与第1胸肋相关，臂丛（通常是下干）和锁骨下血管在其上方并易于在颈肋和前斜角肌之间形成的窄角内受压，出现胸廓出口综合征。因而颈肋可能以神经和血管压迫症状而首次被发现，特别是第8颈神经和第1胸神经受压，会出现其供应区域的运动和感觉症状。

三、胸廓连结

（一）胸椎间的连结

胸廓后正中为胸段脊柱，由12块胸椎连结而成。T_1 向上与颈椎相连，T_{12} 向下与腰椎相连。

与颈段脊柱相同，上下椎骨之间也是由椎间盘、椎间关节及关节囊、深层的韧带连结而成。

在胸部，胸椎与肋骨相连，椎间盘较薄，关节突的关节面呈冠状位，棘突呈叠瓦状，这些因素限制了胸椎的运动，故胸椎的活动范围较小。

（二）肋椎关节

肋的后方借肋椎关节与相应的胸椎相连。肋椎关节为联合关节，由前方的肋头关节和外后方的肋横突关节构成。肋头与相邻胸椎椎体缘上的小关节面（椎体肋凹）及其间的椎间盘相关节，形成肋头关节。肋结节的关节面与胸椎横突肋凹构成肋横突关节。第 1 肋和第 10～12 肋通过单滑膜关节与单个椎骨相关节，其余的由关节内韧带将关节分开，产生两个滑膜腔，故此关节分类既是联合关节又是复杂关节。其关节面常不确切地描述为平面，实际是稍呈卵圆形，上、下滑膜关节相互形成钝角。韧带有囊韧带、肋头辐状韧带和肋头关节内韧带。肋椎关节活动能起到升降肋骨的作用。当肌肉收缩肋骨上升时，空气吸入肺中；而肌肉收缩肋骨下降时，空气从肺中排出。

（三）胸肋连结

肋软骨与胸骨外侧缘的小凹陷相关节（胸软骨关节），即胸肋关节。软骨膜与骨膜是连续的。第 1 胸肋关节的连接是一种特殊的不动关节（常不确切地称其为软骨结合），而第 2～7 胸肋关节是滑膜性关节，关节腔常缺如，尤其是下位关节。纤维软骨覆盖着关节面，并连接着肋软骨和胸骨，该处缺少关节腔。第 7 胸肋关节可能为滑膜性关节或联合性关节，相关的韧带有囊韧带、胸肋辐状韧带、胸肋关节内韧带和肋剑突韧带。

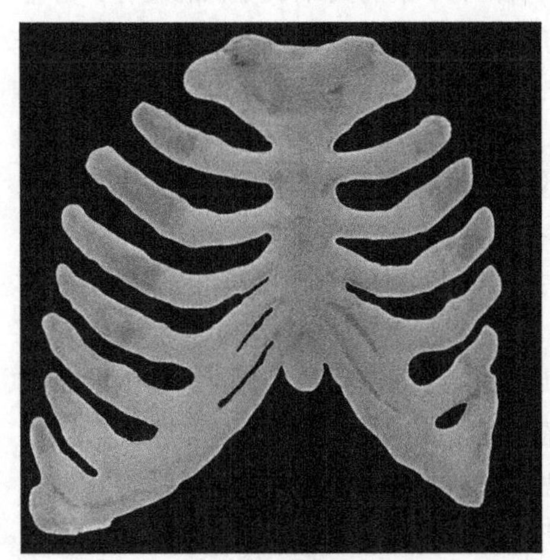

图 10-2　胸肋关节

第 6～9 肋软骨相邻边缘间以小的同位椭圆形关节面相对合形成肋软骨间关节，每个关节被一薄层纤维囊包裹衬以滑膜，并有内、外侧软骨间韧带覆盖。有时第 5 肋软骨，更少见的第 9 肋软骨在其下缘与邻近软骨相接，这种连接更常见的是韧带纤维。第 9、10 肋软骨的连接无滑膜，有时无连接（图 10-2）。

第三节　胸前外侧区软组织

胸壁由附于胸廓外面的皮肤、筋膜、胸上肢肌、背肌、腹肌上部和胸廓与肋间组织，以及附于胸廓内面的胸横肌、胸内筋膜和血管等构成，并以腋后线为界分为胸前外侧区和胸背区。

一、浅层结构

（一）皮肤

胸前外侧区皮肤较薄，除胸骨区移动性较小外，其他区有较大活动性。胸部皮肤面积较大，颜色和质地与面部皮肤相近，可用于颌面创伤的修复。

（二）浅筋膜

浅筋膜位于皮下，主要是由脂肪构成，仅与皮肤疏松相连，小血管和神经穿过筋膜分布于皮肤。

1. 浅血管　动脉主要来源于胸廓内动脉、肋间后动脉和胸肩峰动脉的分支。静脉相互吻合成静脉网，汇入胸腹壁静脉和上述动脉的伴行静脉。胸廓内动脉的穿支，距胸骨侧缘约 1cm 处穿出，分布于胸前区的皮肤和浅筋膜，其中 2～4 穿支分布于女性乳房。肋间后动脉的前外侧皮质及胸肩峰动脉的终支分布于胸前、外侧区的肌肉、皮肤及浅筋膜和乳腺。胸腹壁静脉起于脐周静脉网，沿腹前外侧壁向上至胸前外侧壁，收集腹壁上部、胸前区及外侧区浅层的静脉血，经胸外侧静脉注入腋静脉。此静脉沟通了上下腔静脉。

2. 淋巴　浅淋巴管主要汇入腋淋巴结和胸骨旁淋巴结。

3. 皮神经　主要来源于颈丛和上 8 对肋间神经的分支：颈丛皮支锁骨上神经有 3～4 支，起自颈丛，沿颈部向下跨过锁骨前面，分布于胸壁上部第 2 肋以上和肩部皮肤；其余部分由肋间神经的前皮支和外侧皮支分布，具有明显节段性，第 2 肋神经分布于胸骨角，第 4 肋间神经平男性乳头，第 6 肋间神经平胸剑结合。

二、深层结构

（一）深筋膜

深筋膜分为深、浅两层。浅层覆盖胸大肌表面，上缘附于锁骨，向下移行于腹部深筋膜，向内续于胸骨骨膜，向后接胸背区深筋膜的浅层。深层在胸大肌的深面，向上附于锁骨，向下包裹锁骨下肌和胸小肌并覆盖前锯肌表面。其中张于喙突、锁骨下肌与胸小肌上缘之间的部分又称锁胸筋膜，其深面有胸内外侧神经和胸肩峰动脉的分支穿出，头静脉、胸肩峰静脉和淋巴管等也经此筋膜入腋窝内。胸大肌和胸小肌表面的深筋膜在下缘融合至腋窝底，形成腋筋膜。

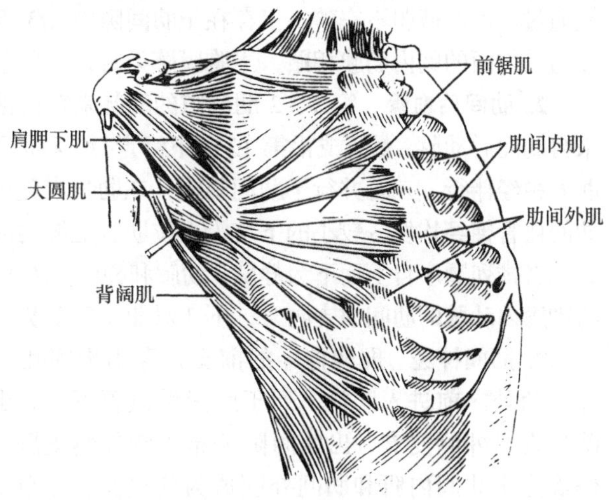

图 10-3　前锯肌和肋间肌

（二）肌层

肌层包括胸上肢肌、腹肌上部和胸固有肌。胸前外侧区肌层由浅至深分为4层：第1层为胸大肌、腹外斜肌和腹直肌上部；第 2 层为锁骨下肌、胸小肌和前锯肌；第 3 层为肋间肌；第 4 层为贴于胸廓内面的胸横肌（图 10-3）。胸肌的起止点、作用和神经支配（表 10-1）。

表 10-1 胸肌

肌群	名称	起点	止点	作用	神经支配
胸上肢肌	锁骨下肌	第 1 肋软骨上面	锁骨肩峰端	拉锁骨向内下	锁骨下神经（C_4～C_6）
	胸大肌	锁骨内侧半、胸骨和第 1～6 肋软骨	肱骨大结节嵴	使肱骨内收、旋内和前屈	胸内、外侧神经（C_5～T_1）
	胸小肌	第 3～5 肋骨	肩胛骨喙突	拉肩胛骨向前下	胸内、外侧神经（C_7～T_1）
	前锯肌	上 8～9 个肋骨外面	肩胛骨内侧缘	固定肩胛骨于胸廓	胸长神经（C_5～C_8）
胸固有肌	肋间外肌	上位肋骨下缘	下位肋骨上缘	提肋助吸气	肋间神经（T_1～T_{11}）
	肋间内肌	下位肋骨上缘	上位肋骨下缘	降肋助呼气	肋间神经（T_1～T_{11}）
	肋间最内肌	下位肋中部上缘	上位肋中部下缘	降肋助呼气	肋间神经（T_1～T_{11}）
	胸横肌	剑突、胸骨体面	第 3～6 肋软骨	降肋助呼气	肋间神经（T_3～T_6）

（三）肋和肋间隙

肋间隙内有肋间肌、血管和神经及结缔组织膜等结构。

1. 肋间肌 由外向内依次为肋间外肌、肋间内肌和肋间最内肌。

（1）肋间外肌：位于肋间隙的浅层，起于上位肋的下缘，止于下位肋的上缘，肌纤维斜向前下方。该肌的肌纤维始于肋结节，至肋骨前端与肋软骨交界处移行为肋间外膜，此膜向内至胸骨。收缩时提肋助吸气。

（2）肋间内肌：位于肋间外肌深面，起于下位肋的上缘，肌纤维斜向前上方，止于上位肋的下缘。该肌的肌纤维从胸骨的外侧缘开始，向后至肋角处移行为腱性的肋间内膜，向内侧与脊柱相连。收缩是降肋助呼气。

（3）肋间最内肌：位于肋间内肌深面，肌纤维方向与肋间内肌相同，二肌间有肋间血管神经通过。该肌薄弱不完整，仅存在于肋间隙中 1/3 部，而前、后部无此肌，故肋间血管神经直接与其内面的胸内筋膜相贴，当胸膜感染时，可刺激神经引起肋间神经痛。

2. 肋间后血管 第 1、2 肋间隙的动脉来自锁骨下动脉的分支肋颈干，第 3～11 肋间隙者来自肋间后动脉，最下支沿第 12 肋下缘走行，称肋下动脉，均由胸主动脉发出，有同名静脉和肋间神经伴行。三者并行于肋间隙内，在肋角内侧血管神经无一定的排列顺序。在肋角附近，肋间血管神经均发一较小的下支沿下位肋骨上缘向前，本干又称上支，循肋沟前行。在肋角前方三者排列顺序自上面下为静脉、动脉和神经（图 10-4）。肋间后动脉的上、下支于肋间隙前部与胸廓内动脉的肋间前支吻合，下 3 对肋间后动脉不分上、下支。

3. 肋间神经 即胸神经的前支，穿出椎间孔后，最初行与肋间内膜和胸内筋膜之间，经肋角处向前进入肋沟，列于肋间后血管下方，走行与肋间内肌和最内肌之间，至腋中线附近发出外侧皮支，出肋间隙分布于胸外侧皮肤。肋间神经本干继续前行，上 6 对至胸骨侧缘穿出肋间内肌和肋间外膜成为前皮支，分布于正中线两侧的皮肤；下 5 对和肋下神经则斜向下内，经肋弓前面至白线附近浅出，为前皮支，分布于腹壁的肌、皮肤和腹膜壁层（图 10-5）。

根据肋间血管和肋间神经的位置关系，临床上胸腔积液进行胸膜腔穿刺宜在肋角外侧进针，常选肩胛线或腋后线的第 7、8 肋间隙，靠近下位肋的上缘穿刺，若在肋间隙前部穿刺，为避免损伤血管神经，进针部位应在肋间隙的中部。

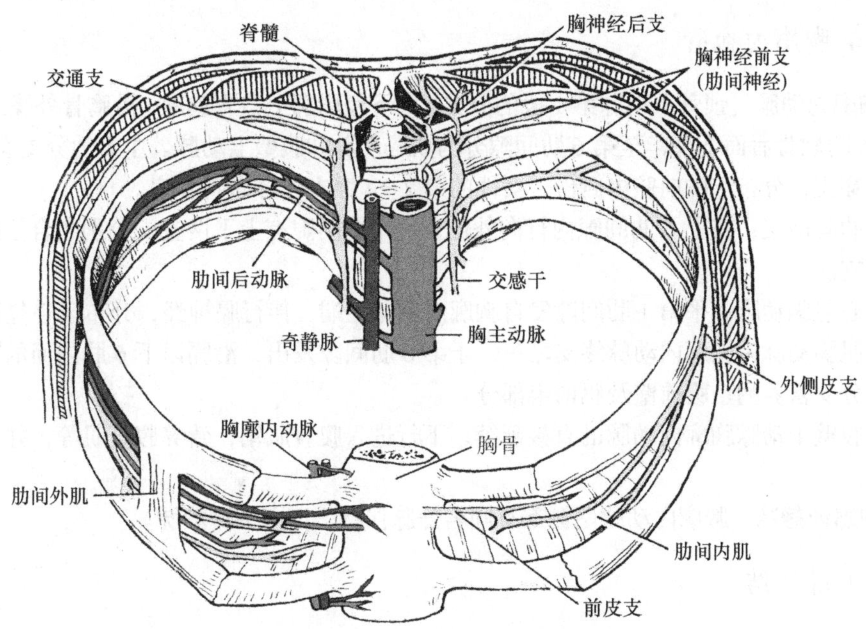

图 10-4　肋间神经的走行和分支

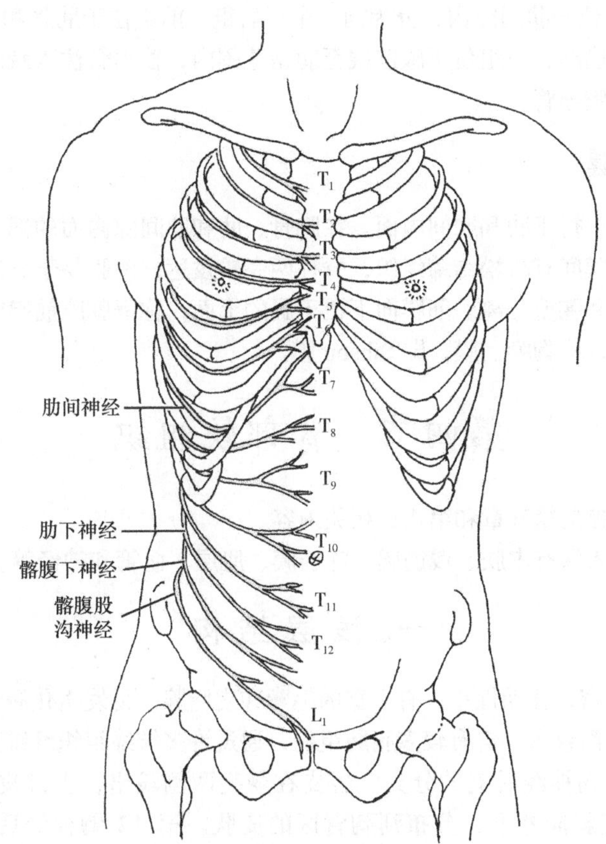

图 10-5　躯干前面的神经

（四）胸廓内血管

1. 胸廓内动脉 锁骨下动脉第 1 段的分支，向下经胸廓上口入胸腔，沿胸骨外缘约 1.25cm 的第 1～6 肋软骨后面下降，至第 6 肋间隙分为肌膈动脉和腹壁上动脉。主要的分支有：

（1）穿支：分布于胸前壁内侧份，女性的第 2～4 穿支还分布到乳房。

（2）肋间前支：在上 6 肋间隙内行向外侧，每个肋间隙有上下两支，分别吻合于肋间后动脉的上下支。

（3）心包膈动脉：平第 1 肋间隙发自胸廓内动脉上端，伴行膈神经，分布于心包和膈。

（4）肌膈动脉为胸廓内动脉终支之一，于第 6 肋间隙发出，沿膈以下 6 肋内面的附着缘行向外下，分支营养胸、腹前壁及膈前半部分。

（5）腹壁上动脉胸廓内动脉的直接延续，下行进入腹直肌鞘，营养腹直肌等，并与腹壁下动脉吻合。

2. 胸廓内静脉 胸廓内动脉两侧都有同名静脉伴行，汇入头臂静脉。

（五）淋巴结

1. 胸骨旁淋巴结 位于胸骨两侧、胸廓内血管周围，6～8 个，多见于第 2 肋间隙。其主要收纳乳房内侧部等处的淋巴，该部的癌肿常转移至此淋巴结。

2. 肋间淋巴结 位于肋间隙内，分为前、中、后组。前组位于肋骨和肋软骨交界处附近，输出管注入胸骨旁淋巴结；中组位于腋前线至肋角范围内，输出管注入腋淋巴结；后组位于肋角内侧，输出管注入胸导管。

（六）胸内筋膜

此筋膜厚薄不匀，衬于肋和肋间内面。在胸骨、肋和肋间隙内面的部分较厚，脊柱两侧较薄。胸内筋膜与壁胸膜间有疏松结缔组织，脊柱两旁较发达，两膜易于分离，手术中将器械深入此层，可使壁胸膜和胸壁分离。筋膜向下覆于膈的上面，称膈胸膜筋膜或膈上筋膜，向上覆于胸膜顶上面并增厚，称胸膜上膜，即 Sibson 膜。

第四节　背部软组织

背部骨与骨连结参见第五章和第八章相关内容。

背部软组织由浅入深有皮肤、浅筋膜、深筋膜、肌层、血管和神经等。

一、浅层结构

1. 皮肤 厚而致密，移动性小，有丰富的毛囊和皮脂腺，易发生化脓性感染。

2. 浅筋膜 厚实而致密，含有较多脂肪组织，通过许多结缔组织纤维束与深筋膜相连。

3. 皮神经 来自胸神经后支的分支。各支在棘突两侧浅出，上部皮支几乎呈水平位向外侧行走；下部皮支斜向外下，分布到胸背区的皮肤。第 12 胸神经后支的分支可分布至臀区。

4. 浅血管　胸背部的浅血管来自肋间后动脉、肩胛背动脉和胸背动脉等的分支（图 5-5）。

二、深　筋　膜

背部的深筋膜多与腰部相连，故多以腰背部综述。腰背部的深筋膜分为浅、深两层。浅层薄弱，位于斜方肌和背阔肌的表面；深层较厚，称胸腰筋膜。胸腰筋膜在胸背部较薄弱，覆于竖脊肌表面，向上续项筋膜，内侧附于胸椎棘突和棘上韧带，外侧附于肋角，向下至腰部增厚，并分为前、中、后三层。后层覆于竖脊肌的后面，与背阔肌和下后锯肌的腱膜愈合，向下附于髂嵴，内侧附于腰椎棘突和棘上韧带，外侧在竖脊肌外侧缘与中层愈合，后、中两层共同形成竖脊肌鞘；中层位于竖脊肌与腰方肌之间，内侧附于腰椎横突尖和横突间韧带，外侧在腰方肌外侧缘与前层愈合，中、前两层共同形成腰方肌鞘，并作为腹横肌起始部的腱膜，向上附于第 12 肋下缘，向下附于髂嵴。中层上部张于第 12 肋与 L_1 横突之间的部分增厚，形成腰肋韧带，肾脏手术时，切断此韧带可加大第 12 肋的活动度，便于暴露肾；前层位于腰方肌前面，又称腰方肌筋膜。筋膜的内侧附于腰椎横突尖，向下附于髂腰韧带和髂嵴后份，上部增厚呈弧形附着于 L_2 与第 12 肋之间，称腰肋外侧弓状韧带，其内侧为跨越腰大肌表面附着于 L_1 侧面与 L_2 横突之间的腰肋内侧弓状韧带。此两弓在腹后壁较易观察，有隔的后部纤维起始。

由于腰部活动度大，在剧烈运动中，胸腰筋膜常易扭伤，是腰腿痛的原因之一。

三、肌　　层

肌层主要为背肌，并含有部分腹肌，由浅至深大致分为 4 层：第 1 层有斜方肌、背阔肌和腹外斜肌后部；第 2 层有夹肌、肩胛提肌、菱形肌、上后锯肌、下后锯肌和腹内斜肌；第 3 层有竖脊肌和腹横肌后部；第 4 层有枕下肌、横突棘肌和横突间肌等（图 10-6）。

1. 背阔肌　是位于胸背部下部和腰部浅层较宽大的扁肌，由胸背神经支配。

2. 斜方肌　是位于项区和胸背部上方宽大的扁肌，由副神经支配。由于血供丰富，临床上此肌可做肌瓣和肌皮瓣移植。

3. 竖脊肌　是一对强大的纵行肌，位于脊柱棘突两侧。下端起于骶骨背面和髂嵴后部，向上延伸分为 3 列：外侧列为髂肋肌、中间列为最长肌、内侧列为棘肌，分别止于肋骨、横突、棘突、颞骨乳突等处。由脊神经后支支配。

4. 听诊三角　即肩胛旁三角，位于斜方肌的外下方与肩胛骨内侧缘下份之间的肌间隙，其内上界为斜方肌的外下缘、外侧界为肩胛骨内侧缘，下界为背阔肌上缘。三角的底为薄层脂肪组织、深筋膜和第 6 肋间隙，表面仅覆以皮肤和浅筋膜，是背部听诊呼吸音最清晰的部位。当肩胛骨向前外移位时，该三角的范围扩大，有利于听诊。

四、深部血管和神经

1. 动脉　胸背部由肋间后动脉、胸背动脉和肩胛背动脉等供血。肋间后动脉由肋间后动脉在肋头下缘附近分出，它伴有胸神经后支向后穿相邻肋颈之间，发出脊支经椎间孔入椎管，其余分支分布于背部肌和皮肤。

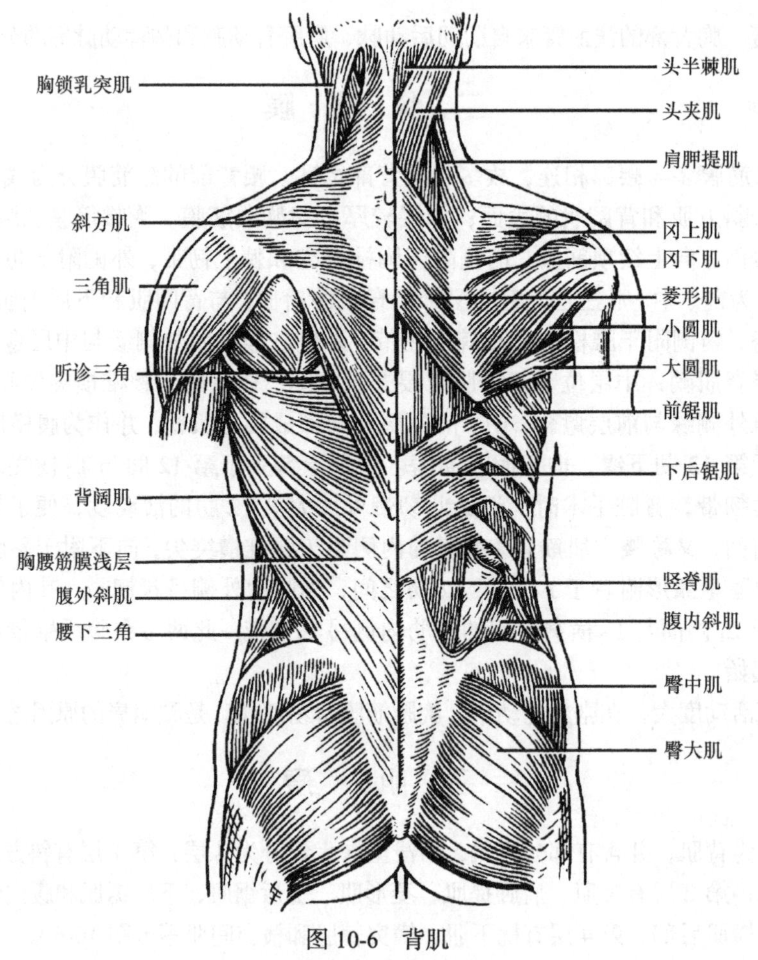

图 10-6　背肌

2. 静脉　腰背部的深静脉与动脉伴行。胸背部静脉主要汇入奇静脉，部分汇入锁骨下静脉和腋静脉。

3. 神经

（1）脊神经后支：自椎间孔处由脊神经分出，绕上关节突外侧向后，至相邻横突间分为内侧支（后内侧支）和外侧支（后外侧支）。胸神经后支分布至胸背部皮肤和深层肌；腰神经后支分布至腰部、臀部皮肤和深层肌。

（2）胸背神经：发自臂丛后束，伴同名动脉沿肩胛骨外侧缘下降，支配背阔肌。

（3）肩胛背神经：发自臂丛锁骨上部，与同名动脉伴行，支配肩胛提肌和菱形肌。

（4）副神经：自胸锁乳突肌后缘中、上 1/3 交界处斜向外下，经颈外侧区入斜方肌深面支配该肌。

第五节　常用腧穴定位及揣穴

1. 中府（LU1）

归经　手太阴肺经。

体表定位　在胸部，横平第 1 肋间隙，锁骨下窝外侧，前正中线旁开 6 寸。

层次解剖　皮肤→皮下组织→三角肌前缘→胸大肌→胸小肌→喙肱肌和肱二头肌短头。

重要解剖结构　深层有腋动脉及臂丛分支。

揣穴　本穴下浅层为胸大肌，内收肱骨时可感到胸大肌的收缩。按压至深层上下拨动可触及外上方附于肩胛骨喙突的胸小肌；以指腹持续点按本穴可触及深层的锁骨下动脉（腋动脉）搏动，上臂有麻胀感，放手后上臂有温热感。

2. 膻中（CV17）

归经　任脉。

体表定位　在胸部，横平第4肋间隙，前正中线上。

层次解剖　皮肤→皮下组织→左右胸大肌之间→胸骨体。

重要解剖结构　浅层有第4肋间神经前皮支分布。

揣穴　本穴下软组织菲薄，可直接触及胸骨体。向左右滑动可触及肋间隙及胸肋关节。

3. 俞府（KI27）

归经　足少阴肾经。

体表定位　在胸部，锁骨下缘，前正中线旁开2寸。

层次解剖　皮肤→皮下组织→胸大肌→锁骨与第1肋之间。

重要解剖结构　浅层有锁骨上神经的分支，锁骨与肋的深面为胸膜腔及肺。

揣穴　本穴位于锁骨与第1肋之间。肱骨内收时可触及胸大肌的收缩。

4. 期门（LR14）

归经　足厥阴肝经

体表定位　在胸部，第6肋间隙，前正中线旁开4寸。

层次解剖　皮肤→皮下组织→腹外斜肌→第6肋间隙（肋间外肌、肋间内肌）。

重要解剖结构　第6肋间隙有第6肋间神经和第6肋间动、静脉。

揣穴　本穴当乳头直下，平第6肋间隙。向对侧转体时，可触及腹外斜肌的收缩。

5. 大包（SP21）

归经　足太阴脾经。

体表定位　在胸外侧区，第6肋间隙，在腋中线上。

层次解剖　皮肤→皮下组织→前锯肌→第6肋间隙（肋间外肌、肋间内肌）。

重要解剖结构　第6肋间隙有第6肋间神经和第6肋间动、静脉。

揣穴　本穴在腋中线上，第6肋间隙。向对侧转体时，可触及腹外斜肌的收缩。

6. 肺俞（BL13）

归经　足太阳膀胱经。

体表定位　在脊柱区，T_3棘突下，后正中线旁开1.5寸。

层次解剖　皮肤→皮下组织→斜方肌→菱形肌→上后锯肌→竖脊肌。

重要解剖结构　浅层布有第3、4胸神经后支的内侧皮支；深层有第3、4胸神经后支的肌支。

揣穴　正坐或俯卧，本穴下可触及背部肌，深按可触及 T_4 横突，稍外为相应横突关节后方。

7. 心俞（BL15）

归经　足太阳膀胱经。

体表定位　在背部，当T_5棘突下，旁开1.5寸。

层次解剖　皮肤→皮下组织→斜方肌→菱形肌下缘→竖脊肌。

重要解剖结构　浅层布有第5、6胸神经后支的内侧皮支和伴行的动、静脉。深层有第五、六胸神经后支的肌支和相应的肋间后动、静脉背侧支的分支或属支。肺脏。

揣穴　正坐或俯卧，本穴下可触及背部肌，深按可触及T_4横突，稍向外为相应肋横突关节后方。

8. 至阳（GV9）

归经　督脉。

体表定位　在脊柱区，T_7棘突下凹陷中，后正中线上。

层次解剖　皮肤→皮下组织→棘上韧带→棘间韧带→黄韧带。

重要解剖结构　浅层布有第7胸神经后支的皮支。

揣穴　俯卧或正坐，在T_7与T_8棘突之间。

9. 肝俞（BL18）

归经　足太阳膀胱经。

体表定位　在脊柱区，T_9棘突下，后正中线旁开1.5寸。

层次解剖　皮肤→皮下组织→斜方肌→背阔肌→胸腰筋膜浅层→竖脊肌。

重要解剖结构　浅层布有第9、10胸神经后支的皮支，深层有第9、10胸神经后支的肌支。

揣穴　俯卧或正坐，本穴下可触及竖脊肌，深按可触及T_{10}横突，稍外为相应肋椎关节后方。

10. 脾俞（BL20）

归经　足太阳膀胱经。

体表定位　在脊柱区，T_{11}棘突下，后正中线旁开1.5寸。

层次解剖　皮肤→皮下组织→背阔肌腱膜、下后锯肌腱膜和胸腰筋膜浅层→竖脊肌。

重要解剖结构　浅层布有第11、12胸神经后支的皮支和伴行的肋间后动、静脉。深层有第11、12胸神经后支的肌支和相应的肋间、肋下动、静脉的分支或属支。

揣穴　正坐或俯卧，本穴下可触及背部肌肉，深按可触及T_{12}横突。

思考题

1. 胸廓的构成和解剖特点。
2. 试述胸壁的层次结构特点。
3. 胸部的主要肌肉有哪些，主要作用是什么？
4. 试述胸背部的主要体表标志及其临床意义。
5. 何为颈肋及其临床意义是什么？

第十一章

腰部解剖

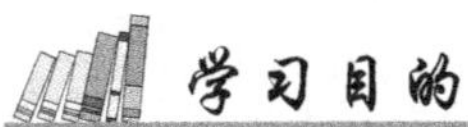
学习目的

通过本章学习，了解腰部运动系统解剖（骨、关节、肌肉）；熟悉腰部骨性和肌性结构的体表定位及触摸技巧；掌握腰部经穴与局部解剖的关系；深化对腰椎椎骨、椎骨连接、腰骶部肌肉的认识和对腰部神经分布及走行的认识。

腰部主要指腰段脊柱，下通过骶髂连接骨盆，上通过胸段脊柱连接胸廓；更重要的是脊旁肌作为核心稳定结构的一部分，与腹肌、膈肌、盆底肌共同增高负压，稳定脊柱，形成人体四肢运动的核心。

第一节　概　　述

一、境界与分区

腰区的上界为胸背区下界（T_{12}、第 12 肋下缘、第 11 肋前份的连线），下界为两髂嵴后份与两髂后上嵴的连线，两侧为腋后线。

二、腰部体表标志和体表投影

1. 背纵沟（spinal furrow）　为背部正中纵行的浅沟，在沟底可触及各椎骨的棘突。

2. 棘突（spinous process）　在后正中线背纵沟可摸到大部分棘突。腰椎棘突呈板状、水平位。脊柱下端可摸到骶角和尾骨尖。

3. 竖脊肌（erector spinae）　在背纵沟的两侧，呈纵行隆起。

4. 髂嵴（iliac crest）　为髂骨翼的上缘，位于腰骶部两侧皮下，两侧髂嵴最高点的连线平对 L_4 棘突，是计数椎骨的标志。

5. 髂后上棘（posterior superior iliac spine）　是髂嵴后端的突起。皮下脂肪较多时为一皮肤凹陷，否则为一骨性突起。两侧髂后上棘的连线与 S_2 相平。

6. 髂前上棘（anterior superior iliac spine）　是髂嵴前端的突起。

7. 背阔肌（latissimus dorsi）　为覆盖腰部及胸部下份的阔肌，运动时可辨认其轮廓。

8. 第 12 肋　通常在皮下可以触及，为胸腰部的分界。

9. 腰神经后支骨纤维孔　位于椎间孔的后外方，开口向后，内有腰神经后支通过。其体表投影相当于同序数腰椎棘突外侧的下述两点连线上：上位点在 L_1 平面后正中线外侧 2.3cm，下

位点在 L_5 平面后正中线外侧 3.2cm。

10. 腰神经后内侧支骨纤维管 位于腰椎乳突与副突间的骨沟处，有腰神经的后内侧支通过。其体表投影在同序数腰椎棘突下外方的下述 2 点连线上：上位点在 L_1 平面后正中线外侧 2.1cm，下位点在 L_5 平面后正中线外侧 2.5cm。

第二节 腰段脊柱

躯干的背面统称腰背部，上半部分胸椎的背面为背部，下半部分腰椎的背面为腰部。腰段脊柱与骨盆的解剖学联系紧密。

一、腰 椎

腰椎有 5 块，由椎体、椎弓组成。上连胸椎及胸廓，下连骶椎及骨盆。从正面看，自上而下腰椎依次增大。

腰椎的特点是前方的椎体较大，呈肾形；腰椎椎弓有棘突、横突及上下关节突。腰椎椎孔大呈三角形。腰椎棘突居中线，棘突几乎呈板状，水平向后伸出。关节突接近矢状位（图 11-1）。横突较长，L_3 横突最长，L_4 横突最小呈尖刀状，L_5 横突宽大。横突接近根部的后面有副突；上关节突的后侧另出一乳突。这些突起为控制腰椎的肌提供附着点。

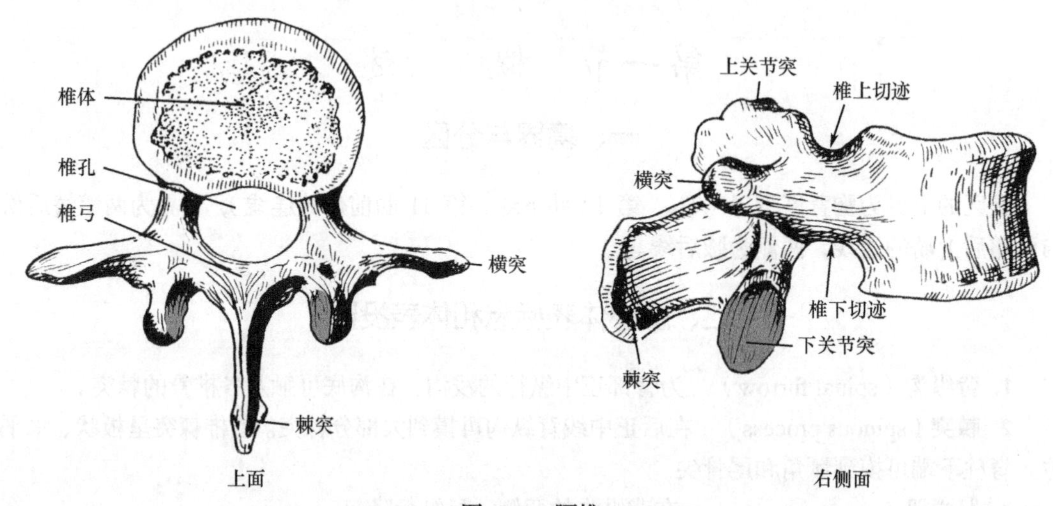

图 11-1 腰椎

腰部背纵沟后正中可触到从上而下排列的棘突。从侧面看，腰段脊柱呈生理性前凸，而骶段、胸段脊柱皆呈生理性后凸，故站立位或俯卧位时腰部后方有凹陷，腰部整体感觉是上下高，中间凹陷的船体形。棘突上仅有皮肤、筋膜、棘上韧带，故触诊力量应稍小。可采用环形揉动、上下推捋、左右拨动等不同触诊方式，主要触摸棘突有无偏歪、有无压痛，以及有无棘上韧带和棘间韧带纤维化。也可沿棘突旁从上而下触摸，可协助检查有无棘突偏歪和软组织疼痛。两侧髂嵴最高点的连线与腰部后正中线的交点即 L_4 棘突或棘突下；两侧第 12 肋端连线与腰部正中线的交点为 L_2、L_3 棘突间。可依据这些骨性标志，向上或向下定位其他椎骨的棘突。

腰椎横突端部位于肋骨与髂骨间。腰椎横突长，竖脊肌较厚，故要以拇指横向循至竖脊肌的外侧，先向前再向内，即可触及横突端部。L_2～L_4横突端部易于触摸，L_1和L_5横突由于肋骨、髂骨的遮掩而不易触摸。

二、腰椎的连接

与颈椎、胸椎连结相同，腰椎间的连结也是前有椎间盘，后有椎间关节，周围有韧带等软组织加强。椎体前面为前纵韧带，后面为后纵韧带；棘突间有棘间韧带，棘突之上有棘上韧带；椎板间有黄韧带。腰段脊柱呈前凸，前部椎体由椎间盘连接，椎间盘前宽后窄，由前、后纵韧带加强（图 4-2）。

腰椎的椎间关节也由上位椎体的下关节突和下位椎体的上关节突相拥构成。上关节突偏外，关节面朝内；下关节突偏内，关节面朝外。椎间关节基本呈矢状位。L_5与S_1间也靠椎间盘和椎间关节连结，称骶连接。后方的椎间关节又称骶关节。

由于上关节突的后侧另出一乳突，故在棘突两旁触摸时更易触摸到乳突，特别是在上腰段。由于竖脊肌丰厚，故触诊时力量宜重，所谓“推筋著骨”，才能触到深层结构，即上、下关节突后的乳突和椎弓板等。从棘突旁向外推拨或从远离棘突处向内推拨或点压，可触及关节突后的乳突。乳突（上关节突）的内侧为关节突关节，乳突的外侧为横突根部。由于腰椎形态从上而下有增大趋势，故关节突关节离开正中线的距离也相应增大，即上窄下稍宽。触诊时也可平行于棘突，沿关节突、乳突的骨突感顺势而下。

L_4和L_5棘突、骶椎上缘和髂骨的内后缘围成一个凹陷区，称菱形窝，又称腰骶髂三角区。腰椎间盘突出症好发于窝内的L_4～L_5和L_5～S_1节段。

三、腰段脊柱脊旁肌和胸腰筋膜

（一）腰段脊柱脊旁肌

腰部肌是附着于胸腰骶椎及肋骨、骨盆，收缩时带动腰的运动。腰椎后方有竖脊肌，侧方有腰方肌（quadratus lumborum），前方有腰大肌（psoas major）和腰小肌等（表 11-1）。

表 11-1 腰腹部肌

名称	起点	止点	作用	神经支配
背阔肌	下 6 个胸椎棘突、全部腰椎棘突、髂嵴后部	肱骨小结节嵴	当上肢上举固定时，可引体向上	胸背神经
竖脊肌	骶骨背面、髂嵴后部	上方的椎骨和肋骨，以及枕骨后方	脊柱后伸、仰头；一侧收缩可使脊柱侧弯	脊神经后支
多裂肌	骶骨、骶髂韧带和腰椎乳突	上椎骨的棘突	伸展、旋转和稳固脊柱	脊神经后支
回旋肌	椎骨横突	上 2 个椎骨的棘突根部	单侧收缩向对侧旋转，双侧收缩背伸脊柱	脊神经后支
腰方肌	髂嵴的上缘、髂腰韧带和下部腰椎的横突	第 12 肋下缘和上部腰椎的横突	使脊柱侧屈	腰神经前支
腰大肌	T_{12}～L_5椎体、椎间盘侧方、横突前方	股骨小转子	屈髋，维持坐位腰-骨盆-髋姿势	腰神经前支
腹直肌	骨盆耻骨	胸骨剑突及第5～7肋软骨	腰椎前屈、骨盆上提	第 5～12 对肋间神经、髂腹下神经、髂腹股沟神经

续表

名称	起点	止点	作用	神经支配
腹横肌	胸腰深筋膜、髂前上棘	腹直肌鞘	双侧收缩可增加腹内压和呼气	同腹直肌
腹外斜肌	第5～12肋骨表面	髂嵴和腹直肌前鞘	单侧使躯干向同侧屈曲、向对侧旋转；双侧前屈躯干、增加腹内压	
腹内斜肌	胸腰筋膜、髂嵴和髂前上棘	第10～12肋的下界、腹白线和腹直肌鞘	同腹外斜肌	同腹直肌

腰背部的浅层肌分为3层：第一层为斜方肌、背阔肌；第二层为肩胛提肌和菱形肌；第三层为上下后锯肌。腰背部深层肌分为3层：第一层为夹肌和竖脊肌；第二层为横突棘肌，如半棘肌、多裂肌（musculi multifidi）、回旋肌（musculi rotatores）；第三层为节段性小肌，如横突间肌和棘间肌（图10-7）。

背阔肌位于背下部及胸部后外侧皮下，为全身最大的阔肌，借腰背筋膜主要起于下6个胸椎的棘突、全部腰椎棘突及髂嵴后部，肌束向外上方集中，止于肱骨小结节嵴。其作用是使肱骨内收、旋内和后伸；上肢上举固定时，则上提躯干（引体向上）。由胸背神经支配，由胸背动脉供应。

竖脊肌为脊柱后方的长肌，下起骶骨背面和髂嵴的后部，向上止于上方的椎骨和肋骨，上达枕骨后方，填于棘突与肋角间的沟内。其作用是伸展脊柱，维持脊柱的平衡。俯卧位，固定骨盆和下肢，背伸脊柱时，可清晰地看到收缩隆起的竖脊肌。

从内到外，竖脊肌分为三束：棘肌、最长肌及髂肋肌，一侧收缩使脊柱向同侧侧屈，两侧收缩使脊柱后伸和仰头，由脊神经后支支配。

腰髂肋肌起自骶骨和髂骨，止于下6个肋骨的下缘。肌束走行方向是从内下向外上。故腰髂肋肌除伸展脊柱外，还可以向同侧侧屈、旋转脊柱。

胸最长肌位于腰髂肋肌内侧，起自骶椎后面筋膜、腰椎的副突和横突，止于所有胸椎横突的尖端和最后9个或10个肋骨结节及肋骨角之间。

棘肌起自上腰段、下胸段的棘突，止于上胸段、颈段的棘突，紧附于棘突的两侧，自上腰部一直延展至下颈部。

深层肌还有多裂肌和回旋肌。腰骶部的多裂肌强壮，类似于帆船桅杆的支柱。多裂肌起于骶骨、骶髂韧带和腰椎乳突，止于上椎骨的棘突。其可伸展、旋转和稳固脊柱。回旋肌起于一个椎骨的横突，止于上2个椎骨的棘突根部，单侧收缩向对侧旋转，双侧收缩则背伸脊柱。

在腰椎侧方，竖脊肌深层，有腰方肌。起自髂嵴的上缘、髂腰韧带和下部腰椎的横突，止于第12肋下缘和上部腰椎的横突。可下降和固定第12肋，并使脊柱侧屈。受腰神经前支支配。从竖脊肌外缘向前向内用力按压，拇指可触及L_2、L_3横突，同时触及腰方肌。向第12肋下缘及L_4和L_5横突方向按压，分别可触及腰方肌的起止点。

腰大肌位于腰椎椎体的侧方、腰椎横突的前方，为一长梭形肌，起于T_{12}～L_5的椎体和椎间盘侧方和横突前方，斜向外下，在腹股沟处与髂肌会合，共同止于股骨内侧的股骨小转子，合称髂腰肌，有屈髋的作用，也是维持站立位和坐位的腰-骨盆-髋姿势的重要肌（图11-2）。

（二）胸腰筋膜

胸腰筋膜在胸背区较薄，覆于竖脊肌表面，向上续项筋膜，内侧附于胸椎棘突和棘上韧带，向外侧附于肋角。胸腰筋膜在腰部明显增厚，包裹竖脊肌和腰方肌，分为浅、中、深三层。

浅层位于竖脊肌后面，向内附于棘突和棘上韧带，向下附于髂嵴；外侧在竖脊肌外侧缘与中层融合，也是背阔肌的起始腱膜。

中层分隔竖脊肌和腰方肌，介于腰方肌与腰髂肋肌之间，与横突间筋膜相连续。内侧附于腰椎横突尖部和横突间韧带，外侧与浅层筋膜会合，共同构成竖脊肌鞘。

深层覆盖在腰方肌前面，内侧附于横突尖，与横突间筋膜相连续，外侧在腰方肌外侧缘与中层筋膜会合，共同构成腰方肌鞘。

胸腰筋膜的中深层向上附于第 12 肋下缘，向下附于髂腰韧带和髂嵴后份。胸腰筋膜浅、中、深三层在腰方肌外侧缘会合，成为腹内斜肌和腹横肌的起始腱膜。

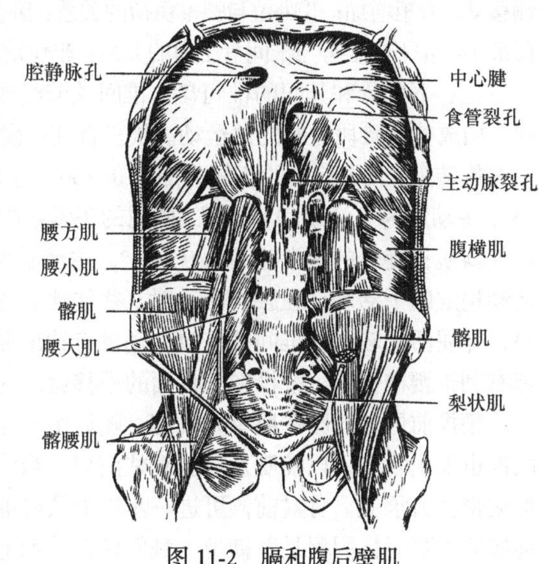

图 11-2 膈和腹后壁肌

四、腰骶髂的稳定与运动

椎骨的硬度与椎间盘的柔韧，使腰段脊柱既可承担颈胸及上肢的负荷，又可有活动度，容许椎体间的屈曲、扭转和滑移运动。

腰椎是脊柱的主要承载部分，这些载荷主要由两部分分担，一是韧带、椎间盘、椎骨，属于被动承载装置；二是肌肉，具有平衡载荷的作用。脊柱完全屈曲时，原本活跃的肌电活动几乎完全静止，提示机体对前屈力矩的抵抗主要通过韧带、椎间盘、被动拉伸的肌和上下绞索的关节突关节来完成的，称前屈放松现象。失去肌收缩控制的巨大前屈载荷易造成脊柱的损伤。

脊柱功能单位中，前部的椎间盘和后方的关节突关节构成统一的复合关节，脊柱负荷由两者共同承担。正常状态下，腰椎承受的剪切载荷约 2/3 由椎间盘承受，1/3 由关节突关节承受。但由于椎间盘结构的黏弹性特点，受载后会发生蠕变和松弛，从而使关节突关节承受剪切负荷。

除了承受载荷以外，关节突关节还能控制腰椎椎体的位置与方向。每一对上关节突都与上方椎体的下关节突形成关节突关节。此关节可以防止椎体轴向旋转和向前滑移。通过阻止轴向旋转，关节突关节可以保护椎间盘免于过度扭转；通过阻止向前滑移，以防止前屈时椎体在体重的作用下向前脱位。

相接触的上、下关节突相平行。在腰段脊柱屈曲时，下关节突可自由上移。背伸时，下关节突也可以相同方式进行，但因下关节突顶部与下位椎体的椎板相抵，故背伸的范围受到限制。

直立位时，骶骨前倾。骶骨的上表面向下倾斜，与水平面构成 50°的腰骶角，使腰椎沿骶骨倾斜的上表面向前下滑移。其对抗结构有：①L_5～S_1 椎间盘呈前宽后窄的楔形，可减少骶骨上表面和 L_5 椎体下面的角度；②骶骨的上关节突向后，可阻挡 L_5 下关节突，防止腰椎向前滑移；③L_5 横突被两侧的髂腰韧带牢固地固定于髂骨上，阻止 L_5 椎体相对于骶骨和骨盆的向前滑移。

从腰椎的运动力学看：①站立位和腰椎负荷的关系，正常人站立时躯干重力线通过 L_4 腹侧，即脊柱各节段承受恒定的前屈力矩，垂直站立由椎体和椎间盘承受几乎全部的压力，压力从上至下增加；②坐位与腰椎负荷的关系：坐位时脊柱会受到垂直方向重力作用和偏心力矩，还受到由下肢传来的和偏心力矩方向相反的集中力矩；此外，坐位时骨盆向后倾斜度增加，腰曲减少或消失，使重力线向腹侧移动，力矩增加；③卧位与腰椎负荷的关系：卧位时脊柱承载压力只有体重的25%。此时脊柱的负荷最小；④不同姿势与椎间盘压力的关系：坐位前倾>坐直>弯腰>直立>侧卧>仰卧位。

上、下椎骨和其间的椎间盘、椎间关节组成脊柱运动节段。数个运动节段的运动叠加在一起，构成整个腰段脊柱的总运动。腰段脊柱可发生各个方向的运动，如前屈、后伸、左右侧屈、左右旋转等。其中前屈的正常范围为 0～60°，主动肌为腹直肌和腰大肌；后伸的正常范围为 0～35°，主动肌为竖脊肌和背阔肌；侧屈的正常范围为 0～20°，主动肌为竖脊肌和背阔肌、腰方肌、腹外斜肌；旋转的正常范围为 0～18°，主动肌为腹内斜肌、横突棘肌和多裂肌。腰椎和骨盆的运动构成躯干活动，在腰部活动时，往往伴有骨盆、髋关节的连带活动。因为腰椎的椎间盘较厚，伸屈活动较大时椎间关节对运动没有约束和限制作用。同时椎间关节的方向为矢状位，这都有利于腰椎伸屈。腰椎在矢状面的平移运动常用来评定腰椎稳定性。

腰椎前屈时，腹壁肌首先收缩，随后由于体重的作用，脊柱进一步向前屈曲；同时脊柱伸肌群也发生收缩，以控制及对抗脊柱前屈。当脊柱完全前屈时，竖脊肌松弛，躯干体重由腰骶部韧带张力承受。骨盆前倾可进一步增加腰椎前屈幅度，腘绳肌紧张可限制骨盆的前倾。腰椎前倾的主要对抗因素是黄韧带、棘间韧带、棘上韧带、后纵韧带和髂腰韧带的弹性张力。腰椎前屈时，椎间盘前部受到挤压变窄；椎间盘后部受到牵拉并变宽。关节突关节产生相对滑动，关节囊被拉紧，承受牵拉载荷。黄韧带也被拉伸而变薄。

腰椎后伸运动，当脊柱由前屈位后伸时，首先是腘绳肌收缩，使骨盆产生后倾，为脊柱后伸肌群提供所需的杠杆臂；随后竖脊肌收缩，腰段脊柱逐渐后伸；当脊柱后伸超过中立位时，腹壁肌群开始收缩，以控制对抗后伸运动；同时，髂腰肌紧张以限制骨盆后倾。腰椎后伸的主要对抗因素是前纵韧带的张力和关节突之间、棘突之间的骨性阻挡。腰椎后伸时，椎间盘前部受到牵拉并变宽，椎间盘后部变窄，髓核向前滑动。后伸时关节突关节也会发生上下及前后的滑移。后纵韧带、黄韧带出现松弛；腰骶角增大从而加重腰椎失稳。

腰椎侧屈运动，主要由腰方肌、腰大肌和骶棘肌参与，其限制因素为对侧横突间韧带和关节突关节囊的张力。

腰椎旋转运动，主要由同侧的横突棘肌、腹内斜肌和对侧的腹外斜肌、腰大肌参与，其限制因素主要是椎间盘纤维环和关节突关节的骨性阻挡。

五、腰腹核心稳定

腰椎脊柱位于胸廓与骨盆之间，与其间相关肌共同构成一个圆柱体样的核心稳定结构。这个圆柱体核心稳定结构的后壁为椎旁肌，前壁和侧壁是腹肌，圆柱的顶部和底部分别是膈肌和盆底肌。椎旁肌由竖脊肌、髂腰肌、腰方肌、多裂肌和胸腰筋膜组成。腹肌由腹直肌、腹横肌、腹内斜肌、腹外斜肌及其腱膜组成。

腹直肌起于骨盆耻骨，止于胸骨剑突及第 5～7 肋软骨，可使腰椎前屈、骨盆上提。腹横肌起于胸腰深筋膜、髂前上棘，止于腹直肌鞘，双侧收缩可增加腹内压和呼气。腹外斜肌起于第 5～12 肋骨表面，止于髂嵴和腹直肌前鞘，单侧收缩使躯干向同侧屈曲、向对侧旋转，双侧收缩可前屈躯干、增加腹内压、上提骨盆。腹内斜肌起于胸腰筋膜、髂嵴和髂前上棘，止于第 10～12 肋的下界、腹白线和腹直肌鞘。所有腹肌都附着于腰椎、骨盆带和胸廓上。

核心稳定结构的共同作用可增加腹内压、稳定脊柱，并通过上下肢近端肌带动远端肌，使人体肌肉骨骼系统作为一个整体发挥功能。在肢体运动前，多裂肌、腹横肌等核心肌即产生收缩以提前稳定脊柱和腰部。

第三节 腰部重要神经血管

腰段上、中部的椎管由椭圆形逐渐演变为三角形；腰段下部椎管的外侧部逐渐出现侧隐窝，使椎管呈三叶形；骶段呈扁三角形。由于脊神经根走行于侧隐窝内，故椎间盘突出、关节突关节退变和椎体后缘增生等是引起侧隐窝狭窄的因素，都可压迫腰脊神经，造成腰腿痛。

由于椎管比脊髓长，因此从脊髓发出的腰、骶、尾部的脊神经前、后根需在椎管内继续下行一段距离，才能从相应的椎间孔穿出。各部椎体高度和椎间盘厚度不同，脊神经前、后根在椎管内走行的方向和长度也各异。颈神经根最短，行程近于水平位；胸神经根较长，斜行向下；腰骶尾神经根较长，近似垂直下行，与下垂的马尾相仿，故称马尾。

脊神经出椎间孔后即分为前支、后支、脊膜返支和交通支。

一、腰部脊神经后支

脊神经后支（dorsal ramus of spinal nerve）在椎间孔处从脊神经分出，绕上关节突外侧后行，过脊神经后支骨纤维孔（由内侧的下位椎骨上关节突外侧缘、下方的下位椎骨横突的上缘和上外侧的横突间韧带内侧缘共同围成），至横突间内侧缘分为后内侧支与后外侧支。后内侧支经下位椎体的横突根部及上关节突外侧斜向后下，经骨纤维管（位于腰椎乳突与副突的骨沟处，从外上斜向内下，前壁为乳突副突间沟，后壁为上关节突副突韧带，上壁为乳突，下壁为副突），至椎弓板后面转向下行，在中线附近穿深筋膜到皮下；沿途发支支配腰部深层肌及1～2个节段的关节突关节和韧带。后内侧支行径分布在后正中线与关节突关节连线之间。后外侧支跨过下位横突背面进入竖脊肌，然后在肌的不同部位穿胸腰筋膜浅出，斜向外下走行，各支的肌支支配竖脊肌，皮支在皮下行程较长：第1腰神经外侧支至髂嵴下方；第2、3腰神经外侧支经臀到股后；第4、5腰神经跨髂嵴经臀到骶后。越高的后外侧支其在腰骶部的皮支越分布于后外方。外侧支行径分布在关节突关节连线以外。

臀上皮神经（superior clunial nerves）来自第1～3腰神经后外侧支，在髂嵴上方竖脊肌外侧缘处穿至皮下，跨髂嵴后部达臀区上部，分布于臀上部皮肤。

臀中皮神经（medii clunial nerves）来自第1～3骶神经后支，穿过臀大肌起始部达皮下，分布于臀中部皮肤。

二、腰部脊神经前支

腰部脊神经前支主要构成腰丛和骶丛。

1. 腰丛（lumbar plexus） 由第12胸神经前支的一部分、第1～3腰神经前支和第4腰神经前支的一部分共同组成。腰丛位于腰大肌深面腰椎横突前方，除发出支配髂腰肌和腰方肌的肌支外，还发出许多分支分布于腹股沟区、大腿前部和内侧部。

髂腹下神经（iliohypogastric nerve）从腰大肌外缘穿出，于腰方肌前面行向外下，在髂嵴上方穿过腹横肌至腹内、外斜肌之间，在髂前上棘内侧又穿过腹内斜肌和腹外斜肌的深面，继向内下方行走，终支在腹股沟管浅环上方穿过腹外斜肌腱膜至皮下，沿途发肌支支配腹壁肌，皮支分布于臀外侧部和下腹部的皮肤。

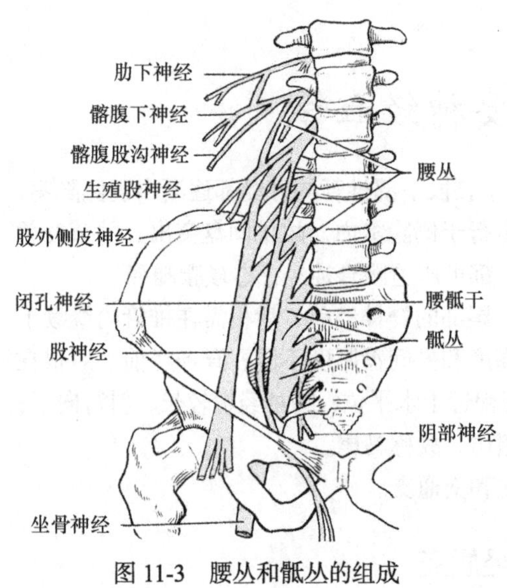

图 11-3　腰丛和骶丛的组成

髂腹股沟神经（ilioinguinal nerve）位于髂腹下神经下方并与之平行走行，在髂前上棘处穿过腹横肌后和腹内斜肌的深面，入于腹股沟管，伴精索或子宫圆韧带下行，肌支支配腹壁肌，皮支分布于腹股沟部、阴囊或大阴唇。

生殖股神经（genitofemoral nerve）自腰大肌前面穿出，沿该肌下降，分为生殖支和股支。生殖支又名精索外神经，经深环入腹股沟管，与精索或子宫圆韧带伴行，分布于提睾肌和阴囊。股支支配分布股三角区的皮肤。

股外侧皮神经（lateral femoral cutaneous nerve）自腰大肌外侧缘穿出，向前外侧走行，越髂肌表面至髂前上棘内侧，经腹股沟韧带深面，在髂前上棘下方 5～6cm 处穿出深筋膜分布于大腿前外侧面皮肤。

股神经（femoral nerve）沿腰大肌和髂肌之间下行，经腹股沟韧带深面至大腿前面股三角内，位于股动脉外侧，分支支配大腿肌前群和大腿前面皮肤。

闭孔神经（obturator nerve）从腰丛发出后，自腰大肌内侧缘穿出，贴小骨盆内侧壁前行，穿闭膜管出小骨盆，进入大腿区，分布于股内收肌群，皮支分布于大腿内侧面皮肤。

2. 骶丛（sacral plexus）　由第 4 和第 5 腰神经及全部骶神经和尾神经的前支组成（图 11-3）。骶丛位于骨盆腔内，紧贴骶骨和梨状肌的前面。骶丛直接发短支分布于梨状肌，其主要分支有坐骨神经（sciatic nerve）、阴部神经（pudendal nerve）、臀上神经（superior gluteal nerve）、臀下神经（inferior gluteal nerve）、股后皮神经（posterior femoral cutaneous nerve）等。阴部神经经梨状肌下孔出骨盆，再经坐骨小孔至坐骨直肠窝，沿窝的外侧壁向前分为阴茎（蒂）背神经及会阴神经。阴部神经在坐骨直肠窝时，分出肛门神经，分布于肛门外括约肌及肛门附近皮肤（图 11-4）。

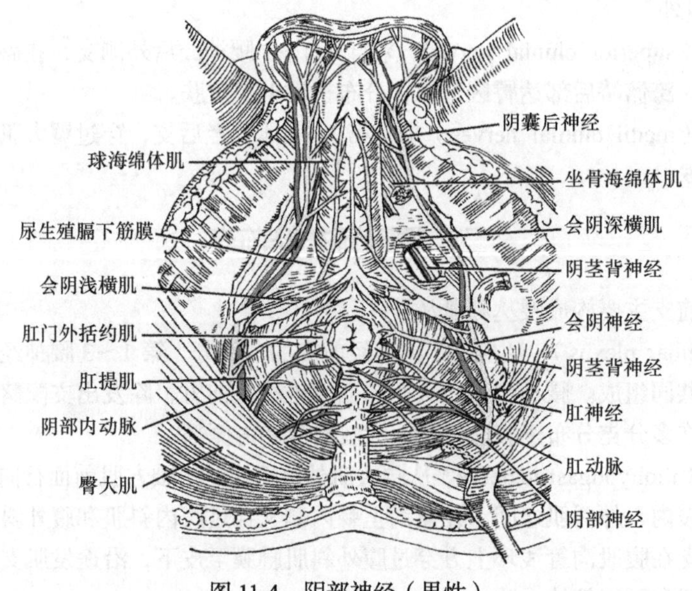

图 11-4　阴部神经（男性）

三、腰部交感神经与副交感神经

1. 腰骶交感神经分布 腰交感神经干通常位于腰椎的前外侧，在腰椎和腰大肌间的沟里，右侧交感神经干均由下腔静脉外缘所覆盖，左侧位于腹主动脉的外侧，腰交感神经节的数目为1～6个，通常为2～4个，以第2和第5腰交感神经节最多，此外在L_5和S_1前，腹主动脉的末端及分叉处，有上腹下丛，又称骶前神经（图11-5）。

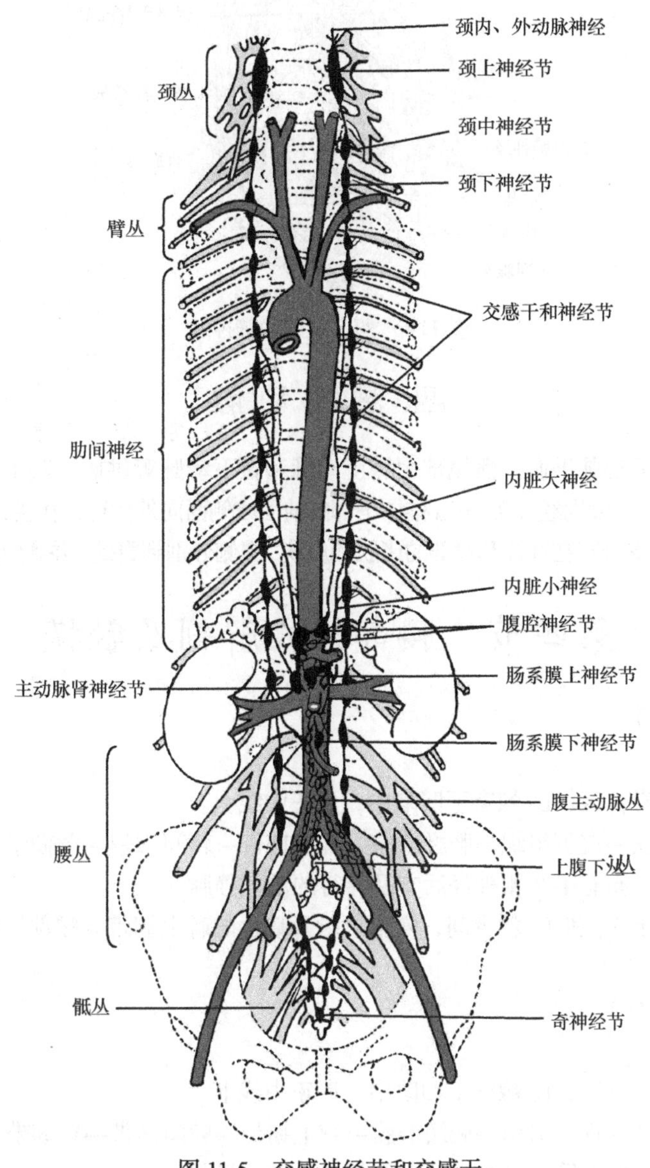

图11-5 交感神经节和交感干

2. 骶部副交感神经 盆内脏神经，又称盆神经，起于第2、第3或第4骶神经，一部分在盆丛更换神经元，一部分抵达直肠或膀胱壁后才更换神经元，在直肠两侧加入交感神经的盆丛部分组成致密的盆神经丛（图11-6）。

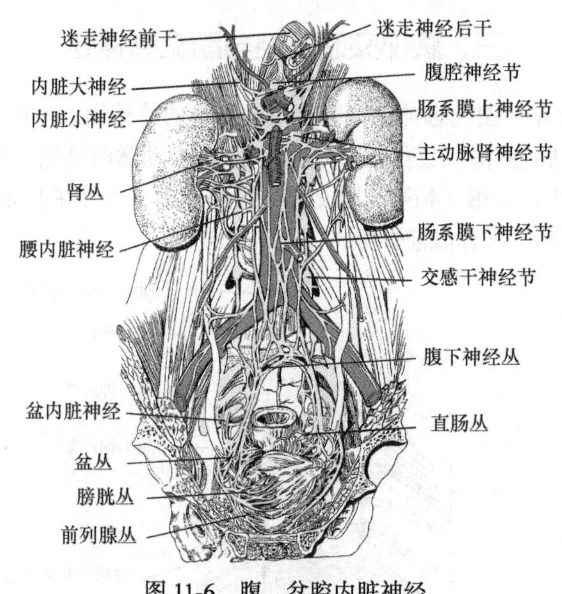

图 11-6　腹、盆腔内脏神经

四、腰部动脉

由腰动脉和肋下动脉供血。骶尾部由臀上动脉和臀下动脉等供血。其中腰动脉发自腹主动脉后壁两侧，有 4 对，分别经过 L_1～L_4 椎体中部的前面或侧面向外横行，在腰大肌的内侧缘发出背侧支和腹侧支，背侧支分布在脊柱和背部的诸肌和皮肤，腹侧分别到腹壁，并和腹前壁其他血管吻合。

第四节　腰部经穴解剖及触摸

1. 命门（GV4）

归经　督脉。

体表定位　在脊柱区，L_2 棘突下凹陷中，后正中线上。

层次解剖　皮肤→皮下组织→胸腰筋膜→棘上韧带→棘间韧带→黄韧带。

重要解剖结构　布有第 2 腰神经后支及伴行的动、静脉。

揣穴　本穴位于 L_2 和 L_3 棘突间，穴下可触及韧性的棘上韧带。腰部屈伸时可感知棘突间隙的增大与缩小。

2. 腰阳关（GV3）

归经　督脉。

体表定位　在脊柱区，L_4 棘突下凹陷中，后正中线上。

层次解剖　皮肤→皮下组织→胸腰筋膜→棘上韧带→棘间韧带→黄韧带。

重要解剖结构　布有第 4 腰神经后支及伴行的动、静脉。

揣穴　本穴位于 L_4 和 L_5 棘突间，穴下可触及韧性的棘上韧带。腰部屈伸时可感知棘突间隙的增大与缩小。

3. 肾俞（BL23）

归经　足太阳膀胱经。

体表定位　在脊柱区，L_2 棘突下，后正中线旁开 1.5 寸。

层次解剖 皮肤→皮下组织→胸腰筋膜浅层→竖脊肌。

重要解剖结构 有第 2 腰动、静脉的后支；布有第 2、第 3 腰神经后支的外侧皮支，深层为第 2、第 3 腰神经后支的肌支。

揣穴 穴下浅层可触及竖脊肌的最长肌，深层稍内侧可触及 L_3 上关节突及乳突。

4. 志室（BL52）

归经 足太阳膀胱经。

体表定位 在脊柱区，L_2 棘突下，后正中线旁开 3 寸。

层次解剖 皮肤→皮下组织→背阔肌腱膜和胸腰筋膜浅层→竖脊肌→腰方肌。

重要解剖结构 布有第 2、第 3 腰神经后外侧支，以及第 2、第 3 腰动、静脉背侧支。

揣穴 本穴位于竖脊肌外侧缘，深层可触及 L_3 横突背面或端部。

5. 气海俞（BL24）

归经 足太阳膀胱经。

体表定位 在脊柱区，L_3 棘突下，后正中线旁开 1.5 寸。

层次解剖 皮肤→皮下组织→腰背筋膜→竖脊肌。

重要解剖结构 有第 3 腰动、静脉的后支；浅层布有第 3、第 4 腰神经后支的皮支，深层为第 3、4 腰神经后支的肌支。

揣穴 本穴位于 L3 棘突下，后正中线旁开 1.5 寸，按压可触及腰背筋膜，再深为最长肌及髂肋肌。

6. 大肠俞（BL25）

归经 足太阳膀胱经。

体表定位 在脊柱区，L_4 棘突下，后正中线旁开 1.5 寸。

层次解剖 皮肤→皮下组织→胸腰筋膜→竖脊肌。

重要解剖结构 布有第 4、第 5 腰神经皮支，深层为第 4、第 5 腰神经后支的肌支。

揣穴 本穴浅层可触及竖脊肌的最长肌，深层为 L_5 上关节突。

7. 关元俞（BL26）

归经 足太阳膀胱经。

体表定位 在脊柱区，L_5 棘突下，后正中线旁开 1.5 寸。

层次解剖 皮肤→皮下组织→胸腰筋膜→竖脊肌。

重要解剖结构 布有第 5 腰神经后支。

揣穴 本穴浅层可触及竖脊肌的最长肌，深层为腰骶关节。

8. 夹脊（EX-B2）

归经 经外奇穴。

体表定位 在脊柱区，T_1～L_5 棘突下两侧，后正中线旁开 0.5 寸，一侧 17 穴。

层次解剖 皮肤→皮下组织→背肌浅层（斜方肌、菱形肌、胸腰筋膜、后锯肌）→背肌深层（竖脊肌）。

重要解剖结构 浅层有胸或腰神经后支的皮支分布；深层有胸或腰神经后支肌支，以及肋间后动脉、腰动脉分支。

揣穴 本组穴位位于 T_1～L_5 棘突下两侧，后正中沟的外侧。其穴下为背肌，穴位内侧为棘突间隙，深层为椎板或椎板间。

9. 痞根（EX-B4）

归经　经外奇穴。

体表定位　在腰区，横平 L_1 棘突下，后正中线旁开 3.5 寸。

层次解剖　皮肤→皮下组织→背阔肌→下后锯肌→腰方肌。

重要解剖结构　浅层有第 12 胸神经后支的外侧支和伴行的动、静脉；深层有第 12 胸神经后支的肌支。

揣穴　本穴触摸时为一凹陷，内侧为竖脊肌外缘，外侧为第 12 肋下缘。使肱骨内收、旋内时，可感知浅层背阔肌的收缩。

10. 十七椎（EX-B8）

归经　经外奇穴。

体表定位　在腰区，L_5 棘突下凹陷中。

层次解剖　皮肤→皮下组织→棘上韧带→棘间韧带。

重要解剖结构　浅层有第 3 腰神经后支的皮支分布；深层有第 5 腰神经后支的肌支和腰动脉分布。

揣穴　本穴位于 L_5 棘突下凹陷中。

思考题

1. 简述腰椎椎骨的形态特征。
2. 如何触摸 L_3 的棘突、乳突和横突？
3. 站立位时，L_5 有向前滑移倾向。请问维持其稳定的结构有哪些？
4. 腰椎旁肌有哪些，各肌起止点及功能如何？
5. 胸腰筋膜如何分层？
6. 简述腰神经后支的解剖分布。

第十二章

骨盆部解剖

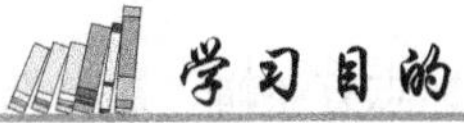

学习目的

通过本章学习，了解骨盆部的组成；熟悉骨盆部的骨性结构；掌握骨盆部的重要骨性和肌性体表标志；深化对骶髂关节的认识；明确骨盆部经穴与解剖层次结构的关系。

多年来有关构成骨盆重要连结的骶髂关节的解剖与临床一直在讨论，其焦点主要围绕在这是一个滑膜关节，还是纤维连结？关节的活动度有多大？骶髂关节会不会发生错位或半脱位？骶髂关节的常见病有哪些等。但由于其独特的解剖结构和多发的解剖学变异，使得骶髂关节病变时所表现出来的疼痛具有多样性、触诊不确定性和影像学诊断缺乏客观性。要想回答这些问题就需要熟知骨盆和骶髂关节的解剖与功能。

第一节　概　　述

一、境界与分区

骨盆（pelvis）位于躯干和腹部的底部，连接下肢和脊柱之间的骨性成分，由此支撑整个人体。骨盆由骶骨、尾骨及左、右髋骨借关节和韧带连结而成。主要功能是支持体重，保护盆腔脏器，还是女性娩出胎儿的产道。骨盆被骶骨岬、弓状线、耻骨梳、耻骨结节和耻骨联合上缘所围成的界线分为上方的大骨盆和下方的小骨盆。大骨盆较宽大，向前开放。小骨盆有上、下两口：上口由上述界线围成；下口由尾骨尖、骶结节韧带、坐骨结节、坐骨支、耻骨支和耻骨联合下缘围成。两口之间空腔为骨盆腔。

骨盆的位置，因人体姿势的不同而变动。人体直立时，骨盆向前倾，两侧的髂前上棘和耻骨结节位于一个冠状面上。骨盆的倾斜度（骨盆上口平面与水平面形成的角度，即骨盆倾斜角），男性为 50°～55°，女性为 55°～60°。骨盆倾斜度的增减，将影响脊柱的弯曲。由于女性骨盆要适应孕育胎儿和分娩的功能，所以男女骨盆有明显的性别差异。男性骨盆外形窄而长，骨盆上口较小，近似桃形，骨盆腔的形态似漏斗，耻骨弓的角度为 70°～75°。女性骨盆外形宽而短，骨盆上口较大，近似圆形，骨盆腔的形态呈圆桶状，耻骨弓的角度为 90°～100°（图 12-1）。

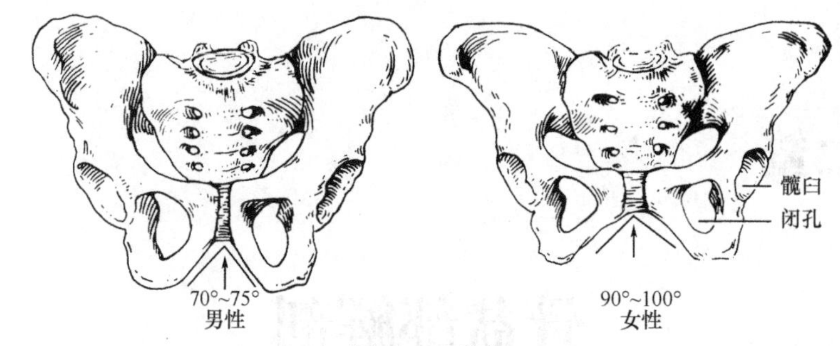

图 12-1　骨盆

二、骨盆的骨性和肌性标志

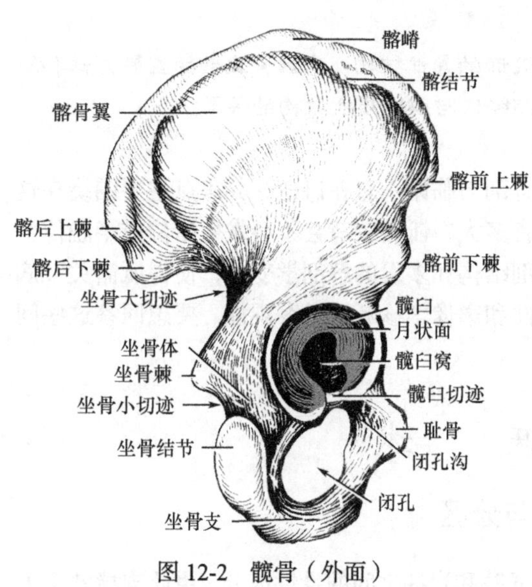

图 12-2　髋骨（外面）

骨盆部可触及的体表标志有髂嵴、髂嵴结节、髂前上棘、髂后上棘、耻骨嵴、耻骨结节、骶后正中嵴、骶管裂孔、骶角和骶管裂孔等骨性标志；此外，臀部的臀大肌、臀中肌和阔筋膜张及梨状肌在体表均可触及。两侧髂嵴最高点的连线通过 L_4 棘突，可作为腰椎穿刺定位标志和计数腰椎的标志（图 12-2）。

1. 骶管（sacral canal）　椎管的骶骨部分称骶管，骶管向下开口形成骶管裂孔。

2. 骶管裂孔（sacral hiatus）　骶管沿骶正中嵴向下，在 S_5 背面出现的骶管裂孔，多呈八字形。

3. 骶角（sacral cornu）　在骶管裂孔两侧向下的骨性突起即骶角，在体表易于触及。这是骶管麻醉和骶管注射的体表标志。

4. 耻骨结节（pubic tuberosity）　在腹股沟内侧端的前内上方或耻骨联合外上方可触及一个骨性突起，即耻骨结节。

5. 坐骨结节（ischial tuberosity）　位于臀部肛裂的两侧，是人体坐位时承重的主要结构，也是测量骨盆下口的重要标志。

6. 耻骨联合（pubic symphysis）　在两侧腹股沟内侧端间可触摸到，其下有外生殖器。

7. 腹股沟（inguinal ligament）　为腹部与股前部的分界。在髂前上棘与耻骨结节之间有腹股沟韧带。

8. 髂前上棘（anterior superior iliac spine）　为髂嵴前端的突起，在腹股沟的外上端可触及，为缝匠肌的附着处。

9. 髂后上棘（posterior superior iliac spine）　两侧髂后上棘的连线平对 S_2 中部，为蛛网膜下腔下端及骶髂关节中部平面的标志。体表观察可见其内上方皮肤表面有一个凹陷。两髂后上嵴与尾骨尖三点间围成的三角区为骶尾区。

10. 梨状肌（piriformis）　同侧髂后上棘与尾骨尖连线的中点至同侧股骨大转子连线，为梨状肌的上界。坐骨神经多从梨状肌下孔穿出，此处为环跳穴（图 12-3）。

11. 坐骨神经（sciatic nerve）　为人体最粗大的周围神经，出骨盆的投影点在髂后上棘至坐骨结节连线中点外侧2～3cm 处，其神经干的体表投影位置为股骨大转子与坐骨结节连线的中、内 1/3 交点至股骨内、外侧髁之间中点或腘窝上角的连线（图 12-4）。

12. 臀上皮神经（superior clunial nerves）　由第 1～3 腰神经的后外侧支组成，在 L_3 与 L_4 棘突平面穿出竖脊肌外缘，走行于竖脊肌与髂嵴交点处的骨纤维管内至臀部上半部皮下。

13. 股动脉（femoral artery）　大腿微屈并外展、外旋时，由髂前上棘至耻骨联合连线的中点到收肌结节连线的上 2/3 段（图 12-5）。

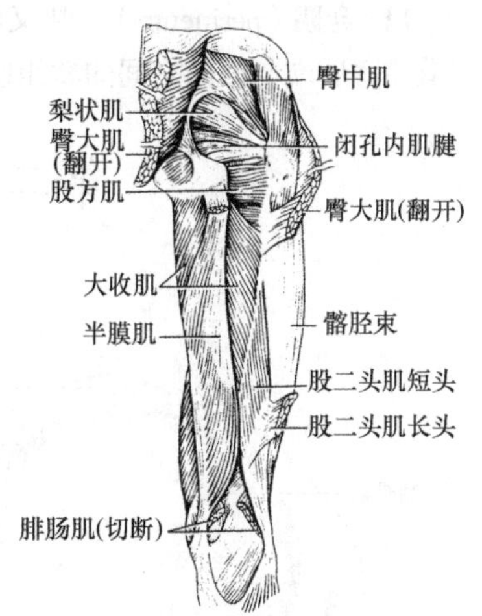

图 12-3　髋肌和大腿肌后群（深层）

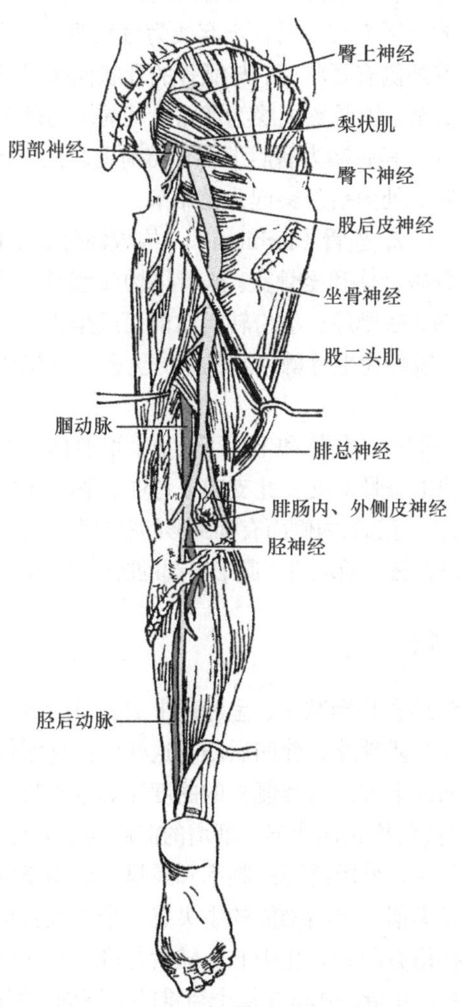

图 12-4　下肢的神经（后面）

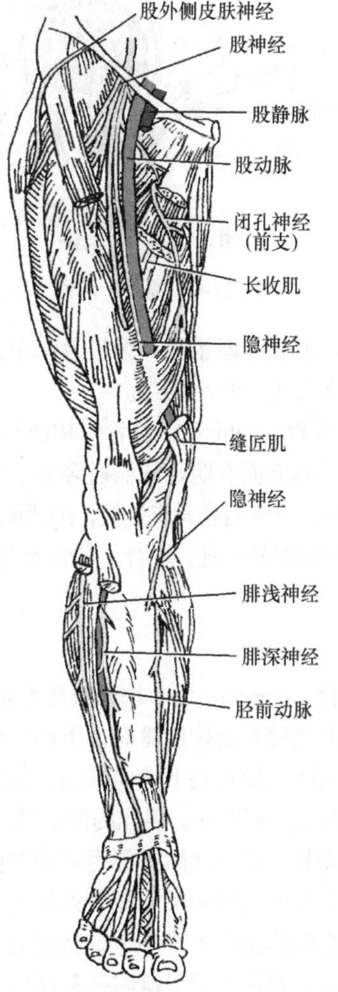

图 12-5　下肢的神经（前面）

14. 会阴（perineum） 狭义的会阴在男性是指阴囊根部与肛门之间的软组织，在女性是指阴道前庭后端与肛门之间的软组织，又称产科会阴（图 11-4）。

第二节 骨盆的骨性结构

一、髋 骨

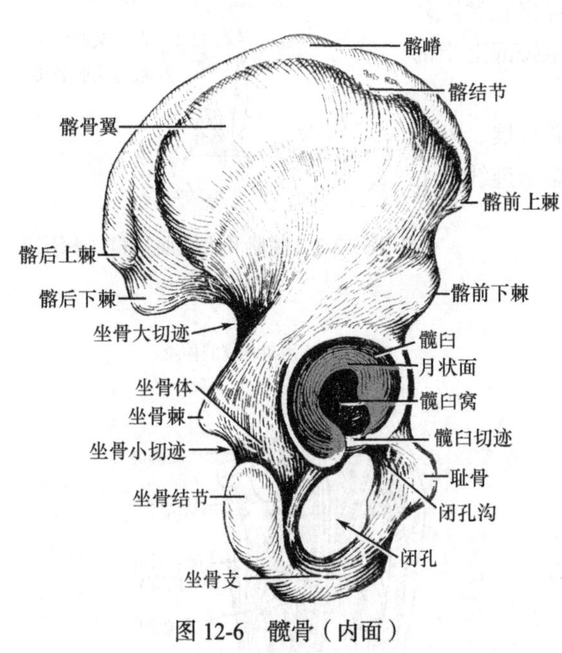

图 12-6 髋骨（内面）

髋骨（hip bone）为下肢带骨，由后上方的髂骨、前下方的耻骨和后下方的坐骨组成，幼儿期三骨互借软骨在髋臼处相连，成人期完全融合。髋骨属不规则骨，上部扁阔，中部窄厚，有朝向下外的髋臼；下部有大的闭孔（图 12-6）。

1. 髂骨（ilium） 位于髋骨的后上部，分体和翼两部分。髂骨翼内侧面为髂窝，窝的后下方有一斜行隆起线为弓状线；其后上方外侧有耳状面，与骶骨的耳状面构成骶髂关节。髂骨翼上缘为髂嵴，其前端为髂前上棘，其后端为髂后上棘，髂前上棘向后 5～7cm 处向后外突起为髂结节。

2. 坐骨（ischium） 构成髋骨后下部，分坐骨体和坐骨支。坐骨体构成髋臼的后下部，较肥厚，下份转折向前而成坐骨支。体与支会合处较肥厚粗糙，为坐骨结节。其上后方有一锐棘为坐骨棘，棘的上方为髂骨的坐骨大切迹，下方为坐骨小切迹。

3. 耻骨（pubis） 耻骨体构成髋臼的前下部，较肥厚，分体和上、下两支。耻骨体与髂骨体结合处的上面有明显的髂耻隆起。自体向前内侧伸出耻骨上支，此支向下弯曲，移行于耻骨下支。耻骨下支与坐骨支连接，围成闭孔。耻骨上下支移行部的内侧面有椭圆形的耻骨联合面，与对侧的相应面构成耻骨联合。耻骨上支的上缘锐薄为耻骨梳，前端终于圆形突起的耻骨结节。

二、骶 骨

骶骨（sacrum）由 5 块骶椎融合而成，从 S_2 至 S_5 体积逐渐减小，呈底朝上尖向下的倒三角形。上面比较宽的称骶骨底，下面比较小的称骶骨尖。骶骨外观前凹后凸，这样的曲度增加了骨盆的空间。骶骨底上缘向前凸，使得骶骨曲度朝向前下方。人类骶骨的曲度比其他动物（包括猩猩和猿）要明显。婴儿的骶骨曲度很小，随着年龄的增长而明显。渐增的曲度与直立行走、仰卧睡姿和背部强壮肌肉等因素的共同作用有关。其中，仰卧睡姿的频率和最早以此睡姿的年龄与骶骨曲度密切相关。骶骨的骨化与其他脊椎节段类似。原始椎体的中央有一个初级骨化中心，后方两侧椎弓各有一个。特别之处是骶骨单独存留有肋骨骨化中心，随后与椎弓一起融合形成坚硬的侧块构成了骶前孔和骶后孔。次级骨化中心复杂，分布在每个骶椎的上下面、侧面、前面、骶正中嵴和耳状面。大部分的骨化中心在 25 岁左右融合，余下的可能骨化的更晚。在发育的早期，骶骨体间形成纤维软骨，即早期未发育完善的椎间盘，后来骶椎相互融合时逐渐被骨结构包绕，然而在中心区的这些“椎间盘”可终生不骨化。骶骨前方有骶前孔；后方有骶正中嵴、骶管裂孔、骶角及骶后孔；骶骨两侧横突长而厚，构成骶骨翼。在骶椎的关节突线相当于骶后孔。骶骨后正中线是骶骨棘突合成的骶正中嵴。骶髂部骨性触诊主要是髂后上嵴、髂嵴和骶骨后方的骶后正中嵴、骶后孔等。髂后上嵴表面的皮肤凹陷，在此处可触到髂后上嵴，深面即为骶髂关节。骶骨后方两侧尚有骶外侧嵴，约在髂后上棘与尾骨尖的连线上，其内侧可触及凹陷的骶后孔（图 12-7）。

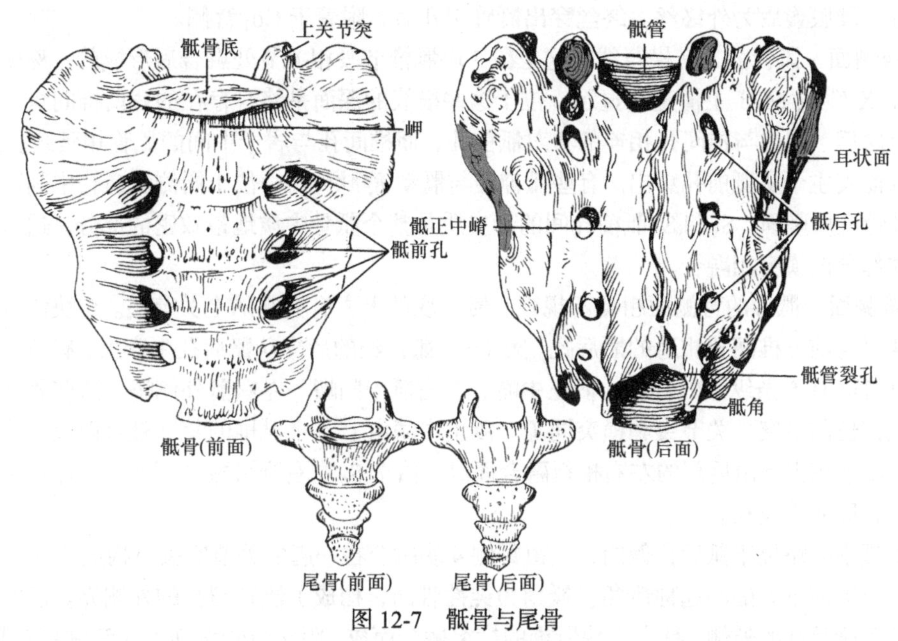

图 12-7　骶骨与尾骨

1. 骶骨底　S_1与其他骶椎相同，但椎体大，椎体的横径大于前后径。椎体前缘突出的骨唇称骶骨岬。S_1椎孔呈三角形，构成骶管的上缘，而骶管沿着骶骨向下延伸。S_1的椎弓根很短，向两侧延伸为椎弓板，最后在后正中处融合形成骶正中嵴。横突向侧方发育，与肋骨融合形成两侧的骶骨翼。骶骨翼骨松质内的骨小梁密度比骶骨椎体的低。骶骨翼呈凹状，以适应腰大肌的走行。腰大肌走行于骶骨的前外方，而后附于股骨小转子。

骶骨体后部向上的延伸为左、右关节突。关节面朝向后内侧，但关节面的朝向变异很大，从近冠状位到近矢状位都有，且即使同一个体的 2 个关节突的朝向常不对称，可能一侧近冠状位，另一侧近矢状位。这种不对称性称取向，可在前后位 X 线片上观察到。S_1上关节突与L_5的下关节突相关节，即腰骶关节突关节。此关节面多呈冠状，但朝向也多有变异。S_1上关节突的侧面有左右上骶骨沟，沟内有第 5 腰神经后支走行。在骶骨底和骶骨体的前后面有肌肉和韧带附着。

2. 骶骨侧面　骶骨侧面由 5 块骶椎的横突和肋骨成分构成。侧面主要是耳状面，与髂骨的耳状面构成骶髂关节。骶骨的耳状面朝后外呈凹状，位于上 3 个骶椎的外侧面。耳状面周围的骨面高低不平，有利于骶髂关节周围韧带附着。从耳状面以下，骶骨外侧面开始朝向内侧，且前后径变窄。S_4和S_5向前弯曲，S_2以下的骶骨迅速变窄直至骶骨尖。尖下有一个椭圆形的关节面，通过软骨与尾骨相关节。

3. 骶管和骶孔 骶管由5块融合的骶椎椎孔构成。左右两侧的管壁有4对椎间孔。椎间孔向外延续与骶前孔和骶后孔相连。骶管向下开口于骶管裂孔。蛛网膜和硬脊膜止于S_2水平，骶神经根穿出蛛网膜和硬脊膜后继续向下在骶管中走行。在走行过程中，神经根被硬脊膜包绕。背侧和腹侧神经根在硬脊膜所形成的根袖中汇合形成脊神经，从骶椎间孔穿出。

4. 穿出骶管裂孔的结构 左右第5骶神经和尾神经从骶管裂孔穿出后，继续向外下方绕骶角尖走行。这些神经的后支部分向后下走行分布在尾骨表面的皮肤。第5骶神经和尾神经前支向前穿过尾部肌，分布在会阴部。骶丛发出肛尾神经至附近的皮肤。内终丝穿过富含脑脊液的腰池，穿出硬膜囊后为外终丝。终丝穿出骶管裂孔后，附着于Co_1背侧。

5. 腹侧面 骶骨前方有横行线，这是在5块骶椎节段相关节处融合后形成的，称横线或横嵴。可在X线或MRI上清楚地显示。位于这些横线的深面是终身存在的残留椎间盘。骶骨的腹侧面有向后、向内与椎间孔相连的4对骶前孔，而椎间孔与居于中间的骶管相延续。第1～4骶神经的前支主干从骶前孔穿出。有些骶神经与骶动/静脉伴行。位于同侧骶前孔中间部为肋骨成分，其骨皮质坚固。S_1和S_2骶前孔间的骨皮质是整个骶骨中质地最致密的部分。这些肋骨成分与椎体部分的横突相融合。

6. 背侧面 骶骨的背侧面粗糙不规则。骶骨底的上方有突起的上关节突。5块骶骨体融合处可见4对与前方椎间孔相通的骶后孔。第1～4骶神经的后支从骶后孔中穿出，有节段血管伴行。骶骨背面有5条纵形的骨嵴：骶正中嵴、左右骶中间嵴、左右骶外侧嵴。这些骨嵴分别同脊柱其他部位的棘突、关节突和横突同源。骶正中嵴由上4个骶椎的棘突融合而成，构成骶管的后壁。骶椎棘突是由后部的左右椎板融合而成。由于S_5左右椎弓板常不融合，形成了骶管下方的开口，即骶管裂孔。

两侧骶中间嵴位于骶后孔偏内，是由每侧4块融合在一起的关节突关节构成（S_2～S_5）。S_5两侧下关节突向下方的凸起称骶角。骶角为钝性骨凸，构成了骶管裂孔的外侧界。而左、右骶外侧嵴位于骶后孔的外侧，是由5块骶椎的横突融合而成。附于骶骨背面的肌和韧带有竖脊肌、多裂肌（骶正中嵴与骶外侧嵴间）和骶结节韧带及骶髂后韧带等。

骶骨存在性别差异，女性骶骨较男性短宽。宽大的骨盆使得骨盆入口（耻骨梳、髂骨弓状线、骶骨翼和骶骨岬围成）增大，这为分娩时胎儿头部提供了较大的通道。女性骶骨在水平面较男性更向前下方倾斜，这使得腰骶角增大。女性骶骨腹面较男性更凹，这可使骨盆腔容积增大，同时也使得女性骶骨背侧的第2骶正中嵴明显凸起。

S_1可能与其他骶骨分离，称骶椎腰化或L_5与S_1融合，称腰椎骶化。这种分离多为单侧不完全性（图12-8、图12-9）。此时，在腰椎化的横突与骶骨上的结构形成关节，称假关节。有时，Co_1也可与骶骨融合。

三、尾　骨

尾骨（coccyx）由3～5块（常见4块）尾椎融合而成，每块都有一个原始骨化中心。1～20岁间尽管尾椎的骨化中心发生变化，但一直在发育（1岁时第1块，20岁时第4块）。尾椎的融合常在20岁以后，也可能更晚。但Co_1常不与其他尾椎融合。Co_1上有若干骨性凸起，Co_2～Co_5相对来说结构简单。尾骨同骶骨一样也呈倒置三角，上为底下为尖。尾骨底由Co_1构成，上有关节面通过类椎间盘结构与骶骨尖相关节，左右两侧有横突，后方有尾骨角与骶角相对，两

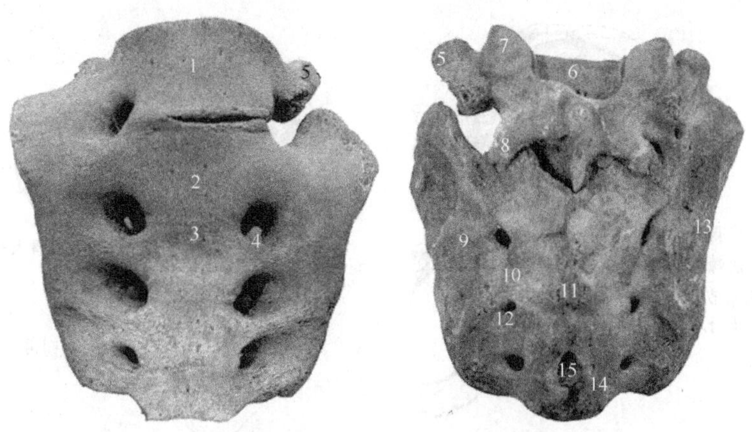

图 12-8　骶椎腰化左侧关节突游离

1. S_1椎体；2. S_2；3. 横线；4. 骶前孔；5. 腰化的 S_1横突；6. 骶管；7. 腰化的 S_1上关节突；8. 关节突关节；9. 骶外侧嵴；10. 骶中间嵴；11. 骶正中嵴；12. 骶后孔；13. 耳状面；14. 骶角；15. 骶管裂孔

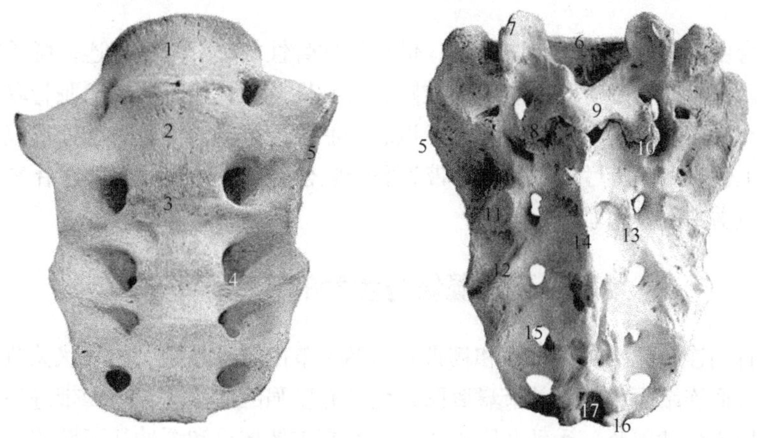

图 12-9　腰椎骶化前方椎体融合、后方椎板关节突未融合

1. 骶化的 L_5椎体；2. S_1；3. 横线；4. 骶前孔；5. 耳状面；6. 骶管；7. 骶化的 L_5上关节突；8. 未融合的关节突关节；9. 骶化的 L_5椎板；10. S_1上关节突；11. 副耳状面；12. 骶外侧嵴；13. 骶中间嵴；14. 骶正中嵴；15. 骶后孔；16. 骶角；17. 骶管裂孔

者间有角间韧带相连。后正中沟的下端可摸到尾骨尖。第 5 骶神经和尾神经从骶裂孔穿出后走行于角间韧带与骶骨尖之间。出生后，各尾椎间有纤维软骨，但在 20～30 岁时尾椎间融合形成骨性结构。骶骨尖和尾骨构成关节，其间为典型的纤维软骨连结。偶尔可为滑膜关节。有时，老年骶尾关节会完全融合。尾骨腹侧面有耻尾肌、髂尾肌、坐骨尾骨肌和骶尾腹侧韧带（类似前纵韧带）附着；背侧面有臀大肌、肛门外括约肌、角间韧带、骶尾背侧韧带、外终丝附着；外侧面有骶尾外侧韧带。

第三节　骨盆的连接

骨盆中的骶骨支持腰椎，同时通过骨盆环，将躯干的力量传导至下肢。L_5～S_1 椎间盘、腰骶关节、骶髂关节和耻骨联合及髂腰韧带、骶髂韧带、骶结节韧带、骶棘韧带等，共同维持腰骶及骨盆这一结构的稳定（图 12-10）。

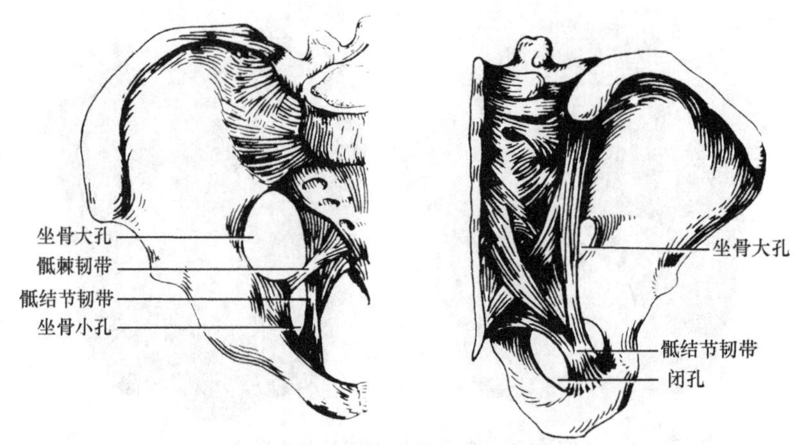

图 12-10　骨盆的韧带

一、髋骨间的连结

即耻骨联合由两侧耻骨的耻骨联合面，借纤维软骨性的耻骨间盘相连，耻骨联合的上、下均有韧带加强。耻骨间盘中有纵长裂状的腔隙，在女性此软骨较宽而短。耻骨联合的运动在孕妇分娩过程中比较明显，可有轻度的分离，以利于胎儿娩出。两侧耻骨相连形成的骨性的耻骨弓。其中耻骨上韧带和耻骨弓，耻骨间韧带为耻骨联合韧带，具有阻止骶骨沿 Y 轴的旋转，防止关节分离和抗剪力的作用。

二、髋骨与骶骨的连结

髋骨与骶骨的连结包括骶髂关节和韧带。骶髂关节由骶骨外侧缘的耳状关节面与髂骨翼后下方的耳状关节面连结而成，其关节囊紧张，前后有坚强的骶髂前、后韧带进一步加强其稳固性。骶髂关节属于微动关节，运动范围极小，主要是支持体重和缓冲从下肢或骨盆传来的冲击和震动。

骶结节韧带从骶、尾骨的外侧缘连至坐骨结节，是强韧宽阔的韧带。骶棘韧带从骶、尾骨的外侧缘开始，集中地附着于坐骨棘。骶结节韧带和骶棘韧带与坐骨大、小切迹分别围成坐骨大孔和坐骨小孔，两孔内有神经、血管和肌通过。

骶结节韧带和骶棘韧带分别将骶骨固定于坐骨结节和坐骨棘。骶结节韧带连在骶骨和坐骨结节之间，从骶、尾骨的外侧缘连至坐骨结节，呈扇形，是强韧宽阔的韧带；骶棘韧带连在骶骨和坐骨棘之间，从骶、尾骨的外侧缘开始，集中地附着于坐骨棘，呈三角形。骶结节韧带和骶棘韧带分别与坐骨大、小切迹分别围成坐骨大孔和坐骨小孔，两孔内有神经、血管和肌通过（图 12-10）。

第四节　盆　壁　肌

一、盆壁肌的组成

盆壁肌包括闭孔内肌、梨状肌、肛提肌、尾骨肌四对。前两对参与盆侧壁的构成，并分别穿过坐骨小孔和坐骨大孔出盆，参与髋关节外旋肌的组成，后两对构成盆底，封闭骨盆下口。

闭孔内肌（obturator internus）起自闭孔膜及其周围骨面，肌束向后集中成为肌腱，穿出坐骨小孔到臀部，越过髋关节，止于股骨转子窝。作用是使髋关节外旋，协助固定股骨头于髋臼。该肌肉接受骶丛的分支支配。

梨状肌（piriformis）起于 S_2～S_4 前面骶前孔的外侧和骶结节韧带，肌束经坐骨大孔出盆，止于股骨转子窝。作用为伸股时使髋关节外旋，屈股时协助固定股骨头于髋臼。接受第 1、第 2 骶神经腹侧支支配。

肛提肌（levator ani）是盆腔的主要肌，从后外至前内依次为髂尾肌、耻骨直肠肌和耻尾肌。髂尾肌起自肛提肌腱弓后部和坐骨棘，是肛提肌后份宽而薄的部分。耻骨直肠肌是肛提肌中最强大的部分，起自耻骨体后面的下份和尿生殖膈上筋膜行向背侧和对侧纤维交织并参与肛尾韧带的组成。耻尾肌是肛提肌最为前内侧的部分，在耻骨体后面的起点高于耻骨直肠肌的平面，向后延及闭膜管。

尾骨肌（coccygeus）是髂尾肌后方的三角形肌，起于坐骨棘的盆面和骶棘韧带，止于 S_5 和尾骨的外侧缘。

二、盆　膈

盆膈（pelvic diaphragm）由肛提肌和尾骨肌及覆盖在其上、下面的筋膜构成，又称盆底。肌上表面的筋膜称盆膈上筋膜，下表面的筋膜称盆膈下筋膜。盆膈封闭骨盆下口的大部分，仅在其前方两侧肛提肌的前内侧缘之间留有一狭窄裂隙，称盆膈裂孔，有下方的尿生殖膈封闭。盆膈有支持和固定盆内脏器的作用，并可与腹肌和膈肌协同增加腹内压。

第五节　骨盆的生物力学

骨盆是躯干与自由下肢骨之间的骨性部分，起着传导重力的作用。直立时，体重自 L_5 及骶骨经两侧的骶髂关节、髋臼传导至两侧的股骨头，再由股骨头往下传导至下肢，此种弓形力传递线称股骶弓。坐位时，重力由骶髂关节传导至两侧坐骨结节，此种弓形力传递线称坐骶弓。股骶弓和坐骶弓为骨盆的重力弓。骨盆还有两条约束弓，防止重力弓向两侧分开或被挤压，一条为耻骨联合连接的两侧耻骨上支，一条为两侧耻骨下支和坐骨下支连成的耻骨弓。

一、骨盆静力学

1. 股骶弓与坐骶弓　骨盆的作用在于将脊柱所承受的载荷传递到下肢，L_5 承重几乎平均分配到髂骨的左右两翼，再经过股骶弓或坐骶弓传递到股骨头或坐骨结节。股骶弓在站立时参与承受载荷，坐骶弓在坐位时参与承受载荷，两者均对骨盆的稳定性起到重要作用。

2. 骶髂关节的自稳定机制　从冠状面看，骶骨呈楔形，垂直插入两髂骨间，由强大的骶髂韧带所悬吊，骶骨承受载荷越大，骶髂韧带的张力就越大，骶髂关节面的连接就越大，骶髂关节起到自稳定作用就越大。

二、骨盆运动学

在骶髂关节中，髂骨以骶骨为中心位于两侧，骶骨位于矢状面内，主要是承受载荷，保持躯干的直立状态，骶骨的微动以前后屈伸为主，维持脊柱的弹性及曲度。骶骨也可随着骨盆的作用倾斜而发生作用摇摆运动和旋转运动，髂骨以股骶弓与坐骶弓为基础传导体重和地面的反作用力，维持人体的行走，髂骨以前内和后外旋转为主，保持脊柱正直与平衡。

第六节　骨盆出口的解剖结构

一、神　经

部分 S_1 和 S_2 背根神经节位于椎间孔内，部分位于骶管；S_3 和 S_4 的背根神经节基本位于管内。S_1 的背根神经节较大，向下依次减小。位于骶管内的 S_1 和 S_2 背根神经节更易受到 L_5～S_1 突出的椎间盘和其他使椎管变窄的占位性病变影响。

骶丛位于骨盆的后缘，梨状肌的前方。骶丛由第 4、第 5 腰神经(腰骶干)、第 1～3 骶神经和部分第 4 骶神经的前支组成(图 11-4)。其中腰骶干长约 30mm，中间有 2cm 跨过骶髂关节抵骨盆口下缘，在骶骨翼处由纤维组织固定。腰骶丛的神经中第 1 骶神经的前支最粗大。骶丛的分支有股后皮神经（S_1～S_3）、阴部神经（S_2～S_4）、坐骨神经（L_4、L_5、S_1～S_3）、臀上神经（L_4、L_5、S_1）、臀下神经（L_5、S_1、S_2）、支配闭孔内肌（和上孖肌）的神经（L_5、S_1、S_2）和支配股方肌（和下孖肌）的神经（L_4、L_5、S_1）。

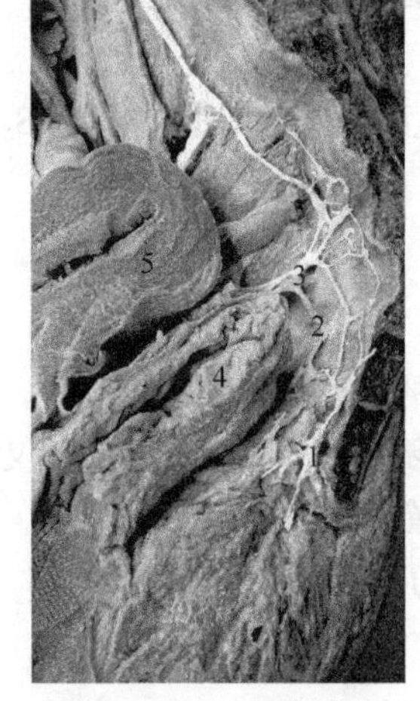

图 12-11　奇神经

1. 奇神经节；2. 肛尾神经起点；3. 第四骶神经；4. 直肠；5. 子宫

骶丛第 2～4 节段神经组成的副交感神经支配盆腔脏器。交感干神经分出 5 支骶交感神经节，在骶骨前交感干经灰交通支分布于盆腔脏器。两侧交感神经主干向下分布于尾骨前方汇成一支，称奇神经节（图 12-11）。腹腔下部的内脏神经丛包括腰内脏神经、骶交感神经、盆内脏神经，通过自主神经纤维支配盆腔脏器。

二、血　管

主要是骶髂腰动脉系统，这是从 T_2～L_4 及相邻结构区域有直接起于主动脉的成对的节段动脉营养。相关的动脉有左、右髂总动脉，约在 L_4 椎体前自腹主动脉分出，向下斜行，分为髂内动脉和髂外动脉。髂外动脉向腹股沟韧带走行，在移行为股动脉前发出腹壁下动脉和旋髂深动脉。髂内动脉供应盆腔脏器、下后腹壁、骨盆、臀区、坐骨肛门窝、会阴部和大腿的收肌区。髂内动脉分出前方的脏支和后方的壁支。在 L_4 椎体前分叉以下的椎体及相邻组织的血供来源于髂内动脉的一套动脉复合体，包括了第 4 腰动脉、髂腰动脉、骶正中动脉、骶侧动脉。

1. 髂内动脉的壁支　有髂腰动脉，这是髂内动脉的第一个分支，向下走行发出 2 个分支。髂支走行于髂嵴表面，营养髂肌和腰大肌；骶支向上走行，营养腰大肌。骶外侧动脉沿骶骨前外侧走行，有分支进入骶前孔，营养骶骨和骶神经根。臀上动脉走行于腰骶干和第 1 骶神经前支间，出骨盆后，臀上动脉和臀下动脉分别经梨状肌上孔、下孔穿出至臀部，分别营养臀肌及髋关节等髂腰动脉和骶外侧动脉营养髂腰肌、盆腔后壁和骶管内结构。

2. 髂内动脉的脏支　有臀下动脉，常与 S_1 和 S_2 或 S_2 和 S_3 前支间穿出骨盆，分布于臀部。

阴部内动脉是由 S_2 和 S_3 前支间出骨盆，穿过骶棘韧带后，向下达坐骨直肠窝，继续在阴部内走行，在耻骨联合处发出阴蒂深动脉及背侧动脉等分支；男性有膀胱下动脉，女性为会阴动脉；直肠中动脉很小，从膀胱下动脉或阴部内动脉分出，营养直肠；闭孔动脉走行于骨盆内，从闭孔穿出骨盆，至股内侧，分布于大腿内侧肌群和髋关节；脐动脉由髂内动脉的起始部直接发出，沿膀胱上向腹前壁走行；膀胱上动脉由脐动脉的原始部发出后走行于脐动脉下方，营养膀胱部。骶骨前正中线走行的动脉为骶正中动脉，为腹主动脉在分成左右髂总动脉时发出的分支。发出分支至骶前孔，与骶外侧动脉的分支伴行。

3. 女性特有的动脉 有子宫动脉，沿子宫颈向子宫侧方走行，营养子宫。会阴动脉营养会阴和膀胱下部。

4. 骶骨和尾骨的静脉 回流方向与动脉相反，最后汇合到髂内静脉（左、右），与髂外静脉汇合成髂总静脉，最后汇入下腔静脉。但直肠上静脉例外，它是汇入肠系膜下静脉。而肠系膜下静脉汇入脾静脉或肠系膜上静脉，后两者属门静脉系统。直肠下静脉汇入下腔静脉。直肠上静脉与直肠中和下静脉通过门脉管吻合。椎内、椎外静脉丛也协助骶骨的静脉回流。

第七节 骶 髂 关 节

一、概 况

骨盆环解剖构成复杂，有 8 个组成部分：左右关节突关节、髋骨、左右骶髂关节、左右腰骶关节及耻骨联合。骶髂关节和耻骨联合这两个关节在妊娠和分娩过程中受荷尔蒙松弛素的作用可增宽。骶髂关节在如牵引、脊柱和下肢运动、姿势的改变等活动中可能发生复杂的微小运动，其中位移约 2mm、旋转约 2°。骶髂关节的活动功能可使骨盆成为一个可调节的、有弹性的容器，以便能够阻止位移、承重、吸收震动。骶髂关节的主要作用是缓冲、吸收、传导、抵消一些从上往下（自身的重力和躯干运动）或从下往上（站立或运动）的应力。

骶髂关节是由骶骨侧面的耳状关节面和髂骨的耳状关节面构成的微动关节。因有一个明确的关节腔和两个相对的关节面及关节囊，故属滑膜关节。男性耳状关节面呈一个倒置的“L”形，女性呈“C”形（图 12-12）。耳状面的上部朝向后上，下部朝向后下。因此，在 MRI 和 CT 横切面上，骶髂关节的上、中、下表现各不相同。骶髂关节的前方为一线性关节腔隙，而后方无关节腔是由骨间韧带填充。骶骨耳状面上有一纵行的骶骨沟，由中心向上或向下延伸。沟的后缘有较厚的骨性凸起，称骶骨结节。髂骨耳状面有一纵行的凸起称髂骨嵴，与骶骨沟相吻合（图 12-13）。骶骨沟和髂骨嵴凹凸镶嵌构成了骶髂关节的锁扣结构，以维持关节的稳定性，这些骨性凹凸随着年龄的增长变得更加稳固和不规则。

二、骶髂关节的特征

人类骨盆向前下方倾斜，骶髂关节对称的分布于脊柱的两侧，然而四足动物的骨盆更向后倾斜。两足人类的骶髂关节因站立的缘故发生了改变。这其中包括形似倒置“L”形的耳状面、使之更坚固更强大的骨间韧带，以及随着年龄的增长骶骨和髂骨间越来越多的骨性连接。

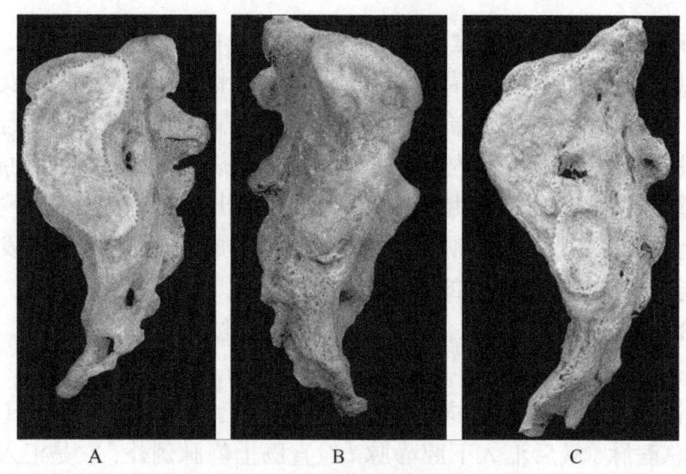

图 12-12　耳状关节面

A 图为女性，B、C 为男性，C 有一副耳状面

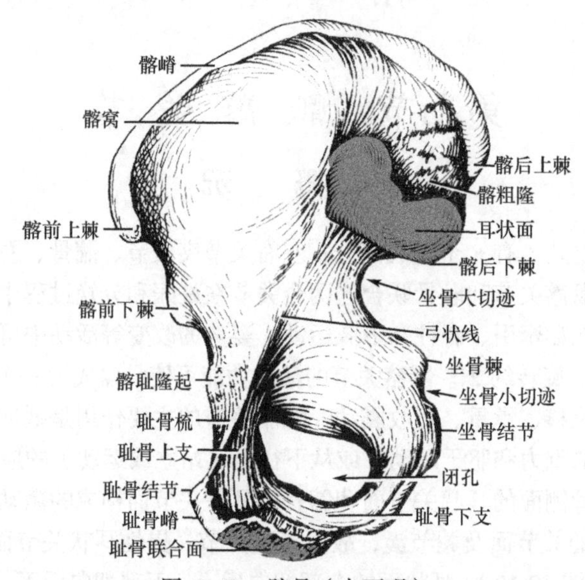

图 12-13　髋骨（内面观）

不同个体间的耳状面存在明显的差异，且同一个体的左右耳状面也可能不在同一平面。人类躯干的重力传至腰骶关节，然后一分为二作用于左右骶髂关节。地面的反作用力通过髋关节的传导也作用于骶髂关节。为了保证两足的移动和稳定，骶髂关节必将随之发生变化，出现不对称。一项针对无临床症状的 7～8 岁学龄儿童骨盆环调查显示约有 40%发生形变(不对称)。骶髂关节的结构和关节面的轮廓与年龄、性别和负荷有关。因此，骶髂关节的功能会影响与之相关结构的改变。例如，女性骶髂关节的活动性会增大，特别是在分娩期；成年男性、肥胖和重体力者的骶髂关节需要更大的稳定性，而这是通过人体最坚固的骨间韧带和关节间的骨性凹凸来提供的。同样，为了提高稳定性，老年骶髂关节处多有骨赘形成，这使得关节僵硬。

在骶髂关节的后方会有副骶髂关节（图 12-13），老年人和肥胖者多见。副骶髂关节常伴有退行性表现，如关节面的硬化或粗糙等，因此副骶髂关节很可能是后天形成的。

三、骶髂关节的韧带

1. 关节囊 骶髂关节的后方没有关节囊，仅在关节的前方有关节囊，内衬滑液膜。囊内分布有痛觉和本体感受器。

2. 骨间韧带 骨间韧带将骶骨耳状面后方的 3 个凹与髂骨结节及其周围组织结构相连，限制了骶髂关节的活动。骨间韧带有深、浅两层，深层分头尾两条。头条横向分布，尾条垂直分布。浅层韧带呈膜状，被骶髂后韧带覆盖，两者间有神经和血管通过。

3. 骶髂前韧带 骶髂关节的关节囊被骶髂前韧带覆盖，有第 5 腰神经根前支的感觉神经分布。骶髂前韧带上部纤维由骶骨向外上侧走行至髂骨，中间部纤维水平走行，下部纤维向外下侧走行。骶髂前韧带与关节囊混合，使得这 2 个结构在大体解剖上很难区分开来，但可通过检测胶原蛋白成分来鉴别，两者厚约 2mm。

4. 骶髂后韧带 骶髂后韧带由长、短两个部分组成，体表可触。长韧带又分为两部分，分别起于髂骨后上方及 S_3 和 S_4 的骶骨结节。而后沿着骶髂关节后方垂直走行，最后与下部的骶结节韧带融合。韧带上有臀大肌深筋膜、胸腰筋膜和竖脊肌腱膜等结构附着。躯干的重力及下肢的作用力使得长韧带处于紧张状态。短韧带起于 S_1 和 S_2 的骶结节，水平走行覆盖于骶髂关节的背侧面，止于髂嵴后部的中间和髂结节。

5. 其他韧带 骶髂关节周围还有骶结节韧带、骶棘韧带和髂腰韧带。骶结节韧带起自骶骨下后方，纤维束向下外集中，附于坐骨结节，与骶结节韧带围成坐骨小孔。骶棘韧带起自骶骨前方，附于坐骨棘，坐骨大孔位于其上。骶结节韧带和骶棘韧带可限制骶骨向前下方的运动。这些韧带可维持骶髂关节下方的稳定性。髂腰韧带横于髂嵴和 L_5 横突间。部分髂腰韧带也附于骶骨的前上方。髂腰韧带可防止骨盆向侧方倾斜，阻止骶髂关节上方分离，加强了骶髂关节的稳定性（图 12-10）。

骶髂关节有感觉神经的分布，关节囊和骶髂韧带上有痛觉感受器和机械性感受器（如位置觉和本体觉）分布。这些感觉器对保持身体平衡和运动十分重要。骶髂关节的痛觉神经末梢较本体觉神经末梢要多。骶髂关节前方有第 2 腰至第 2 骶神经根的前支及部分骶丛分布，后方有第 4 腰至第 3 骶神经根的后支分布。骶髂关节的神经分布存在个体差异，即使是同一个人左右两边也不一样，这很可能是患者描述由骶髂关节病变引起疼痛时范围多变的原因之一。同时，这种骶髂关节疼痛症状的多样性使得临床很难通过症状来判断具体的病变部位。

四、骶髂关节的组织学

骶骨耳状面覆盖的软骨组织与髂骨不同。骶骨覆盖的是透明软骨，而髂骨覆盖的是纤维软骨。成人骶骨耳状面上透明软骨的厚度是髂骨侧的 3 倍。这种耳状面上软骨组织学特征使得在炎症侵袭，如强直性脊柱炎病变时，病变以髂骨侧明显（图 12-14）。骶骨侧透明软骨基质中的软骨细胞又大又圆，与关节面平行地排列。光滑的软骨面有利于关节的滑动。髂骨侧的软骨较薄，纤维基质中可见大量较小、类纺锤形的细胞。这些细胞与软骨面呈一定角度地排列。产后髂骨侧软骨可出现退变，纤维成分增加。骶骨侧的透明软骨也会出现增龄性退变，逐渐出现纤维成分。这些改变导致骶髂关节的滑膜部随年龄递减。

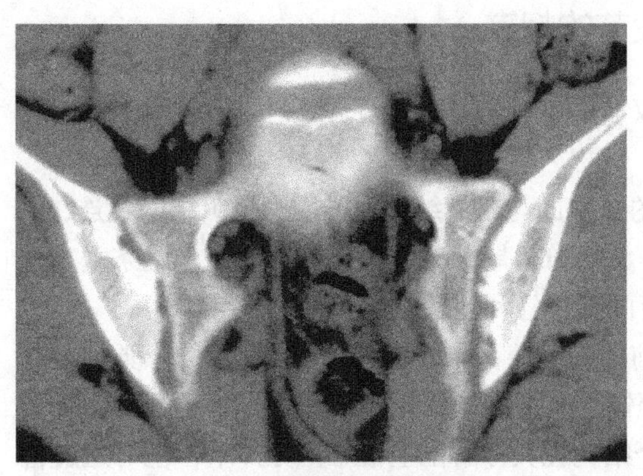
图 12-14　强直性脊柱炎病变

五、骶髂关节的发育特征

第 7 周时，胎儿的髂骨相对骶骨开始向后上移动，此时骶髂关节开始发育。第 8 周时，骶骨和髂骨间的间充质细胞排成 3 层。第 9 周时，间充质细胞间形成了多个由隔膜分离的腔隙，这些隔膜在分娩后逐渐消失。骶骨的透明软骨先发育，髂骨稍晚。出生时骶骨的透明软骨具有一定的厚度，接近成熟。然而，髂骨侧的纤维性软骨在婴儿期才开始出现，薄且不规则。青春期前，骶骨和髂骨的耳状关节面平坦，且较为光滑。此时即使有韧带加强，光滑的关节面也易发生滑动。青春期后，耳状面形成了水平支和垂直支。水平支较垂直支长，可能是为了适应增加关节的稳定性形成的。在此阶段，耳状面中沿关节面中心纵行的骶骨沟开始形成。与之相对应的髂骨嵴也开始在髂骨的耳状面中出现。沟和嵴的这种锁扣关系限制了关节在某些方向的运动，但同时也增强了关节的稳定性。

30 岁时的骨间韧带牢固，骶髂关节两侧多个骨性结节凸起和与之对应的沟、凹结构形成，更加提升了骶髂关节的稳定性。不同个体骶髂关节间的这种沟和嵴的深度和大小不一，以至于正常的关节 CT 扫描显示的也不一样。

40 岁左右，关节边缘可有骨赘形成，男性出现较早。骨赘的形成可增强关节的稳定性，但同时减小了关节的活动度。随着老化，软骨逐渐退变，关节进一步变僵，最后有可能全部纤维化而使关节僵硬。

六、骶髂关节的运动

骶髂关节使得脊柱与下肢能够弹性牢固，稳定的连接在一起，也使得骶骨和髂骨间仅能发生微小的活动。由于骶髂关节深在，处于竖脊肌深面，后方有骶髂韧带，中间还有骨间韧带，加之骶髂关节在三维空间中的运动，使得很难评估骶髂关节的这种微小运动。骶髂关节最基本的运动是骶骨底相对髂骨沿着骶骨沟向前下和后上的摆动（分别称章动和反章动）。

作用在骶髂关节上的作用力有躯干的重量、地面反作用力和肌收缩力。脊柱姿势改变（躺、坐、站过程）和脊柱运动（屈、伸、旋转）会使骶骨相对髂骨发生位移，下肢位置的改变（坐位、站立、单脚站立）和下肢在完成屈、伸、内收、外展、旋转的主动运动过程中会使髂骨面相对骶骨面发生位移。坐位时骶髂关节可受到较大的应力，因为此时地面的反作用力没有经过其他关节，而直接作用到了骶髂关节上。此外，在行走、下肢外展和内收运动也会影响骶髂关节。约有 40 块骨骼肌可影响骶髂关节的活动，如竖脊肌、腰方肌、腰部多裂肌、髂腰肌、腹直肌和臀大肌及梨状肌等。

骶髂关节随着年龄的增长稳定性增加，活动度减小。青春期前的稳定性主要由韧带维持，青春期后能增强关节稳定性的骨性锁扣似结构形成。中年后骨赘形成，关节开始僵硬，稳定性逐渐增加。80 岁左右，为了关节维持稳定性，几乎全部纤维结构都退变，导致骶髂关节的活动度几乎全部丧失。

凹凸不平的骶骨耳状面与髂骨耳状面构成骶髂关节。韧带从前后方向将骶骨与髂骨紧紧地拢在一起，使骶骨与髂骨相互锁定。骶结节韧带和骶棘韧带分别将骶骨固定于坐骨结节和坐骨棘，防止骶骨前旋。骶髂关节仅有极小范围的活动，只是骨盆环用于缓解应力的关节。

七、骶髂关节的相关疾病

骶髂关节病变可导致疼痛，但因其独特的解剖结构，使得其病变的诊疗更为复杂。骶髂关节异常征象有关节间隙变窄或增宽、囊性变或侵蚀性改变、硬化、骨赘形成、特发性骨肥厚。引起这些征象的原因有创伤、骨病（致密性髂骨炎、强直性脊柱炎、肠病性关节炎、痛风性关节炎、感染、关节病）和其他病因，如甲状旁腺功能亢进、截瘫、下肢疾病、髋关节术后和肿瘤等。而骶髂关节细菌感染性病变较少见。骶髂关节病变与肠道疾病很难鉴别，有时共存，这类疾病有克罗恩病、牛皮癣、瑞特综合征、白塞病和其他的炎性肠病。

妊娠期常出现腰痛，但这种腰痛的机制与非妊娠期的腰痛不一样。女性较男性更容易出现骶髂关节症状，这很可能与月经、妊娠或松弛素作用有关。松弛素会降低骶髂韧带的张力，使之松弛。

专科检查是初步判断骶髂关节有无病变的最基本的检查手段，如“4”字试验和髂后上棘叩击痛等，因为髂后上棘平对 S_2，其深面为骶髂关节。

第八节 骶部经穴解剖及触摸

1. 腰俞（GV2）

归经 督脉。

体表定位 在骶区，正对骶管裂孔，后正中线上。

层次解剖 皮肤→皮下组织→胸腰筋膜→骶尾背侧韧带→骶管裂孔。

重要解剖结构 布有第 5 骶神经后支及尾神经分支。

揣穴 本穴位于臀沟分开处，穴下为凹陷，两侧下方为凸起的骶角。

2. 长强（GV1）

归经 督脉。

体表定位 在会阴区，尾骨下方，尾骨端与肛门连线的中点处。

层次解剖 皮肤→皮下组织→肛尾韧带。

重要解剖结构 布有尾神经后支及肛门神经，有肛门动、静脉分支。

揣穴 本穴位于尾骨端与肛门连线的中点，前方为肛门，后方为尾骨端。

3. 小肠俞（BL27）

归经 足太阳膀胱经。

体表定位 在骶区，横平第 1 骶后孔，骶正中嵴旁开 1.5 寸。

层次解剖 皮肤→皮下组织→臀大肌起始部→竖脊肌起始部→骶髂关节。

重要解剖结构 布有臀中皮神经及第 5 腰神经后支。

揣穴 本穴位于骶髂关节后面的凹陷中，外侧为髂后上棘。后伸髋关节和后伸脊柱时，可触及收缩的臀大肌和竖脊肌。

4. 膀胱俞（BL28）

归经 足太阳膀胱经。

体表定位 在骶区，横平第 2 骶后孔，骶正中嵴旁开 1.5 寸。

层次解剖　皮肤→皮下组织→臀大肌起始部→竖脊肌起始部→骶髂关节。

重要解剖结构　布有臀中皮神经及第5腰神经后支。

揣穴　本穴位于骶髂关节后面的凹陷中，外侧为髂后上棘。后伸髋关节和后伸脊柱时，可触及收缩的臀大肌和竖脊肌。

5. 白环俞（BL30）

归经　足太阳膀胱经。

体表定位　在骶区，横平第4骶后孔，骶正中嵴旁开1.5寸。

层次解剖　皮肤→皮下组织→臀大肌→骶结节韧带。

重要解剖结构　有臀下动、静脉，深层为阴部内动、静脉；布有臀中和臀下皮神经，深层为阴部神经。

揣穴　本穴内侧为骶骨外侧缘，髋关节后伸时可触及臀大肌收缩，按压深层可触及连及骶骨外侧缘的骶结节韧带。

6. 上髎（BL31）

归经　足太阳膀胱经。

体表定位　在骶区，正对第1骶后孔中。

层次解剖　皮肤→皮下组织→胸腰筋膜浅层→竖脊肌起始处→第1骶后孔。

重要解剖结构　布有第1骶神经后支和骶外侧动、静脉后支。

揣穴　本穴正对第1骶后孔，可感知骶骨背面凹陷。脊柱后伸时可触及骶棘肌收缩。

7. 次髎（BL32）

归经　足太阳膀胱经。

体表定位　在骶区，正对第2骶后孔中。

层次解剖　皮肤→皮下组织→胸腰筋膜浅层→竖脊肌起始处→第2骶后孔。

重要解剖结构　布有第2骶神经后支和骶外侧动、静脉后支。

揣穴　本穴正对第1骶后孔，可感知骶骨背面凹陷。脊柱后伸时可触及骶棘肌收缩。

8. 会阳（BL35）

归经　足太阳膀胱经。

体表定位　在骶区，尾骨端旁开0.5寸。

层次解剖　皮肤→皮下组织→臀大肌→提肛肌腱。

重要解剖结构　浅层布有尾骨神经，深部有阴部神经干及臀下动、静脉分支。

揣穴　本穴位于尾骨端与坐骨结节之间。

思考题

1. 简述骶髂关节的韧带组成。
2. 简述骶骨的解剖形态学特点。
3. 简述骶髂关节常见的炎症性疾病及其特点。
4. 简述骶髂关节的发育及组织学特点。
5. 何谓骶管和骶孔？

第十三章

髋部解剖

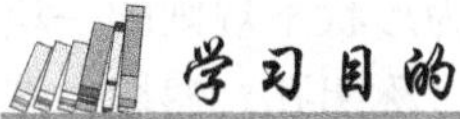

学习目的

通过本章学习，了解髋关节运动的不同肌群组成以及皮神经的分布规律；熟悉下肢浅表静脉血回流的大隐静脉及其5条属支的走行及分布；掌握腹股沟区和梨状肌上孔及下孔内的神经血管走行规律。

髋部区域最重要的解剖结构就是髋关节，包括髋臼和股骨头，以及股骨颈在内的骨和关节的病变是临床常见病，如先天性髋臼发育不良、扁平髋、股骨头无菌性坏死和股骨颈骨折，以及髋臼撞击综合征等。

第一节　概　　述

一、境界与分区

髋部指髋关节及其周围组织结构。从解剖上讲，髋部的后方为臀部，髋部的前方为腹股沟。臀部为髋骨后外侧面近似方形的区域。其上界为髂嵴，下界为臀股沟，内侧界为骶、尾骨的外侧缘，外侧界为髂前上棘至股骨大转子之间的连线。

二、髋部的体表标志及体表投影

1. 髂嵴、髂前上棘和髂后上棘　髂嵴为髂骨的上缘，全长均能摸到。其前端为髂前上棘，后端为髂后上棘。两髂嵴最高点的连线平对 L_4 棘突。

2. 股骨大转子　为大腿根部外侧面的骨性隆起。髂前上棘和髂后上棘连线中点向下可触及股骨大转子。

3. 坐骨结节　屈髋坐位时与坐凳接触的骨性结构，在臀部下内方可触摸到。

4. 臀大肌　形成臀部圆隆的外形。

5. 臀股沟（臀沟）　界于臀部与大腿后面之间的一横行的沟。

6. 耻骨联合上缘和耻骨结节　在股部前上方可扪及耻骨联合上缘和其外侧约2.5cm处的耻骨结节（或腹股沟内侧端可摸到耻骨结节，两侧耻骨结节连线中点向下即耻骨联合。髂前上棘和耻骨结节连线深面即腹股沟韧带）。

7. 坐骨神经干的体表投影　自坐骨结节和大转子连线中点稍内侧，至股骨内、外侧髁连线中点，两点连线的上 2/3 段即坐骨神经干的体表投影。

第二节　髋部骨骼

髋股部的骨包括髋骨和股骨。

一、髋　骨

髋骨（hip bone）是形状不规则的扁骨，幼儿时期的髋骨，由后上方的髂骨、后下方的坐骨和前下方的耻骨组成，每侧各有 1 块。出生后三骨间为软骨连接，在 16 岁左右时，软骨骨化形成骨性连接，三骨逐渐融合成为形状不规则的一块髋骨。髋骨的前下份有一大孔，称闭孔。髂嵴、髂前上棘、坐骨棘和坐骨结节及髋臼都有继发骨化中心，在 15～30 岁相继与髋骨形成骨性连接。在髋骨外侧中央为髋臼，与股骨头构成髋关节。髋臼（acetabulum）是由髂骨、坐骨和耻骨三骨汇合而成，位于骨盆的两侧，与股骨头构成髋关节。髋臼与身体矢状面约呈 40°向后的角度，并与人体横切面呈 60°向外的角度。由于有圆韧带通过，故髋臼内的软骨面略呈马蹄形，边缘较厚，中央部较薄。髋臼周缘上有纤维软骨形成的关节盂加深髋臼的深度，可容纳 2/3 的股骨头，加之髋关节内为负压，使得髋臼与股骨头间有潜在的强大真空吸引作用，增加了关节的稳定性（图 13-1）。

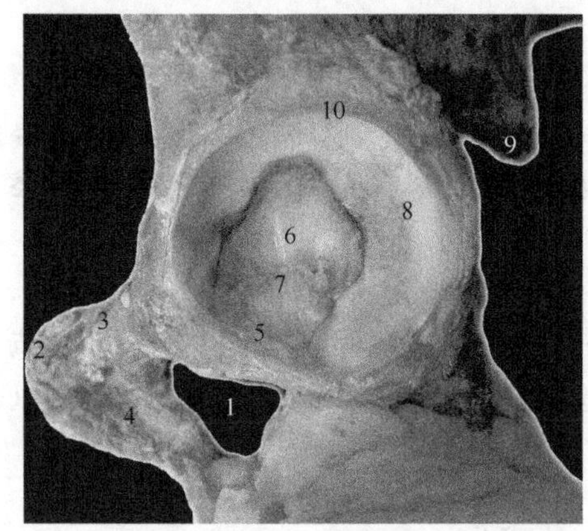

图 13-1　髋骨

1. 闭孔；2. 耻骨结节；3. 耻骨上支；4. 耻骨下支；5. 髋臼切迹；6. 髋臼窝；7. 股骨头韧带；8. 月状面；9. 髂后下棘；10. 髋臼唇

二、股　骨

股骨（femur）位于大腿部，为人体最长的管状骨，其长度约占身高的 1/4，分为一体两端。上端有球形的股骨头，与髋臼相关节。头下外侧的狭细部分称股骨颈。股骨形状不规则，上端呈圆柱状，向下延行呈椭圆形，至髁上部呈三角形。股骨干由厚而坚硬的骨皮质组成，表面光滑，后方有一粗线为肌附着处，有加强股骨干坚固性的作用。粗线向上外延续为臀肌粗隆。整个股骨干的外观有一个向前外的弧度（12°～15°），在股骨干的中 1/3 更为明显，向前的弧度更有利于股四头肌发挥其伸膝作用（图 13-2）。

1. 股骨头（caput femoris）　略呈大半个球状，但并非正圆形。股骨头在髋臼内旋转时，只是在中立位负重时才获取最大的适应和接触面积。除圆韧带进出处外均被关节软骨所覆盖。股骨头中央部的软骨最厚，周缘较薄。软骨下为一层致密骨，厚为 5～8mm，其余部分为不同类型的骨小梁。

2. 股骨颈（collum femoris）　与股骨干一样，股骨颈也为一个管状结构。股骨颈横切面略呈扁圆状，内下方骨皮质厚而坚固，颈中心几乎中空。股骨颈连接股骨头和股骨干，形成 2 个角度，即颈干角和前倾角。成人股骨颈与股骨干之间以约 130°（110°～140°）相交，称颈干角，婴儿期较大，约 150°。由于股骨颈和颈干角的存在，使得股骨粗隆部和股骨干与髋臼间有一定的距离，这样就保证了髋关节可以大幅度的活动。颈干角正常时，股骨头的负荷与股骨颈所承受的应力间达到生理平衡；当颈干角减小（髋内翻）时，股骨头的负荷减少，但股骨颈所承受的应力增加；反之，颈干角增大（髋外翻）时，股骨头负荷增加，而股骨颈所承受的应力相应减少。无论髋内翻或髋外翻，均可引起股骨近端负荷及应力的改变，造成髋的继发性结构异常和功能障碍。下肢在中立位时，股骨头与股骨干不在同一个冠状面上，股骨头在前，股骨颈向前倾斜，与冠状面形成一个角度，即前倾角。婴儿期的前倾角为20º～30º，随着年龄的增长而逐渐变小，至成年为 12º～15º，女性稍大于男性。前倾角为臀中肌提供了一个在矢状面上的杠杠臂，使肌肉效能成倍增加。这个杠杠臂越长，为保持直立姿势所需的臀中肌肌力就越小。但过度前倾，则有碍于髋关节的外旋活动。股骨颈骨折是指位于股骨头下至股骨颈基底部之间的骨折，绝大多数的骨折线均在关节囊内，故又称股骨颈囊内骨折。由于股骨头血供特点，骨折时易使主要供血来源阻断，影响骨折愈合，甚至发生股骨头缺血坏死及塌陷。

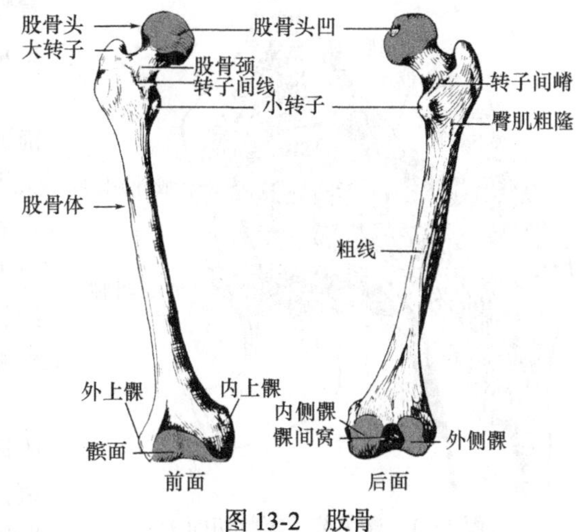

图 13-2　股骨

3. 股骨大转子和小转子　股骨颈与股骨干交界处有两个明显的骨性隆起，上外侧的方形隆起为大转子，下内侧的为小转子。股骨大、小转子都有肌腱附着，大转子有梨状肌、臀中肌和臀小肌的附着，而小转子有髂腰肌的附着。大转子是重要的体表标志，可在体表扪及。大、小转子之间，前面有转子间线相连，后面有转子间嵴相接。位于股骨颈基底部至小转子水平以上部位的骨折，称股骨粗隆部骨折，包括粗隆间骨折、大粗隆骨折和小粗隆骨折，最常见的为粗隆间骨折。由于粗隆部血运丰富，无论何种类型的骨折，都极少不愈合。

4. 股骨近端的内部骨结构　完全适应生理应力的类型和大小，包括骨小梁的分布方向和量。正常情况下，股骨头主要承受压应力，因而骨小梁由股骨头周边沿压缩合力的方向下行，汇合至内侧骨皮质，形成最大的一组骨小梁，称主要抗压缩骨小梁；另一方面，由于股骨头和股骨颈也都承受剪切力，因而在股骨颈上方产生张力，故有一组骨小梁由外侧骨皮质沿张力方向延伸至内侧骨皮质，称主要抗张力骨小梁。两组骨小梁约呈 60º 交叉，两组交叉之间承受应力最小，故骨小梁也减少到最小程度，此区域称 Ward 三角。在此两组骨小梁之间，分别有次要抗压缩和次要抗张力骨小梁。

第三节　髋部的连结

一、髋关节的运动

髋部连结是指髋关节，由股骨头与髋臼构成。髋关节的运动与肩关节类似，即能绕冠状轴作屈伸运动，绕矢状轴作内收、外展运动，绕垂直轴作旋内、旋外运动，还可作环转运动。因受髋臼的限制，髋关节的运动范围较肩关节小，不如肩关节灵活，但其稳固性强，以适应其支持负重和行走的功能。

二、髋关节的特点

髋臼周缘有纤维软骨构成的髋臼唇，加深了髋臼，并缩小其口径，可容纳股骨头的 2/3 面积，从而紧抱股骨头，增加关节的稳固性（图 13-3）。发育性髋关节发育不良（DDH）又称发

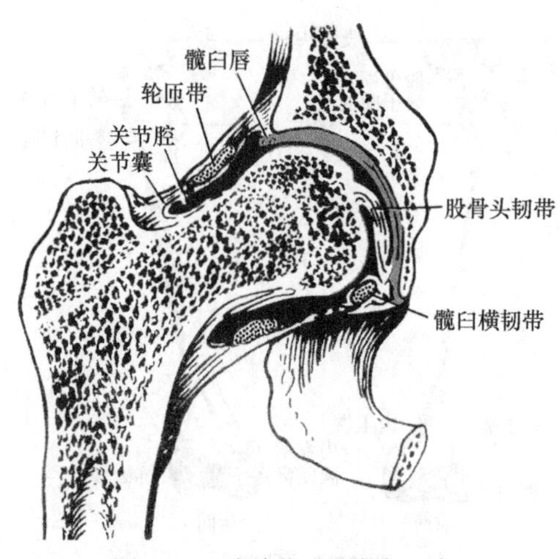

图 13-3　髋关节（冠状切面）

育性髋关节脱位，是儿童骨科最常见的髋关节疾病，包括髋关节脱位、半脱位和髋臼发育不良。

关节囊紧张而坚韧，上方附于髋臼周缘，下方前面到达转子间线，后面附于股骨颈的外、中 1/3 交界处。股骨颈前面全部在囊内，而后面仅内侧 2/3 在囊内，外侧 1/3 在囊外，所以股骨颈骨折有囊内、囊外及混合骨折之分。如股骨颈骨折点在内侧 2/3，则骨折位于囊内，囊内可出现血肿；如骨折点位于外侧 1/3，则关节囊不受影响。

囊外有韧带加强，其中最大的是位于前方的髂股韧带，它上端附着于髂前下棘，纤维向下分成两束，分别附着于转子间线。此韧带可限制大腿过度后伸，对维持人体直立有很大作用。此外还有位于前下位的耻股韧带和位于后上位的坐股韧带（图 13-4）。关节囊的后下方缺乏韧带加强，较薄弱，故股骨头易向后下方脱位。

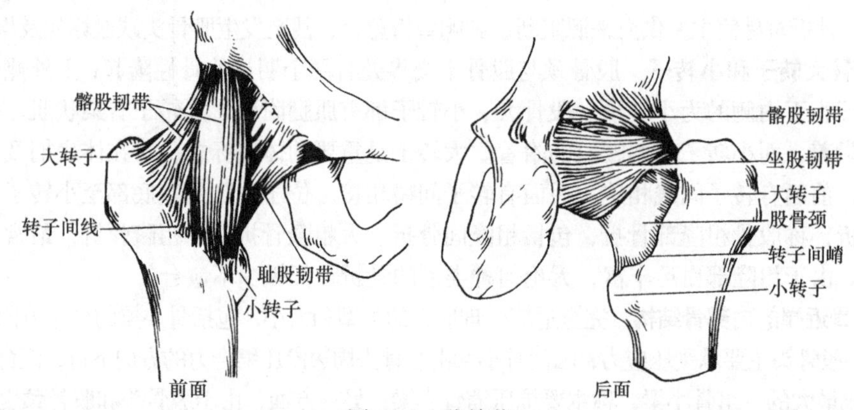

图 13-4　髋关节

关节囊内有股骨头韧带，连于髋臼与股骨头之间，韧带中含有滋养股骨头的血管（图 13-5）。

第四节　髋　　肌

一、髋肌的特点和分群

髋肌主要是指位于髋骨部的运动髋关节的肌，属下肢肌，比上肢肌粗壮强大，这与维持人体直立姿势、支持体重和行走有关。髋肌主要起自骨盆的内面和外面，跨过髋关节，止于股骨，主要功能是运动髋关节。髋关节活动相关肌较多，从髋关节活动方向而言，可分为几大群：后群的臀大肌、臀中肌、臀小肌、梨状肌、股方肌、腘绳肌，可使髋关节后伸、外展、外旋等；前群的髂腰肌、阔筋膜张肌、缝匠肌、股直肌，可屈曲髋关节；大腿内侧的

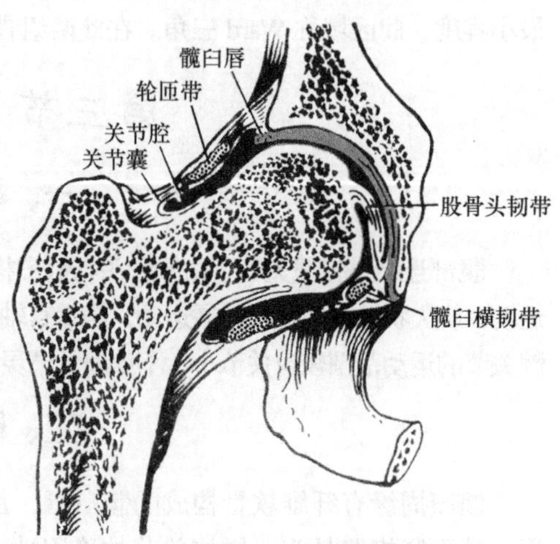

图 13-5　髋关节（冠状切面）

股内收肌群，可使髋关节内收（图 13-6）。

二、屈 髋 肌

屈曲髋关节的肌主要是指髂腰肌和阔筋膜张肌，缝匠肌、股直肌也参与髋关节的屈曲。

1. 髂腰肌（iliopsoas） 由腰大肌和髂肌组成。腰大肌起自腰椎体侧面和横突，髂肌起自髂窝；两肌向下互相结合，经腹股沟韧带深面和髋关节的前内侧，止于股骨小转子。腰大肌被一筋膜鞘包裹，当患腰椎结核时，有时脓液可沿此鞘流入髂窝或大腿根部。其作用为使髋关节前屈和旋外；下肢固定时，可使躯干和骨盆前屈。

2. 阔筋膜张肌（tensor fasciae latae） 位于大腿的前外侧，起自髂前上棘，肌腹被阔筋膜（大腿深筋膜）包裹，向下移行为髂胫束，止于胫骨外侧髁。临床常选用此肌作肌瓣移植，修复软组织缺损。其作用为可屈髋关节并紧张阔筋膜。

3. 缝匠肌（sartorius muscle） 是全身中最长的肌，呈扁带状。其起自髂前上棘，经大腿前面，转向内下侧，止于胫骨上端的内侧面。缝匠肌的深面为收肌管，管内有股神经的股内侧肌支和隐神经、股血管及淋巴管走行。缝匠肌的作用为屈髋关节和膝关节，并使小腿旋内。

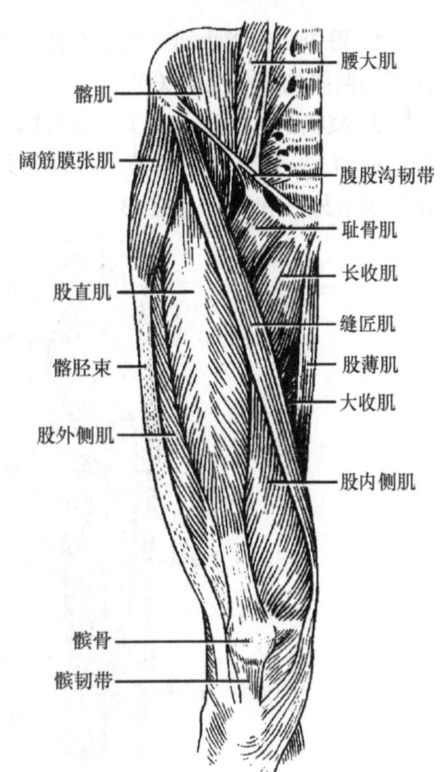

图 13-6 髋肌和大腿肌前群（浅层）

4. 股直肌（rectus femoris） 是股四头肌的一部分，位于大腿前面，起自髂前下棘。股四头肌腱包绕髌骨的前面和两侧缘，向下延续为髌韧带，止于胫骨粗隆。股四头肌的主要作用是伸膝关节，其中股直肌还可屈髋关节。

三、伸 髋 肌

伸髋肌主要指臀大肌，腘绳肌（股二头肌、半腱肌和半膜肌）也参与髋关节的后伸。

1. 臀大肌（gluteus maximus） 位于臀部皮下，人类由于直立姿势的影响，故大而肥厚，形成特有的臀部膨隆。臀大肌起自髂骨外面和骶、尾骨的后面，肌束斜向下外，止于股骨的臀肌粗隆和髂胫束。臀大肌肌束肥厚，其外上 1/4 部深面无重要血管和神经，故为肌内注射的常用部位。其作用为伸髋关节，还可使髋关节旋外。下肢固定时，能伸直躯干，防止躯干前倾，是维持人体直立的重要肌。

2. 腘绳肌（hamstring） 股二头肌位于大腿后面外侧，有长、短两头。长头起自坐骨结节，短头起自股骨粗线，两头合并，止于腓骨头。半腱肌位于股二头肌的内侧，肌腱圆细而长，几乎占肌的一半，故名。其起自坐骨结节，止于胫骨上端的内侧。半膜肌位于半腱肌的深面，上部是扁薄的腱膜，几乎占肌的一半，故名。其起自坐骨结节，止于胫骨内侧髁的后面。3 块肌均可屈膝关节、伸髋关节。

四、髋 外 展 肌

髋外展肌主要指臀中肌、臀小肌、梨状肌等。

1. 臀中肌和臀小肌 均起自髂骨外面，臀中肌掩盖臀小肌。两肌向下止于股骨大转子。其作用为两肌均可外展髋关节。

2. 梨状肌（piriformis） 起自骶骨前面，向外经坐骨大孔，止于股骨大转子。在坐骨大孔处，肌的上、下缘均有空隙，分别称梨状肌上孔和梨状肌下孔，均有血管和神经通过。其作用使髋关节外展和外旋（图 13-7）。

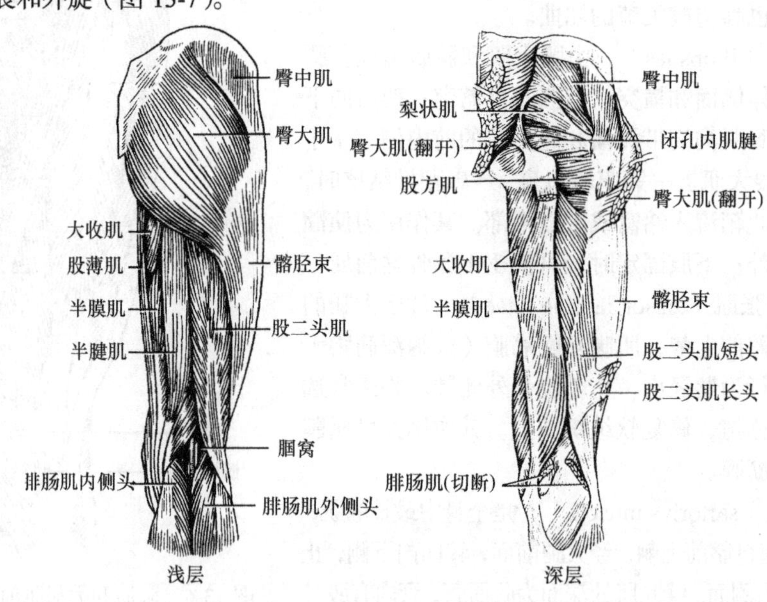

图 13-7 髋肌和大腿肌后群

五、髋内收肌

髋内收肌主要指股内收肌群，包括大腿内侧的 5 块肌。在浅层，自外侧向内侧依次为耻骨肌、长收肌和股薄肌；中层有长收肌深面的短收肌；深层有大收肌。上述肌均起自闭孔周围骨面和坐骨结节的前面，除股薄肌止于胫骨上端的内侧面外，其他各肌都止于股骨粗线。大收肌还有一腱止于股骨内上髁上方，此腱与股骨骨面之间构成大收肌腱裂孔，其间有股血管通过（图 13-8）。

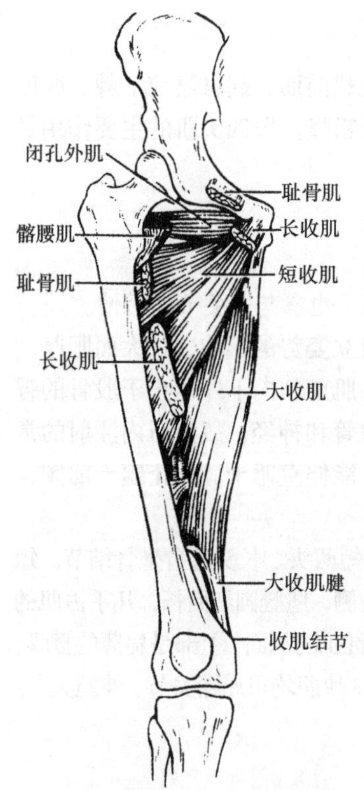

图 13-8 大腿肌内侧群（深层）

六、旋髋肌

旋髋肌包括使髋关节内旋和外旋肌。由于髋肌的走行方向与髋关节轴有交叉，屈、伸、收、展髋关节的肌往往兼有使髋关节旋转的功能。如臀大肌、梨状肌、髂腰肌可使髋关节外旋，缝匠肌、臀中肌可使髋关节内旋。闭孔内肌和闭孔外肌分别起自闭孔膜的内、外面及附近的骨面。闭孔内肌经坐骨小孔出骨盆，闭孔外肌经股骨颈后方向外行，两肌均止于大转子内侧的窝。作用为两肌均可使髋关节旋外（表 13-1）。

表 13-1 髋关节运动肌的起止点、作用和神经支配

名称	起点	止点	主要作用	神经支配
髂腰肌	髂肌：髂窝 腰大肌：腰椎体侧面和横突	股骨小转子	髋关节前屈、旋外；下肢固定时，使躯干骨盆前屈	腰丛神经分支
阔筋膜张肌	髂前上棘	经髂胫束至胫骨外侧髁	紧张阔筋膜并屈髋	臀上神经（L_1～S_4）
缝匠肌	髂前上棘	胫骨上端内侧面	屈髋、屈膝及内旋	股神经（L_2～L_4）
股直肌	髂前下棘	髌骨-髌韧带-胫骨粗隆	屈髋、伸膝	股神经（L_2～L_4）
臀大肌	髂骨翼外面、骶骨背面	臀肌粗隆、髂胫束	伸髋	臀下神经（L_2～S_4）
股二头肌	长头：坐骨结节 短头：股骨粗线	腓骨小头	伸髋、屈膝并微旋外	坐骨神经（L_4～S_2）
半腱肌	坐骨结节	胫骨上端内侧面	伸髋、屈膝并微旋内	坐骨神经（L_4～S_2）
半膜肌	坐骨结节	胫骨内侧髁后面	伸髋、屈膝并微旋内	坐骨神经（L_4～S_2）
臀中肌	髂骨翼外面	股骨大转子	髋关节外展、内旋和外旋	臀上神经（L_1～S_4）
臀小肌	髂骨翼外面	股骨大转子	髋关节外展、内旋和外旋	臀上神经（L_1～S_4）
梨状肌	骶骨前面骶前孔外侧	股骨大转子	髋关节外展、外旋	骶丛分支

第五节 髋部的血供和神经

髋关节周围有髂内、外动脉及股动脉等的分支分布，组成吻合丰富的动脉网。通常所说的“臀部十字吻合”位于臀大肌深面，股方肌与大转子附近。十字吻合分别由两侧的旋股内、外侧动脉，上部的臀上、下动脉和下部的股深动脉第 1 穿动脉等组成；其次，在近髋关节的盆侧壁处，还有旋髂深动脉、髂腰动脉、骶外侧动脉、骶正中动脉等及其间的吻合支。盆内脏器两侧之间的动脉吻合也较丰富，故结扎一侧髂内动脉时，可借髋周围动脉网建立侧支循环，以代偿髂内动脉分布区的血液供应。

一、髋部动脉

1. 髂总动脉（common iliac artery） 腹主动脉在 L_4 水平分为左、右髂总动脉，循腰大肌内侧行向外下，至骶髂关节前方分为髂内、外动脉。

2. 髂外动脉 沿腰大肌内侧缘下行，经腹股沟韧带中点深面至股前部，移行为股动脉。右侧输尿管跨过髂外血管起始部的前方入骨盆腔；睾丸血管及生殖股神经行于其外侧；输精管则在绕过腹壁下血管后，越髂外血管末端的前方入盆腔。对于女性而言，卵巢血管和子宫圆韧带跨过其前方。髂外动脉在靠近腹股沟韧带处，发出旋髂深动脉和腹壁下动脉。

3. 髂内动脉 长约 4cm，向下越过骨盆上口入盆腔，沿盆后外侧壁下行，至梨状肌上缘处分成前、后两干，前干分壁支和脏支，后干则全属壁支。

4. 浅动脉 主要包括旋髂浅动脉，多由股动脉发出，沿腹股沟韧带走向髂前上棘，分布于腹前壁下外侧部。腹壁浅动脉，单独或与旋髂浅动脉、阴部外动脉共干起于股动脉，于腹股沟韧带内侧半下方约 1cm 处穿阔筋膜，分支供应腹前壁下部。阴部外动脉起于股动脉，分布于外生殖器皮肤。此外尚有发自旋股外侧动脉的股外侧浅动脉。

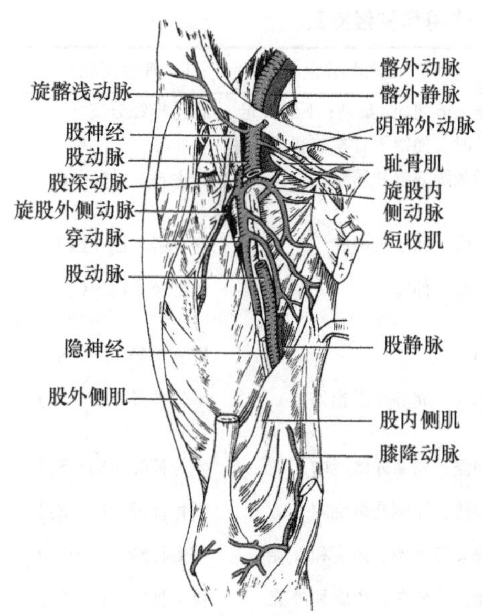

图 13-9　股动脉及其分支

5. 股动脉（femoral artery）　是髂外动脉自腹股沟韧带中点后面向下的延续，在股三角内行向股三角尖，继而经收肌管下行，穿收肌腱裂孔至腘窝，移行为腘动脉。股动脉起始处发三条浅动脉（腹壁浅动脉、旋髂浅动脉和阴部外动脉）均与同名静脉伴行。股动脉的最大分支为股深动脉，于腹股沟韧带下方 3～5cm 处起自股动脉的后外侧，向内下，行于长收肌和大收肌之间，沿途发出旋股内、外侧动脉，数条穿动脉及肌支，同时参与髋周围及膝关节动脉网的组成（图 13-9）。

6. 闭孔动脉　起于髂内动脉，穿闭膜管出骨盆至股内侧，分前、后两支，分别位于短收肌的前、后方，营养内收肌群、髋关节和股方肌，并与旋股内侧动脉吻合。

二、髋 部 静 脉

1. 髂内静脉（internal iliac vein）　由盆腔内静脉会聚而成，在骶髂关节前方与髂外静脉汇合成髂总静脉。髂内静脉的属支分为脏支和壁支。壁支与同名动脉伴行，收集动脉分布区的静脉血；脏支起自盆内脏器周围的静脉丛。男性的前列腺静脉丛包埋于前列腺鞘中，膀胱静脉丛位于膀胱下部周围；女性的子宫静脉丛和阴道静脉丛位于子宫和阴道的两侧，它们各自汇合成干注入髂内静脉。卵巢静脉丛位于卵巢周围和输卵管附近的子宫阔韧带内，该丛汇集为卵巢静脉，伴随同名动脉上行，左、右侧分别注入左肾静脉和下腔静脉。

2. 股静脉（femoral vein）　为腘静脉向上的延续。起自收肌腱裂孔，与股动脉伴行，位于股动脉后方，逐渐转至动脉内侧，继而穿过管腔隙移行为髂外静脉。股静脉除收集大腿深部静脉外，主要收纳大隐静脉的血液。

3. 大隐静脉　全长约76cm。起于足背静脉弓内侧端，经内踝前方，沿小腿内侧缘伴隐神经上行，经股骨内侧髁后方约 2cm 处，进入大腿内侧部，与股内侧皮神经伴行，向前上在耻骨结节外下方穿隐静脉裂孔，汇入股静脉，其汇入点称隐静脉裂孔，也称卵圆窝。汇入股静脉前，大隐静脉收纳了 5 条属支，即旋髂浅静脉、腹壁浅静脉、阴部外静脉、股内侧浅静脉和股外侧浅静脉，它们汇入大隐静脉的形式有不同的类型，相互间吻合丰富。大隐静脉曲张行高位结扎时，需分别结扎并切断各属支，以防复发。大隐静脉全长的管腔内，有 9～10 对静脉瓣。通常两瓣相对，呈袋状，以保证血液向心回流（图 13-10）。

4. 闭孔静脉　与同名动脉伴行，回流至髂内静脉。

三、髋 部 神 经

1. 皮神经　臀部的皮神经有臀上皮神经和臀中皮神经。臀上皮神经来自于第 1～3 腰神经后支，在髂嵴上方竖脊肌外侧缘处穿至皮下，跨髂嵴后部达臀区上部，分布于臀上部皮肤。臀中皮神经来自于第 1～3 骶神经后支，穿过臀大肌起始部达皮下，分布于臀中部皮肤。

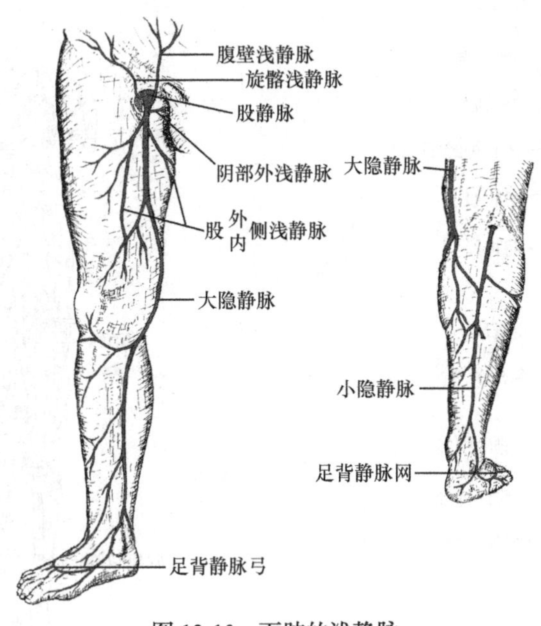

图 13-10 下肢的浅静脉

股前内侧区的皮神经有不同的来源及分布，主要有股外侧皮神经、股神经前皮支、股神经内侧皮支和闭孔神经皮支。股外侧皮神经，发自腰丛，在髂前上棘下方 5～10cm 处穿出深筋膜，分前、后两支。前支较长，分布于大腿外侧面皮肤；后支分布于臀区外侧皮肤。股神经前皮支，来自股神经，在大腿前面中部穿过缝匠肌和深筋膜，分布于大腿前面中间部的皮肤。股神经内侧皮支来自股神经，于大腿下 1/3 穿缝匠肌内侧缘和深筋膜，分布于大腿中、下部内侧份皮肤。闭孔神经皮支多数穿股薄肌或长收肌，分布于股内侧中、上部的皮肤。此外，尚有生殖股神经及髂腹股沟神经的分支，分布于股前区上部中、内侧皮肤。

2. 股神经（nervus femoralis） 起于腰丛，自腰大肌外缘穿出，继而在腰大肌与髂肌之间下行，在腹股沟韧带中点稍外侧经韧带深面的肌腔隙内侧部，进入股三角。其主干短粗，随即发出众多肌支、皮支和关节支。肌支分布至股四头肌、缝匠肌和耻骨肌；关节支至髋和膝关节；皮支有股神经前皮支和内侧皮支，分布至股前内侧区的皮肤。其中最长的皮神经为隐神经，在股三角内伴股动脉外侧，下行入收肌管，在收肌管下端穿大收肌腱板，行于缝匠肌和股薄肌之间，在膝关节内侧穿深筋膜，伴大隐静脉，分支分布于髌骨下方、小腿内侧和足内侧缘的皮肤（图 13-11）。

3. 闭孔神经 起于腰丛，从腰大肌内侧缘穿出，伴闭孔血管（闭孔动、静脉）出闭膜管后，分前后两支：前支支配内收肌群大部及膝关节；后支支配闭孔外肌和大收肌。

4. 坐骨神经（nervi ischiadicus） 是全身最粗大、最长的神经，起于骶丛，经梨状肌下孔出盆腔后，位于臀大肌深面。在坐骨结节与大转子之间，进入股后区，行于大收肌和股二头肌长头之间，下降至腘窝上角，分为胫神经和腓总神经两终末支。在股后部，坐骨神经主要从内侧发出肌支，支配股二头肌长头、半腱肌、半膜肌和大收肌（图 13-12）。支配股二头肌短头的神经由腓总神经发出。故手术分离坐骨神经时，沿其外侧分离较为安全，不易损伤其分支。在臀大肌下缘和股二头肌长头外侧缘夹角处，坐骨神经的位置表浅。

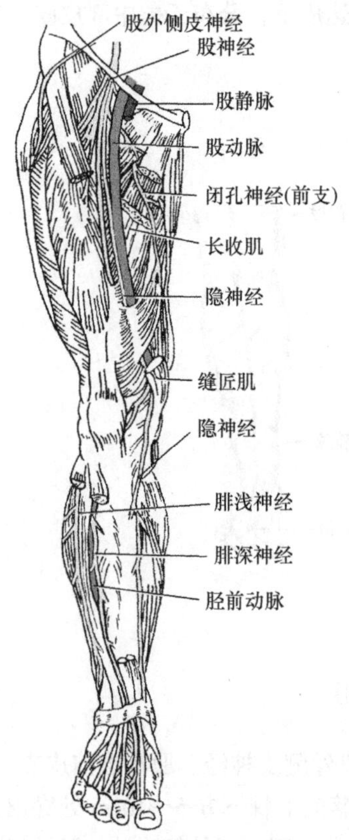

图 13-11　下肢的神经（前面）

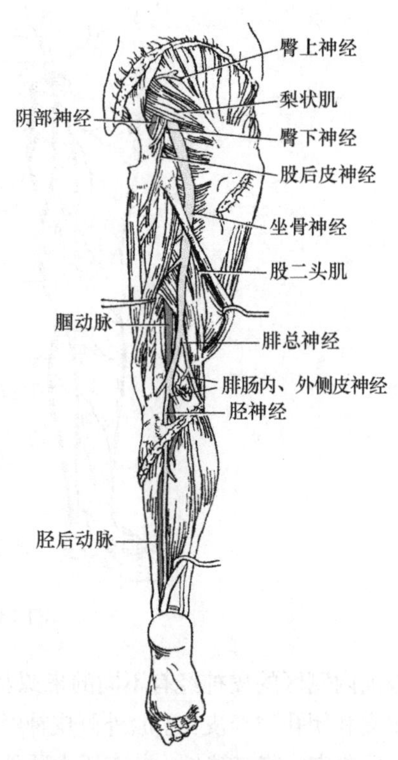

图 13-12　下肢的神经（后面）

第六节　髋部的局部解剖

1. 血管腔隙、肌腔隙　在腹股沟韧带与髋骨之间，两者隔以髂耻弓，内侧为血管腔隙，通过股血管，外侧为肌腔隙，通过髂腰肌和股神经及股外侧皮神经。这是腹、盆腔与股前区间的重要通道。当腰椎结核形成脓肿时，脓液可沿腰大肌及其筋膜蔓延至大腿根部，并可刺激股神经。髂腰肌与髂耻隆起之间有与髋关节相通的滑液囊。

2. 股三角　位于股前区上部，是一个底边向上尖朝下的三角形，下续收肌管。其上界为腹股沟韧带，内侧界为长收肌内侧缘，外侧界为缝匠肌的内侧缘。股三角的前壁为阔筋膜，底为髂腰肌、耻骨肌和长收肌，三角内有股鞘、股管、股神经、股动脉和股血管及淋巴结等。其排列关系是股动脉居中，外侧为股神经，内侧是股静脉。

3. 梨状肌上孔和梨状肌下孔　骶棘韧带与坐骨大切迹围成坐骨大孔；梨状肌起自盆内骶骨前面，纤维向外下经坐骨大孔至臀部，止于股骨大转子。梨状肌将坐骨大孔分为梨状肌上孔和梨状肌下孔。梨状肌上孔有臀上血管和神经出骨盆，梨状肌下孔有臀下血管和坐骨神经、阴部血管和神经出骨盆。

4. 腹股沟区　下腹部两侧的三角形区域，内侧界为腹直肌外缘，上界为髂前上棘至腹直肌外缘的水平线，下界为腹股沟韧带。腹股沟管位于腹股沟韧带内侧半的上方，是由外上方向内下方的肌肉筋膜裂隙，长约 5cm，内有精索或子宫圆韧带通过。睾丸下降与腹股沟的关系密切。此区解剖结构较为薄弱，加之站立位腹内压的增高，使得疝气多发生在此区。

第七节 髋部经穴解剖及触摸

1. 胞肓（BL53）

归经 足太阳膀胱经。

体表定位 在骶区，横平第 2 骶后孔，骶正中嵴旁开 3 寸。

层次解剖 皮肤→皮下组织→臀大肌、臀中肌及臀小肌。

重要解剖结构 有臀大肌、臀中肌及臀小肌；正当臀上动、静脉；分布有臀上皮神经，深层为臀上神经。

揣穴 本穴位于在骶区，横平第 2 骶后孔，骶正中嵴旁开 3 寸，按压可触及臀大肌。

2. 秩边（BL54）

归经 足太阳膀胱经。

体表定位 在骶区，横平第 4 骶后孔，骶正中嵴旁开 3 寸。

层次解剖 皮肤→皮下组织→臀大肌→梨状肌下缘。

重要解剖结构 有臀大肌，梨状肌；正当臀下动、静脉；布有臀下皮神经及股后皮神经，外侧为坐骨神经。

揣穴 本穴位于在骶区，横平第 4 骶后孔，骶正中嵴旁开 3 寸，按压可触及臀大肌和梨状肌。

3. 环跳（GB30）

归经 足少阳胆经。

体表定位 在臀部，股骨大转子最凸点与骶管裂孔连线的外 1/3 与内 2/3 交点处。

层次解剖 皮肤→皮下组织→臀大肌、梨状肌。

重要解剖结构 在臀大肌、梨状肌下缘；内侧为臀下动、静脉；分布有臀下皮神经、臀下神经，深部为坐骨神经。

揣穴 本穴位于股骨大转子最凸点与骶管裂孔连线的中点处，按压可触及臀大肌、梨状肌。

4. 承扶（BL36）

归经 足太阳膀胱经。

体表定位 在股后区，臀沟的中点。

层次解剖 皮肤→皮下组织→臀大肌→股二头肌长头和半腱肌→坐骨神经。

重要解剖结构 分布有股后皮神经本干和坐骨神经。

揣穴 坐骨结节的外下方。本穴的内侧为股二头肌长头和半腱肌，外侧为大转子内缘，深层或可触及坐骨神经。

5. 殷门（BL37）

归经 足太阳膀胱经。

体表定位 在股后区，臀沟下 6 寸，股二头肌与半腱肌之间。

层次解剖 皮肤→皮下组织→股二头肌长头和半腱肌→坐骨神经。

重要解剖结构 分布有股后皮神经和坐骨神经。

揣穴 俯卧位，膝关节抗阻力屈曲显示出股二头肌和半腱肌，本穴内侧为半腱肌，外侧为股二头肌。大腿内外旋时，指下感觉更明显。

6. 居髎（GB30）

归经　足少阳胆经。

体表定位　在臀区，髂前上棘与股骨大转子最凸点连线的中点处。

层次解剖　皮肤→皮下组织→阔筋膜张肌→臀中肌→臀小肌。

重要解剖结构　浅层为阔筋膜张肌，深部为股外侧肌；有旋髂浅动、静脉及旋股外侧动、静脉升支；分布有股外侧皮神经。

揣穴　本穴位于髂前上棘与股骨大转子最凸点连线的中点处，按压可触及阔筋膜张肌，再深为股外侧肌。

7. 风市（GB31）

归经　足少阳胆经。

体表定位　在股部，直立垂手，掌心贴于大腿时，中指尖所指凹陷中，髂胫束后缘。

层次解剖　皮肤→皮下组织→髂胫束→股外侧肌→股中间肌。

重要解剖结构　浅层布有股外侧皮神经，深层有股神经肌支和旋股外侧动脉降支的肌支。

揣穴　稍屈膝，大腿稍内收提起，可显露髂胫束。

8. 髀关（ST31）

归经　足阳明胃经。

体表定位　在股前区，股直肌近端、缝匠肌与阔筋膜张肌之间凹陷中。

层次解剖　皮肤→皮下组织→阔筋膜张肌与缝匠肌之间→股直肌。

重要解剖结构　分布有股外侧皮神经。

揣穴　在内侧的缝匠肌和外侧的阔筋膜张肌之间；下方有股直肌。屈髋外旋时，缝匠肌收缩。可触及其外侧与阔筋膜张肌的凹陷。跷足，大腿稍外展外旋，绷紧肌肉，在股直肌近端显现出两条相交叉的肌肉（斜向内侧为缝匠肌，外侧为阔筋膜张肌），三条肌肉间围成一个三角形凹陷，其三角形顶角下凹陷中即为本穴。

9. 冲门（SP12）

归经　足太阴脾经。

体表定位　在腹股沟区，腹股沟斜纹中，当髂外动脉搏动处的外侧。

层次解剖　皮肤→皮下组织→腹外斜肌腱膜→腹内斜肌→腹横肌→髂腰肌。

重要解剖结构　深层有股神经。

揣穴　穴下为腹股沟韧带，内侧为搏动的髂外动脉（股动脉）。

10. 箕门（SP11）

归经　足太阴脾经。

体表定位　在股前区，髌底内侧端与冲门的连线上 1/3 与下 2/3 交点，长收肌和缝匠肌交角的动脉搏动处。

层次解剖　皮肤→皮下组织→大腿肌内侧群→股动脉。

重要解剖结构　股动脉。

揣穴　体表能触及其上方的缝匠肌和下方的长收肌，深处能触及股动脉的搏动。

11. 阴包穴（LR9）

归经　足厥阴肝经。

体表定位　在股前区，髌底上 4 寸，股薄肌与缝匠肌之间。

层次解剖　皮肤→皮下组织→缝匠肌与股薄肌之间→大收肌。

重要解剖结构　浅层布有闭孔神经的皮支，深层分布有股神经的肌支。

揣穴　下肢稍屈，稍外展，略提起，或坐位，大腿稍外展，用力收缩肌肉，显露出明显的缝匠肌，在其后缘取穴。

思考题

1. 简述大隐静脉的5条属支。
2. 简述股部皮神经的分布特点。
3. 简述大腿内侧肌群的组成。
4. 具有前屈髋关节作用的肌肉有哪些？
5. 简述髋关节的解剖学构成及特点。

第十四章

股膝部解剖

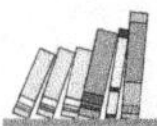

学习目的

通过本章学习，了解股膝部的体表标志和投影；熟悉构成膝关节的骨、关节囊、半月板、韧带等组织及相关肌的解剖学特点；掌握股膝部周围血管神经的组织结构；明确股膝部经穴与解剖层次结构的关系。

膝关节是全身最大的滑膜关节，由股骨下端、胫骨上端和髌骨组成。膝关节是人体活动范围最大、运动最复杂的负重关节，含有滑膜关节必须具备的关节面、关节囊和关节腔解剖结构外，还具有滑膜襞、韧带和半月板等辅助结构。膝关节的任何解剖结构发生病变都可能会影响其正常的生理功能，引起膝关节相关疾病。由于膝关节的主要伸屈肌，如前方的股四头肌和后方的腘绳肌都位于股部，是膝关节功能不可或缺的部分，故本章将股部与膝部合为股膝部论述。

第一节　概　　述

下肢的作用首先是身体直立与支持体重。在直立的基础上进一步行走和运动。膝关节以屈伸运动为主，形成稳固的支撑。同时在膝关节半屈曲位时，膝关节有一定的旋转功能。

膝关节面与地平面平行，下肢力线与膝关节面垂直。股骨头与髋臼相关节，股骨上方有颈干角，股骨下端股内外侧髁与地面相平，而作为伸膝装置的一部分，髌韧带与地面垂直。胫股角的存在一方面显示了人体结构的美妙，同时也是膝关节疾病产生的解剖学基础。

一、境界与分区

在局部解剖学中，膝部与股部分开论述。股部前上方以腹股沟与腹部分界，后方以臀沟与臀部为界，上端内侧邻会阴部，下端以髌骨上方 2 横指处的水平线与膝分界。膝部是从髌骨上缘上方 2 横指到胫骨粗隆高度的范围。

由于膝关节的主要伸屈肌，如前方的股四头肌和后方的腘绳肌都位于股部，是膝关节功能不可或缺的部分，因此本章将股部与膝部合为股膝部论述。

二、体表标志和体表投影

1. 股骨内、外侧髁和胫骨内、外侧髁（medial and lateral condyles）**及收肌结节**（adductor tubercle）　股骨下端和胫骨上端的内、外侧的骨性隆起，分别为股骨和胫骨内、外侧髁，都在膝部皮下。股骨内、外侧髁的侧面的最突起处，分别称内上髁和外上髁。在股骨内上髁上方可扪及收肌结节。

2. 股四头肌（quadriceps femoris）　形成大腿前面的肌性隆起，肌腱经膝关节前面包绕髌骨的前面和两侧缘，向下延伸为髌韧带，止于胫骨粗隆。髌韧带为临床上膝跳反射叩击部位。

3. 髌骨（patella）**、髌韧带和胫骨粗隆**（tibial tuberosity）　髌骨在膝部前面皮下，髌韧带接于髌骨的下端，其止点处为胫骨粗隆。

4. 半腱肌腱（semitendinosus）**和半膜肌腱**（semimembranosus）　附于胫骨上端的内侧，构成腘窝的上内侧界。

5. 股二头肌腱（tendon of biceps femoris）　为一粗索，附着于腓骨头，构成腘窝的上外侧界。

6. 腓肠肌内、外侧头（heads of gastrocnemius）　构成腘窝的下内、外侧界，肌腹在小腿后形成“小腿肚”。

7. 腓骨头（head of fibula）　腓骨上端的膨大，在胫骨外侧髁后外方。

第二节　股膝部骨及关节

膝关节是全身最大、最复杂、受伤最频繁的关节之一，由股骨下端、髌骨和胫骨上端构成，腓骨不参与构成膝关节。站立位，股骨与胫骨上下对合，躯干重量通过膝关节传递至踝及足；同时，胫股关节和髌股关节相互配合，做以屈伸为主的运动，因此膝关节本身的生物力线一定要符合人体这种生物的复杂运动，其结构的精密性和复杂性无法全面精确描述。股骨、胫骨、髌骨的骨性解剖结构是其功能的基础。

一、膝关节骨性结构

股骨位于大腿部，分为一体两端。上端有球形的股骨头，与髋臼相关节。下端膨大的内外侧髁，与胫骨内外侧髁构成胫股关节。膝关节有一个先天性的外翻角（胫股角），股骨长轴轴线与胫骨长轴线在膝关节处相交成向外的夹角，正常约 170°；其补角为膝外翻角。膝外翻角大于10°为膝外翻，呈“X”形腿；小于 10°为膝内翻，呈“O”形腿或弓形腿。颈干角与膝外翻角可能对下肢力线及膝关节生物力学产生一定的影响，造成人体姿势及韧带、肌等代偿性变化。

股骨干形状不规则，上端呈圆柱状，向下延行呈椭圆形，至髁上部呈三角形。整个股骨干的外观有一个向前外的弧度（12°～15°），在股骨干的中 1/3 更为明显，向前的弧度更有利于股四头肌发挥其伸膝作用。

股骨下端膨大，有内、外两个髁状突，表面均粗糙而凸隆。两者均突向后方，为内、外侧髁。股骨内上髁较大，为膝关节胫侧副韧带的附着部；髁的顶部有三角形的小结节称收肌结节，有大收肌腱附着；结节的后面有三角形小面，为腓肠肌内侧头的附着部。股骨外上髁较小，有膝关节腓侧副韧带附着；髁的下侧有一深沟，为腘肌沟，屈膝时，腘肌腱经过此处；髁的上侧有一粗面，由腓肠肌外侧头附着。外侧髁较内侧髁宽广，前面较为突出，而内侧髁则较为狭长。两髁的前面、后面及下面均为光滑的关节面。其中，两髁前方的关节面相连构成髌面，与髌骨相关节，有助于髌骨的稳定。股骨髌面的中部凹陷，称为髁间切迹；两侧微凸，内侧部较狭窄而偏斜，外侧部较为宽广而平坦。膝关节屈伸时，髌骨在髁间切迹由近到远呈"S"形滑动，称髌骨轨迹。股骨髌面有内外两条浅沟，伸膝时与半月板相接。股骨内、外上髁后方的骨面为腘面。介于内外两髁后面之间的深窝为髁间窝，窝底部粗糙。窝的外侧壁为外侧髁的内侧面，微凹，其后部为前交叉韧带的附着部；内侧壁为内侧髁的外侧面，微凹，其前部为后交叉韧带的附着部。髁间窝与腘面之间的横隆线称髁间线，为关节囊及腘斜韧带附着部（图 13-2）。

髌骨近乎三角形，是全身最大的籽骨。其上缘圆平而厚为髌底；髌骨下端尖而薄锐为髌尖。股四头肌腱跨过髌骨，其中一部分附着于髌骨底，一部分附着于胫骨粗隆。髌骨关节面软骨厚4～5mm，与股骨内外侧髁前方的股骨髌面形成髌股关节，能分散关节间的强大应力（图 14-1）。

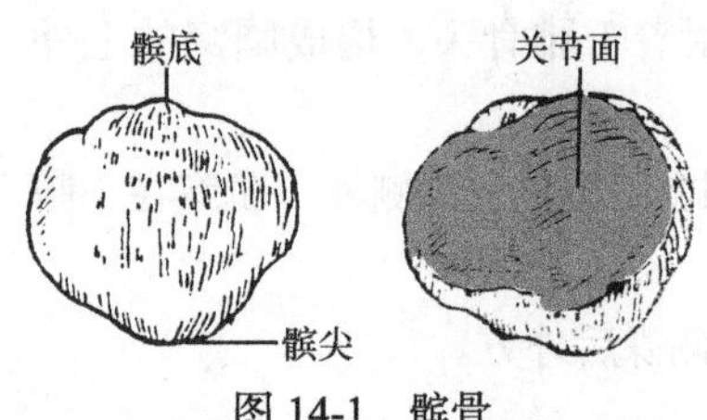

图 14-1　髌骨

胫骨上端与股骨下端形成胫股关节，胫骨的内、外侧髁支撑着股骨内、外侧髁，将人体重力经膝传导至踝关节。胫骨的每个骨性结节都因肌和韧带的附着牵拉而形成。腓骨只与胫骨的上端外侧面形成胫腓关节，辅助胫骨维持良好的对位对线；同时，腓骨头又是股二头肌、腓侧副韧带等结构的附着点。胫腓关节在整个下肢的力学稳定上起着较为重要的作用。

二、膝 关 节

膝关节由股骨下端、胫骨上端和髌骨构成。股骨内、外侧髁分别与胫骨内、外侧髁相对，形成胫股关节；髌骨与股骨髌面相接，形成髌股关节。

1. 膝关节关节囊　附着于各关节面的周缘，分纤维层和滑膜层，又称纤维囊和滑膜囊。

膝关节的纤维层由薄而强韧的纤维膜构成，有经过其旁或与之相合的纤维束加强。纤维层在关节的各部厚薄不一。膝关节前面有强大的股四头肌肌腱及髌韧带，且屈伸活动幅度大，因而纤维层薄弱；两侧及膝关节后方的纤维层较厚，成为膝的稳定结构之一（图 14-2）。

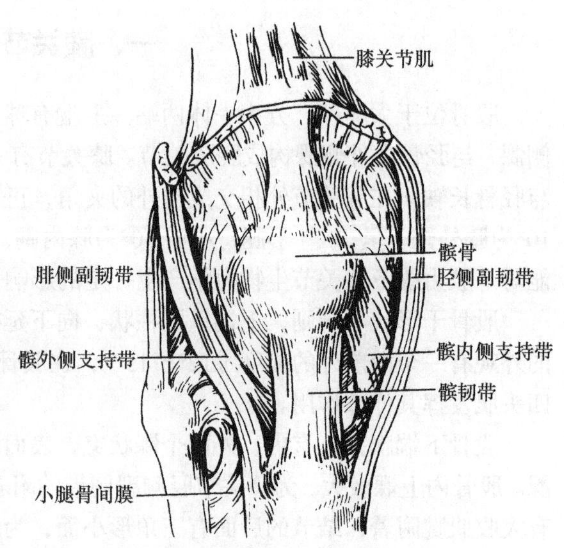

图 14-2　膝关节（前面观）

膝关节的滑膜层位于关节囊内层，覆盖了关节内除关节软骨和半月板以外的所有结构。在全身各关节中，膝关节的滑膜层最宽阔、最复杂，在解剖标本时难以明确其界限。在膝关节中存在大量的滑膜皱襞，其主要作用是强化膝关节滑膜的作用。滑膜皱襞是胚胎发育过程中关节腔内滑膜退化不全而形成，在活体上很难把滑膜皱襞界定清楚。膝关节的主要滑膜皱襞有髌骨上、下方滑膜皱襞及髌骨内侧滑膜皱襞。在髌骨上缘的上方，股四头肌肌腱和股骨体下部之间，滑膜增大形成髌上囊，与膝关节囊相通。在髌骨下方的中线两侧，滑膜突向关节腔内，形成翼状襞，内含脂肪，称髌下脂肪垫。髌下脂肪垫填充于髌骨、股骨髁下部、胫骨髁前缘和髌韧带之间，可以减少运动时的摩擦。膝关节的创伤、过敏和其他因素可以造成滑膜皱襞肥大，从而引起膝关节疼痛。

膝关节滑囊多达 14 个，主要位于关节内组织间连接处，如跖肌腱与骨间、肌与关节囊间、韧带与肌腱间、皮肤与骨间等，滑囊主要作用是减少膝关节活动的摩擦力。当反复的劳损及炎性刺激滑囊时，就会造成滑囊炎，引起膝关节肿胀疼痛。

2. 半月板　是位于股骨内、外侧髁与胫骨内、外侧髁关节面之间的半月形的纤维软骨板。位于内侧髁之间的为内侧半月板，位于外侧髁之间的为外侧半月板（图 14-3）。半月板位于膝关节腔内，呈外高内低的盘形，适合股骨内外侧髁的形状，有利于关节的屈伸。半月板靠冠状韧带将其固定在胫骨平台上。由于冠状韧带松弛，所以在膝关节活动时，半月板也会随着活动，尤其是外侧半月板，可以在膝关节活动时做自由的绕轴运动。内、外侧半月板前方有一条较细的横韧带将两侧半月板连在一起。半月板的稳定除了靠韧带固定外，还有一些肌的附属结构和半月板相连，这些肌肉起协助固定的作用。如股四头肌附着在两侧半月板上，腘肌附着在外侧半月板上。半月板的外围 1/3 血供丰富（红区），内 1/3 为无血供区（白区）。故半月板外周损伤较易恢复。

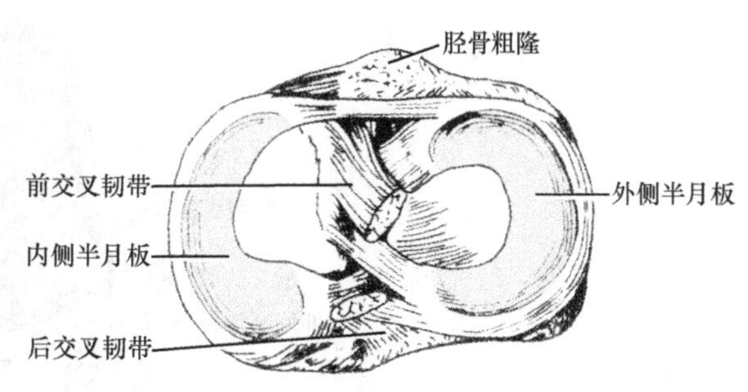

图 14-3　半月板

半月板的主要功能是减少膝关节负重时胫股关节的压应力。人在直立行走时，膝关节承受人体 2.5～3 倍的压力；当不负重情况下爬楼时，负重约是人体体重的 9 倍。肥胖者膝关节退变的速度远超正常人。半月板起着生物缓冲垫的作用，最大程度的增加膝关节接触面，减少关节软骨单位面积所承受的压力。一旦半月板被切除，膝关节的最大接触压力可以达到原来的 2～3 倍；即使半月板部分切除或损伤，局部的压应力也会明显增加。这种破坏常导致膝关节软骨的过度磨损。此外，半月板还有协助固定膝关节、减少关节摩擦、提供本体感受及引导膝关节活动的作用。

半月板撕裂伤是膝关节的常见损伤。有些损伤如前交叉韧带损伤，内侧副韧带的损伤等常连带损伤半月板。内侧半月板损伤是外侧半月板损伤率的 2 倍，主要原因是内侧副韧带和内侧半月板在解剖关系上相互连接，膝关节来自外侧的撞击伤概率较大，促使膝关节产生外翻力，间接的损伤内侧半月板。当膝关节伴有对位不良时，损伤概率更大。

3. 膝关节韧带

（1）内、外侧副韧带：内侧副韧带又称胫侧副韧带，宽而平，起自股骨内上髁，止于胫骨内侧面，在跨过膝关节时附着在内侧半月板上，可防止膝关节过度外翻。外侧副韧带圆而直，起自股骨外上髁，止于腓骨小头，跨过膝关节外侧，不与外侧半月板相连，可防止膝关节过度内翻。内、外侧副韧带在膝关节屈曲时松弛，伸直时绷紧。

（2）交叉韧带：膝关节前、后交叉韧带呈十字状交叉，被滑液囊包绕。两条韧带十分粗壮，当人做行走、跑、下蹲、跳跃等动作时，前后交叉韧带在矢状面上抵抗来自膝关节前后运动的剪切力。因此，这 2 条韧带在稳定膝关节方面发挥着重要作用。交叉韧带还有引导膝关节运动的作用。此外，2 条韧带含有丰富的本体感受器，有助于膝关节的本体感受。

前交叉韧带起自胫骨前髁间区，附着于股骨外侧髁的内侧面（髁间沟内）。前交叉韧带的主要作用是防止胫骨过度前移。因此，在下肢伸直时，膝关节前方的股四头肌和前交叉韧带是一对拮抗力，正是这种拮抗可以维持膝关节的稳定性。前交叉韧带损伤常连带损伤外侧半月板、内侧副韧带、关节软骨等，导致膝关节的严重失稳。一旦损伤，膝关节因应力失常导致的一系列病症难以根治。后交叉韧带比前交叉韧带稍粗，起于胫骨髁间隆起后方，止于股骨内侧髁的外侧面。后交叉韧带主要是防止胫骨过度后移（图 14-4）。

腘窝底部为膝关节囊后方，可触及半月板后角和后交叉韧带止点。

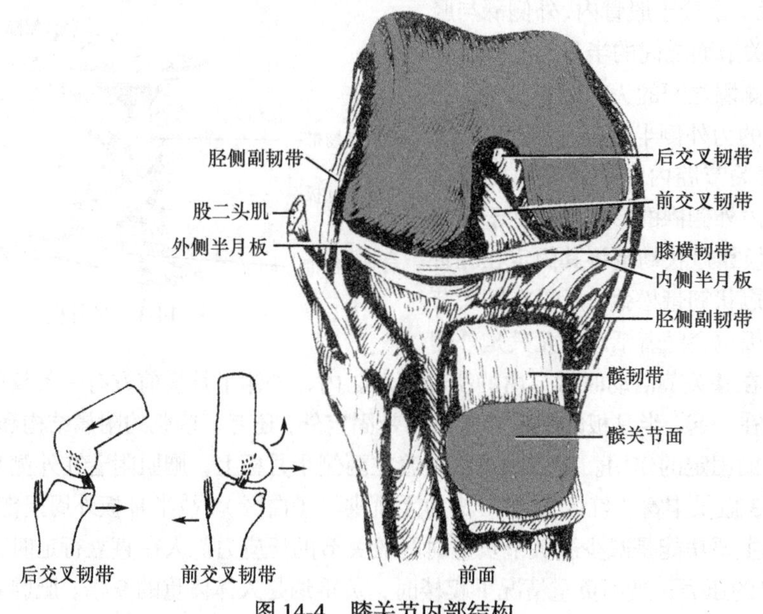

图 14-4　膝关节内部结构

第三节　膝关节运动相关肌

在相关肌的作用下（表 14-1），膝关节的运动主要是绕冠状轴作屈伸运动；在屈膝时，还可绕垂直轴作小幅度的旋内、旋外运动。

表 14-1　膝关节运动肌的起止点、作用和神经支配

名称	起点	止点	主要作用	神经支配
股四头肌	股直肌：髂前下棘 股内侧肌：股骨粗线内侧唇 股外侧肌：股骨粗线外侧唇 股中间肌：股骨前面	胫骨粗隆	伸膝关节，屈髋关节（股直肌）	股神经（L_2～L_4）
股二头肌	长头：坐骨结节 短头：股骨粗线	腓骨小头	伸髋、屈膝并微旋外	坐骨神经（L_4～S_2）
半腱肌	坐骨结节	胫骨上端内侧面	伸髋、屈膝并微旋内	坐骨神经（L_4～S_2）
半膜肌	坐骨结节	胫骨内侧髁后面	伸髋、屈膝并微旋内	坐骨神经（L_4～S_2）
缝匠肌	髂前上棘	胫骨上端内侧面	屈髋、屈膝及旋内	股神经（L_2～L_4）

一、膝关节伸肌

膝关节伸肌——股四头肌是人体最大、最有力的肌群之一，分成股直肌、股外侧肌、股内侧肌、股中间肌（位置最深），4 块肌向下形成髌韧带，跨过髌骨止于胫骨粗隆。股四头肌由股神经支配，来自第 2～4 腰神经根。站立时，该肌稳定和保护膝关节；当下蹲时，该肌能控制身体下降的速度。值得注意的是，股四头肌的四个头都经髌腱传导不同方向的拉力。正常情况下，股四头肌的 4 块肌协调运动，并维持髌骨在股骨髁间切迹滑动。

股直肌起自髂前下棘和髋臼上缘。膝关节伸直过程中，有 20%的力来自股直肌，其余 80%来自另外三股肌。股直肌在大腿前方，分隔缝匠肌和阔筋膜张肌，是股四头肌中跨越髋关节的唯一肌，可以协助髂腰肌、缝匠肌、阔筋膜张肌屈髋。该肌的伸膝作用强于屈髋。由于股直肌的起点在髂前下棘，因此当远端相对固定时，该肌有使骨盆前倾的作用。股直肌持续紧张不仅使骨盆过度前倾，还使髌骨过度挤压髌股关节面，导致关节面摩擦过度，加快关节退变。

股外侧肌起自股骨大转子、臀肌粗隆和股骨粗线外侧唇。其位于髂胫束深面，包裹大腿外侧面，其肌腱与股四头肌其他 3 个头的肌腱会于髌骨上缘，形成髌腱。股内侧肌起自股骨转子间线和股骨粗线内侧唇。其纤维包裹大腿内面，是单一的伸膝肌，与股外侧肌是一对平衡肌，共同维持髌骨在髌股关节面内滑动，而不左右偏移。

股中间肌位于股直肌深面，起自股骨干前面近侧 2/3，紧贴股骨前方，是单一的伸膝肌，不同于股内、外侧肌，其伸膝力量是垂直方向，而且力量强大。

从髂前上棘到髌骨中点连线代表股四头肌牵拉力线，从髌骨中点到胫骨结节的连线与股四头肌牵拉力线相交的角称 Q 角。由于女性骨盆较男性宽，该角往往大于男性。正常 Q 角男性为 10°～15°，女性为 12°～18°。Q 角越大，使髌骨外移分力越大。

二、膝关节屈肌

膝关节屈肌主要是腘绳肌群和腓肠肌。腘绳肌包括半腱肌、半膜肌、股二头肌，其主要功能是屈膝。除股二头肌短头外，其余 3 块肌都跨过膝和髋两个关节，故腘绳肌还可以使髋关节伸直。膝髋关节姿势可以影响这些肌的长度，骨盆过度前倾的患者，该肌群长期处于拉伸变长状态。

半腱肌起于坐骨结节，止于胫骨近端内侧，主要功能是后伸髋关节、屈曲膝关节。在膝关节屈曲位，还可使膝关节旋内。支配该肌的神经来自坐骨神经的分支。半膜肌起自坐骨结节，止于胫骨内侧髁的后内侧部，功能同半腱肌，支配该肌的神经也来自坐骨神经的分支。股二头肌长头起自坐骨结节，短头起自股骨粗线外侧唇，两肌共同止于腓骨头和胫骨外侧髁。该肌可以伸展髋关节、屈曲膝关节。在膝关节屈曲位，可使膝关节旋外。

当下肢没有固定时，股二头肌与半腱肌、半膜肌一起，完成伸髋并拉下肢向后的动作，如行走过程中下肢的后摆动作。当下肢固定时，腘绳肌群和强大的臀大肌一起挺直身体，将骨盆后倾。在站立和跳跃时，腘绳肌群的这种功能尤其重要。

腓肠肌内、外侧头分别起自股骨内、外侧髁，两头肌束下行移行为肌腱，并与比目鱼肌肌腱相汇形成跟腱。腓肠肌内、外侧头形成腘窝的下界，外侧头部分被股二头肌覆盖，内侧头被半膜肌覆盖（图 14-5）。内侧头肌腱的深面有一个滑囊与膝关节相通，滑囊扩张可达腓肠肌内侧

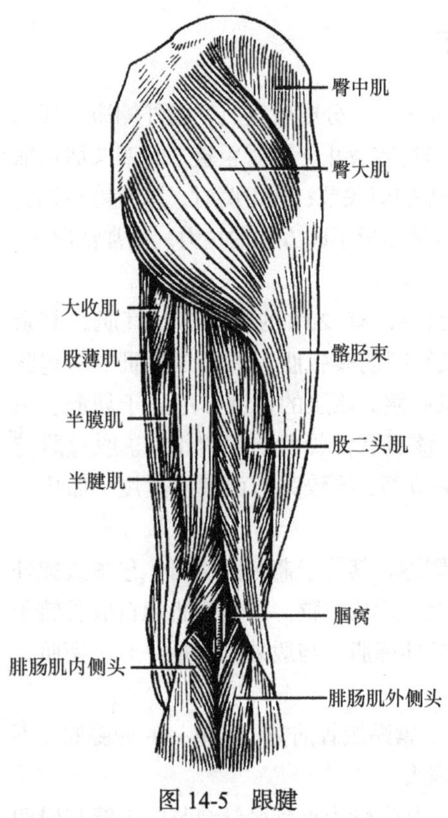

图 14-5 跟腱

头和半膜肌之间；外侧头肌腱内偶尔有一个纤维软骨或骨性籽骨，常在外侧髁上扪及，有时内侧髁也存在籽骨。膝关节 X 线片可见这些籽骨，有时可能会误诊为关节内游离体。

三、膝关节旋转肌

膝关节屈曲位时，可作小幅度的旋转运动。半腱肌、半膜肌、缝匠肌可使膝关节旋内；股二头肌可使膝关节旋外。

缝匠肌、股薄肌和半腱肌三条肌腱汇聚在胫骨干内侧，形状三叉形，像鹅足样，故称鹅足腱（图 14-6）。缝匠肌在前，股薄肌在中间，半腱肌从大腿后侧下行绕到前方形成鹅足最后侧腱，三块肌肉在膝关节内侧形成一个动态稳定结构，有利于保护膝关节内侧副韧带。

缝匠肌起自髂前上棘，经鹅足腱止于胫骨干内侧，由股神经支配。缝匠肌是人体最长的肌，也是下肢内侧最浅表的细长肌。当鞋匠在工作时，一条腿的脚踝放在另一条腿的膝上部，完成这一动作主要靠缝匠肌的收缩，故而得名。

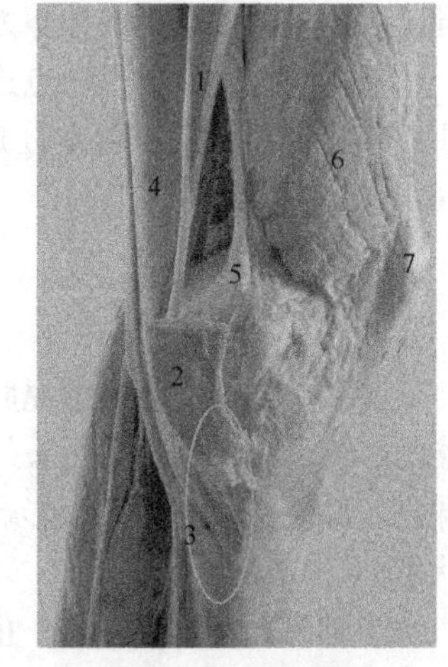

图 14-6 鹅足腱

1. 股薄肌；2. 缝匠肌；3. 半腱肌；4. 半膜肌；5. 大收肌肌腱；6. 股内侧肌；7. 髌骨。黑色圆圈为鹅足腱

股薄肌起自耻骨下支，经鹅足腱止于胫骨干内侧，由闭孔神经支配，主要功能是内收髋关节、屈曲和旋内膝关节。该肌跨过髋关节和膝关节，因此既可以内收髋关节，又可以屈膝。

腘肌起自股骨外侧髁，止于胫骨近端后面，由胫神经支配，主要功能是屈膝和内旋膝关节。当膝关节完全伸直时，足部会自然向外旋转，造成这种现象的原因是胫骨相对股骨产生了外旋动作。腘肌的使命就是为了屈膝时让胫骨内旋，有人形容当膝从伸直状态下开始屈曲时，腘肌发挥作用，使胫、股关节“解锁”，解开了膝关节伸直的状态，从而使腘绳肌继续屈膝。膝关节过伸时会损伤腘肌。

第四节 股膝部周围神经血管及局部解剖结构

一、股膝前部的神经血管

1. 股神经 穿腹股沟韧带深面的肌腔隙内侧部进入股三角。其主干短粗，随即发出众多肌支、皮支和关节支。肌支分布至股四头肌、缝匠肌和耻骨肌。股神经最长的皮支为隐神经（saphenous nerve），伴随股动脉入收肌管（hunter 管），至膝关节内侧，穿深筋膜浅出，伴大隐静脉一同下行至足内侧缘，分布于小腿内侧和足内侧缘的皮肤。

2. 股动脉　在腹股沟韧带中点后方（血管腔隙），髂外动脉延续为股动脉。股动脉先行于股三角内，后经收肌管至腘窝，移行为腘动脉。在腹股沟韧带下方 3～5cm 处，股动脉分出股深动脉。收肌管位于大腿中部，前壁为张于股内侧肌与大收肌之间的大收肌腱板，其浅面覆有缝匠肌，后壁为长收肌和大收肌，外侧壁为股内侧肌。管的上口为股三角尖，下口为收肌腱裂孔，通至腘窝上角。管内有股动脉、股静脉、隐神经通过。

二、股膝后部的神经血管

1. 坐骨神经　在坐骨结节与大转子之间，进入股后区，行于大收肌和股二头肌长头之间，下降至腘窝上角，分为胫神经和腓总神经两终末支。在股后部，坐骨神经主要从内侧发出肌支，支配股二头肌长头、半腱肌、半膜肌和大收肌。支配股二头肌短头的神经由腓总神经发出（图 13-12）。

2. 腘动脉　是股动脉的延续，位置最深，与股骨腘面及膝关节囊后部紧贴，故股骨髁上骨折易损伤腘动脉。腘动脉上部位于胫神经内侧，中部居神经前方，下部转至神经外侧。腘动脉有 5 条分支：膝上内外侧动脉、膝中动脉和膝下内外侧动脉，它们共同构成膝关节动脉网供应膝关节。

3. 腘静脉　由胫前、后静脉在腘窝下角处汇成，并接受小隐静脉汇入。在腘窝内侧，伴胫神经和腘动脉上行，位于两者之间，并与腘动脉包裹于同一鞘内。

三、腘　　窝

腘窝的境界：腘窝为膝后区的菱形凹陷。其上外侧界为股二头肌，上内侧界为半腱肌和半膜肌；下内侧界和下外侧界分别为腓肠肌内、外侧头；浅面腘窝顶为腘筋膜；深面腘窝底自上而下依次为股骨腘面、膝关节囊后部及腘斜韧带、腘肌。腘窝的内容：腘窝内含有腘动脉、腘静脉、胫神经、腓总神经和腘深淋巴结等。

腘窝顶（浅面）为腘筋膜，是大腿阔筋膜的延续，向下移行为小腿深筋膜。腘筋膜由纵、横交织的纤维构成，致密而坚韧，患腘窝囊肿或腘动脉瘤时，因腘筋膜的限制而胀痛明显。在腘窝中部，腘窝内容物由浅入深依次为胫神经、腘静脉和腘动脉。胫神经位于腘窝最浅面，沿腘窝中线下行，至腘肌下缘穿比目鱼肌腱弓，进入小腿后区。在腘窝内，发出肌支、关节支支配附近肌和膝关节。腓总神经自腘窝上角，沿股二头肌腱内侧缘行向下外，越过腓肠肌外侧头表面，至腓骨头下方，绕腓骨颈至小腿前面。腓总神经在腓骨颈处紧贴骨面，表面无肌组织覆盖，故腓骨颈骨折或外伤易损伤腓总神经，引起小腿前、外侧肌群肌瘫痪，导致足下垂。腓总神经还在腘窝发出皮支和关节支。腘深淋巴结位于腘窝血管周围，有 4～5 个，收纳小腿以下深层淋巴液、小腿后外侧和足外侧的浅层淋巴液，并将淋巴液输注入腹股沟深淋巴结。

第五节　股膝部常用穴位解剖及触摸

1. 伏兔（ST32）

归经　足阳明胃经。

体表定位　在股前区，髌底上6寸，髂前上棘与髌底外侧端的连线上。

层次解剖　皮肤→皮下组织→股直肌→股中间肌。

重要解剖结构　股神经肌支和旋股外侧动、静脉降支。

揣穴　可触摸到穴下的股直肌。股四头肌收缩，左右拨动时更明显。

2. 梁丘（ST34）

归经　足阳明胃经。

体表定位　在股前区，髌底上2寸，髌底外侧端与髂前上棘连线上。

层次解剖　皮肤→皮下组织→股直肌肌腱和股外侧肌肌腱之间→股中间肌肌腱→股骨下端。

重要解剖结构　股外侧肌肌腱部分。

揣穴　此处为一凹陷，在股直肌肌腱的外侧，穴下为股外侧肌肌腱。令大腿肌绷紧，显现股直肌肌腱与股外侧肌，体表触摸可发现本穴位于股直肌肌腱外侧和股外侧肌之间。

3. 犊鼻（ST35）

归经　足阳明胃经。

体表定位　在膝前区，髌韧带外侧凹陷中。屈膝45°，髌骨外下方的凹陷中。

层次解剖　皮肤→皮下组织→髌韧带外缘→膝关节囊→翼状襞→关节腔。

重要解剖结构　髌下脂肪垫。

揣穴　体表触摸能触及内侧的髌韧带、上方的髌骨及股骨外侧髁、下方的胫骨外侧髁。

4. 膝阳关（GB33）

归经　足少阳胆经。

体表定位　在膝部，股骨外上髁后上缘，股二头肌腱与髂胫束之间的凹陷中。

层次解剖　皮肤→皮下组织→髂胫束后缘→腓肠肌外侧头。

重要解剖结构　浅层布有股外侧皮神经，深层有膝上外侧动、静脉。

揣穴　屈膝时，可触及后方的股二头肌肌腱和前方的髂胫束。

5. 委中（BL40）

归经　足太阳膀胱经。

体表定位　在膝后区，腘横纹中点处。

层次解剖　皮肤→腘筋膜→腓肠肌内、外侧头→胫神经→腘动、静脉→胫骨骨面。

重要解剖结构　皮肤有来自第2骶神经的股后皮神经分布，深层结构主要有胫神经、腘动静脉。

揣穴　以拇指或四指指腹横向按压，可触及腘动脉的搏动；再深按横向搏动，可有向小腿甚至足底的胫神经放散感。按压纵向拨动，或配合膝关节屈伸，可察觉胫股关节面的连接感。按压横向拨动，还可触及两侧的腓肠肌内侧头和外侧头。

6. 委阳（BL39）

归经　足太阳膀胱经。

体表定位　在膝后区，腘横纹上，股二头肌腱的内侧缘。

层次解剖　皮肤→皮下组织→股二头肌→腓总神经→腓肠肌外侧头→腘肌起始腱。

重要解剖结构　浅层有股后皮神经，深层有腓总神经和腓肠外侧皮神经。

揣穴　稍屈膝，即可明显显露股二头肌腱。本穴在股二头肌与腓肠肌外侧头之间，由内向外拨动时，可触及腓总神经，产生小腿外侧至足背的放散感。

7. 血海（SP10）

归经　足太阴脾经。

体表定位　在股内侧，髌底内侧端上 2 寸，股内侧肌隆起处。

层次解剖　皮肤→皮下组织→股内侧肌→股骨下端。

重要解剖结构　浅层有股神经前皮支，深层有股动、静脉的肌支和股神经的肌支。

揣穴　穴下为柔软的股内侧肌肌腹；令大腿股四头肌收缩，可看到股内侧肌隆起，指下肌肉感明确。

8. 阴谷（KI10）

归经　足少阴肾经。

体表定位　在膝后区，腘横纹上，屈膝时，当半腱肌肌腱与半膜肌肌腱之间。

层次解剖　皮肤→皮下组织→半腱肌肌腱与半膜肌肌腱之间→腓肠肌内侧头。

重要解剖结构　浅层有股后皮神经，深层有膝上内侧动、静脉的分支或属支。

揣穴　体表触摸能触及内侧的半膜肌肌腱与外侧的半腱肌肌腱。

9. 曲泉（LR8）

归经　足厥阴肝经。

体表定位　在膝内侧，屈膝，股骨内侧髁的后缘，半腱肌、半膜肌止端的前缘凹陷处。

层次解剖　皮肤→皮下组织→缝匠肌后缘→股薄肌后缘→半膜肌肌腱→腓肠肌内侧头。

重要解剖结构　浅层有隐神经，深层有膝上内侧动、静脉的分支或属支。

揣穴　屈膝时，本穴为一凹陷，前方为缝匠肌、股骨内侧髁，后方为半腱肌和半膜肌肌腱。

10. 膝关（LR7）

归经　足厥阴肝经。

体表定位　在膝部，胫骨内侧髁下方，阴陵泉后 1 寸。

层次解剖　皮肤→皮下组织→鹅足→腓肠肌内侧头。

重要解剖结构　浅层有隐神经分支，深层有胫神经及腘动、静脉的分支或属支。

揣穴　本穴下可触及缝匠肌、股薄肌、半膜肌肌腱形成鹅足，止于胫骨上端的内侧面。

思考题

1. 何为鹅足腱？
2. 简答膝关节的 Q 角及在临床中的应用价值。
3. 膝关节有哪些韧带？其作用分别是什么？
4. 简述膝关节内外侧半月板的解剖学特征。
5. 简答膝关节运动相关的肌肉及其分布。

第十五章

小腿踝足部解剖

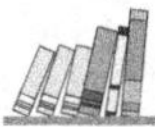

学习目的

通过本章学习，了解小腿及踝足部的体表标志和投影；熟悉小腿及踝足部的骨性结构；掌握小腿及足踝部骨、骨连结，以及小腿踝足部肌、周围神经、血管的解剖结构；明确小腿及踝足部经穴与解剖层次结构的关系。

足踝部通过骨骼、关节、韧带和肌肉等组织的复杂结构实现足够的刚性和相适应的柔韧性，以承担和吸收强大的应力，从而维持躯体直立、行走和跳跃等功能。

第一节　概　　述

足是站立位人体接触地面的唯一部位，踝关节由小腿胫骨、腓骨的远端与足部距骨构成。踝关节运动肌大部分来自于小腿，故本章将小腿、踝、足合并叙述。通过熟悉踝足部解剖学特点，为推拿诊治踝足部疾患打下良好解剖学基础。

一、境界与分区

从人体解剖角度，小腿部上界为平胫骨粗隆的环形线，下界为内、外踝基底部的环形连线。经内、外踝的垂线，可将小腿分为小腿前外侧区和小腿后区。踝部上界平内、外踝基底的环形连线，下界为过内、外踝尖的环形连线。踝部以内、外踝分为踝前区和踝后区。踝部以远即足部，足部分为足背和足底。

二、体表标志和体表投影

1. 腓肠肌内、外侧头　构成腘窝的下内、外侧界，肌腹在小腿后形成肌性隆起。

2. 胫骨前缘　小腿正前方，从上到下、较锐的骨性延续。

3. 胫骨内侧面　位于皮下，向下延伸到内踝。

4. 腓骨　在小腿外侧。胫骨外侧髁后下方可触及腓骨头及下方的腓骨颈。小腿下 1/3 外侧可触及腓骨下 1/3 段。

5. 内踝（medial malleolus）　胫骨下端内侧面的隆凸。

6. 外踝（lateral malleolus）　腓骨下端外侧的骨性隆凸。

7. 跟腱（tendo calcaneus）　在踝关节的后方，为小腿三头肌的肌腱，呈粗索状，向下止于跟骨结节。

8. 舟骨粗隆　足内侧缘中部稍后方，足内侧纵弓的最高点。

9. 第 5 跖骨粗隆　足外侧缘中部。

第二节　踝足骨性结构

一、小腿胫骨和腓骨

胫骨位于小腿内侧部，是小腿主要负重的骨，故较粗壮。胫骨有一体和两端。上端有两个膨大，向两侧突出，形成内侧髁和外侧髁。两髁上面各有关节面，与股骨两髁相关节。两髁上面之间的粗糙隆起称髁间隆起。在外侧髁的后下有一小关节面，与腓骨头相关节。在胫骨上端与体移行处的前面，有胫骨粗隆。胫骨体呈三棱柱形，其前缘和内侧面紧贴皮下，体表都可摸到。胫骨后面上份有斜向下内的比目鱼肌线。胫骨下端内侧面凸隆为内踝；外侧面有三角形腓切迹，与腓骨相连结。下端的下面为一略呈四方形的关节面，与距骨滑车相关节。

腓骨位于小腿的外侧部，细长，有一体和两端。上端略膨大为腓骨头。其内上面为关节面，与胫骨相关节。头下方缩窄为腓骨颈。腓骨头浅居皮下，为重要的骨性标志。腓骨下端膨大为外踝，其内侧有外踝关节面，与距骨形成关节。外踝可在体表摸到，比内踝稍低。

二、足　　骨

足部的骨骼分为三组，分别是跗骨、跖骨和趾骨。

跗骨有 7 块，即距骨、跟骨、足舟骨、骰骨及 3 块楔骨（内侧楔骨、中间楔骨和外侧楔骨）。跗骨分为前、中、后三列。后列为上方的距骨和下方的跟骨，中列为距骨前方的足舟骨，前列为舟骨前方的内侧楔骨、中间楔骨和外侧楔骨，以及跟骨前方的骰骨。

距骨在跟骨的上方。其下方（跖面）有三个关节面与跟骨相关节，形成距下关节。其上面有前宽后窄的关节面，称距骨滑车，与胫腓骨关节的凹面形成胫腓距关节；该关节类似榫卯结构，使距骨在这个滑车面的轨道内滑动。足背屈、跖屈都和这个关节的活动直接相关。距骨头部与足舟骨形成关节。足舟骨的前方为 3 块楔骨。足舟骨的内下方有舟骨粗隆，是重要的体表标志。

跟骨在后下方，大致可分为跟骨结节、上部（背侧）三个关节面和载距突三部分。跟骨结节粗隆部是跟腱的附着处；背侧三个关节面与距骨形成距下关节；载距突是跟骨内侧的突起，支撑距骨的内侧。跟骨前方与骰骨相关节。

跖骨属于长骨，从内侧向外侧依次为第 1～5 跖骨。每块跖骨可分为底、体和头三部分。第 1～3 跖骨底与楔骨相关节，第 4、5 跖骨底与骰骨相关节。跖骨头与趾骨相关节。第 5 跖骨底向外侧的突起为第 5 跖骨粗隆，是重要体表标志。

趾骨属长骨，有 14 块，比指骨短小，其数目和命名与指骨相同。

足部可分为前、中、后三部分。后足有距骨和跟骨，中足有足舟骨、内侧、中间、外侧楔骨和骰骨，前足有跖骨和趾骨（图 15-1）。

踝足部触摸应首先触及体表骨性标志，如内踝、外踝、跟骨结节、第5跖骨粗隆、舟骨粗隆及各跖骨、趾骨。

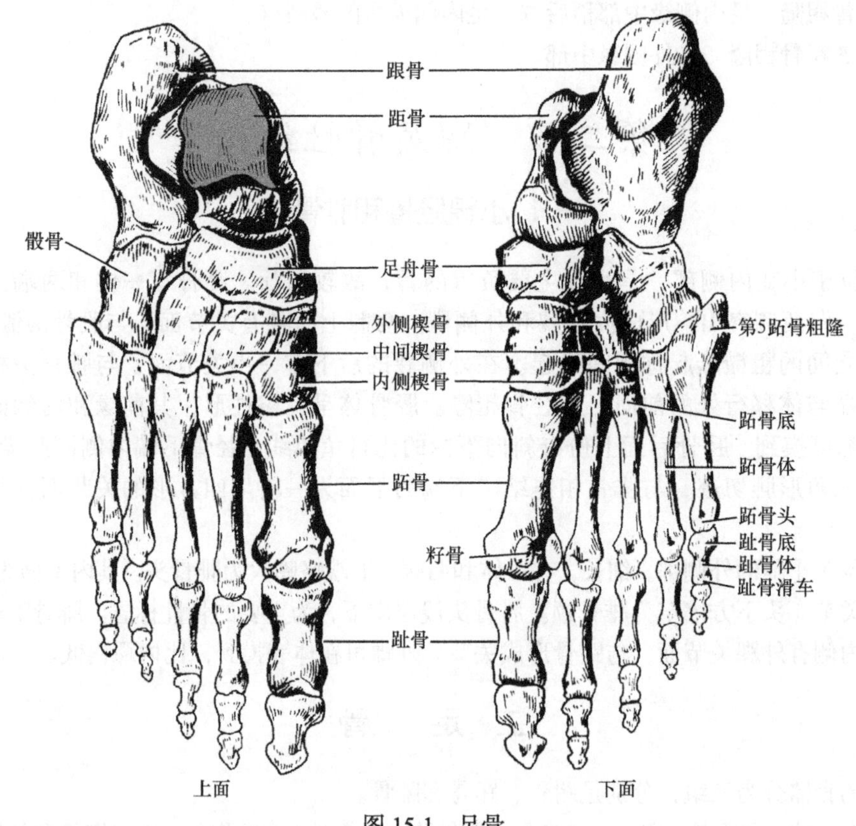

图 15-1　足骨

第三节　小腿踝足部关节

一、胫腓连结

小腿胫、腓两骨连结紧密，其上端有胫骨外侧髁与腓骨头构成的微动胫腓关节，下端有胫腓前后韧带加强的胫腓连结，两骨干间有坚韧的小腿骨间膜相连，小腿两骨间的活动度甚小。

二、足关节

足关节包括距小腿（踝）关节、跗骨间关节、跗跖关节、跖骨间关节、跖趾关节和趾骨间关节。

踝关节由胫、腓骨下端的踝关节面（踝穴）与距骨滑车构成。关节囊前、后壁薄而松弛，两侧有韧带增厚加强，以维持关节稳定性，保证其在固有的轨道内滑动。内侧有内侧韧带，又称三角韧带加强。该韧带自内踝开始，呈扇形向下展开，附着于足舟骨、距骨和跟骨，此韧带较坚韧（图 15-2）。外侧韧带包括三条独立的韧带，即前面的距腓前韧带，中间的跟腓韧带，后面的距腓后韧带。三条韧带均起于外踝，向前、向下、向后止于距骨和跟骨（图 15-3）。外侧韧带较薄弱。距小腿关节在冠状轴上可作背屈（伸，足尖向上）和跖屈（屈，足尖向下）的运动。这是完成行走和下蹲等活动的重要保证。正常的背屈为0～20°，跖屈0～50°。距骨滑车呈前宽后窄状。当背屈时，滑车前宽部被内、外踝夹紧，比较稳固；当跖屈时，距骨滑车较窄的后部进入较宽大的关节窝，故可在矢状轴上作轻微的收、展运动，此时距小腿关节松动而稳定性较差，易受扭伤，其中以内翻扭伤（外侧韧带损伤）较多见。

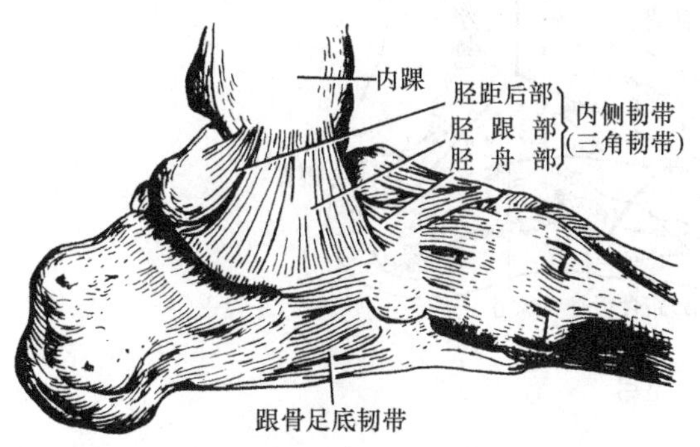

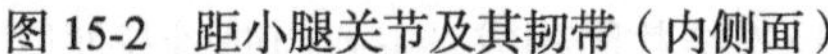

图 15-2　距小腿关节及其韧带（内侧面）

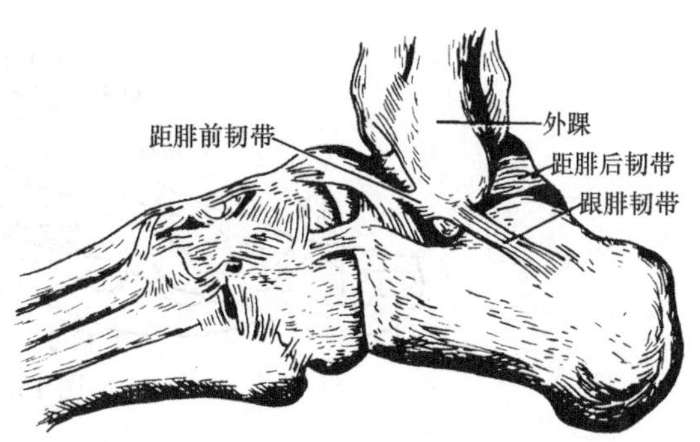

图 15-3　距小腿关节及其韧带（外侧面）

跗骨间关节包括距跟关节（距下关节）、距跟舟关节、跟骰关节等。附骨间关节主要可做足内翻（足底面朝向内侧）和足外翻（足底面朝向外侧）运动。距跟关节和距跟舟关节在功能上是联合关节。运动时，跟骨与舟骨连同其余的足骨一起对距骨做内翻或外翻运动。另外，足内、外翻常与踝关节协同运动，内翻时常伴有足的跖屈，外翻时常伴有足的背屈。

正常行走、跑步时，距下关节和距跟舟关节会协调足部运动，当足底内侧踩到凸起的地面时，此时足底面朝向内侧为内翻，小腿在距骨表面依然维持垂直状态。如果足底外侧踩到凸起的地面时，此时足底面朝向外侧为外翻。足内翻的运动较大，约为22.6°，足外翻范围相对较小，约为12.5°。距下关节和距跟舟关节的滑动和旋转运动使足部在行走或跑跳时可以适应不平的地面。跟骨固定于地面上，距下关节的活动度变小，但如果缺失，就会失去平衡功能造成在不平的地面上活动时，身体会失去平衡引起踝关节损伤。

另外，距舟关节和跟骰关节使中足部存在一定的自由运动范围，保证足部前后旋转，并把足部分成中、后足两部分。中足与前足、距下关节和距跟舟关节协调运动，平衡足部以达到适合不同的地面，控制整个足部旋前、旋后、内翻和外翻。

跗跖关节由3块楔骨和骰骨的前端与5块跖骨的底构成，活动甚微。

跖骨间关节位于各跖骨底相邻面之间，连接紧密，活动甚微。

跖趾关节由跖骨头与近节趾骨底构成，可作轻微的屈、伸、收、展运动。

趾骨间关节是相邻趾骨间的关节，只能作屈伸运动，且近端趾间关节活动度大于远端趾间关节活动度。

三、足　　弓

当站立时，足骨仅以跟骨结节、第1跖骨和第5跖骨头三点着地。足弓由跗骨和跖骨借韧带和关节连接而成，可分为前后方向的足纵弓和内外方向的足横弓。足纵弓较明显，又可分为内侧纵弓和外侧纵弓。足弓具有弹性，可在跳跃和行走时缓冲震荡，同时还有保护足底血管神经免受压迫的作用。

内侧纵弓较高，由跟骨、距骨、足舟骨、第 1～3 楔骨和第 1～3 跖骨及其连结共同构成。其主要由胫骨后肌腱、趾长屈肌腱、踇长屈肌腱、足底方肌、足底腱膜及跟舟足底韧带等结构维持（图 15-4）。

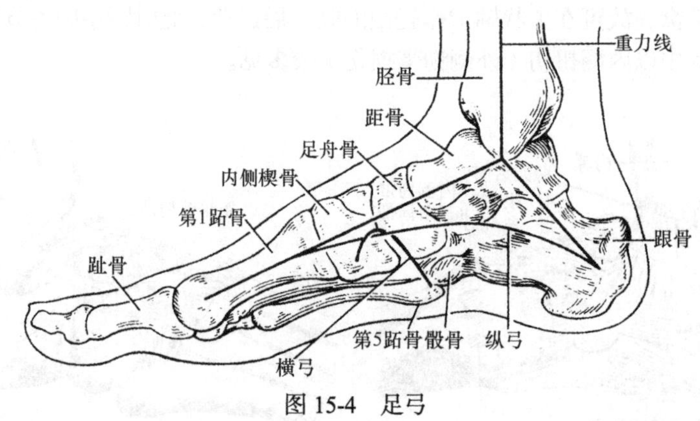

图 15-4　足弓

外侧纵弓较低，由跟骨、骰骨、第 4～5 跖骨及其骨连结共同构成，主要由腓骨长肌腱、跟骰足底韧带等结构维持。

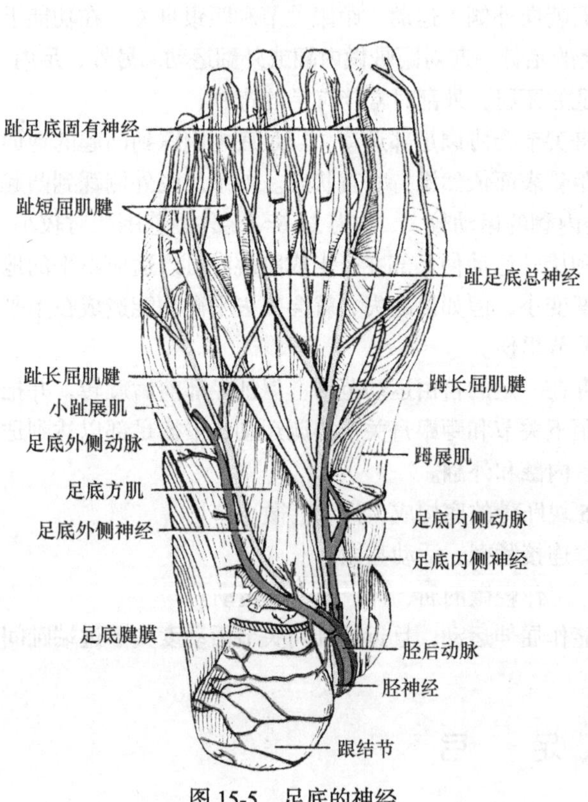

图 15-5　足底的神经

横弓由骰骨、第 1～3 楔骨、第 1～5 跖骨基底部及其骨连结共同构成，主要由腓骨长肌腱、胫骨前肌腱等结构维持。

足底腱膜又称跖腱膜，呈三角形，后端较窄，起于跟骨结节前缘内侧部；两侧较厚，分别止于第 1 跖骨和第 5 跖骨。

四、踝　管

在内踝后下方，内踝与跟骨结节内侧面之间的部分深筋膜增厚，形成屈肌支持带。屈肌支持带与内踝、跟骨内侧面共同围成踝管。支持带向深面发出 3 个纤维隔，将踝管分成 4 个通道。踝管内的结构从内踝开始向后侧依次为胫骨后肌肌腱及其腱鞘、趾长屈肌肌腱及其腱鞘、胫后动、静脉及胫神经、拇长屈肌肌腱及其腱鞘（图 15-5）。以手指按压内踝与跟骨结节之间时可触及胫后动脉的搏动。按压并前后拨动时可刺激胫神经，引发足底的麻木感。

第四节　小腿踝足肌

一、小　腿　肌

小腿肌可分为三群：前群、后群和外侧群（图 15-6）。

前群包括胫骨前肌、趾长伸肌、踇长伸肌。

胫骨前肌起自胫骨外侧面，肌腱向下穿伸肌上下支持带的深面，止于内侧楔骨内侧面和第 1 跖骨底，由 L_4～S_1 节段腓深神经支配，可伸踝关节（背屈）、使足内翻。

趾长伸肌位于胫骨前肌外侧，起自腓骨前面、胫骨上端和小腿骨间膜，向下经伸肌上下支持带深面，至足背分为四个腱分至第 2～5 趾，止于中节、末节趾骨底，可伸踝关节（背屈）、伸趾。

踇长伸肌位于胫骨前肌和趾长伸肌之间，起自腓骨内侧面下 2/3 和小腿骨间膜，止于踇趾远节趾骨底背面，可伸踝关节、伸踇趾。

用力使足背伸、伸趾时，可在胫骨前缘外侧看到收缩的胫骨前肌，在腓骨前缘看到收缩的趾长伸肌；在踝关节前面可见到 3 条肌腱，由内侧向外侧依次为胫骨前肌肌腱、踇长伸肌肌腱和趾长伸肌肌腱。

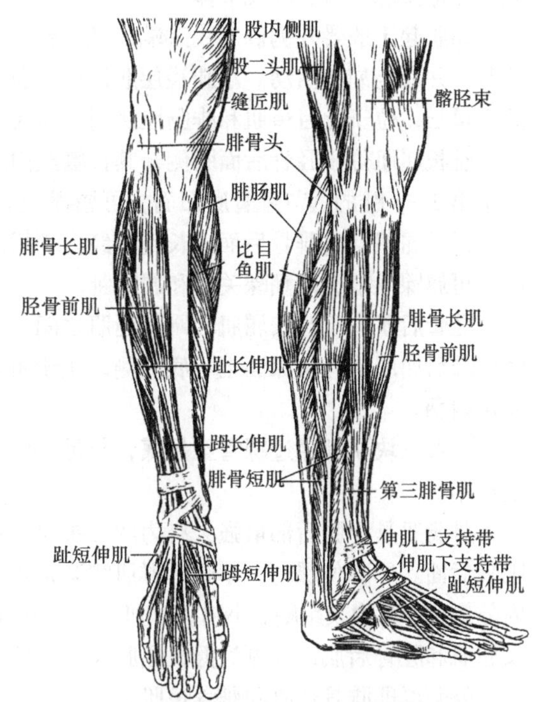

图 15-6　小腿肌前群和外侧群

后群即浅层的小腿三头肌和深层的趾长屈肌、胫骨后肌和踇长屈肌（图 15-7）。

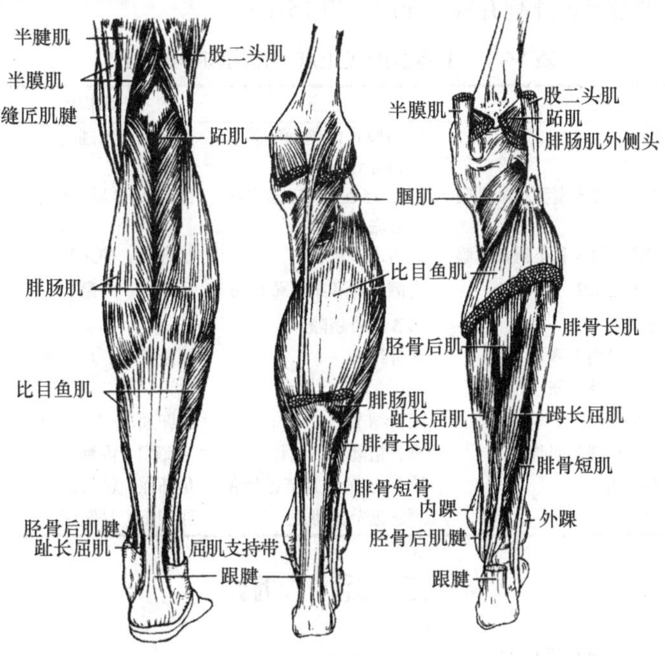

图 15-7　小腿肌后群

小腿三头肌浅表的 2 个头即腓肠肌，起自股骨内上髁、外上髁的后面，两头会合后约在小腿中点移行为腱性结构；较深的头即比目鱼肌，起自腓骨后面的上部和胫骨的比目鱼肌线，肌束向下移行为肌腱，和腓肠肌腱合成跟腱，止于跟骨。小腿三头肌可屈踝关节、屈膝关节；站立时能保持踝关节、膝关节体位。

跖肌起于股骨外侧髁上线远端，经跟腱止于跟骨结节，由胫神经支配，主要功能是跖屈踝关节，并参与屈膝活动。小腿浅层肌群中，腓肠肌最大，比目鱼肌次之，跖肌最小，而且跖肌肌腱最长，位于比目鱼肌和腓肠肌之间，肌腹靠近腓肠肌的内侧头。

趾长屈肌位于胫骨后面胫侧，其长腱经内踝后方屈肌支持带深面至足底，分为 4 条肌腱，止于第 2～5 趾的远节趾骨底跖面，可屈踝关节和第 2～5 趾，还可使足内翻。

踇长屈肌起自腓骨后面，长腱也经内踝后屈肌支持带深面至足底，止于踇趾远节趾骨底跖面，可屈踝关节、内翻踝关节和屈踇趾。

胫骨后肌位于趾长屈肌和踇长屈肌之间，起自胫骨、腓骨和小腿骨间膜的后面，长腱同样经内踝后屈肌支持带深面至足底内侧，止于舟骨粗隆和内侧、中间、外侧楔骨，可屈踝关节，使足内翻。

后群三块肌都穿过踝管至足底，与足部固有肌一起调节足部的平衡，对维持内侧纵弓有一定作用。

腓肠肌是小腿后部最强大有力的二头肌，在腘窝后方可触及两个头，向下可顺着跟腱触至跟骨后面。屈膝伸踝时，小腿后群肌绷紧，可明显显露小腿三头肌及跟腱。后方表面为腓肠肌内外侧头、肌腹及跟腱，小腿后群肌上 1/2 中间层为突起的比目鱼肌，下 1/3 跟腱前方内侧为趾长屈肌和胫骨后肌，外侧为拇长屈肌和腓骨长短肌肌腱。

外侧群即腓骨长肌和腓骨短肌。

腓骨长肌起自腓骨外侧面上 2/3，止于内侧楔骨和第 1 跖骨底。腓骨短肌起自腓骨外侧面下 1/3，经外踝后方转向前，止于第 5 跖骨粗隆，被腓骨长肌所覆盖。两肌可使足外翻、足跖屈，还对维持足横弓、调节足内外翻有重要作用（表 15-1）。

表 15-1　小腿肌的起止点、作用和神经支配

名称	起点	止点	主要作用	神经支配
胫骨前肌	胫骨外侧面	内侧楔骨内侧面和第 1 跖骨底	足背屈、内翻	腓深神经（L_4～S_2）
趾长伸肌	腓骨前面、胫骨上端和小腿骨间膜	第 2～5 趾中节、末节趾骨底	伸第 2～5 趾、足背屈	腓深神经（L_4～S_2）
踇长伸肌	腓骨内侧面下 2/3 和小腿骨间膜	踇指末节趾骨底	足背屈、伸踇趾	坐骨神经（L_4～S_2）
腓骨长肌	腓骨外侧面上 2/3	内侧楔骨和第 1 跖骨底	足跖屈、外翻	腓浅神经（L_4～S_2）
腓骨短肌	腓骨外侧面下 1/3	第 5 跖骨粗隆		腓浅神经（L_4～S_2）
腓肠肌	内侧头：股骨内上髁 外侧头：股骨外上髁	跟骨结节	屈膝关节、足跖屈	胫神经（L_4～S_3）
比目鱼肌	胫腓骨上端	跟骨结节	足跖屈	胫神经（L_4～S_3）
胫骨后肌	胫、腓骨和小腿骨间膜后面	舟骨粗隆和三楔骨	足跖屈、内翻	胫神经（L_4～S_3）
趾长伸肌	胫骨后面胫侧	第 2～5 趾的远节趾骨底	足跖屈、屈第 2～5 趾	胫神经（L_4～S_3）
踇长伸肌	腓骨后面	踇趾远节趾骨底	屈踇趾、足跖屈	胫神经（L_4～S_3）

二、足　　肌

足肌分为足背肌和足底肌。

足背肌较薄弱，包括伸跗趾的跗短伸肌和伸第2～4趾的趾短伸肌。

足底肌分为内侧群、中间群和外侧群。内侧群有跗展肌、跗短屈肌和跗收肌；中间群由浅入深为趾短屈肌、跖方肌、4条蚓状肌、3块骨间足底肌和4块骨间背侧肌；外侧群有小趾展肌和小趾短屈肌。这些足肌一般都跨过2个关节，主要是在行走中调节足的平衡及活动脚趾（图15-8）。

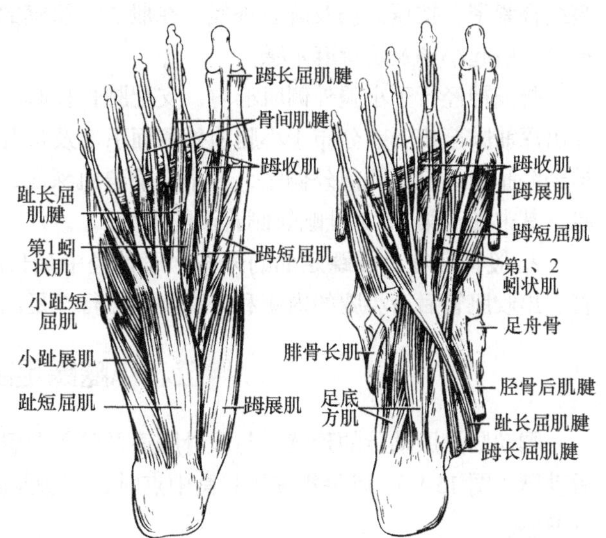

图15-8　足底肌（浅、中层）

三、踝足运动相关肌群

（一）踝关节运动相关肌群

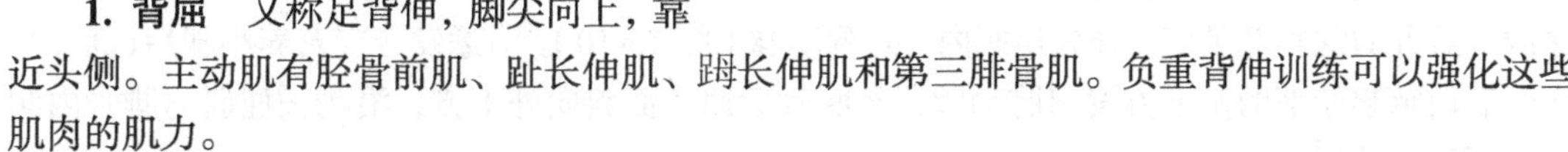
1. 背屈　又称足背伸，脚尖向上，靠近头侧。主动肌有胫骨前肌、趾长伸肌、跗长伸肌和第三腓骨肌。负重背伸训练可以强化这些肌肉的肌力。

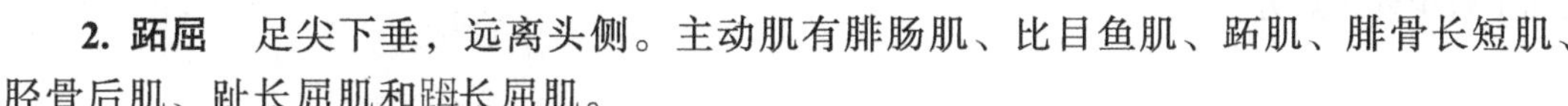
2. 跖屈　足尖下垂，远离头侧。主动肌有腓肠肌、比目鱼肌、跖肌、腓骨长短肌、胫骨后肌、趾长屈肌和跗长屈肌。

（二）运动跗骨间关节的肌群

1. 内翻　主动肌有胫骨前肌、跗长伸肌、胫骨后肌、趾长屈肌和跗长屈肌。

2. 外翻　主动肌有趾长伸肌、腓骨长、跗短肌。

（三）运动足趾的肌群

1. 屈趾　主动肌有趾长屈肌、跗长屈肌。

2. 伸趾　主动肌有趾长伸肌、跗长伸肌。

第五节　小腿踝足部神经血管

一、小腿踝足部神经

小腿踝足部神经以坐骨神经分支为主，内侧尚有股神经分支——隐神经分布。

1. 坐骨神经在小腿踝足部的分布　坐骨神经下降至腘窝上角处分为胫神经和腓总神经。

胫神经沿腘窝中线向下，至腘肌下缘穿比目鱼肌腱弓进入小腿后区，在小腿后面的浅、深层肌间伴胫后动脉下行，通过内踝后方屈肌支持带深面（踝管）至足底，分成足底内侧神经和足底外侧神经。胫神经分支分布于小腿后群肌，足底肌和小腿后面及足底的皮肤。足底内侧神经支配足底内侧部的肌、关节和足底内侧半及内侧3个半趾底面的皮肤。足底外侧神经支配足底外侧部肌、关节和足底外侧半及外侧一个半趾底面的皮肤。

腓总神经通常起自腘窝上角，沿腘窝上外侧缘股二头肌腱内侧缘行向外下，越腓肠肌外侧头表面，绕腓骨颈达小腿前面，分为腓浅神经及腓深神经。此处腓总神经外膜与腓骨颈处的骨膜结合紧密，按压易伤及腓总神经。在股二头肌腱的内侧、腓骨头的后方，弹拨时可触及腓总神经，引起小腿及足背麻木感。

腓浅神经行于小腿外侧肌群内，支配腓骨长肌、腓骨短肌，于小腿外侧中、下 1/3 交点处穿出深筋膜至皮下，分布于小腿前外侧面下部及足背的皮肤（除第 1、2 趾毗邻侧背面）。腓深神经绕腓骨颈至小腿前外侧区，在小腿前群肌深面，伴胫前动脉下降，支配小腿前群肌及足背肌，其末支至第 1、2 趾毗邻侧背面的皮肤。

2. 股神经在小腿踝足部的分布 股神经中最长的皮支为隐神经，在股动脉前面进入收肌管。出收肌管后沿小腿的内侧和大隐静脉伴行至足的内侧缘。

二、小腿踝足部动脉

腘动脉是股动脉的延续，与股骨腘面及膝关节囊后部紧贴，在腘窝下角分成胫前动脉和胫后动脉（图 15-9）。以手指按压腘窝中点时，可触及腘动脉跳动，并可能伴有小腿至足的憋胀、发麻感。

胫后动脉为腘动脉的直接延续，向下穿比目鱼肌腱弓深面，沿小腿深、浅层肌之间下行，穿内踝后方的踝管至足底，分为足底内、外侧动脉（图 15-10）。沿途发分支营养小腿后区肌肉。在胫后动脉起始部的稍下方发出腓动脉，经胫骨后肌浅面斜向外下方，沿踇长屈肌与腓骨内侧之间下行至外踝后方。

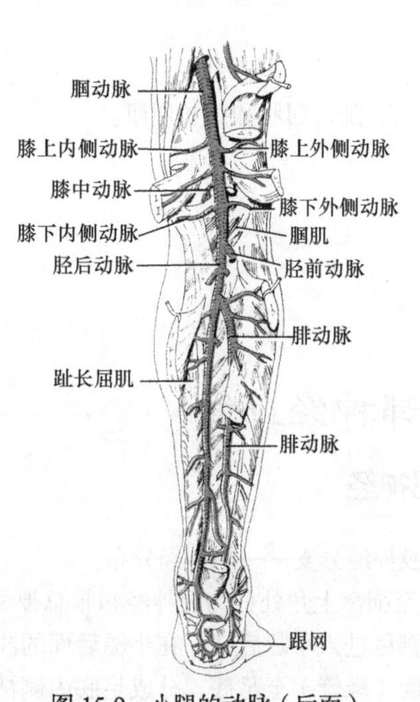

图 15-9 小腿的动脉（后面）

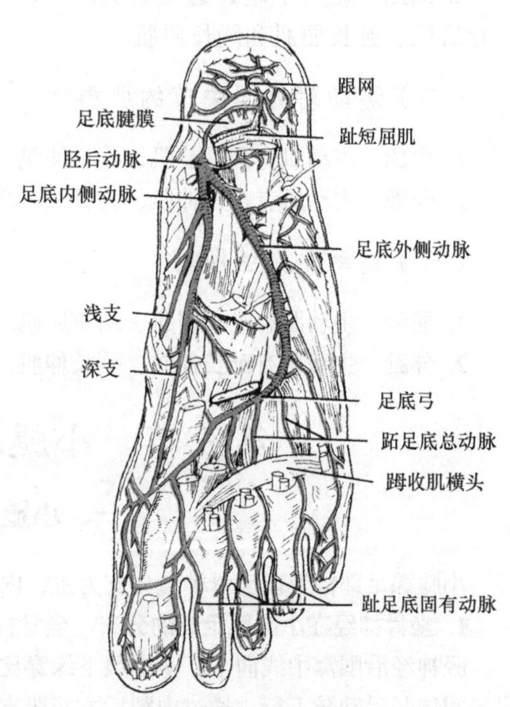

图 15-10 足底的动脉

胫前动脉在腘肌下缘处起自腘动脉，向前穿小腿骨间膜并紧贴骨间膜前面伴腓深神经下行，走行在小腿前群肌之间。上 1/3 段位于胫骨前肌和趾长伸肌之间，下 2/3 段位于胫骨前肌和踇长伸肌之间。至踝关节前方、伸肌上支持带的下缘处延续为足背动脉。足背动脉在踝关节前方行于踇长伸肌腱与趾长伸肌腱之间，位置表浅，易于触摸其搏动。足背动脉通过弓状动脉等形成跖背动脉至足趾，并发足底深支至足底（图 15-11）。

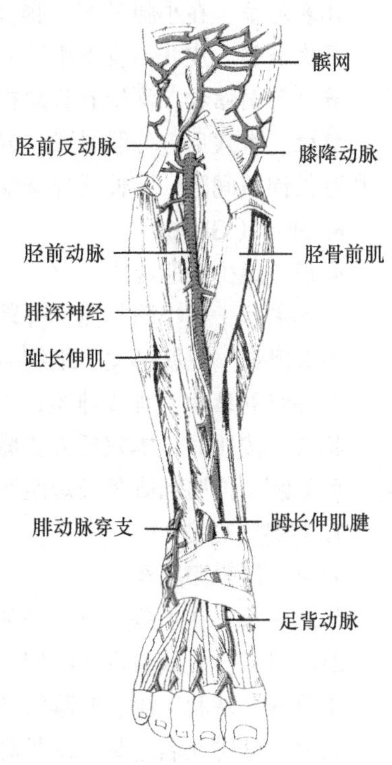

图 15-11　小腿和足背的动脉（前面）

第六节　小腿踝足部常用穴位解剖及触摸

1. 足三里（ST36）

归经　足阳明胃经。

体表定位　在小腿前外侧，当犊鼻穴下 3 寸，距胫骨前缘一横指，犊鼻与解溪连线上。

层次解剖　皮肤→皮下组织→胫骨前肌→小腿骨间膜→胫骨后肌。

重要解剖结构　深层有腓深神经及胫前动、静脉。

揣穴　按压并左右拨动时可触及胫骨前肌肌束；背伸踝关节时，可看到并触及胫骨前肌的收缩。

2. 条口（ST38）

归经　足阳明胃经。

体表定位　在小腿前外侧，犊鼻穴下 8 寸，犊鼻与解溪连线上。

层次解剖、重要解剖结构、揣穴同“足三里”穴。

3. 解溪（ST41）

归经　足阳明胃经。

体表定位　在踝前区，在足背与小腿交界处的横纹中央凹陷处，当拇长伸肌腱与趾长伸肌腱之间。

层次解剖　皮肤→皮下组织→踇长伸肌腱与趾长伸肌腱之间→距骨。

重要解剖结构　胫前动、静脉和腓深神经。

揣穴　屈踝，踝关节前方可显现内侧的胫骨前肌肌腱和外侧的趾伸肌腱；再令足踇趾上翘，可显现两肌腱中的踇长伸肌腱。本穴在踇长伸肌腱和趾长伸肌腱之间，深层有胫前动脉，可触及动脉搏动。

4. 冲阳（ST42）

归经　足阳明胃经。

体表定位　在足背最高处，当踇长伸肌腱和趾长伸肌腱之间，足背动脉搏动处。

层次解剖　皮肤→皮下组织→足背动脉→第 2 跖骨基底部与中间楔骨关节处。

重要解剖结构　足背动脉。

揣穴　踝关节中立位时可见足背最高处动脉跳动；伸趾时可见动脉跳动位于踇长伸肌肌腱外侧。深层可触及内侧楔骨及中间楔骨间隙。

5. 阳陵泉（GB34）

归经　足少阳胆经。

体表定位　在小腿外侧，腓骨头前下方凹陷中。

层次解剖　皮肤→皮下组织→腓骨长肌→趾长伸肌→胫腓关节。

重要解剖结构　深层有腓总神经。

揣穴　本穴后方为腓骨颈，穴下为腓骨长肌和趾长伸肌；按压并左右拨动时可触及腓骨长肌和趾长伸肌间隙；背伸或外翻踝关节时，可触及趾长伸肌和腓骨长肌的收缩。

6. 外丘（GB36）

归经　足少阳胆经。

体表定位　在小腿外侧，外踝尖上 7 寸，腓骨前缘。

层次解剖　皮肤→皮下组织→腓骨长短肌→趾长伸肌→踇长伸肌。

重要解剖结构　腓浅神经；深层内侧有胫前动静脉和腓深神经。

揣穴　按压时，本穴后方为腓骨前缘、腓骨长短肌，前方为趾长伸肌；外翻、背伸踝关节时，可见趾长伸肌和腓骨长短肌肌腹，收缩所出现的局部凹陷，后方为收缩的比目鱼肌前缘。

7. 悬钟（GB39）

归经　足少阳胆经。

体表定位　在小腿外侧，外踝尖上 3 寸，腓骨前缘。

层次解剖　皮肤→皮下组织→趾长伸肌→小腿骨间膜。

重要解剖结构　深层有腓深神经和腓动静脉。

揣穴　悬钟又名绝骨，从外踝尖沿腓骨上推，腓骨骨性感觉不甚明显处为穴。此处为趾长伸肌遮盖腓骨前缘处。按压时，本穴后方为腓骨前缘，前方为趾长伸肌；背伸踝关节时，可触及收缩的趾长伸肌。

8. 丘墟（GB40）

归经　足少阳胆经。

体表定位　在踝区，外踝前下方，趾长伸肌腱的外侧凹陷中。

层次解剖　皮肤→皮下组织→趾短伸肌→距跟外侧韧带→距骨和跟骨。

重要解剖结构　深层有距跟外侧韧带。

揣穴　沿外踝前缘和下缘各作一直线，交点处即本穴。其前上为距骨，后下为跟骨，后上为外踝，上方为距腓前韧带。

9. 足临泣（GB41）

归经　足少阳胆经。

体表定位　在足背，第 4、5 跖骨底结合部的前方，第 5 趾长伸肌腱外侧凹陷中。

层次解剖　皮肤→皮下组织→第 4 骨间背侧肌和第 3 骨间足底肌。

重要解剖结构　深层有距跟外侧韧带。

揣穴　触摸第 4、5 跖骨之间偏后；翘小趾时，在第 5 趾长伸肌腱外缘。

10. 委中（BL40）

归经　足太阳膀胱经。

体表定位　在膝部，股二头肌腱与半腱肌腱的中间，腘横纹中点处。

层次解剖　皮肤→皮下组织→腓肠肌内、外侧头→胫神经→腘动静脉→胫骨骨面。

重要解剖结构　深层有胫神经和腘动静脉。

揣穴　本穴在腓肠肌内、外侧头之间，按压时可触及腘动脉跳动感，左右拨动时可出现小腿至足的麻木感。

11. 承山（BL57）

归经　足太阳膀胱经。

体表定位　在小腿后区，腓肠肌两肌腹与肌腱交角处。

层次解剖　皮肤→皮下组织→腓肠肌→比目鱼肌→胫神经及胫后动、静脉→胫骨后肌。

重要解剖结构　深层有胫神经和胫后动静脉。

揣穴　本穴在腓肠肌内、外侧头分开的地方，成“人”字形沟。足跟上提时，腓肠肌肌腹下出现尖角凹陷中。

12. 昆仑（BL60）

归经　足太阳膀胱经。

体表定位　在踝区，外踝尖与跟腱之间的凹陷中。

层次解剖　皮肤→皮下组织→腓肠神经→腓骨短肌。

重要解剖结构　深层有胫神经和胫后动、静脉。

揣穴　本穴前方为足外踝后缘，后方为跟腱。

13. 阴陵泉（SP9）

归经　足太阴脾经。

体表定位　在小腿内侧，胫骨内侧髁下缘与胫骨内侧缘之间的凹陷中。

层次解剖　皮肤→皮下组织→腓肠肌内侧头。

重要解剖结构　深层有胫神经及腘动、静脉。

揣穴　本穴为一凹陷，前为胫骨内侧缘，上为胫骨内侧髁下缘，后为腓肠肌内侧头。

14. 三阴交（SP6）

归经　足太阴脾经。

体表定位　在小腿内侧，内踝尖上 3 寸，胫骨内侧缘后际。

层次解剖　皮肤→皮下组织→胫后动、静脉及胫神经→胫骨后缘比目鱼肌之间→趾长屈肌腱→胫骨后肌→踇长屈肌。

重要解剖结构　胫后动、静脉及胫神经。

揣穴　本穴前方为胫骨内侧缘后际，后方为跟腱；踝关节背伸或上提足跟时，可感到穴下绷紧的趾长屈肌。

15. 太溪（KI3）

归经　足少阴肾经。

体表定位　在踝区，内踝尖与跟腱之间的凹陷中。

层次解剖　皮肤→皮下组织→胫骨后肌和趾长屈肌肌腱和跟腱之间→踇长屈肌。

重要解剖结构　胫神经及胫后动、静脉。

揣穴　本穴位于跟腱前方，按压并前后拨动时，可触及腱状物，有强烈酸胀感。

16. 涌泉（KI1）

归经　足少阴肾经。

体表定位　在足底部，屈足卷趾时足心最凹陷处。

层次解剖　皮肤→皮下组织、跖腱膜→趾长短和第二蚓状肌→第 2、3 跖骨间的骨间足底肌和骨间背侧肌。

重要解剖结构　第 2 趾足底总神经和第 2 跖足底总动脉。

揣穴　本穴位于足底第 2、3 趾蹼缘与足跟连线的前 1/3 与足底后 2/3 交点凹陷处。

思考题

1. 简述踝扭伤外侧容易扭伤的解剖学因素。
2. 试述足弓的组成和维持足弓的相关肌肉。
3. 简答小腿前群肌的组成及作用。
4. 简答小腿后群肌的组成及作用。
5. 何谓踝管?

中　篇

脏腑推拿解剖学基础

第十六章

胸　　腔

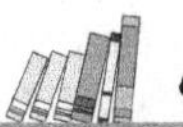

学习目的

通过本章学习，了解胸腔各组织的形态结构；熟悉纵隔、肺、心的基本组成和结构；重点掌握肺、心的体表投影。

胸腔（thoracic cavity）由胸壁和膈围成，被纵隔分为左、右两部分，容纳左、右肺和胸膜囊，纵隔内有一包绕心的心包腔。肺是呼吸系统的重要组成部分，进行气体交换的场所。心是心血管系统的动力装置和链接动、静脉的枢纽。

第一节　胸膜与纵隔

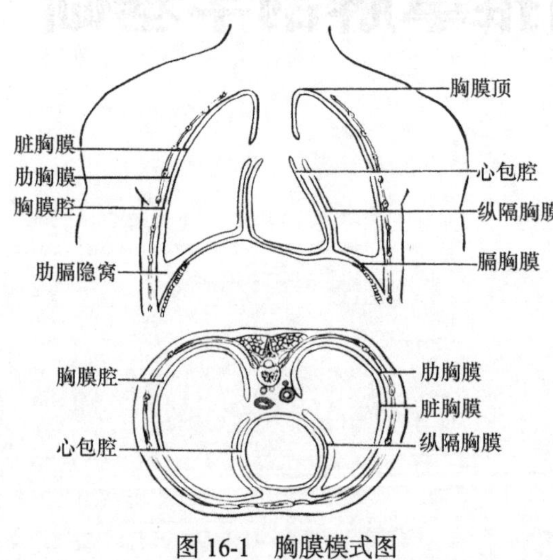

图 16-1　胸膜模式图

胸膜（pleura）为被覆于胸壁内面及肺表面的浆膜囊，可分为内、外两层。内层被覆于肺的表面，称脏胸膜；外层覆于胸腔各壁的内面，称壁胸膜。脏、壁两层在肺根周围互相移行。在脏、壁两层间狭窄密闭的腔隙称胸膜腔（图 16-1）。

一、脏　胸　膜

脏胸膜（visceral pleura）除被覆于肺表面外，并伸入到叶间裂内，与肺实质紧密连接又称肺胸膜。脏胸膜于肺门部沿肺根至纵隔，移行于壁胸膜，此移行部称肺系膜。

二、壁　胸　膜

壁胸膜（parietal pleura）贴附部位的不同，可分为肋胸膜、膈胸膜、纵隔胸膜及胸膜顶四部分。

1. 肋胸膜（costal pleura）　借结缔组织衬附于胸内筋膜、胸骨、肋骨、肋间肌、肋下肌、胸横肌、肋间血管和神经、胸廓内血管、交感神经干及其分支等结构的内面，与胸内筋膜易于剥离。前缘于胸骨后面，急转向后移行于纵隔胸膜。后缘于脊柱两侧向前折转，也连于纵隔胸膜。下缘以锐角移行于膈胸膜，于肋胸膜上部连接胸膜顶。

2. 膈胸膜（diaphragmatic pleura） 是覆盖于膈上面的部分，与膈紧密相贴，不易剥离。其边缘仅其内侧向上移行于纵隔胸膜外，其余部分向上均移行于肋胸膜。

3. 纵隔胸膜（mediastinal pleura） 衬贴在纵隔两侧面，又称纵隔板。纵隔胸膜中部向外侧延长作管状包裹肺根，移行于脏胸膜。肺根前下方的纵隔胸膜与心包愈合，称心包部或心包胸膜。纵隔胸膜上缘与胸膜顶移行，下缘与膈胸膜相连，前后缘均延续于肋胸膜。

4. 胸膜顶（cupula of pleura） 为肋胸膜和纵隔胸膜向上连续的部分，包于肺尖上方。其一般突出胸廓上口平面，伸向颈根部。胸膜顶位于第 1 肋所围成的骨环内，被胸膜上膜、斜角肌和斜角肌筋膜所限制。

三、壁胸膜的返折线及体表投影

壁胸膜各部相互转折处所形成的胸膜腔，标志着该腔的范围。肋胸膜与纵隔胸膜前缘间的返折线为胸膜前界；肋胸膜与纵隔胸膜后缘间的返折线为胸膜后界；肋胸膜与膈胸膜之间的返折线为胸膜下界（图 16-2）。

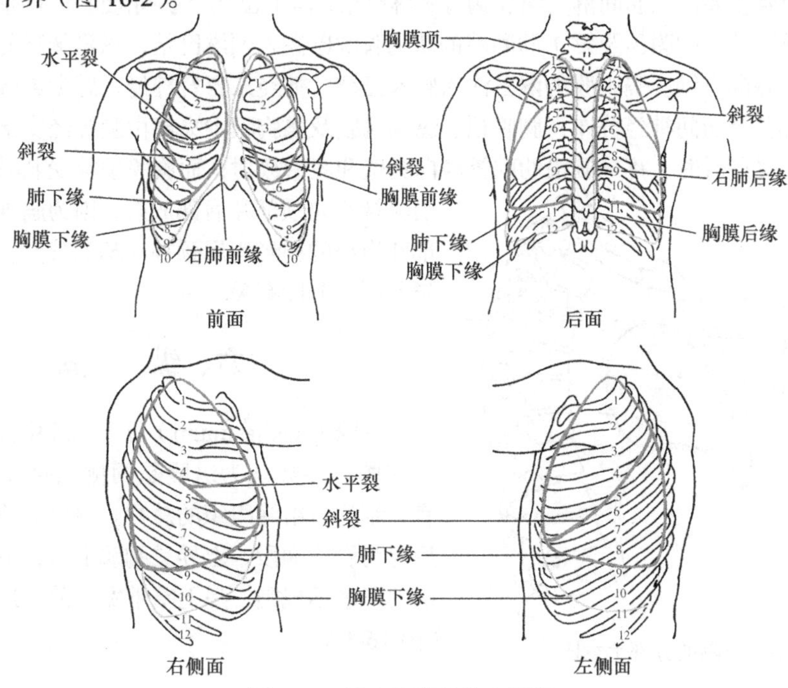

图 16-2 肺和胸膜的体表投影

四、胸膜腔及胸膜隐窝

壁胸膜与脏胸膜在肺根处相互移行延续，在两肺周围分别形成两个互不相通、完全封闭的胸膜腔（pleural cavity）。胸膜腔内含有少量浆液，称胸膜液，有滑润胸膜可减少呼吸时脏、壁胸膜之间的摩擦。胸膜腔内压力低于大气压力，故为负压。由于胸膜腔内的负压及液体的吸附作用，使壁胸膜大部分与覆盖肺表面的脏胸膜密切贴在一起，因此胸膜腔实际上是两个潜在性的腔隙。但在壁胸膜各部相互转折处，胸膜腔可留有一定间隙，即使在深吸气时，肺缘也不伸入其间，这些间隙称胸膜隐窝（pleural recesses）。由于部位的不同而分为肋膈隐窝、肋纵隔隐窝及膈纵隔隐窝。胸膜隐窝部的壁胸膜，有时可见含脂肪的突起，称脂肪皱襞。肺下叶的脏胸膜有时出现伸入胸膜隐窝的突起，称胸膜绒毛。胸膜隐窝的大小和范围随呼吸而有变化，吸气时肺膨胀部分伸入，隐窝变小，呼气时肺回缩，隐窝增大。

五、胸膜的血管、淋巴管及神经

脏胸膜由支气管动脉和肺动脉的终末支供给，并形成吻合。静脉与支气管动脉伴行，右侧注入奇静脉，左侧注入副半奇静脉。淋巴管与肺浅淋巴组的淋巴管一起形成胸膜下集合淋巴管，注入肺门淋巴结。神经来自肺神经丛的交感神经。

壁胸膜的动脉供应因部位不同，动脉来源也不同。肋胸膜由肋间动脉、胸廓内动脉的肋间支及最上肋间动脉供给。纵隔胸膜由胸廓内动脉发出的心包膈动脉、胸腺支和心包支、胸主动脉脏支、肋间动脉、膈下动脉、甲状颈干或肋颈干等动脉供给。肺韧带由膈下动脉供给。胸膜顶主要由甲状颈干、肋颈干供应。膈胸膜由膈下动脉、肋间动脉和肌膈动脉供应。静脉与动脉伴行，分别注入奇静脉、半奇静脉或副半奇静脉及头臂静脉等。壁胸膜各部分的淋巴回流不一，肋胸膜的淋巴管主要注入肋间淋巴结和胸骨旁淋巴结，但上位几个肋间隙除第 11 肋间隙外，其余都注入腋淋巴结。胸膜顶及第 1 肋间隙的肋胸膜淋巴注入颈淋巴结，纵隔胸膜的淋巴汇入气管支气管与纵隔淋巴结。膈胸膜的淋巴注入膈淋巴结。神经来自脊神经，感觉灵敏。肋胸膜和膈胸膜周围部分有肋间神经分布；胸膜顶、纵隔胸膜及膈胸膜中央部由膈神经支配。所以，肋胸膜和膈胸膜受刺激时，疼痛则沿肋间神经向胸壁和腹壁放射；而胸膜顶等受刺激时，疼痛则沿膈神经向颈部和肩部放射，因为膈神经与分布颈部和肩部的神经均属颈神经丛的分支，与它们起自脊髓同一节段有关。

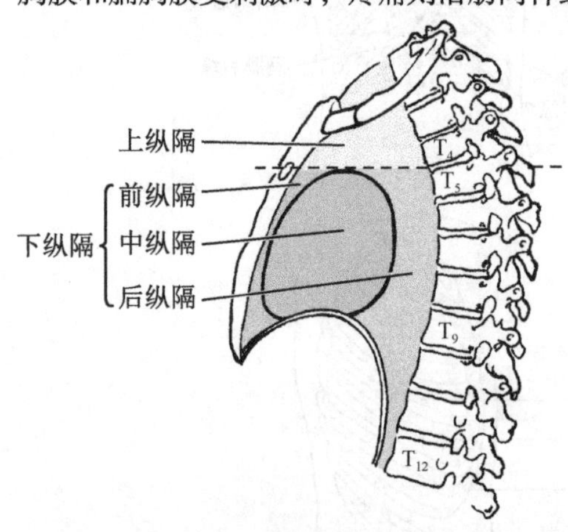

图 16-3　纵隔的分部示意图

六、纵　　隔

纵隔（mediastinum）位于胸腔中部，纵向分隔了胸腔。多数认为纵隔是两侧纵隔胸膜间全部器官、结构与结缔组织的总称。纵隔的前界为胸骨，后界为脊柱胸段，上界是胸廓上口，下界为膈。纵隔的形态不规则，呈上窄下宽，前短后长的矢状位（图 16-3）。

（一）上纵隔

上纵隔（superior mediastinum）界为胸廓上口，下界为通过胸骨角和 T_4 椎体下缘的平面。前界为胸骨柄及胸骨舌骨肌和胸骨甲状肌的起端，后界为上位 4 个胸椎体和其间的椎间盘及颈长肌的下部。两侧为纵隔胸膜。器官之间有迷走神经、心神经、膈神经及左喉返神经穿行。

（二）下纵隔

下纵隔（inferior mediastinum）上界为上纵隔的下界，下界为膈，两侧界为纵隔胸膜。

1. 前纵隔（anterior mediastinum）　位于心包与胸骨体之间，两侧的胸膜较为接近，特别是第 4 肋软骨以上，两侧胸膜几乎互相接触，故前纵隔极为狭窄。

2. 中纵隔（middle mediastinum） 是下纵隔中最宽阔的部分，位于前、后纵隔之间。

3. 后纵隔（posterior mediastinum） 位于心包与脊柱部胸椎之间。

七、纵隔的 X 线

前后位胸部 X 线片上，纵隔的器官在胸腔中部形成一个纵隔阴影。纵隔阴影在卧位时较立位为宽。正常纵隔阴影在左缘有 4 个弧形影像，由上向下为主动脉弓、肺动脉、左心耳及左心室；右缘有 2 个弧形影像，上为上腔静脉，下为右心房。纵隔阴影的中上部向两侧延伸是肺根或肺门的阴影，主要由肺血管和支气管构成。上述各弧形阴影扩大或向外移位时，即表示该部结构的异常。

侧位和斜位胸部 X 线片上，心脏阴影在纵隔的前部。心之前为胸骨后间隙（前纵隔）；心之后为心后间隙（后纵隔）。在心阴影之上，可见透亮的气管、支气管和上纵隔中的主动脉弓和大血管的阴影。

第二节 肺

肺（lung）为呼吸系统中最重要的器官，位于胸腔内，纵隔两侧，分为左肺和右肺。肺的表面被覆薄而光滑的胸膜，透过胸膜可见被分隔成许多大小不等多角形的小区，称肺小叶（pulmonary lobule），各小叶均呈锥体形，底朝肺表面，尖向肺门。生活状态下的正常肺，色浅红，质柔软，呈海绵状，富有弹性。一般成人肺的重量约为本人体重的 1/50，成年男性为 1000～1300g，女性为 800～1000g。肺的容积，健康成人男性两肺的最大容量可容纳空气 5000～6500ml，女性则略小于男性（图 16-4）。

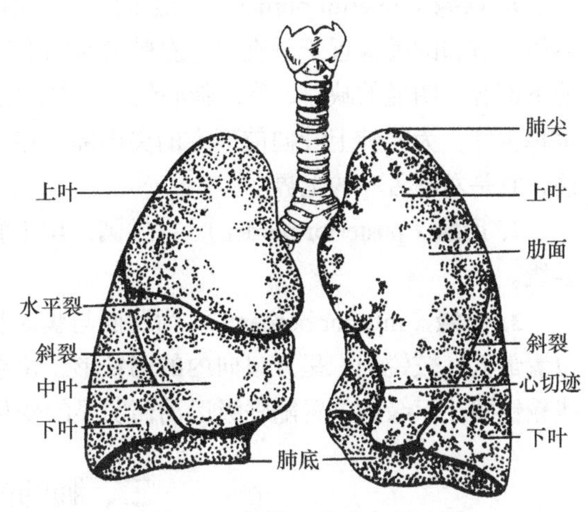

图 16-4 气管、主支气管和肺

一、肺 的 形 态

肺为近似半圆锥形，上端为肺尖，下面为肺底（膈面），内侧面为纵隔面，外侧面为肋面。肋面与纵隔面在前方的分界线为前缘，后方的分界线为后缘，膈面与肋面和纵隔面的分界线为下缘。

（一）肺尖

肺尖（apex of lung）为钝圆形，与胸膜顶紧密相贴。肺尖在锁骨内侧 1/3 段后方突向上 2～3cm，经胸廓上口伸入颈根部。有肺动脉左支达第 1 肋软骨上 3～4cm。在颈根部，肺尖与主动脉沟上纵隔各结构的毗邻关系密切。右肺尖内侧面由前向后有头臂静脉、气管和食管，左肺尖内侧面有左颈总动脉、左锁骨下动脉、气管和食管。肺尖的前内侧面有由锁骨下动脉压迫而形成的锁骨下沟。

（二）肺底

肺底（base of lung）又称膈面，位于膈肌顶部上方，由于膈的压迫，肺底呈半月形的凹陷，由于肝右叶的位置较高，故右肺的膈面比左肺膈面的凹陷更明显。

（三）肋面

肋面（costal surface）凸隆，与胸廓的前、后和外侧壁相接触，为三个面中最大者。由于肋骨的作用，形成与肋骨数目相等、方向一致的斜行浅沟，称肋骨压迹。

（四）内侧面

内侧面（medial surface）大部分与纵隔相接触，分为前、后两部。前部与纵隔相接触，名纵隔部，后部与胸椎体相接触，名脊柱部。

（五）肺的三个缘

1. 前缘（anterior border） 最锐薄，突向前方，与心包相接，为肋面与内侧面在前方的分界线。右肺的前缘近于垂直位，左肺前缘的上部正对第 1 肋骨压迹处有一尖前切迹。左肺前缘的下部有一明显的缺口，称左肺心切迹。左肺心切迹下方，有一向前内方的突起，称左肺小舌，也称舌叶，为左肺上叶向前下方的突出部。在左肺心切迹的上方往往有小的豁口，称第一心切迹，它是左肺舌叶的上界。

2. 后缘（posterior border） 钝圆，位于脊柱两侧的肺沟内，是肋面与内侧面在后方的分界线。

3. 下缘（inferior border） 为肋面与膈面和膈面与内侧面的分界线。肋面与膈面的分界线位置最低，较锐利，呈开口向内的蹄铁形，位于胸壁与膈之间的间隙内；膈面与内侧面的分界线较钝圆。下缘的位置随呼吸运动而明显的变化。

二、肺的位置和分叶

肺位于胸腔内，纵隔的两侧，分为左肺和右肺。两肺之间有心脏和纵隔的其他结构相隔。

1. 左肺（left lung） 位于气管、食管、心脏及大血管的左侧，居胸腔左半部内。由于心脏向左偏斜和膈穹窿的左侧部位置较低，所以左肺较为窄长，被斜裂分为上、下两叶。斜裂，左肺较右肺稍近于垂直位，由后上斜向前下方，起自肺门的后上方，经过肺的各面而终止于肺门的前下方。

2. 右肺（right lung） 位于气管、食管、心脏及大血管的右侧，居胸腔右半部分，由于心脏及膈穹窿位置的影响，右肺较短而粗大。右肺大于左肺。除同左肺一样也有斜裂外，还有右肺水平裂，顾右肺分为上、中、下三叶。右肺斜裂的经过和位置关系与左肺基本类似，但较左肺稍近于水平位，斜裂与肺后缘相交叉点的位置，约在 T_4 棘突的平面上或其稍下方。在右肺上、中叶之间有右肺水平裂。

三、肺的体表投影

肺尖的投影与胸膜顶相同，而肺前缘的投影左、右略有不同。肺尖部由胸锁关节处绕前缘向上外高出锁骨上缘2.5cm，再弯向后下至锁骨内、中1/3交点续连后缘。两肺前缘的投影均起自锁骨内侧段上方2.5cm肺尖处，向下内经胸锁关节后方至胸骨角（第2胸肋关节）水平，左、右靠近前正中线垂直下行，右前缘下行至第6胸肋关节处转移于下缘；左前缘由于有心切迹，下行至第4胸肋关节处弯向左，再沿胸骨左缘外侧2～2.5cm下行至第6肋软骨中点（距前正中线4cm处）移行于下缘。两肺下缘的投影相同，右侧起自第6胸肋关节，左侧起自第6肋软骨中点。两侧均向外后并稍向下斜行，在锁骨中线处与第6肋相交，腋中线处与第8肋相交，肩胛线处与第10肋相交，再向内至T_{11}棘突外侧约2cm处折转向上移行于后缘。肺后缘的投影线在紧靠胸段脊柱的两侧。

四、肺的组织结构

平均每个肺叶含有50～80个肺小叶，在肺小叶之间夹有由结缔组织形成的小叶间隔，其中含有血管、淋巴管和神经纤维等。支气管从肺门入肺后，反复分支形成一系列管道，呈树枝状，称支气管树。支气管首先分支为叶支气管，叶支气管继而分支为段支气管，段支气管反复分支为直径在2～3mm的小支气管及直径在1mm以下的细支气管。细支气管再反复分支，称终末细支气管。此管继续分支后，管壁出现肺泡，开始有呼吸功能，即称呼吸性细支气管。呼吸性细支气管再行分支，称肺泡管。管壁更薄，同时出现较多肺泡。肺泡管末端膨大，即肺泡囊，在肺泡囊上出现更多的泡。每一细支气管连同它的各级分支和肺泡，组成了一个肺小叶。从叶支气管到终末细支气管，称肺的导气部，终末细支气管以下分支至肺泡为肺的呼吸部。

五、肺的血管、淋巴管及神经

1. 肺的血管 肺的血管根据其功能和来源，分为两套血管系统。①功能血管：肺动脉→肺泡毛细血管→肺静脉；②营养血管：支气管动脉→支气管壁毛细血管→支气管静脉。支气管动脉入肺门后，伴随支气管树分支至呼吸性细支气管。走行中在支气管外膜里形成动脉网。由动脉网发小支，穿支气管壁达黏膜下层，构成黏膜下毛细血管丛。支气管动脉还营养纵隔胸膜、心包、淋巴结、肺动、静脉以及肺胸膜等。

2. 肺的淋巴管 肺的淋巴管甚为丰富，分浅、深两组。浅组淋巴管在肺胸膜深侧，分布于肺的表面；在肺门处与深组集合管合并或单独注入肺门淋巴结。深组淋巴管在肺组织内，即围绕肺小叶的毛细淋巴管网和围绕终末细支气管及呼吸性细支气管黏膜下层和外层的毛细淋巴管网，分别汇成小叶间淋巴管和小叶内淋巴管，经支气管、肺动脉及肺静脉周围的淋巴管丛，在肺实质内走向肺门。肺的浅、深两组淋巴管在肺胸膜下、肺组织内和肺门有较广泛的交通。

3. 肺的神经 肺的神经支配有迷走神经的副交感纤维和T_2～T_4脊髓的交感神经纤维，以及感觉神经纤维，它们在肺根的前、后方组成肺前丛和肺后丛。肺前丛由迷走神经前肺支和交感神经纤维组成，并有来自心丛的交通支；肺后丛由迷走神经、交感干和心丛的交通支。肺内的感觉纤维分布于支气管壁的平滑肌、呼吸上皮细胞之间、肺间质细胞周围直至肺泡。迷走神经对肺的作用是使支气管收缩和血管扩张，交感神经则使支气管扩张，血管收缩。

六、肺的X线

正常状态下，肺内充有气体，X线易于透过，故在中间暗的影像区的两侧可见两个透亮区，称肺野。中间影像区主由胸骨、脊柱、心脏、大血管、气管及食管等形成，它是肺野的内侧界。肺野的上界和外侧界由肋骨构成，下界为膈。

肺野的上部有锁骨越过，锁骨以上的部分为锁骨上部，相当于肺尖的部分。锁骨以下的部分，有多数肋骨影像，前后部互相交错。后部为肋后间隙，较狭窄，近于横位，由内上平向外下方。前部为肋前间隙，较宽，呈斜位，由外上斜向内下方。通常以肋前间隙作为描述肺野的标志。肋软骨一般不显影因而肋骨前端类似游离状。

第三节 心

心（heart）位于胸腔纵隔内，居左、右两肺之间，是心血管系的枢纽。其周围包有心包。

一、心的形态

心的外形类似前后稍扁的圆锥体，基底朝向右后上方，尖端朝向左前下方。心的纵轴是斜行的。心的外形分为心底、心尖、胸肋面和膈面，以及右缘、左缘和下缘等部分。

心底（cardiac base）近似四方形，朝向右后上方，由左、右心房组成。心尖（cardiac apex）指向左前下方，由左心室构成，其右侧有一小的切迹，称心尖切迹。胸肋面（sternocostal surface）朝向左前上方，由右心房、右心耳、左心耳、右心室和左心室组成。膈面（diaphragmatic surface）朝向下后，位于膈的上面，由左、右心室构成。右缘（right border）为近似垂直方向的钝缘，主要由右心房构成。左缘（left border）从右上斜向左下直达心尖，由左心房和左心室构成。下缘（inferior border）近于水平方向，从右缘下端向左达心尖，主要由右心室构成，是心膈面、胸肋面的分界。

二、心的位置

心的形态和位置往往因呼吸、体态和姿势的不同而有所改变。在吸气状态下心为垂直位，呼气状态下即为横位；矮胖体形、仰卧姿势或腹腔胀满（如妊娠）时，心呈横位；相反，高瘦体形或直立姿势时，心多呈垂直位。人的心一般为锥体形，位于胸腔的中纵隔内，后面与T_5～T_8椎体相对。直立时位置较低，可与T_6～T_9椎体相邻。前面与胸骨体及第3～6肋软骨相对。整个心的1/3位于正中线的右侧，2/3位于正中线的左侧。

三、心的体表投影

（一）心外形的投影

心尖：位于左侧第5肋间隙，左锁骨中线的稍内侧，距前正中线约9cm。

心左缘：自心尖斜向内上方，至左侧第2肋软骨的下缘，距胸骨左缘1.2cm处。

心右缘：自右第 3 肋软骨上缘，距胸骨右缘 1.2cm 处，向下至第 6 肋软骨，这条线略向右侧凸出，它的最凸处在第 4 肋间隙，距正中线约 3.7cm。

心上缘：连接左缘与右缘的上端，即为心的上界。

心下缘：自心尖经胸骨体下端向右至心右缘的下端。

心房下界：自左侧第 3 胸肋关节斜向右下至右侧第 6 胸肋关节（图 16-5）。

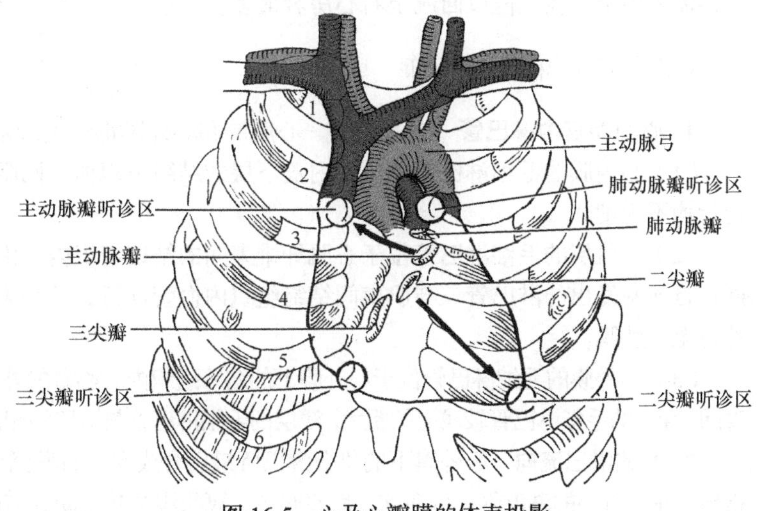

图 16-5 心及心瓣膜的体表投影

（二）房室口及动脉口的投影

肺动脉口：在左侧第 3 胸肋关节的稍上方，部分位于胸骨之后，以 2.5cm 长的水平线示之。

主动脉口：在平对第 3 肋间隙处，近胸骨左缘的后方，由一条斜向右下长约 2.5cm 的直线表示。

左房室口（即二尖瓣基底部）：平双对左侧第 4 胸肋关节处、在胸骨左半的后面，由一条长约 3cm 斜向右下的直线表示。

右房室口（即三尖瓣基底部）：位于分隔心房与心室的界线上。从第 4 胸肋关节高度、胸骨正中线的后方，斜向右下划一条长约 4cm 的直线，即表示右房室口的投影，该线的中点恰与第 4 肋间隙相对。

上述各口的投影位置并不代表临床听诊的部位。听诊部位是在心音传导的最佳位置。

四、心的血管、淋巴管及神经

（一）心的血管

心的血液供应来自升主动脉的左、右冠状动脉（coronary artery）。大部分静脉通过冠状窦返回右心房。心的血液循环称冠脉循环。

1. 心的动脉 为左、右冠状动脉，起自升主动脉的主动脉窦。

（1）左冠状动脉（left coronary artery）起自左主动脉窦，较右冠状动脉稍粗大，经肺动脉与左心耳之间，前行一短距离，至左缘附近分为前室间支和旋支。

（2）右冠状动脉（right coronary artery）起自右主动脉窦，在右侧冠状沟内向右下行，绕过心锐缘转向膈面的冠状沟内，至房室交点处沿后室间沟下降，成为后室间支或称后降支。

（3）副冠状动脉（accessory coronary artery）与左、右冠状动脉相似，是直接起自主动脉窦的细小动脉，当冠状动脉阻塞时，具有重要的代偿作用。

2. 心的静脉 可包括浅静脉和深静脉两个系统。前者起于心肌各部，在心外膜下汇合成网、干，最后大部分汇流到一条大的静脉窦，即心冠状窦（coronary sinus）；后者也从心肌层起始，直接流入各个心腔，但以回流至右心房者最多。

（二）心的淋巴管分布

1. 心的器官内淋巴管 在心内膜、心肌层和心外膜都有毛细淋巴管和淋巴管。

（1）心内膜的毛细淋巴管网位于内皮下层的结缔组织内，网眼较大，毛细淋巴管的管径及走行均不规则。

（2）心肌层的毛细淋巴管位于心肌纤维束间的结缔组织内，沿肌纤维长径分布，并吻合成网；自该网发出的淋巴管，与肌束间结缔组织内血管伴行，并与来自心内膜的淋巴管汇合后，外行至心外膜。

（3）心外膜的毛细淋巴管位于心外膜下的结缔组织内。心室的外膜下可有浅、深两层毛细淋巴管网。深层的毛细淋巴管较浅层的粗大。浅层的毛细淋巴管与深层的相通；深层的淋巴管也汇入此丛。

2. 心的淋巴流向 心外膜下的集合淋巴管最后合成左、右淋巴干，注入局部淋巴结。有学者指出，左、右心的淋巴管，可在前、后室间沟、冠状沟及升主动脉前面吻合，所以左、右淋巴干的淋巴是混合性的。但心房及动脉圆锥处的部分淋巴管，可不经左、右淋巴干，直接注入局部淋巴结。

（三）心的神经分布

心的神经来自心丛。心丛由迷走神经和交感神经的心支组成，分布心的表面和实质。

1. 心的传入神经分布 心的传入纤维胞体位于迷走神经的下神经节及胸上部的脊神经节内。与传入纤维相联系的感受器，存在于心壁、心包、主动脉弓、主动脉体、冠状动脉及其他大血管壁内。这些感受器具有不同的性质，可能与疼痛、压力及化学等感受作用有关。心内膜有丰富的神经支配。心房的心外膜，与心内膜比较，感觉神经的分布较少。

传导心绞痛的交感神经传入纤维，经行于心中神经、心下神经和心胸神经内，通过白交通支入第1～5胸神经后根，至T_1～T_5脊神经节。

心的迷走神经传入纤维行于迷走神经心支内，感觉神经元胞体位于结状神经节，其中枢突终止于延髓的孤束核，但在孤束核内的定位尚不清楚。心迷走神经传入纤维主要接受心肌的压力或牵张刺激，参与心血管反射活动，与伤害性刺激引起的疼痛无关。

2. 心的传出神经分布 自心丛至心的传出纤维有交感及副交感两种神经纤维，这些纤维至心丛内的心神经节或心壁内神经节换元，发出节后纤维分布于心壁，对心脏活动起调节作用。

在人类、哺乳类及低等脊椎动物的心壁内都有壁内神经节存在。一般认为，心壁内神经节主要分布于心房的心外膜下；但近来对猴、兔等多种动物和人胎儿的研究发现，有相当多的神经细胞位于心室的心外膜下神经丛内。还有学者发现心房肌层内存在独立的小神经节（cardiac ganglion）。心肌束间具有丰富的传出神经，但是关于心内神经终末分布及交感和副交感神经分布的相对重要性尚缺乏一致的意见。冠状动脉是由交感及副交感神经支配；但冠状动脉小支及小动脉则主要由副交感神经支配。

五、心 包

心包（pericardium）是一个纤维浆膜囊，包裹心及出入心的大血管根部周围。由纤维性心包和浆膜性心包两部分构成。纤维性心包贴覆在浆膜性心包壁层的表面；浆膜性心包有脏、壁两层。脏层位于心的表面，即心外膜；壁层衬覆于纤维性心包内面。脏、壁两层互相延续，共同围成一个狭窄密闭的间隙，即心包腔，腔内含有少量心包液，起滑润作用。

（一）心包的血管、淋巴管和神经

1. 心包的血管和淋巴管

（1）心包的动脉主要来自胸廓内动脉、支气管动脉及胸主动脉的纵隔支等。

（2）心包的静脉一般均与动脉伴行，注入奇静脉、半奇静脉、胸廓内静脉及膈下静脉等。心包静脉互相连接成网，是形成上、下腔静脉系之间侧支循环的途径之一，当上腔静脉或奇静脉系梗死时，可起到静脉回流作用。

（3）心包的淋巴管：心包前面的淋巴管引流到沿胸廓内血管排列的胸骨旁淋巴结和上纵隔淋巴结群；心包后面的淋巴管回流到纵隔后淋巴结群。

2. 心包的神经 心包的神经来源较多，有交感神经、副交感神经和感觉神经。交感神经来自星状神经、主动脉丛、心丛和膈丛；副交感神经来自迷走神经、左喉返神经和食管丛；感觉神经由膈神经和肋间神经分支分布。心包的感觉神经极丰富，自主神经丛、迷走神经和膈神经等均位于心包的后面和两侧面。

（二）心包的生理功能

正常心包腔内含有滑润的心包液，可减少运动时的摩擦；心包对心有保护作用，可防止胸腔内其他结构的炎症向心脏蔓延；心包可使心保持一定的位置，限制其过度扩张，防止心内压升高时心脏迅速破裂。

六、心的X线

在胸部X线片可见到心及大血管的轮廓图像，由于体位不同，所见心和大血管的图像也不一致，通常有后前位、左前斜位、右前斜位等。

成人的心脏，按位置可分为三型。①斜位心：最常见，心血管阴影呈三角形，心轴角居中，为35°～48°，心的“细腰”不甚明显；②横位心：心血管阴影几乎呈水平位，心轴角最小，为19°～35°，“细腰”显著，心的长径减小，横径加大；③垂位心：心血管阴影呈垂直位，心轴角最大，为48°～55°，“细腰”伸直，心的长径加大，而横径减小。

当体位变换和呼吸时，心的位置有变化。卧位时，膈的位置稍高于坐位，因此心尖位置稍高；左或右侧卧时，心尖也可向左、右侧移。深吸气时，膈下降，心尖随之下移；深呼气时，膈上升，心尖也随之上移。

思考题

1. 简述肺的体表投影。
2. 肺由哪些神经支配，其不同神经对肺的作用是什么？
3. 简述心的体表投影。
4. 简述心的传出神经分布概况。
5. 简述心的形态特点。

第十七章

腹　　腔

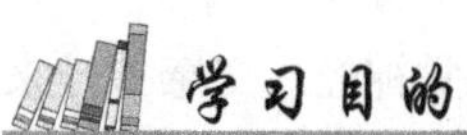

学习目的

通过本章学习，了解腹壁及腹腔内各脏器的结构功能、位置投影；熟悉腹部血管、神经及淋巴管的解剖，以及体腔和系膜的发生特点；掌握推拿与腹腔内各组织的关联性与作用特点。

腹部是躯干的一部分，位于胸部与盆部之间，包括腹壁、腹腔及腹腔脏器等内容物。腹部的上界是胸廓下口，即由剑突或剑胸结合处、肋弓、第 11 肋前端、第 12 肋下缘和 T_{12} 棘突的连线围成；下界是耻骨联合上缘、耻骨嵴、耻骨结节、腹股沟韧带、髂前上棘、髂嵴至 L_5 下缘的连线。中医学认为，膈以下均为腹部，而腹部又细化为心下、胃脘、大腹、小腹、少腹等不同分区。

腹腔以小骨盆入口为界还可分为上方的固有腹腔和下方的盆腔。一般临床讲的腹腔是指固有腹腔，不包括盆腔。腹腔内不仅有消化系统和泌尿系统的重要器官，还有脾、肾上腺，以及血管、神经、淋巴管和淋巴结等。

第一节　腹　　壁

腹壁两侧以腋后线为界，分为腹前外侧壁和腹后壁。这里重点介绍腹前外侧壁。腹前外侧壁由浅至深共有 6 层结构，即皮肤、浅筋膜、肌层（腹外斜肌、腹内斜肌、腹横肌等）、腹横筋膜、腹膜外筋膜及壁腹膜。腹前外侧壁属于肌、腱膜性结构，缺乏骨性结构的保护。腹前外侧壁的不同部位层次和结构有很大差异。腹部的深筋膜与其他部位的深筋膜不同，其形态薄而不完整，这与腹部大幅度地伸缩有关，否则腹部的扩展将受到限制，故一般不单作为一个层次。腹前壁中央部由上述 3 层阔肌的腱膜形成腹直肌鞘，包裹腹直肌。脏腑推拿中层按法在施术时将腹部分为皮肤、气血、经络、腰肾、骨骸五层，是从功能角度而言，每一层次的生理与治疗特点各有不同，并不与西医学解剖概念一致（图 17-1）。

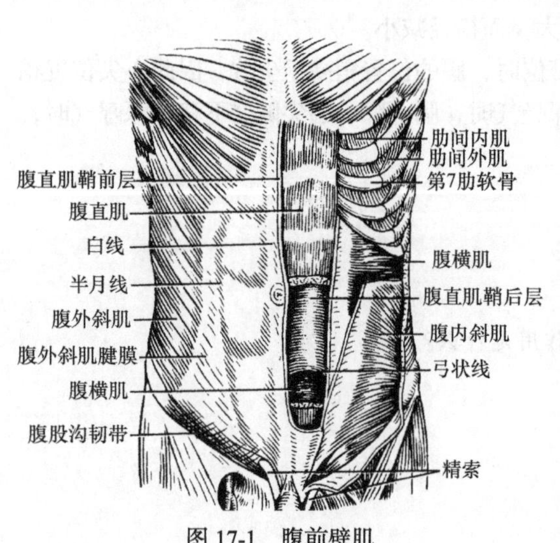

图 17-1　腹前壁肌

一、皮 肤 层

腹前外侧壁的皮肤薄而富有弹性，与皮下组织连接疏松。除腹股沟附近的皮肤移动性较小以外，其他部位皮肤的伸展性和移动性都相当大，可适应腹腔内压力增大时（如妊娠和腹水等）腹部的过度膨隆。

皮肤主要可分为上皮性的表皮及其下面结缔组织构成的真皮两部分。真皮内含有血管、淋巴管、汗腺、毛囊及皮脂腺等。神经纤维很丰富。真皮内有胶原纤维，其排列方向与皮肤皱褶方向一致，在四肢为纵向排列，在躯干为横向排列，故推拿四肢和躯干尽量按其排列方向按摩。如脏腑推拿中通任脉法，在施术过程中，沿腹白线方向自上而下，推行于皮肤层与浅筋膜层，切记不可过力按压。

二、浅 筋 膜 层

腹前外侧壁的浅筋膜主要由脂肪和疏松结缔组织组成，与胸前外侧壁相比脂肪相对较厚，其厚度随人的胖瘦而异。在腹壁的下部（约在脐平面以下），浅筋膜分为两层：浅层为脂肪层，含有丰富的脂肪组织，向下与股部的浅筋膜相互延续；深层为富有弹性纤维的膜性层，在中线处紧密附着于白线，向下在腹股沟韧带下方约 1 横指处，紧密附着于股部的深筋膜（阔筋膜），但在耻骨结节之间并不附着，而是越过耻骨联合继续向下到阴囊，与会阴浅筋膜相延续。

浅筋膜内有腹壁浅动脉、浅静脉、浅淋巴管和皮神经。脏腑推拿振法常触及此层，以持续而有节律的高频震颤施于浅筋膜层，通过神经兴奋性刺激及机械振动本身的渗透干预传递影响内脏功能，达到治疗目的。

三、肌 层

肌层主要由腹直肌、腹外斜肌、腹内斜肌和腹横肌组成。腹肌位于胸廓与骨盆之间，参与腹壁的组成，按其部位可分为前外侧群、后群两部。

1. 前外侧群 构成腹腔的前外侧壁，包括带形的腹直肌和 3 块宽阔的扁肌：腹外斜肌、腹内斜肌和腹横肌。脏腑推拿中掌分法常作用于此处，施术时以双手掌根及桡侧面附着于前外侧群上部，相反施力推运，以通气导滞。

（1）白线位于腹前壁正中线上，为左右腹直肌鞘之间的隔，由两侧三层扁肌腱膜的纤维交织而成，上方起自剑突，下方止于耻骨联合。白线坚韧而少血管，上部较宽，约 1cm，自脐以下变窄成线状。白线对应任脉自中庭至曲骨一段，不仅常用于手法及体表定位，也为脏腑推拿手法常用施术部位及取穴集中位置，所过经穴均为脏腑推拿要穴。如提拿法在施于任脉时即以两手拇指与四指相对，沿腹白线捏而提起腹部肌层完成施术。

（2）腹直肌位于腹前壁正中线的两旁，居腹直肌鞘中，上宽下窄，起自耻骨联合和耻骨嵴，肌束向上止于胸骨剑突和第 5～7 肋软骨的前面。腹直肌纤维中间有 3 个纤维性横带相隔，称腱划。

（3）腹直肌鞘包绕腹直肌，由腹外侧壁三个扁肌的腱膜构成。鞘分前、后两层，前层由腹外斜肌腱膜与腹内斜肌腱膜的前层愈合而成；后层由腹内斜肌腱膜的后层与腹横肌腱膜愈合而成。腹直肌鞘容纳腹直肌、腹壁上、下血管和下位肋间神经的末端。在脏腑推拿的运用中，胃经循行于腹部节段，在选穴施术如捺法、指振法时，指下正对应腹直肌及鞘部，继而向下达到脏器层，因此在施术时应注意均匀有力渗透，否则难收其效。

（4）腹外斜肌为宽阔扁肌，位于腹前外侧部的浅层，以 8 个肌齿起自下 8 个肋的外面，与前锯肌、背阔肌的肌齿交错，肌纤维斜向前下，后部肌束向下止于髂嵴前部，其余肌束向内移行于腱膜，经腹直肌的前面，并参与构成腹直肌鞘的前层，至腹正中线终于白线。腹外斜肌腱膜的下缘卷曲增厚连于髂前上棘与耻骨结节之间，称腹股沟韧带。

（5）腹内斜肌在腹外斜肌深面，起始于胸腰筋膜、髂嵴和腹股沟韧带的外侧 1/2，肌束呈扇形，即后部肌束几乎垂直上升止于下位 3 个肋骨，大部分肌束向前上方延为腱膜，在腹直肌外侧缘分为前后两层包裹腹直肌，参与构成腹直肌鞘的前层及后层，在腹正中线终于白线。

（6）腹横肌在腹内斜肌深面，起自下 6 个肋软骨的内面、胸腰筋膜、髂嵴和腹股沟韧带的外侧 1/3，肌束横行向前延为腱膜，腱膜越过腹直肌后面参与组成腹直肌鞘后层，止于白线。

腹前外侧群肌的作用：三块扁肌肌纤维互相交错，结构如三合板，薄而坚韧，与腹直肌共同形成牢固而有弹性的腹壁，保护腹腔脏器，维持腹内压。腹内压对腹腔脏器位置的固定有重要意义，若这些肌张力减弱时，可使腹腔脏器下垂。当腹肌收缩时，可增加腹内压以完成排便、分娩、呕吐和咳嗽等生理功能；能使脊柱前屈、侧屈与旋转，还可降肋助呼气。施脏腑推拿旋揉法或掌运法时，常可感到此肌群的张力弹性（表 17-1）。

表 17-1　腹前外侧肌群的起止点、作用和神经支配

	起点	止点	主要作用	神经支配
腹直肌	耻骨嵴	胸骨剑突 第 5～7 肋软骨	脊柱前屈 增加腹压	肋间神经（$T_{5\sim12}$）
腹外斜肌	下 8 肋外面	白线、髂嵴、腹股沟韧带	增加腹压 脊柱前屈、侧屈、旋转	肋间神经 髂腹下神经（L_1） 髂腹股沟神经（L_1）
腹内斜肌	胸腰筋膜、髂嵴、腹股沟韧带	白线		
腹横肌	下 6 肋内面、胸腰筋膜、腹股沟韧带	白线		

2. 后群　有腰大肌和腰方肌。腰方肌位于腹后壁，在脊柱两侧，其内侧有腰大肌，其后方有竖脊肌，两者之间隔有胸腰筋膜的中层，起自髂嵴的后部，向上止于第 12 肋和 L_1～L_4 横突。起到下降和固定第 12 肋，并使脊柱侧屈作用。

四、腹部筋膜

腹部筋膜包括浅筋膜、深筋膜、腹内筋膜。

深筋膜可分为数层，分别覆盖在前外侧群各肌的表面和深面。

腹内筋膜贴附在腹腔各壁的内面。各部筋膜的名称与所覆盖的肌相同，如膈下筋膜、腰方筋膜、髂腰筋膜、盆筋膜和腹横筋膜等。

腹横筋膜范围较大，贴在腹横肌的内面。在腹股沟韧带中点上方约 1.5cm 处，由于精索通过而将腹横筋膜向外顶出，形成腹股沟管腹环，并包括精索、睾丸与附睾形成精索内筋膜。

腹横筋膜是腹内筋膜的一部分，是腹内筋膜衬覆于腹前外侧壁内面的部分。腹横筋膜在腹股沟区最为发达，并形成腹环等结构。腹横筋膜衬贴于腹横肌深面，是腹内筋膜的一部分。在腹上部较薄弱，接近腹股沟韧带和腹直肌外侧缘处较致密。其上方连膈下筋膜，下方续髂筋膜及盆筋膜，并在腹股沟管深环处呈漏斗形突出，延续为精索内筋膜。从盆腔来的输精管和从腹后壁来的精索内动脉和静脉由此进入腹股沟管。腹股沟管深环的内侧有时有一些纵行的纤维束加强腹横筋膜，称窝间韧带。腹横筋膜与前面的腹横肌结合比较疏松，但与腹直肌鞘后层却紧密相连（图 17-2）。

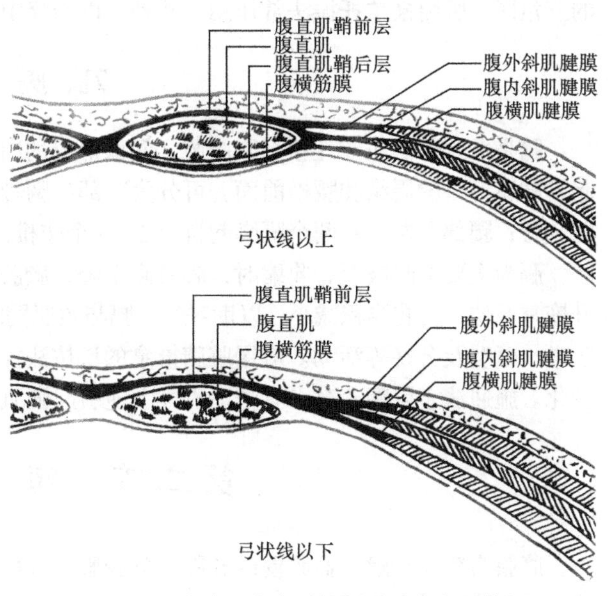

图 17-2 腹壁两个水平切面（示腹直肌鞘）

五、腹膜外筋膜

腹膜外筋膜，又称腹膜下筋膜、腹膜外组织、腹膜外脂肪，是位于腹横筋膜与壁腹膜之间的疏松结缔组织，向后与腹膜后隙疏松结缔组织相连续，在腹下部特别是腹股沟区含较多脂肪组织。输精管、输尿管和腹壁下动脉等结构均位于此层内。

六、壁 腹 膜

壁腹膜（腹膜壁层）是腹前外侧壁的最内层，向上移行于膈下腹膜，向下延续于盆腔的腹膜。在脐以下，腹前外侧壁的腹膜形成 5 条纵行的皱襞，将腹股沟以上的腹前壁内面分为 3 对凹陷：位于正中线，由脐连到膀胱尖者是脐正中襞，内含脐正中韧带，是胚胎期脐尿管的遗迹；脐正中襞稍外侧者是脐内侧襞，内含脐动脉索，是胚胎期脐动脉闭锁后的遗迹；最外侧者是脐外侧襞，也称腹壁下动脉襞，内含腹壁下动脉和静脉。在腹股沟韧带上方，脐外侧襞的内侧和外侧，分别是腹股沟内侧窝和腹股沟外侧窝，是腹前壁的薄弱区，腹腔内容物由此突出，可分别形成腹股沟直疝和腹股沟斜疝。腹股沟外侧窝的尖端指向腹股沟深环；腹股沟内侧窝的位置相当于腹股沟三角。

七、腹 股 沟 管

腹股沟管为男性精索或女性子宫圆韧带所通过的一条肌和腱之间的裂隙，位于腹前外侧壁的下部，在腹股沟韧带内侧半的上方，由外上斜贯向内下，长约 4.5cm。管的内口称腹股沟管深（腹）环，在腹股韧带中点上方约 1.5cm 处，为腹横筋膜向外的突口，其内侧有腹壁下动脉。腹股沟管的外口即腹股沟管浅（皮下）环。腹股沟管有四个壁，前壁是腹外斜肌腱膜和腹内斜肌；后壁是腹横筋膜和腹股沟镰；上壁为腹内斜肌和腹横肌的弓状下缘；下壁为腹股沟韧带。

八、腹股沟（海氏）三角

腹股沟（海氏）三角位于腹前壁下部，是由腹直肌外侧缘、腹股沟韧带和腹壁下动脉围成的三角区。脏腑推拿托振法常作用于此处，以治疗中气不固诸症。

九、膈

膈是由颈部的肌节迁移至胸腹腔之间而形成的向上膨隆呈穹窿形的扁薄阔肌，膈的肌纤维起自胸廓下口的周缘和腰椎前面，可分为三部：胸骨部起自剑突后面；肋部起自下 6 对肋骨和肋软骨；腰部以左、右两个膈脚起自上 2～3 个腰椎。各部肌纤维向中央移行于中心腱。

膈为主要的呼吸肌，收缩时，膈穹窿下降，胸腔容积扩大，以助吸气；松弛时，膈穹窿上升恢复原位，胸腔容积减小，以助呼气。膈与腹肌同时收缩，则能增加腹压，协助排便、呕吐、咳嗽、喷嚏及分娩等活动。应用脏腑推拿的层按法操作时，要配合腹部的起伏，即膈肌的张弛变化。施迎法于巨阙穴时，有防治胃气上逆引起膈肌痉挛等作用。

第二节　腹　　膜

腹膜为覆盖于腹、盆腔壁内和腹、盆腔脏器表面的一层薄而光滑的浆膜，由间皮和少量结缔组织构成，呈半透明状。

腹膜是全身最大和配布最复杂的浆膜，衬于腹、盆腔壁内的腹膜称壁腹膜或腹膜壁层，由壁腹膜返折并覆盖于腹、盆腔脏器表面的腹膜称脏腹膜或腹膜脏层。壁腹膜和脏腹膜互相延续、移行，共同围成不规则的潜在性腔隙，称腹膜腔，腔内仅有少量浆液。男性腹膜腔为一封闭的腔隙；女性腹膜腔则借输卵管腹腔口，经输卵管、子宫、阴道与外界相通。壁腹膜较厚，与腹、盆内壁之间有一层疏松结缔组织，称腹膜外组织。腹后壁和腹前壁下部的腹膜外组织中含有较多脂肪，临床上也称腹膜外脂肪。脏腹膜紧贴脏器表面，从组织结构和功能方面都可视为脏器的一部分，如胃和肠壁的脏腹膜即为该器官的外膜。

腹膜具有分泌、吸收、保护、支持、修复和刺激反应等功能。①分泌功能：在正常情况下，腹膜分泌少许浆液（维持在100～200ml），以保持腹膜游离面覆盖的一层间皮光滑湿润，以减少脏器间的摩擦。如在病理状态下分泌过多的液体，则可出现腹水。②支持和固定脏器：根据腹膜与腹、盆腔脏器的关系，腹膜对各脏器具有不同的支持和固定作用，对于可动的脏器，腹膜形成的固定装置可限制其在一定的范围内活动。③吸收功能：各部腹膜均有吸收功能，一般认为上腹部腹膜吸收能力较强，这与膈下腹膜面积较大，以及呼吸运动的影响有关。据研究表明，膈下腹膜的间皮细胞之间的腹膜小孔和淋巴管内皮细胞之间的内皮小孔能极大促进吸收。因此，腹、盆腔手术后，通常是让患者采取半卧位，使腹膜渗出液流入盆腔，以减缓有害物质的吸收。④黏着再生功能：腹膜表面的间皮细胞分化程度低，具有转变为成纤维细胞、组织细胞和巨噬细胞的能力，因而腹膜的黏着再生能力强，对胃、肠损伤后有很强的快速修复能力，胃、肠手术中强调浆膜面对浆膜面缝合，就是使吻合口容易生长愈合。腹腔内某些实质性器官（如肝和脾等）的创面，也可从大网膜取材覆盖以利于修复。由于该膜有此特性，在腹腔探查或手术中，要操作仔细，完善止血，尽量保护腹膜，减少对腹膜的损伤和刺激，以免引起术后粘连，甚至导致粘连性肠梗阻等。⑤防御抵抗功能：由于腹膜表面的间皮细胞能分化为巨噬细胞等，故腹膜具有消灭细菌的能力。⑥刺激反应功能：壁腹膜的感觉神经分布主要来自下 5 对肋间神经和肋下神经，对机械、温热、化学物质等刺激引起的痛觉十分敏锐，故受炎性刺激时可出现反射性的腹肌紧张或强直性收缩，局部还可出现压痛和反跳痛体征。脏腹膜的感觉主要由内脏传入纤维分布，对机械、温热等刺激不敏感，但对牵拉、膨胀、压迫等刺激比较敏感。因此，腹腔手术时应尽可能避免过度牵拉内脏，以免引起患者的不适或恶心、呕吐等。脏腑推拿时，一些较深而有力均匀的手法，如摩揉、拨按等，其持久高频的刺激可增加促进腹膜的功能，也是部分脏腑推拿机制研究的着眼点。

腹膜腔和腹腔在解剖学上是两个不同而又相关的概念。腹腔是指膈以下、盆膈以上，腹前壁和腹后壁之间的腔，而腹膜腔则指脏腹膜和壁腹膜之间的潜在性腔隙，腔内仅含少量浆液。实际上，腹膜腔是套在腹腔内，腹、盆腔脏器均位于腹腔之内、腹膜腔之外（图 17-3）。

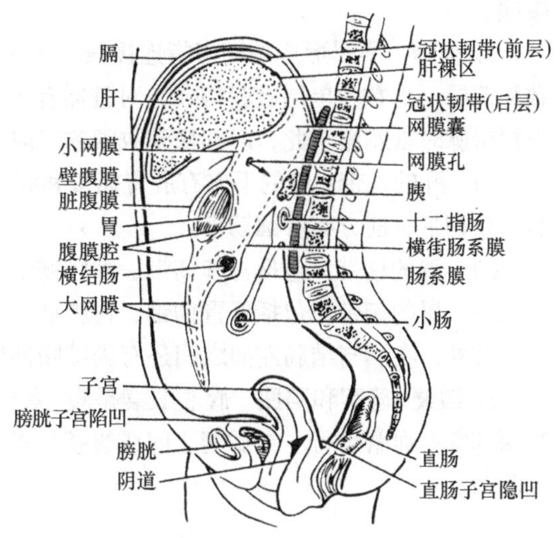

图 17-3 腹腔正中矢状面示意图（女性）

一、腹膜器官的划分

根据脏器被腹膜覆盖的范围大小，可将腹、盆腔脏器分为三类，即腹膜内位、间位和外位器官。

1. 腹膜内位器官 表面几乎都被腹膜所覆盖的器官为腹膜内位器官，有胃、十二指肠上部、空肠、回肠、盲肠、阑尾、横结肠、乙状结肠、脾、卵巢和输卵管。

2. 腹膜间位器官 表面大部分被腹膜覆盖的器官为腹膜间位器官，有肝、胆囊、升结肠、降结肠、子宫、膀胱和直肠上段。

3. 腹膜外位器官 仅一面被腹膜覆盖的器官为腹膜外位器官，有肾、肾上腺、输尿管，十二指肠降部、下部和升部，直肠中、下段及胰。这些器官大多位于腹膜后间隙，临床上又称腹膜后位器官。

二、腹膜形成的结构

壁腹膜与脏腹膜之间，或脏腹膜之间互相返折移行，形成许多结构，这些结构不仅对器官起着连接和固定的作用，也是血管、神经等进入脏器的途径。

1. 网膜 是与胃小弯和胃大弯相连的双层腹膜皱襞，其间有血管、神经、淋巴管和结缔组织等。

（1）小网膜是由肝门向下移行于胃小弯和十二指肠上部的双层腹膜结构。从肝门连于胃小弯的部分称肝胃韧带，其内含有胃左、右血管，胃上淋巴结及至胃的神经等。

（2）大网膜形似围裙覆盖于空、回肠和横结肠的前方，其左缘与胃脾韧带相连续。

（3）网膜囊和网膜孔：网膜囊是小网膜和胃后壁与腹后壁的腹膜之间的一个扁窄间隙，又称小腹膜腔，为腹膜腔的一部分。网膜囊的前壁为小网膜、胃后壁的腹膜和胃结肠韧带；后壁为横结肠及其系膜，以及覆盖在胰、左肾、左肾上腺等处的腹膜；上壁为肝尾叶和膈下方的腹膜；下壁为大网膜前、后层的附着处。网膜囊的左侧为脾、胃脾韧带和脾肾韧带；右侧脊网膜孔通腹膜腔的其余部分。网膜孔的高度在 T_{12}～L_2 椎体的前方，成人可容 1～2 指通过。其上界为肝尾叶，下界为十二指肠上部，前界为肝十二指肠韧带，后界为覆盖在下腔静脉表面的腹膜。

2. 韧带 腹膜形成的韧带指连接腹、盆壁与脏器之间或连接相邻脏器之间的腹膜结构，多数为双层，少数为单层腹膜构成，对脏器有固定作用。有的韧带内含有血管和神经等。拨按、捏提带脉时常刺激于此，起到松弛收紧的双向调节作用。

（1）肝的韧带：肝的下方有肝胃韧带和肝十二指肠韧带；上方有镰状韧带、冠状韧带，左、右三角韧带；前方有肝圆韧带。

（2）脾的韧带：包括胃脾韧带、脾肾韧带、膈脾韧带。

（3）胃的韧带：包括肝胃韧带、胃脾韧带、胃结肠韧带和胃膈韧带。

此外，在膈与结肠左曲之间还有膈结肠韧带，固定结肠左曲并从下方承托脾。

3. 皱襞、隐窝和陷凹 腹膜皱襞是腹、盆壁与脏器之间或脏器与脏器之间腹膜形成的隆起，其深部常有血管走行。在皱襞之间或皱襞与腹、盆壁之间形成的腹膜凹陷称隐窝，较大的隐窝称陷凹。

三、腹膜腔的全貌

腹膜腔借横结肠及其系膜分为结肠上区和结肠下区。

1. 结肠上区 为膈与横结肠及其系膜之间的区域，又称膈下间隙，内有肝、胆囊、脾、胃和十二指肠上部等器官。结肠上区以肝为界分为肝上间隙和肝下间隙。

2. 结肠下区 为横结肠及其系膜与盆底上面之间的区域，内有空肠、回肠、盲肠、阑尾、结肠及盆腔诸器官。结肠下区常以肠系膜根和升、降结肠为标志分为 4 个间隙。

第三节 脏 器

一、胃

胃（stomach）是消化管各部中最膨大的部分，上连食管，下续十二指肠。成人胃的容量约为 1500ml。胃除有受纳食物和分泌胃液的作用外，还有内分泌功能。

1. 胃的形态和分部 胃的形态可受体位、体形、年龄、性别和胃的充盈状态等多种因素的影响。胃在完全空虚时略呈管状，高度充盈时可呈球囊形。

胃分前、后壁，大、小弯，入、出口。胃前壁朝向前上方，后壁朝向后下方。胃小弯凹向右上方，其最低点弯度明显折转处，称角切迹。胃大弯大部分凸向左下方。胃的近端与食管连接处是胃的入口为贲门，脏腑推拿的迎法在运用时，施术部位即为此处，以拇指桡侧偏锋抵胃上口压以截聚气血，防止气机上逆。胃的远端接续十二指肠处，是胃的出口为幽门，捺法常用于此处，针对幽门括约肌施术，可助胃中食糜下入小肠，即助运化之功。

通常将胃分为 4 部：贲门附近的部分称贲门部，界域不明显；贲门平面以上，向左上方膨出的部分为胃底，临床有时称为胃穹窿，内含吞咽时进入的空气，约 50ml，胃部 X 线片可见此气泡，放射学中称胃泡；自胃底向下至角切迹处的中间大部分为胃体；胃体下界与幽门之间的部分为幽门部。幽门部的大弯侧有一不甚明显的浅沟称中间沟，将幽门部分为右侧的幽门管和左侧的幽门窦。幽门窦通常位于胃的最低部，幽门管长 2～3cm。胃溃疡和胃癌多发生于胃的幽门窦近胃小弯处。临床上所称的“胃窦”即幽门窦，或是包括幽门窦在内的幽门部。

2. 胃的位置 胃的位置常因体形、体位和充盈程度不同而有较大变化。通常，胃在中等程度充盈时，大部分位于左季肋区，小部分位于腹上区。胃的前壁在右侧与肝左叶相近，在左侧与膈相邻，被左肋弓掩盖。胃前壁的中间部分位于剑突下方，直接与腹前壁相贴，是临床上进行胃触诊的部位。胃后壁与胰、横结肠、左肾和左肾上腺相邻，胃底与膈和脾相邻。当临床所见患者胃下垂而施用托振法时，患者胃底部更偏下，因此施术时应从胃底具体位置或下腹部向上用力，具体应用根据实际情况加以变通。

3. 胃的体表投影 胃的贲门和幽门的位置比较固定，贲门位于 T_{11} 椎体左侧，幽门约在 L_1 椎体右侧。胃大弯的位置较低，其最低点一般在脐平面。胃高度充盈时，大弯下缘可达脐以下，甚至超过髂嵴平面。胃底最高点在左锁骨中线外侧，可达第 6 肋间隙高度。而脏腑推拿常用的中脘穴，其深部是胃的中部，手法刺激可改善胃的受纳腐熟功能，顺应胃气主降的特性。一指禅推法作用腹部的胃经、肾经循行，特别是对左梁门及右石关的刺激，实为对有形脏腑胃囊部位和胃下口的影响，来改善胃的功能。

4. 胃壁的结构 胃壁分为 4 层，由外向内依次为浆膜、肌层、黏膜下层和黏膜。临床上常将胃壁的 4 层一起称全层，将肌层和浆膜两层合称浆肌层。

5. 胃的 X 线解剖 活体 X 线钡餐透视，可将胃分成 3 型，即钩形胃、角形胃、长胃。

二、小 肠

小肠（small intestine）是消化管中最长的一段，成人长 5～7m。上端起自幽门，下端接续盲肠，分十二指肠、空肠和回肠 3 部分。小肠是进行消化和吸收的重要器官，并具有某些内分泌功能。许多常用的摩擦类、挤压类及振动类手法作用于小肠，在施术时对小肠及腹部肌群进行适当刺激，以达到充实腹力、助小肠蠕动的作用。

1. 十二指肠 介于胃与空肠之间，全长约 25cm，大部分位于腹腔上部深处，紧贴腹后壁，是小肠中长度最短、管径最大、位置最深且最为固定的部分。因为它既接受胃液，又接受胰液和胆汁，所以十二指肠的消化功能十分重要。十二指肠整体上呈“C”形，包绕胰头，可分上部、降部、水平部和升部 4 部。

（1）上部长约 5cm，起自胃的幽门，水平行向右后方，至肝门下方、胆囊颈的后下方，急转向下，移行为降部。上部与降部转折处形成的弯曲称十二指肠上曲。十二指肠上部近侧与幽门相连接的一段肠管，长约 2.5cm，由于其肠壁薄，管径大，黏膜面光滑平坦，无环状襞，故临床常称此段为十二指肠球，是十二指肠溃疡及其穿孔的好发部位。

（2）降部长 7～8cm，起自十二指肠上曲，垂直下行于 L_1～L_3 椎体和胰头的右侧，至 L_3 椎体的右侧，弯向左行、移行为水平部，转折处的弯曲为十二指肠下曲。

（3）水平部又称下部，长约 10cm，起自十二指肠下曲，横过下腔静脉和 L_3 椎体的前方，至腹主动脉前方、L_3 椎体左前方，移行于升部。肠系膜上动、静脉紧贴此部前面下行。

（4）升部最短，仅 2～3cm，自水平部末端起始，斜向左上方，至 L_2 椎体左侧转向下，移行为空肠。十二指肠与空肠转折处形成的弯曲为十二指肠空肠曲。

脏腑推拿的捺穴手法，以开阑门、畅中焦为主要步骤，而阑门穴恰恰位于大、小肠交界处，是沟通上下的枢纽，是水谷运化暂停之所，也是改善大小肠功能的关键。

2. 空肠和回肠 上端起自十二指肠空肠曲，下端接续盲肠。空肠和回肠一起被肠系膜悬系于腹后壁，合称系膜小肠，有系膜附着的边缘称系膜缘，其相对缘称游离缘或对系膜缘。

空肠和回肠的形态结构不完全一致，但变化是逐渐发生的，故两者间无明显界限。一般是将空肠和回肠全长的近侧 2/5 称为空肠，远侧 3/5 称为回肠。从位置上看，空肠常位于左腰区和脐区；回肠多位于脐区、右腹股沟区和盆腔内。此外，肠系膜的厚度从上向下逐渐变厚，脂肪含量越来越多。肠系膜内血管的分布也有区别，空肠的动脉弓级数较少（有 1～2 级），直血管较长；而回肠的动脉弓级数较多（可达 4～5 级），直血管较短。从组织结构上看，空肠和回肠都具有消化管典型的 4 层结构。其黏膜除形成环状襞外，内表面还有密集的绒毛，这些结构极大地增加了肠黏膜的表面积，有利于营养物质的消化和吸收。在脏腑推拿手法中，如旋揉法即主要针对脐周小肠及胃部。虚掌环扣，将压力持续有力地传递至小肠，环转施力，兴奋肠蠕动，促进胃肠动力，进而助消化与吸收。

三、大　肠

大肠（large intestine）是消化管的下段，全长 1.5m，全程围绕于空肠和回肠的周围，可分为盲肠、阑尾、结肠、直肠和肛管 5 部分。大肠的主要功能为吸收水分、维生素和无机盐，并将食物残渣形成粪便，排出体外。

1. 盲肠　是大肠的起始部，长 6～8cm，其下端为盲端，上续升结肠，左侧与回肠相连接。盲肠一般位于右髂窝内，大部分被腹膜包被，因无系膜，位置较固定。少数人的盲肠与回肠末端具有共同的系膜，使盲肠具有较大的活动范围，称移动性盲肠。个别人的盲肠可高至髂嵴以上，甚至达肝下，也可低至骨盆腔内。

2. 阑尾　是附属于盲肠的一段肠管，形似蚯蚓，又称蚓突。其长度因人而异，一般长 6～8cm，短者仅为一痕迹，长者可达 30cm。

阑尾的位置，一般常与盲肠一起位于右髂窝内，但变化甚大，因人而异。由于阑尾根部与盲肠的关系固定，所以阑尾的位置可随盲肠的位置而变动，既可高达肝下，也可低达骨盆腔内，甚或越过中线至左侧。

阑尾根部的体表投影点，通常在右髂前上棘与脐连线的中、外 1/3 交点处，该点称 McBurney 点，有时也以 Lanz 点表示，即左、右髂前上棘连线的右、中 1/3 交点处。

3. 结肠　是介于盲肠与直肠之间的一段大肠，整体呈“M”形，包绕于空肠和回肠周围。结肠分为升结肠、横结肠、降结肠和乙状结肠 4 部分。结肠的直径自起端 6cm，逐渐递减为乙状结肠末端的 2.5cm，这是结肠腔最狭窄的部位。在通腑法的运用中，应注意自脐周起始，循结肠走行方向进行按揉，同时缓慢移动至乙状结肠末端，通过对结肠袋的挤压推送达到通腑导滞的作用。

（1）升结肠长约 15cm，在右髂窝处，起自盲肠上端，沿腰方肌和右肾前面上升至肝右叶下方，转折向左前下方移行于横结肠，转折处的弯曲称结肠右曲（或称肝曲）。升结肠外侧为右结肠旁沟，内侧为右肠系膜赛和回肠袢。

升结肠一般为腹膜间位器官，后面借疏松结缔组织与腹后壁相贴，其间可有股外侧皮神经、腰动脉、髂腹下神经及髂腹股沟神经经过。其余三面被腹膜覆盖，位置比较固定。

（2）横结肠长约 50cm，起自结肠右曲，先行向左前下方，后略转向左后上方，形成一略向下垂的弓形弯曲。至左季肋区，在脾的脏面下分处，折转成结肠左曲（或称脾曲），向下续于降结肠，横结肠为腹膜内位器官，是活动度最大的结肠段。横结肠上方有肝和胃，下方与空肠和回肠相邻，因此其位置除因体位而变化，还常受进食后胃、肠充盈程度的影响。

（3）降结肠长约20cm，起自结肠左曲，沿左肾外侧缘和腰方肌前面下降，至左髂嵴处续于乙状结肠。降结肠也属腹膜间位器官，前面与两侧有腹膜覆盖，后面借疏松结缔组织与腹后壁相贴，其间有左肋下血管和神经、髂腹下及髂腹股沟神经、第4腰动脉、股外侧皮神经、股神经及生殖股神经等。降结肠也无系膜，借结缔组织贴附于腹后壁，活动性很小。

（4）乙状结肠长约45cm，在左髂嵴处起自降结肠，沿左髂窝转入盆腔内，全长呈“乙”字形弯曲，至L_3平面续于直肠。乙状结肠由乙状结肠系膜连于盆腔左后壁，活动度较大。

在腹部施旋揉法或迭揉法时，可顺时针或逆时针作用于全腹，对有形脏腑的刺激就是以升结肠—横结肠—降结肠的顺序来促进或抑制大肠蠕动，来治疗相关疾病，如泄泻、便秘等。

四、肝

肝（liver）是人体内最大的腺体，也是体内最大的消化腺。肝的血液供应十分丰富，故活体肝呈棕红色。肝的质地柔软而脆弱，易受外力冲击而破裂，从而引起腹腔内大出血。

肝的功能极为复杂，它是机体新陈代谢最活跃的器官，不仅参与蛋白质、脂类、糖类和维生素等物质的合成、转化与分解，而且还参与激素、药物等物质的转化和解毒。肝的主要功能是分泌胆汁，以促进脂肪的消化和吸收。此外，肝还具有吞噬、防御及在胚胎时期造血等重要功能。

1. 肝的形态 肝呈不规则的楔形，可分为上、下两面及前、后、左、右4缘。肝上面膨隆，与膈相接触，故又称膈面。肝膈面上有矢状位的镰状韧带附着，借此将肝分为左、右两叶。肝左叶小而薄，肝右叶大而厚。膈面后部没有腹膜被覆的部分称裸区，裸区的左侧部分有一较宽的沟为腔静脉沟，内有下腔静脉通过。肝下面凹凸不平，邻接一些腹腔器官，又称脏面。

在肝的脏面，借“H”形的沟、裂和窝将肝分为4个叶：左叶位于肝圆韧带裂与静脉韧带裂的左侧，即左纵沟的左侧；右叶位于胆囊窝与腔静脉沟的右侧，即右纵沟的右侧；方叶位于肝门之前，肝圆韧带裂与胆囊窝之间；尾状叶位于肝门之后，静脉韧带裂与腔静脉沟之间。脏面的肝左叶与膈面的一致。脏面的肝右叶、方叶和尾状叶一起，相当于膈面的肝右叶。

肝的前缘是肝的脏面与膈面之间的分界线，薄而锐利。在胆囊窝处，肝前缘上有一胆囊切迹，胆囊底常在此处露出肝前缘；在肝圆韧带通过处，肝前缘上有一肝圆韧带切迹，或称脐切迹。肝后缘钝圆，朝向脊柱。肝的右缘是肝右叶的右下缘，也为钝圆形。肝的左缘即肝左叶的左缘，薄而锐利。

肝的表面，除膈面后份与膈附着的部分（即肝裸区）及脏面各沟处以外，均覆有浆膜。

2. 肝的位置和毗邻 肝大部分位于右季肋区和腹上区，小部分位于左季肋区。肝的前面大部分被肋所掩盖，仅在腹上区的左、右肋弓之间，有一小部分露出于剑突之下，直接与腹前壁相接触。当腹上区和右季肋区遭到暴力冲击或肋骨骨折时，肝可能被损伤而破裂。

3. 肝的体表投影 可用三点作标志，第1点为右锁骨中线与第5肋相交处；第2点位于右腋中线与第10肋下1.5cm的相交处；第3点为左第6肋软骨距前正中线左侧5cm处。第1点与第3点的连线为肝的上界。第1点与第2点的连线为肝的右缘。第2点与第3点的连线相当于肝下缘，该线的右份相当于右肋弓下缘，中份相当于右第9肋与左第8肋前端的连线，此线为临床触诊肝下缘的部位，在剑突下2～3cm。

4. 肝的分叶与分段结构 肝按外形可分为左叶、右叶、方叶和尾状叶。肝内有3个叶间裂、2个段间裂。叶间裂有正中裂、左叶间裂和右叶间裂。段间裂有左外叶段间裂和右后叶段间裂。

临床上可根据叶、段的区分对肝病进行较为精确的定位诊断，因此了解肝的分叶和分段具有重要的临床意义。

在脏腑推拿中，很难直接对有形之肝起到影响，而是在中医理论的三焦、经络等基础上，通过手法干预特定部位穴位，影响肝的功能。这里指功能而言，起到对无形脏腑的作用。

五、肝外胆道系统

肝外胆道系统（extrahepatic biliary duct system）是指走出肝门之外的胆道系统而言，包括胆囊和输胆管道（肝左管、肝右管、肝总管和胆总管）。这些管道与肝内胆道一起，将肝分泌的胆汁输送到十二指肠腔。

1. 胆囊 为贮存和浓缩胆汁的囊状器官，呈长梨形，长 8～12cm，宽 3～5cm，容量为 40～60ml。胆囊位于肝下面的胆囊窝内，其上面借结缔组织与肝相连，易于分离；下面覆以浆膜，并与结肠右曲和十二指肠上曲相邻。胆囊的位置有的较深，甚至埋在肝实质内，有的胆囊各面均覆以浆膜，并借系膜连于胆囊窝，可以活动。

胆囊分底、体、颈、管 4 部分，胆囊底是胆囊突向前下方的盲端，常在肝前缘的胆囊切迹处露出。当充满胆汁时，胆囊底可贴近腹前壁。胆囊底的体表投影位置在右锁骨中线与右肋弓交点附近。胆囊发炎时，该处可有压痛。

2. 肝管与肝总管 肝左、右管分别由左、右半肝内的毛细胆管逐渐汇合而成，走出肝门之后即合成肝总管。肝总管长约 3cm，下行于肝十二指肠韧带内，并在韧带内与胆囊管以锐角结合成胆总管。

3. 胆总管 长 4～8cm，直径为 0.6～0.8cm，由肝总管和胆囊管汇合而成。肝胰壶腹括约肌平时保持收缩状态，由肝分泌的胆汁，经肝左、右管、肝总管、胆囊管进入胆囊内贮存。进食后，尤其进高脂肪食物，在神经体液因素调节下，胆囊收缩，肝胰壶腹括约肌舒张，使胆汁自胆囊经胆囊管、胆总管、肝胰壶腹、十二指肠大乳头，排入十二指肠腔内。

六、胰

胰（pancreas）是人体第二大的消化腺，由外分泌部和内分泌部组成。胰的外分泌部（腺细胞）能分泌胰液，内含多种消化酶（如蛋白酶、脂肪酶及淀粉酶等），有分解消化蛋白质、脂肪和糖类等作用；其内分泌部即胰岛，散在于胰实质内，胰尾部较多，主要分泌胰岛素，调节血糖浓度。

1. 胰的位置与毗邻 胰是位于腹后壁的一个狭长腺体，质地柔软，呈灰红色，长 17～20cm、宽 3～5cm，厚 1.5～2.5cm，重 82～117g。胰横置于腹上区和左季肋区，平对 L_1～L_2 椎体。胰的前面隔网膜囊与胃相邻，后方有下腔静脉、胆总管、肝门静脉和腹主动脉等重要结构。其右端被十二指肠环抱，左端抵达脾门。

2. 胰的分部 胰可分头、颈、体、尾 4 部分，各部之间无明显界限。头、颈部在腹中线右侧，体、尾部在腹中线左侧。

七、脾

脾（spleen）是人体最大的淋巴器官，颜色暗红，质地柔软，外有纤维性结缔组织被膜包裹。

1. 形态与毗邻 脾的外形不规则，大致可呈三角形、长圆形或圆形，有的甚至分叶，称分叶脾。脾可分为膈、脏两面、前、后两端和上、下两缘。膈面平滑、凸隆。脏面凹陷，有脾血管、淋巴管和神经等出入为脾门，出入脾门的结构总称脾蒂。脾门的前上方为胃面，与胃底相接；后下方有肾面，与左肾和左肾上腺接触；肾面的下部常与结肠左曲相贴为结肠面；结肠面与脾门之间为胰面，与胰尾相邻。前端较宽阔，向腹外侧；后端较钝圆，向背内侧，与 T_{12} 同高。上缘较锐，向前上方，一般有 1～3 个切迹，脾大时可作为脾触诊的标志。下缘较钝，向后下方，为肾面与膈面的分界。

2. 位置与体表投影 脾位于左季肋区的肋弓深处。其体表投影是脾后上端（极）平左侧第 9 肋的上缘，距后正中线 4～5cm；脾前下端（极）平左侧第 11 肋，达腋中线，其长轴与左第 10 肋平行。脾与膈相贴，故脾的位置可随呼吸和体位的不同而有变化。

3. 脾段结构 脾由 2～5 个独立的脾段所构成，其中以 4 段最常见，即上极段、上中段、下中段和下极段。每个脾段由脾动脉进入脾门的一条分支所供应，并各有一条静脉引流该脾段的血液，相邻的脾段由段间静脉相连。因此，如果一个脾段充血，过多的血液可经段间静脉流至相邻的脾段。在正常情况下，流入脾内的血液不多时，脾段可以作为一个独立的单位看待。

八、肾

1. 肾的形态 肾（kidney）是实质性器官，左、右各一，形似蚕豆，位于腹后壁。因受肝的影响，右肾较左肾低 1～2cm。肾分内、外两缘、前、后两面及上、下两端。内侧缘中部的凹陷为肾门，为肾的血管、神经、淋巴管及肾盂出入之门户。

2. 肾的位置与毗邻

（1）肾的位置：肾位于脊柱两侧，腹膜后间隙内，属腹膜外位器官。左肾在 T_{11} 椎体下缘至 L_2～L_3 椎间盘之间；右肾则在 T_{12} 椎体上缘至 L_3 椎体上缘之间。两肾上端相距较近，距正中线平均为 3.8cm；下端相距较远，距正中线平均为 7.2cm。左右两侧的第 12 肋分别斜过左肾后面中部和右肾后面上部。肾门约在 L_1 椎体平面，相当于第 9 肋软骨前端附近，在正中线外侧约为 5cm。在腰背部，肾门的体表投影点在竖脊肌外缘与第 12 肋的夹角处即脊肋角为肾区。

（2）肾的毗邻：肾上腺位于两肾的上方，两者虽共为肾筋膜包绕，但其间被疏松的结缔组织分隔。故肾上腺位于肾纤维膜之外，肾下垂时，肾上腺可不随肾下降。左肾前上部与胃底后面相邻，中部与胰尾和脾血管相接触，下部邻接空肠和结肠左曲。右肾前上部与肝相邻，下部与结肠右曲相接触，内侧缘邻接十二指肠降部。两肾后面的上 1/3 与膈相邻，下部自内向外与腰大肌、腰方肌及腹横肌相毗邻。

3. 肾的体表投影 于后正中线两侧 2.5cm 和 7.5～8.5cm 处各作两条垂线，并通过 T_{11} 和 L_3 棘突各作一水平线，围成左、右两个四边形，两肾基本位于该区域内。

脏腑推拿很难触及肾，故推拿对肾的影响，也是指功能而言，从而发挥肾的作用。

4. 肾的被膜 肾皮质表面由平滑肌纤维和结缔组织构成的肌织膜包被，它与肾实质紧密粘连，不可分离，进入肾窦，被覆于肾乳头以外的窦壁上。除肌织膜外，通常将肾的被膜分为三层，即由内向外依次为纤维囊、脂肪囊和肾筋膜。

5. 肾的结构 观察肾的冠状切面，肾实质可分位于表层的肾皮质和深层的肾髓质。肾皮质厚约 1～1.5cm，新鲜标本为红褐色，富含血管并可见许多红色点状细小颗粒，由肾小体与肾小管组成；肾髓质色淡红，约占肾实质厚度的 2/3。

6. 肾段血管与肾段 肾动脉的第一级分支在肾门处通常有两支，即前支和后支。前支较粗，再分出 4 个二级分支与后支一起进入肾实质内。肾动脉的 5 个二级分支在肾内呈节段性分布，称肾段动脉。每支肾段动脉分布到一定区域的肾实质，称肾段。每个肾分 5 个肾段，即上段、上前段、下前段、下段和后段。

7. 肾上腺 为成对的内分泌器官，位于腹膜后隙，脊柱两侧，平 T_{11} 高度，紧贴在肾的上端。

左、右肾上腺的毗邻不同：左肾上腺前面的上部以网膜囊与胃后壁相邻；下部与胰尾、脾血管相邻；内侧缘紧靠腹主动脉。右肾上腺的前面为肝右叶；前面的上部与肝裸区相邻，内侧缘紧邻下腔静脉，左、右肾上腺的后面均为膈，两肾上腺内侧缘之间有腹腔神经节和腹腔丛等。

九、输 尿 管

输尿管（ureter）是成对的，位于腹膜外位的肌性管道，约平 L_2 上缘，起自肾盂末端，终于膀胱，长 20～30cm，管径为 0.5～1cm，窄处口径只有 0.2～0.3cm。全长分为 3 部分。

十、膀 胱

膀胱（bladder）是储存尿液的肌性囊状器官，其形状、大小、位置和壁的厚度随尿液充盈程度而异。一般正常成年人的膀胱容量为 350～500ml，超过 500ml 时，因膀胱壁张力过大而产生疼痛。膀胱的最大容量为 800ml，新生儿膀胱容量约为成人的 1/10，女性的容量小于男性，老年人因膀胱肌张力低而容量增大。

1. 膀胱的形态 空虚的膀胱呈三棱锥形，分尖、体、底和颈四部。膀胱尖朝向前上方，由此沿腹前壁至脐之间有一皱襞为脐正中韧带。膀胱的后面朝向后下方，呈三角形，为膀胱底。膀胱尖与底之间为膀胱体。膀胱的最下部称膀胱颈，与前列腺底（男性）或与盆膈（女性）相接。

2. 膀胱的位置与毗邻 膀胱前方为耻骨联合，两者之间称膀胱前隙，此间隙内有耻骨前列腺韧带及丰富的结缔组织和静脉丛。后方与男性的精囊、输精管壶腹和直肠及女性的子宫和阴道相毗邻。两侧输精管壶腹间区称输精管壶腹三角，借结缔组织连接直肠壶腹为直肠膀胱筋膜。空虚时膀胱全部位于盆腔内，充盈时膀胱腹膜返折线可上移至耻骨联合上方。此时，可在耻骨联合上方行穿刺术，不会伤及腹膜和污染腹膜腔。新生儿膀胱的位置高于成年人，尿道内口在耻骨联合上缘水平。老年人的膀胱位置较低。耻骨前列腺韧带和耻骨膀胱韧带，以及脐正中襞与脐外侧襞等结构将膀胱固定于盆腔。这些结构的发育不良是膀胱脱垂与女性尿失禁的重要原因。

3. 膀胱的内面结构 膀胱内面被覆黏膜，当膀胱壁收缩时，黏膜聚集成皱襞称膀胱襞。而在膀胱底内面，有一个由 2 个输尿管口和尿道内口形成的三角区，此处膀胱黏膜与肌层紧密连接，缺少黏膜下层组织，无论膀胱扩张或收缩，始终保持平滑，称膀胱三角。2 个输尿管口之间的皱襞为输尿管间襞，膀胱镜下所见为一苍白带，是临床寻找输尿管口的标志。膀胱三角的尿道内口后方，受前列腺中叶推挤形成纵嵴状隆起为膀胱垂。

第四节 腹部的血管、淋巴及神经

一、腹腔内的血管

（一）动脉

腹主动脉（aorta abdominalis）是人体的大动脉，延续于左心室的主动脉、胸主动脉，自膈的主动脉裂孔沿脊柱前方下降，至 T_4 椎体下缘分为左、右髂总动脉。腹主动脉位于腹膜外，右侧有下腔静脉伴行，前方有肝右叶、胰、十二指肠水平部和小肠系膜根横过。左、右髂总动脉沿两侧腰大肌内侧向外下方斜行，至骶为髂外动脉和髂内动脉。

脏腑推拿的层按法，对按压深度做了明确划分，其主要参照物就是医者手下对腹主动脉搏动强弱的感觉。层按法将腹部的施术深度分为 5 层，由浅入深分别是皮肤、气血、经络、腰肾、骨骸。按压至第 1 层时刚刚触及腹主动脉搏动，此时力量最小，深度相当于刚接触腹部皮下组织；在第 1 层的基础上，再稍微加力按压至第 2 层，手下感觉搏动更为明显，此时应越过皮下组织深达肌层，可感到肌张力明显；第 3 层是在手下搏动感最明显之后，即超过第 2 层后 3/5 的深度时，此时用力稍重，搏动反而随按压减弱，此处深度应触及脏层和淋巴结；第 4 层为重按，搏动更为减弱，仅有微弱搏动，此时腹部组织被挤压向两侧分开；第 5 层按压力量最大，手下搏动感消失，明显到达椎体前动、静脉深度，且腹主动脉被明显挤压。随患者体形胖瘦的不同，其分层会有所差别。指压气冲穴，也是对髂外动脉及腹股沟周围动静脉的闭塞再灌注过程，对促进下肢血液循环有益（图 17-4）。

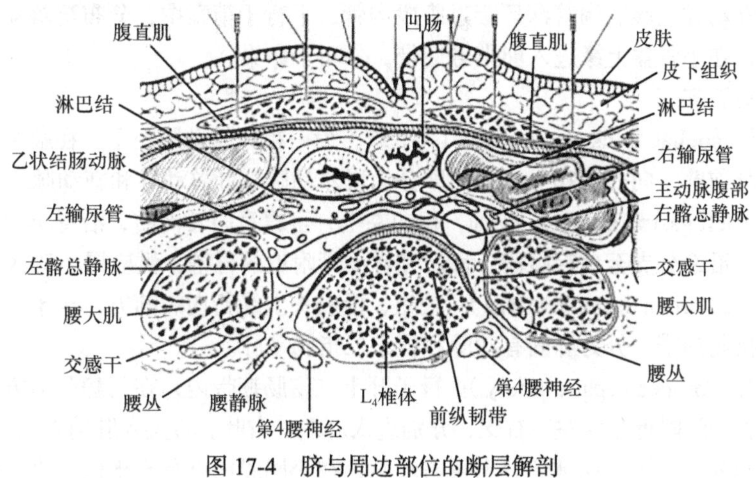

图 17-4 脐与周边部位的断层解剖

腹主动脉的分支可分为脏支和壁支（图 17-5）。

1. 壁支

（1）腰动脉（lumbar artery）：共四对，从腹主动脉后壁的两侧发出，横越腰椎体前面和侧面，与腰静脉伴行，在腰大肌内侧缘处分出背侧支和腹侧支。其中背侧支则分布到背部肌、皮肤及脊柱，腹侧支分布到腹壁，并与腹前外侧壁其他动脉吻合。

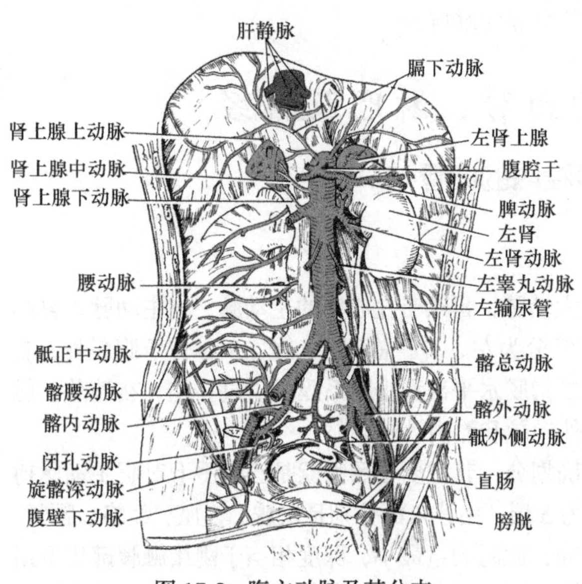

图 17-5　腹主动脉及其分支

（2）膈下动脉（arteriae phrenicae inferior）：左、右各一，直接发自腹主动脉或腹腔干，除有分支至膈下面外，还发出细小的肾上腺上动脉。

（3）骶正中动脉（median sacral artery）：一支，从腹主动脉分叉处后壁发出，沿骶骨前面下降，分支营养盆腔后壁的组织。

2. 脏支　分成对和不成对脏支两种。成对脏支有肾上腺中动脉、肾动脉、睾丸动脉或卵巢动脉；不成对脏支有腹腔干、肠系膜上动脉和肠系膜下动脉。

（1）成对脏支

1）肾上腺中动脉（middle suprarenal artery）：约平 L_1 高度，起自腹主动脉，分布于肾上腺。

2）肾动脉（renal artery）：左右各一，约平 L_1～L_2 椎间盘高度，起自腹主动脉，横行向外，到肾门附近分为前、后两干，经肾门入肾，在肾内再分为肾段动脉，营养各肾段。左侧肾动脉起始部常高于右肾动脉。肾动脉在入肾门之前发出肾上腺下动脉至肾上腺，在腺内与肾上腺上、中动脉吻合。

3）睾丸动脉（testicular artery）、卵巢动脉（ovarian artery）：一对细长的动脉，在肾动脉起点平面稍下方，起自腹主动脉的前外侧壁，下行一段距离后与同名静脉伴行，斜向外下方越过输尿管。睾丸动脉经腹股沟管深环穿过腹股沟管，下行于精索中，分布至睾丸；卵巢动脉起点同睾丸动脉，在小骨盆上缘进入卵巢悬韧带，分布于卵巢。

（2）不成对脏支

1）腹腔干（coeliac trunk）：出现于 T_{12} 下缘，为一粗短的动脉短干，在膈主动脉裂孔稍下方起自腹主动脉前壁，向前达胰上缘，随即分为胃左动脉、肝总动脉和脾动脉。

胃左动脉（left gastric artery）：较细，行向左上，至胃贲门转向右，沿胃小弯走行于小网膜两层腹膜之间，沿途分支至食管腹段、贲门和胃小弯附近的胃壁，供应胃小弯区域的营养。

肝总动脉（common hepatic artery）：较粗，沿胰头上缘行向右前方，至十二指肠上部的上缘进入肝十二指肠韧带，分为肝固有动脉和胃十二指肠动脉。

肝固有动脉（proper hepatic artery）：行于肝十二指肠韧带内，在门静脉前方、胆总管左侧上行至肝门，于肝门附近分为左、右支，分别进入肝左、右叶。右支入肝前发出一支胆囊动脉，经胆囊三角至胆囊。肝固有动脉还分出胃右动脉，在小网膜内下行至幽门上缘，沿胃小弯向左与胃左动脉吻合，沿途分支至十二指肠上部和胃小弯附近的胃壁。

胃十二指肠动脉（gastroduodenal artery）：经幽门后方至幽门下缘分为胃网膜右动脉和胰十二指肠上动脉。前者在大网膜两层之间，沿胃大弯向左，沿途分出胃支和网膜支，终末支与胃网膜左动脉吻合；后者分前、后两支，经胰头和十二指肠降部之间的前、后两面下行，至胰头和十二指肠。

脾动脉（splenic artery）：分出后沿胰上缘左行至脾门，沿途分出细小的胰支至胰体和胰尾；发出 1～2 支胃后动脉，在网膜囊后壁腹膜后面，经胃膈韧带上行，分布于胃体后壁上部。在脾门附近，发出 3～5 条胃短动脉，经胃脾韧带至胃底；发出胃网膜左动脉，在大网膜两层之间，沿胃大弯向右，沿途分出胃支和网膜支，终末支与胃网膜右动脉吻合。

2）肠系膜上动脉（superior mesenteric artery）：在腹腔干稍下方，约平 L_1 高度，起自腹主动脉前壁，在脾静脉和胰头的后方下行，跨过胰腺钩突的前方，经胰头与胰体交界处后方、十二指肠水平部前面进入小肠系膜根，斜行向右下，至右髂窝处其末端与回结肠动脉的回肠支吻合。肠系膜上动脉的主干呈向左侧稍凸的弓状，从弓的凸侧依次发出胰十二指肠动脉和十余支空、回肠动脉，从弓的凹侧依次发出中结肠动脉、右结肠动脉和回结肠动脉。

其分支有以下几个。

胰十二指肠下动脉（arteriae pancreaticoduodenalis inferior）：行于胰头和十二指肠之间，分前、后两支与胰十二指肠上动脉的前、后支吻合，营养胰和十二指肠。

空肠动脉（jejunal arteries）和回肠动脉（ileal arteries）：13～18 支，自肠系膜上动脉左侧壁发出，行于小肠系膜内，分支分布于空肠和回肠。各条动脉的分支相互吻合成动脉弓，空肠有 1～2 级动脉弓，回肠可多至 3～5 级动脉弓。

回结肠动脉（ileocolic artery）：为肠系膜上动脉右侧壁发出的最下一条分支，斜向右下，至盲肠附近分数支营养回肠末端、盲肠、阑尾和升结肠。其中阑尾动脉行于阑尾系膜游离缘，在阑尾炎手术时须在此寻找并结扎阑尾动脉。

右结肠动脉（right colic artery）：起始点在回结肠动脉上方，向右行走，分支至升结肠，其升、降支末端与中结肠动脉和回结肠动脉相吻合。

中结肠动脉（middle colic artery）：在胰下缘附近起于肠系膜上动脉，向前、稍偏右侧进入横结肠系膜，分支营养横结肠，末端与左、右结肠动脉相吻合。

3）肠系膜下动脉（inferior mesenteric artery）：约平 L_3 高度，起于腹主动脉前壁，沿腹后壁向左下方走行，分支分布于降结肠、乙状结肠和直肠。

其分支有以下几个。

左结肠动脉（left colic artery）：横行向左，至降结肠附近发出分支营养降结肠，末端与中结肠动脉和乙状结肠动脉相吻合。

乙状结肠动脉（sigmoid arteries）：2～3 支，斜向左下方进入系膜内，各支间相互吻合成动脉弓，分支营养乙状结肠。

直肠上动脉（superior rectal artery）：为肠系膜下动脉的直接延续，在乙状结肠系膜内下行，至 S_3 处分为两支，沿直肠两侧分布于直肠上部，末支与直肠下动脉的分支相吻合。

（二）静脉

1. 下腔静脉（inferior vena cava） 是人体最大的静脉，收集下肢、盆部和腹部的静脉血。下腔静脉由左、右髂总静脉在腰椎水平汇合而成，汇合部位多在 L_5 水平，少数平 L_4，在脊柱右前方，沿腹主动脉的右侧上行，经肝的腔静脉沟、穿膈的腔静脉裂孔，向上开口于右心房。下腔静脉的前面有肝、胰头、十二指肠水平部、右睾丸动脉及小肠系膜根越过。后面为有膈脚、L_1～L_4、有腰交感干和腹主动脉的壁支。右侧与腰大肌、右肾、右肾上腺相邻，左侧为腹主动脉。下腔静脉的属支有髂总静脉、右睾丸静脉、肾静脉、右肾上腺静脉、肝静脉、膈下静脉和腰静脉，其中大部分属支与同名动脉伴行。

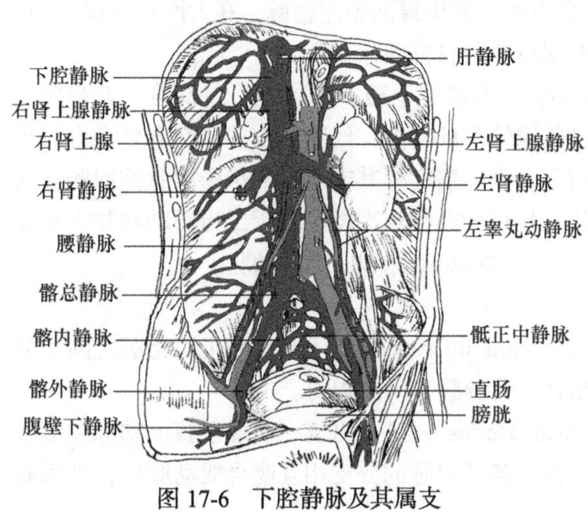

图 17-6　下腔静脉及其属支

下腔静脉的属支分壁支和脏支两类（图 17-6）。

（1）壁支

1）腰静脉（lumbar vein）：共 4 对，与同名动脉伴行，收集腰部组织的静脉血，直接汇入下腔静脉。腰静脉与椎外静脉丛吻合，可间接受纳椎管内和脊髓的部分静脉血。各腰静脉之间有纵行的交通支相连为腰升静脉。腰升静脉下与髂腰静脉、髂总静脉等相通；上与肾静脉、肋下静脉相通，并经膈脚入后纵隔，左侧移行于半奇静脉，右侧移行于奇静脉，最后汇入下腔静脉。腰升静脉是沟通上、下腔静脉系统间侧支循环的途径之一。

2）膈下静脉（inferior phrenic veins）：与同名动脉伴行，收集同名动脉分布区域的静脉血。

（2）脏支

1）睾丸（卵巢）静脉[testicular（ovarian）vein]：多为 2 支，起自蔓状静脉丛，穿腹股沟管至腹膜后，与同名动脉伴行，经腰大肌和输尿管的腹侧上行，右侧 1 支斜行汇入下腔静脉，左侧直角汇入左肾静脉，所以男性左侧精索静脉曲张较为常见。卵巢静脉亦起自蔓状静脉丛，自盆侧壁上行，越过髂外血管后的行程及汇入部位，与睾丸静脉相同。

2）肾静脉（renal vein）：左右各一，自肾门横行向内侧注入下腔静脉。左肾静脉稍长，跨腹主动脉前方，除收集肾的静脉血外，还收集左睾丸（卵巢）静脉和左肾上腺静脉。

3）肾上腺静脉（suprarenal vein）：左右各一，左肾上腺静脉注入左肾静脉，右肾上腺静脉直接注入下腔静脉。

2. 肝门静脉（hepatic portal vein）　为一静脉短干，长 6～8cm，直径为 1.0～1.2cm。由肠系膜上静脉和脾静脉在胰头和胰体交界处的后方汇合而成，相当于 L_2 高度。向上入肝十二指肠韧带内，经胆总管和肝固有动脉之间的后方上行，至肝门处分为左、右支，分别进入肝左、右叶。其作用主要是将小肠吸收的营养物质运送到肝进行代谢并将有毒物质进行降解，是由静脉到静脉的血管。同时，通过肝门静脉，上、下腔静脉相通。当产生病变时，静脉可经门静脉系统回血入心脏。

肝门静脉的主要属支有以下几个。

1）肠系膜上静脉（superior mesenteric vein）：与同名动脉伴行，走行于小肠系膜内，收集十二指肠至结肠左曲之间肠管及部分胃和胰腺的静脉血，并与脾静脉一起构成门静脉。

2）脾静脉（splenic vein）：经胰后方、脾动脉下方向右行，多与肠系膜上静脉以直角汇合成肝门静脉。脾静脉收集脾、胰及部分胃的静脉血，还常接纳肠系膜下静脉。

3）肠系膜下静脉（inferior mesenteric vein）：与同名动脉伴行，收集降结肠、乙状结肠及直肠上部的静脉血，上行至胰头后方注入脾静脉，少数注入肠系膜上静脉或两静脉的夹角处。

4）胃左静脉（left gastric vein）：与同名动脉伴行，收集胃及食管下段的静脉血，注入肝门静脉。

5）胃右静脉（right gastric vein）：与同名动脉伴行，收集同名动脉分布区的静脉血，与胃左静脉吻合。

6）胆囊静脉（cystic vein）：收集胆囊壁的静脉血，可注入肝门静脉或其右支。

7）附脐静脉（paraumbilical vein）：为起自脐周静脉网的数条小静脉，沿肝圆韧带注入肝门静脉。

肝门静脉系与上、下腔静脉系之间有丰富的吻合，在肝门静脉因病变而回流受阻时，通过这些吻合产生的侧支即具有重要的临床意义。其主要的吻合部位有：①通过食管静脉丛使肝门静脉系的胃左静脉属支与上腔静脉系中奇静脉的属支相互吻合；②通过直肠静脉丛使肝门静脉系的肠系膜下静脉属支与下腔静脉系髂外静脉的属支相吻合；③通过脐周静脉网使肝门静脉系的附脐静脉与上、下腔静脉系腹壁上、下静脉相吻合。通过肠系膜上、下静脉等的小属支与腹后壁上、下腔静脉系中的肋间后静脉、腰升静脉、腰静脉等的小属支相吻合。

二、腹部的淋巴系统

（一）腹部淋巴结

腹部淋巴结位于腹后壁和腹腔脏器周围，沿腹腔血管排列，主要包括腰淋巴结、腹腔淋巴结、肠系膜上淋巴结、肠系膜下淋巴结等。

1. 腰淋巴结（lumbar lymph node） 位于腹后壁，排列于腹主动脉和下腔静脉周围，30～50个，除收纳腹后壁淋巴管外，还收纳腹腔成对器官（肾、肾上腺、睾丸、卵巢等）的淋巴管及髂总淋巴结输出管，腰淋巴结的输出管汇合成左、右腰干，注入乳糜池。

2. 腹腔淋巴结（celiac lymph node） 位于腹腔干的周围，收纳腹腔干分布区的淋巴，其输出管参与肠干的组成。

3. 肠系膜上淋巴结（superior mesenteric lymph node） 位于肠系膜上动脉根部周围，收纳其同名动脉分布区的淋巴，其输出管参与肠干的组成。

4. 肠系膜下淋巴结（inferior mesenteric lymph node） 位于肠系膜下动脉根部周围，收纳其同名动脉分布区的淋巴，其输出管参与肠干的组成。

（二）腹部淋巴管道

1. 毛细淋巴管（lymphatic capillary） 腹部的毛细淋巴管同其他部位相似，以膨大的盲端起始，互相吻合成毛细淋巴管网，然后汇入淋巴管。

2. 淋巴管（lymphatic vessel） 由腹部的毛细淋巴管汇合而成，管壁结构与静脉相似。淋巴管内有丰富的瓣膜，具有防止淋巴逆流的功能。腹部淋巴管分为浅淋巴管（superficial lymphatic vessel）和深淋巴管（deep lymphatic vessel）两类。浅淋巴管位于腹部浅筋膜内，与浅静脉伴行。深淋巴管位于腹部深筋膜深面，多与血管、神经伴行。浅、深淋巴管之间存在丰富的交通。

3. 淋巴干（lymphatic trunk） 腹部的淋巴管经过一系列淋巴结群中继后汇合成淋巴干，腹部淋巴干包括2条腰干和1条肠干，共3条。

4. 淋巴导管（lymphatic duct） 左、右腰干和肠干在L_1前方汇合成胸导管，其起始部膨大，称乳糜池（cisterna chyli）。胸导管是全身最大的淋巴导管，长30～40cm，收纳下肢、盆部、腹部、左上肢、左胸部和左头颈部的淋巴，即全身3/4部位的淋巴。胸导管自乳糜池上行于脊柱前方，在主动脉后方穿主动脉裂孔入胸腔，在食管后、脊柱前方继续上行，至L_5附近偏向左，出胸廓上口，向前呈弓形注入左静脉角，注入前还接受左支气管纵隔干、左颈干、左锁骨下干。

（三）腹部淋巴引流

1. 腹壁的淋巴引流 脐平面以上腹前外侧壁的浅、深淋巴管分别注入腋淋巴结和胸骨旁淋巴结；脐平面以下腹壁的浅淋巴管注入腹股沟浅淋巴结，深林巴管注入腹股沟深淋巴结、髂外淋巴结和腰淋巴结。腹后壁的淋巴管注入腰淋巴结。

2. 腹腔的淋巴引流

（1）沿腹腔干及其分支排列的淋巴引流：胃左、右淋巴结，胃网膜左、右淋巴结，幽门上、下淋巴结，肝淋巴结，胰淋巴结和脾淋巴结等沿同名动脉排列，引流相应动脉分布范围的淋巴，其输出淋巴管直接或间接注入位于腹腔干周围的腹腔淋巴结。

（2）沿肠系膜上动脉及其分支排列的淋巴引流：肠系膜淋巴结沿空肠、回肠动脉排列，回结肠淋巴结、右结肠淋巴结和中结肠淋巴结沿同名动脉排列，这些淋巴结引流相应动脉分布范围的淋巴，其输出淋巴管直接或间接注入位于肠系膜上动脉根部周围的肠系膜上淋巴结。

（3）沿肠系膜下动脉及其分支排列的淋巴引流：左结肠淋巴结、乙状结肠淋巴结和直肠上淋巴结等引流相应动脉分布范围的淋巴，其输出淋巴管直接或间接注入肠系膜下动脉根部周围的肠系膜下淋巴结。

由腹腔淋巴结、肠系膜上淋巴结和肠系膜下淋巴结的输出管汇合而成的肠干多为一条，向上注入乳糜池。肠干中的淋巴含有经肠道吸收的脂肪微粒而呈乳糜状。

3. 部分腹腔脏器的淋巴引流 腹腔成对脏器如肾、肾上腺、睾丸（卵巢）等器官的淋巴管直接注入腰淋巴结。腹腔不成对器官如消化管、肝、胆囊、胰、脾等器官的淋巴管分别注入腹腔干、肠系膜上动脉、肠系膜下动脉及其分支附近的诸淋巴结。

（1）胃的淋巴引流：胃的淋巴引流方向有 4 个。①胃底右侧部、贲门部和胃体小弯侧的淋巴管注入胃上淋巴结；②幽门部小弯侧的淋巴管注入幽门上淋巴结；③胃底左侧部、胃体大弯侧左侧部的淋巴管注入胃网膜左淋巴结、胰淋巴结和脾淋巴结；④胃体大弯侧右侧部和幽门部大弯侧的淋巴管注入胃网膜右淋巴结和幽门下淋巴结。上述各淋巴管之间存在丰富的交通。

（2）肝的淋巴引流：肝浅淋巴管位于肝被膜的结缔组织内。肝膈面的浅淋巴管多经镰状韧带和冠状韧带注入膈上淋巴结和肝淋巴结，部分淋巴管注入腹腔淋巴结和胃左淋巴结。冠状韧带内的部分淋巴管注入胸导管。肝面浅淋巴管注入肝淋巴结。深淋巴管位于门管区和肝静脉及其属支的周围，沿静脉出肝，注入肝淋巴结、腹腔淋巴结和膈上淋巴结。肝浅、深淋巴管之间存在丰富的交通。

（3）直肠的淋巴引流：齿状线以上的淋巴管走行有 4 个方向。①沿直肠上血管上行，注入直肠上淋巴结；②沿直肠下血管行向两侧，注入髂内淋巴结；③沿肛血管和阴部内血管进入盆腔，注入髂内淋巴结；④少数淋巴管沿骶外侧血管走行，注入骶淋巴结。齿状线以下的淋巴管注入腹股沟浅淋巴结。

（4）子宫的淋巴引流：子宫的淋巴引流方向较广。子宫底和子宫体上部的淋巴管走行有 2 个方向：①沿卵巢血管上行，注入腰淋巴结；②沿子宫圆韧带穿腹股沟管，注入腹股沟浅淋巴结。子宫体下部和子宫颈的淋巴管走行有 3 个方向：①沿子宫血管行向两侧，注入髂内、外淋巴结；②经子宫主韧带注入沿闭孔血管排列的闭孔淋巴结；③沿骶子宫韧带向后注入骶淋巴结。

（5）脾的淋巴引流：脾是人体最大的淋巴器官，具有储血、造血、清除衰老红细胞和进行免疫应答的功能。但它不是淋巴的滤器，没有淋巴输入管，只在脾门处可见淋巴输出管。脾的淋巴输出管进入脾门处的淋巴结，再沿脾动脉至腹腔淋巴结。因此，当胰尾或胰体部癌行胰腺切除时，应一并切除脾。

三、腹部的神经

腹前外侧壁皮肤的感觉神经是来自下 6 对胸神经的前支和髂腹下神经的前皮支和外侧皮支。

第 7～11 对胸神经（thoracic nerve）的前支均行于相应的肋间隙，即肋间神经（intercostal nerve），穿行于肋间内肌和肋间最内肌之间，出肋间隙进入腹壁后，继续行于腹横肌和腹内斜肌之间，最后在腹直肌外缘进入腹直肌鞘，分布于腹直肌。其发出的肌支分布于肋间肌及腹肌的前外侧群。皮支中的外侧皮支穿肋间外肌，沿前锯肌、背阔肌与腹外斜肌交错线上，穿至浅筋膜，分为后支和前支。后支向后进入背阔肌，分布于该部皮肤；前支向前下侧，分布于腹外侧壁的皮肤。而前皮支则在腹白线外侧浅出，分布于其表面的腹前壁皮肤。皮支除分布于胸腹部皮肤外，还分布于胸、腹膜的壁层。

第 12 对胸神经的前支位于第 12 肋下缘，即肋下神经（subcostal nerve）。沿 12 肋下缘经腰大肌上部，向下外侧行至腹壁，穿腰方肌与肾之间，从腰方肌外侧缘过腹横肌起始部的腱膜，进入腹横肌与腹内斜肌之间。在此分出外侧皮支后，继向下内走，穿入腹直肌鞘，达腹直肌前面。其终末支穿过腹直肌鞘前壁至皮下，分布于脐至耻骨联合之间中间的皮肤，成为前皮支。

胸神经前支在腹壁皮肤的节段性分布最为明显，由上向下按顺序依次排列。T_8 分布于肋弓平面，T_{10} 分布于脐平面，T_{12} 则分布于脐与耻骨联合连线中点平面，第 1 腰神经分布于腹股沟韧带的上方。其他肋间神经在腹前外侧壁的皮肤分布平面，可依此类推。临床常以节段性分布区的感觉障碍来推断损伤平面位置。

髂腹下神经（iliohypogastric nerve）起自第 12 胸神经前支和第 1 腰神经前支。该神经位于肋下神经下方并与其平行，从腰大肌上部外侧缘走出，经肾下部背侧和腰方肌腹侧行向外下，在髂嵴上方穿过腹横肌至腹内斜肌深面，分为前皮支（腹下支）和外侧皮支（髂支）。前皮支行腹横肌与腹内斜肌之间，在髂前上棘内侧穿过腹内斜肌至腹外斜肌深面，继续向内下方行走，于腹股沟浅环上方约 3cm 处穿出腹外斜肌腱膜达皮下，分布于耻骨上方的皮肤。其外侧皮支在髂嵴前、中 1/3 交界处的上侧，穿腹内斜肌及腹外斜肌，下降于浅筋膜层，分布于臀区后外侧皮肤。

髂腹股沟神经（ilioinguinal nerve），较髂腹下神经细小，与髂腹下神经共干，位于该神经的下侧。沿腰方肌前面，肾的后面，经髂嵴内唇后部的内侧，继沿髂肌前面前进，当其行近髂嵴前部时，则穿腹横肌；又于髂前上棘下侧稍前处，穿腹内斜肌，进入腹股沟管。沿精索的外下侧下降，穿出该管皮下环至浅筋膜，分布于大腿上部内侧的皮肤，并发支分布于阴茎根部及阴囊部（或阴唇）的皮肤，称阴囊前神经（在女性为阴唇前神经）。

生殖股神经（genitofemoral nerve），小部分纤维束来自第 1 腰神经，大部分来自第 2 腰神经。穿腰大肌，沿其前面下降。在髂总动脉外侧，输尿管后侧分为 2 支，即股支和生殖支。股支主要为感觉支，沿髂外动脉下降，经腹股沟韧带深面进入血管腔隙，沿股动脉外侧至股部，最后从股血管前壁穿阔筋膜或卵圆窝，分布于大腿内侧和股三角区的皮肤。生殖支为混合神经，在髂外动脉的外侧下降，发肌支配腰大肌，主干下降经腹股沟腹环，绕腹壁下动脉外侧进入腹股沟管。男性与精索伴行（女性与子宫圆韧带伴行）分布于睾丸引带、提睾肌、睾丸鞘膜及阴囊（或大阴唇）的皮肤。

脏腑推拿可通过传导反射途径来调节中枢神经系统的兴奋和抑制过程，在沿神经走行方向按压时，使神经暂时失去传导功能，起到局部镇痛和麻醉作用。腹部手法的刺激作用，可改善局部周围神经装置及传导路径，促使周围神经产生兴奋，以加速其传导反射。脏腑推拿手法刺激作用轻柔、和缓，可使周围神经兴奋，中枢神经系统产生抑制的作用，且产生轻松舒适之感；刺激作用短时间较强烈刺激的重手法，可使周围神经抑制，中枢神经系统产生兴奋，促使精神振奋。但过长时间的重手法可很快进入抑制状态，导致患者易于疲劳。

第五节　体腔的发生

体腔是介于体壁和内脏器官之间的腔隙，包括心包腔、胸膜腔和腹膜腔，其内表面均衬有浆膜。体腔的发生和发育既为胚胎内脏的发生、发育及位置变化等提供了适宜的空间，又对发育中的内脏器官具有保护作用。体腔由早期胚胎的原始体腔发育、演变、分隔而来。

一、原始体腔

人胚第 3 周末，第 1 对体节两侧的侧中胚层内出现一些分散的小裂隙。随着胚胎发育，这些小裂隙从胚盘头端向尾端逐渐增多，并扩大、融合，形成一对管状体腔，左右对称，称体腔管（pleural canal）。

体腔管的出现将侧中胚层分为体壁中胚层和脏壁中胚层，与此同时，胚盘头端生心区的中胚层内也出现许多小裂隙，并逐渐扩大、互相融合，形成围心腔（pericardial coelom）。由于胚盘头褶及侧褶的形成，围心腔由胚盘头端转移到前肠的腹侧，体腔管则移向胚体的背外侧。随后，左、右体腔管的头端与围心腔的背外侧互相连通，形成一个马蹄形的腔隙，称原始体腔，其头端横列部分为围心腔，以后发育成心包腔；两侧纵行部分为体腔管，以后发育成胸膜腔（pleural cavity）。体腔管的尾端向胚体尾端延伸，形成左、右初级腹膜腔，发育成腹膜腔（peritoneal cavity）。至此，胚体原始横隔背侧左、右各有一通道，与体腔管及初级腹膜腔相连，称胸腹膜管内的原始体腔由相互连通的 3 个部分组成，即 1 个围心腔、1 对体腔管和 1 个较大的初级腹膜腔。

二、体腔分隔

1. 心包腔与胸膜腔的分隔　原始体腔形成时，左、右体腔管通人围心腔的通道称胸膜心包管（pleuropericardial canal）。胚胎早期肺芽形成后突人体腔管，并逐渐向外侧和尾侧扩展；体腔管随着肺的生长而扩大为初级胸膜腔（primary pleura coelom）。随着初级胸膜腔的扩大，初级胸膜腔外侧体壁的间充质突向胸膜心包管，形成 2 片半月形隔膜，称胸心包隔膜（pleuropericardial membrane）。到胚胎第 7 周，两侧的胸心包隔膜与食管腹侧的间充质（食管系膜）融合，使心包腔与胸膜腔完全分开。

2. 胸膜腔与腹膜腔的分隔　当胸膜腔与心包腔分隔后，胸膜腔的尾端仍通过胸腹膜管与腹膜腔相通。人胚发育第 4 周末，由于肺芽的迅速生长及扩展，体腔管扩大为胸膜腔，其尾端与腹膜腔交界处，即在原始横隔的背外侧缘，左、右各发生一新月状皱襞，突向胸腹膜管，称胸腹隔膜（pleuroperitoneal membrane）。第 7 周时，胸腹隔膜与食管背系膜、腹系膜和原始横隔的背外侧缘融合，胸腹膜管封闭，胸膜腔与腹膜腔完全分开。

三、膈的发生

胸腹膜管完全封闭后，胸腔脏器和腹腔脏器便由间充质隔膜分隔开，此隔膜即为未来膈的框架。原始横膈形成膈的腹侧中央部；胸腹隔膜形成膈的背外侧部；食管背系膜形成膈的背正中部；两侧及背外侧体壁，形成膈的周缘部。

第六节 系膜的发生

随着胚盘的发育，内胚层形成原始消化管，脏壁中胚层形成双层的原始系膜（primitive mesentery），并从体腔中轴的背侧伸至腹侧，形成双层隔膜，并将体腔分为左右两半。背侧系膜（dorsal mesentery）与背侧体壁相连，位于消化管背侧；腹侧系膜（ventral mesentery）与腹侧体壁相接，位于消化管腹侧。

胚胎时期，消化管发育成单一管道，被腹侧系膜和背侧系膜悬吊于体腔中，随后，腹侧系膜近尾侧的部分被吸收，使左右体腔在腹侧相汇通，合成单个体腔。除消化管以外，心和泌尿生殖器官，也曾有与此类似的系膜发生。

系膜不仅有悬系脏器的作用，还是分布于脏器的神经、血管、淋巴管通连的途径，是脏腑推拿手法的主要作用对象之一。

一、腹侧系膜的变化

原始消化管中间部分发育迅速、转位复杂，致使腹侧系膜融合消失或变成韧带，所以腹侧系膜仅存有肝、胃与十二指肠之间的小部分。即当肝憩室从原始消化管向腹侧突出后，进入原始横膈的间充质中，由于肝的迅速生长，遂将原始横膈尾侧面向腹腔中牵引而成腹侧系膜，肝的全部被包于腹侧系膜的两层之间，实际上腹侧系膜仅存于肝的周围。在肝与胃、十二指肠之间的系膜，则成为小网膜。肝与腹侧体壁间的系膜，成为肝镰状韧带。肝的下方有肝胃韧带和肝十二指肠韧带；上方有镰状韧带、冠状韧带，左、右三角韧带；前方有肝圆韧带。

（一）肝镰状韧带

镰状韧带（hepatic sacral ligament）是一前后位的薄层腹膜褶皱，又称悬韧带，使肝位于中线右侧。其向下延伸至脐水平，向上其返折于膈肌的下面，与右侧穹窿顶上方的壁腹膜相延续。该韧带在肝和脐之间最宽，向上逐渐缩窄。

（二）冠状韧带

冠状韧带（hepatic coronary ligament）是从膈向肝右叶的后面返折的腹膜形成，其两层之间，肝的一较大区域没有被腹膜覆盖，为“裸区”。此处，肝依托网状结构与上方的膈肌相接，下方与肾旁前间隙的最上端相连。冠状韧带上层的两端分别延续于膈下腹膜、右侧肝的上表面腹膜。冠状韧带下层的两端则延续于肝下面的腹膜和腹后壁右肾上腺及右肾上腺的腹膜，与右肾上腺的延续部分，也叫肝肾韧带。

（三）三角韧带

三角韧带（hepatic triangle ligament）是一双层腹膜结构，在内侧，其前层与镰状韧带的左层融合，后层与小网膜的左层融合。左、右三角韧带是冠状韧带两端连到膈肌的部位。左三角韧带在肝左叶上端，食管腹侧，小网膜的上端和胃底的前方，与膈肌的连接点在左锁骨中线正下方；右三角韧带由相邻的冠状韧带右外侧缘形成，与腹后外侧壁的腹膜相延续，与膈肌的连接点在右腋前线正下方。

坐姿下，重力的作用会使受术者的肝略往下移，术者位于背后，手臂向前绕至受术者腹前，以手指尺侧滑入肋骨下缘并与之平行，随后往外侧移动至腹直肌外缘，逐渐向正后方施压，感觉手指无法深入时，改为向后上方施压。受术者越往前倾，术者的手指越能深入，以此检查肝的活动度。如果将受术者往左侧弯，往后上方、向右肩方向施压，可检查右三角韧带的紧张度。而检查左三角韧带则可将手放在受术者剑突左侧，当受术者左侧弯并左旋时，将手指滑入肋弓下方往正后方深入即可。治疗时，将肝脏往后上方抬高 1～2cm，在将其缓慢放下，如此以每分钟 10 次左右的频率重复操作，就能放松韧带（有时会听到“啪”的声音）。

（四）小网膜

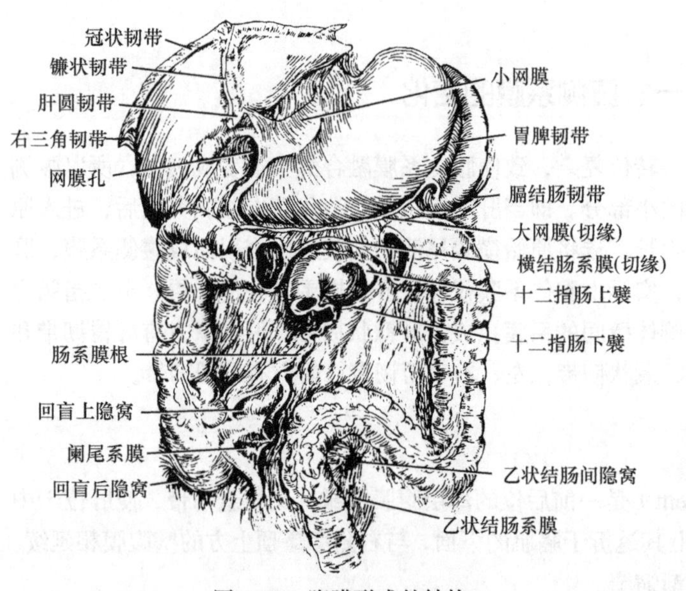

图 17-7　腹膜形成的结构

小网膜（small omentum）来源于腹侧胃系膜，由两层腹膜组成,从肝下方至胃、十二指肠上部。上方的附着点由肝脏下面的静脉韧带裂形成，下方的附着点翻转，在门静脉裂中水平走行，呈“L”形，分别称为胃肝韧带和肝十二指肠韧带。在胃小弯处，小网膜的两层分开包裹胃，并与胃的脏腹膜相融合。小网膜的右外侧缘游离且较厚，形成网膜孔的前壁，左侧较短且薄，可有窗孔或不完整（图 17-7）。

二、背侧系膜的变化

背侧系膜附着于体腔背侧壁的中线上，一般终生保留，背系膜的根部是背主动脉，区分为食管系膜、胃系膜和肠系膜，胃肠道的迁移和随后的固定形成了十二指肠、升结肠、降结肠、直肠等 4 段肠管所谓的“腹膜外”区域，同时形成了四个分开的腹膜内肠袢，由系膜悬吊。4 个腹膜内袢组成分别是：①食管、胃和十二指肠上部；②十二指肠空肠曲、空肠、回肠；③横结肠；④乙状结肠，偶尔含有远侧的降结肠。

（一）食管背系膜

食管背系膜（dorsal mesoesophagus）因参加纵隔的形成，与食管、主动脉等结构在胸部正中处组成一片宽厚的纵行膈而失去其系膜的性质，其尾侧和成对的胸腹膈膜（后方）、原始横膈（腹侧）和挖空的体壁（侧面）参加膈的形成，也不具备系膜的形态。

（二）胃背系膜

胃背系膜（dorsal mesogastrium）是支持胃的背侧系膜部分。随着胃的位置变动，系膜也同时发生了复杂的变化，遂形成网膜囊及大网膜（omentum）。在胚胎第 4 周时，胃还是一个管径很小的直行上皮管道，胃背侧系膜仍保持原有结构。以后，由于胃背侧发育迅速，并沿中轴向左转位，胃的背侧部转向左侧，于是胃背系膜也向左方转移，并伸展形成囊状结构，即网膜囊的始基。此囊向体腔的开口，即网膜孔。

构成囊壁的胃背系膜则形成大网膜的始基。系膜的背侧缘仍附着于体腔背侧壁的中线上，腹侧缘也仍与胃的背侧缘相连。当胃逐渐发育到成人的形状和位置时，网膜囊由原来向左方伸展，而转变为向尾侧扩展，呈围裙状垂悬于胃大弯的下方肠管的腹侧，为双叶结构，每叶含两层腹膜，大部分前叶与胃和十二指肠腹侧的脏腹膜延续，后叶则与胃和幽门背侧的腹膜延续。

由于大网膜不断发育，遂发生几处融合，一处在原来附着于中线上的大网膜后叶向左转移，经横结肠和横结肠系膜的前方，在小肠系膜起点的上方与体腔的背侧壁融合，覆盖在左侧肾上腺和肾的表面。后叶的腹侧层与网膜囊的后壁相融合，其伸向尾端的背侧层，在横结肠处与该系膜融合，因而使胃与横结肠相连，此融合处即胃结肠韧带。另一处在胃结肠韧带尾端的大网膜处，其前后两叶完全融合，使原来的囊腔闭塞。因此，网膜囊的囊腔仅存在于胃结肠韧带的头端。

胰原发生于大网膜的后叶，由于后叶与体腔背侧壁的腹膜壁层融合，因而胰和左肾上腺及左肾一同附贴于体腔的背侧壁上，表面覆盖的腹膜壁层，则是胃背系膜的右层。

脾原发生于大网膜头端的胃背系膜内，由于生长迅速而向背外侧迁移并附靠体壁，位于胃的左后侧。因此，胃大弯与脾门间的胃背系膜形成胃脾韧带，与大网膜左缘相续。胃脾韧带的两层之间包裹着脾，再相合形成脾肾韧带和膈结肠韧带。脾与体腔背侧壁之间的胃背系膜，因其深层有左肾，所以称脾肾韧带。膈结肠韧带则伸展至腹前外侧壁。3 条韧带将脾悬吊于腹部左上象限。

（三）小肠系膜

肠在演发过程中，曾一度生长很快，小肠相连的背系膜缘也随之生长，但附着于体腔背侧壁的系膜缘却生长缓慢（形成小肠系膜根）。因此，小肠系膜遂扩大呈扇状。后来肠管发生扭转，小肠系膜也随之纡曲折叠而成漏斗状。小肠系膜从 L_2 左侧 2cm 斜行至棘间平面正下方的右骶髂关节。

肠系膜根部的附着点，从中线向左侧移位，自十二指肠空肠曲达回盲部，因此在成人均为斜位。十二指肠受胃转位的牵引，而贴向腹后壁，十二指肠系膜（mesoduodenum）显著缩短，并自中线右移，除与胃相连的小部分外，其余的系膜与腹腔背侧壁融合，于是十二指肠遂固定于腹后壁。空肠与回肠的系膜，随着肠管的延长和弯曲，发生多数皱褶，形成固有肠系膜（mesentery proper），所以空肠和回肠的蠕动很自如。

（四）阑尾系膜

阑尾系膜（mesoappendix）附着于小肠系膜下端的背侧，紧邻回盲连接部，呈三角形包绕阑尾。

（五）结肠系膜

结肠系膜（mesocolon）随结肠的演变可分为三部分：①升结肠系膜，和降结肠系膜与腹腔背侧壁融合消失，升结肠和降结肠遂被固定；②横结肠系膜，将横结肠悬于腹膜腔中，从脾曲到达横结肠背侧，在此分开两层覆盖横结肠。其上层腹膜向前下与大网膜的后叶相融合；下层则与腹后壁的腹膜融合。其向外延伸在腹腔左右侧产生 2 个皱襞；右侧，十二指肠结肠韧带从肝曲横结肠系膜延伸到十二指肠降部；左侧，膈结肠韧带在第 12 肋水平面，从脾曲的横结肠系膜延伸到膈；③乙状结肠系膜，其系膜根呈倒置的“V”字形，尖端接近左髂总动脉分叉处，附着点的上端和左侧向内跨过左侧腰大肌，下端和右侧在 S_3 水平往中线方向进入盆腔。这种系膜到直肠处即消失。乙状结肠的近端和远端有时由一纤维束相连，该纤维束与乙状结肠狭窄的基部连在一起，可能是乙状结肠易发生扭转的原因（图 17-8）。

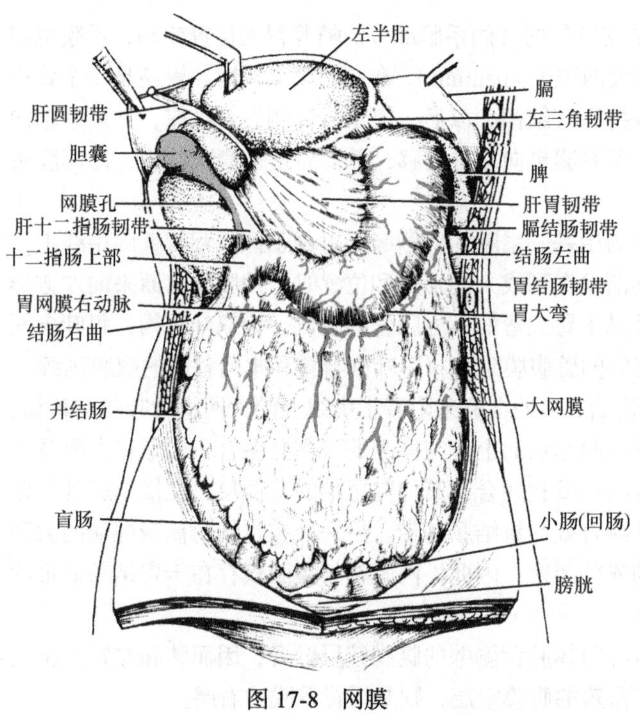

图 17-8　网膜

三、直肠系膜

直肠系膜（mesorectum）起源于胚胎后肠的独立部分，被直肠系膜筋膜包绕，后者源于脏腹膜。直肠系膜及其内容和直肠在肛提肌平面紧密联系。腹腔的最低点位于直肠前与子宫后方，为直肠子宫陷凹。

四、体腔和系膜的先天性畸形

（一）先天性膈疝

在胚胎发育中，膈的某一部分发育停止或发育不全，所形成的畸形由于腹膜腔的压力高于胸膜腔，故腹腔的器官可穿过膈的缺损而突入胸膜腔，形成膈疝。

根据膈缺损的部位不同，先天性膈疝可分为胸膜裂孔疝、食管裂孔疝、先天性膈膨升、肠系膜裂孔疝、先天性心包缺损。

（二）肠系膜的异常

肠系膜的异常虽然比较少见，但具有重要临床意义。由于肠系膜发生上的异常，在成人则形成一些异常的腹膜皱襞，主要情况如下所述。

1. 胆囊十二指肠韧带　为小网膜向右侧的延续。

2. 升结肠系膜及降结肠系膜 是胚胎期的这种系膜未消失所致。

3. 脾前襞 为一扇形的腹膜皱襞，是胃脾韧带前面的延续。

4. 大网膜 可附着于升结肠前面或越过升结肠至腹外侧壁。有时可有腹膜构成的薄鞘膜，另外，还有一些皱襞从升结肠至腹后外侧襞。

5. 十二指肠空肠结合处 有时借腹膜带连接于横结肠系膜。

6. 乙状结肠近侧端和远侧端 可借纤维束紧密连接。

7. 乙状结肠系膜 还可过长或过短，甚至完全消失者也有之。

由于上述异常系膜和韧带的出现，致使不应该固定的器官而被固定，应该固定的器官反而呈游离状态。这样，就可能使肠管发生折曲或扭转，阻断肠管的血液循环，引起绞窄性肠坏死。

第七节 会 阴

会阴（perineum）或会阴区有狭义和广义两种概念。狭义的会阴是指肛门至外生殖器的部位。男性是指阴茎根部至肛门之间的部位；女性则指阴道前庭后端（阴唇后连合）至肛门之间的区域。女性较男性的短而宽，其深部有重要的会阴中心腱，产科接生时保护会阴即指保护该部位的软组织。广义的会阴，是指盆膈以下封闭骨盆出口的全部软组织结构。前端为耻骨弓和耻骨弓状韧带；后端是尾骨尖；前外侧为耻骨下支、坐骨支、坐骨结节，后外侧为骶结节韧带。截石位时上述边界呈一近似菱形区，两侧坐骨结节的连线（坐骨间线）将会阴部分成前、后两个三角形区，前者称尿生殖三角；有尿道和阴道口，男性，此三角在浅面延伸包绕阴囊和阴茎脚；女性，其延伸至阴唇和阴阜的下界；后者称肛门三角；有肛门，男性和女性结构类似，主要差别在于女性因骨盆出口较大而横径较宽。

大部分腹腔器官向下的压力都落在髂内窝与坐骨耻骨支，也有一部分被盆腔内器官所承担，由于盆腔内器官顶端呈圆弧状，故而能将受力分散到会阴，因此，会阴的功能就像这些残余压力的缓冲器。

会阴肌、筋膜和血管神经等构成会阴，在正中线上可见一深色的线条，称会阴缝（perineal raphe）。男性此缝向前延续于阴囊缝和阴茎缝。会阴皮下组织中富于脂肪，具有弹性垫的作用。

一、会 阴 肌

会阴肌（perineal muscles）可分为肛门肌群和尿生殖肌群，其中组成盆膈和尿生殖膈的肌群极为重要。盆膈（pelvic diaphragm），主要位于会阴后大部的在肛门三角内，由肛提肌和尾骨肌及其筋膜构成，内有直肠末端穿过。尿生殖膈（urogenital diaphragm）位于会阴前小部的尿生殖三角内，由尿生殖三角肌（包括会阴深横肌和尿道括约肌）及其筋膜构成。男性有尿道穿过；女性有尿道和阴道穿过。盆膈和尿生殖膈封闭整个骨盆下口，有承载骨盆腔及腹腔脏器的作用。

（一）肛门三角肌群

肛门三角肌群包括肛提肌、尾骨肌和肛门外括约肌，前两肌由脊柱尾部肌节演化而来，后者由泄殖腔括约肌后部演化而来。

1. 肛提肌（levator ani） 为成对的薄片状宽阔的肌肉，附着于骨盆壁内面，左右肛提肌连合呈漏斗状，尖向下方，封闭骨盆下口的大部。肌上面覆盖盆膈上筋膜；下面覆有盆膈下筋膜，构成坐骨肛门窝的内侧壁，后外缘被结缔组织与尾骨肌分隔；两侧肛提肌内缘之间的三角形裂隙，称盆膈裂孔，居直肠与耻骨联合之间，被尿生殖膈封闭。此孔在男性通过尿道；女性有尿道和阴道通过。肛提肌从后外向前内依次分为髂尾肌、耻骨直肠肌和耻尾肌（图 17-9），虽然各肌间的边界不易分别，但行使的生理功能相似。

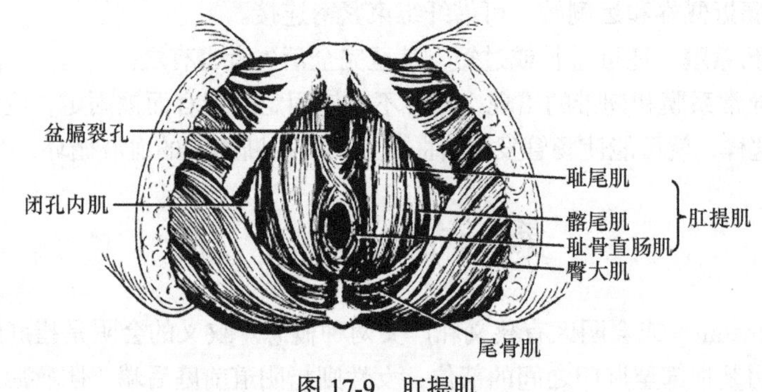

图 17-9　肛提肌

（1）髂尾肌（iliococcygeus）：位于肛提肌后部，宽而薄，有时该肌大部分纤维化变成半透明的薄膜状。通常认为髂尾肌起自坐骨棘盆面和肛提肌腱弓的全长。肛提肌腱弓（tendinous arch of levator ani）在肛提肌附着处以上，位于闭孔筋膜上，由闭孔筋膜、肛提筋膜及肛提肌起点的退化纤维共同组成，呈腱样肥厚，位于耻骨体后面至坐骨棘之间的连线上。髂尾肌纤维行向内、下、后，后部的纤维止于尾骨外侧缘和尖部，前部的纤维止于尾骨尖与肛门之间的中线上，与对侧的纤维交织成肛尾缝，与弹性纤维性肛尾韧带（anococcygeal ligament）相延续，而肛尾韧带组成了此缝的下表面，肛尾缝在后方为盆壁提供了强大的附着物。

（2）耻骨直肠肌（puborectalis）：是肛提肌中最为粗厚强大的部分，起自耻骨体后面的下部和尿生殖膈筋膜，行向背侧与对侧的肌纤维交织并参与肛尾韧带的组成。在肛尾韧带的前下方，两侧的耻骨直肠肌绕过直肠与肛管结合处的后方，形成较发达的“U”形的吊带，并与直肠纵肌相交织，且沿肛管纵肌下行，深部至肛门内括约肌，浅部至肛门外括约肌，肌纤维彼此交织，当该肌收缩时，可减小直肠与肛管向后开放角度，阻止粪块从直肠进入肛管，以延缓排便的时间，可减轻肛门外括约肌的负担。

（3）耻尾肌（pubococcygeus）：是肛提肌中最为前内侧的部分，起于耻骨体后面（起点高于耻骨直肠肌平面）和肛提肌腱弓的前部，向后下方。肌纤维往往分为三束，在男性两侧耻尾肌内侧部纤维承托前列腺并环绕尿道，行向中线，止于肛门前方的会阴中心腱，称前列腺提肌（lavatorial prostatae）；女性则环绕尿道和阴道，止于阴道侧壁，后壁及会阴中心腱，则称耻骨阴道肌（pubovaginalis）。中间的肌纤维为耻骨直肠肌，同对侧者构成“U”形袢围绕肛门直肠结合处，止于肛管侧壁和后壁，以及肛尾韧带。耻尾肌外侧份的肌束行向内后，包绕直肠和肛管，其纤维在肛门后方加入肛尾韧带并附着于尾骨。

2. 尾骨肌（coccygeus）　是一对薄弱的三角形肌，位于髂尾肌之后，上缘与梨状肌接续，后外侧面与骶棘韧带融合。尾骨肌起自坐骨棘盆面和骶棘韧带，呈扇形向后内侧扩展，止于 S_5 和尾椎外侧缘。尾骨肌很少缺失，但可以完全为腱性而非肌性。因为肌和韧带共存，所以骶棘韧带可能是尾骨肌退化的部分或是共腱膜。尾骨肌构成盆膈后方的一小部分，收缩时可使尾骨向前外侧运动；若两侧肌同时收缩，则可使尾骨向前移动。中年以后，骶尾关节常骨化成不动关节，故尾骨肌失去运动关节的作用。

肛提肌与尾骨肌共同构成盆底，对盆腔和腹腔的内脏器官具有承托和支持作用，当盆底肌、腹壁肌与膈共同收缩时，则使腹压升高，这在用力呼吸、咳嗽、呕吐、排便和分娩等活动时，均起到重要的作用。

3. 肛门外括约肌（external anal sphincter） 为一个由围绕肛管最下部的横纹肌形成的卵圆形管道。下部肌束呈椭圆形，两侧纤维在肛门的前后方交叉，前端大部分附着在会阴中心腱，一部分止于肛门皮下，并与会阴诸肌的纤维混合；后方借肛尾韧带附着于尾骨尖及其两侧。上部肌束呈圆形，前端附着于尿生殖膈的后缘，肌上缘接肛门内括约肌，并与耻骨直肠肌相混杂。

会阴中心腱（perineal central tendon）又称会阴体（perineal body），是纤维性中膈，位于会阴缝的深部，两侧会阴肌之间。有以下诸肌起止于此：肛门外括约肌、球海绵体肌及成对的会阴浅横肌、会阴深横肌和肛提肌等。另外，直肠壶腹和肛管的纵肌层也参与其组成。因其与会阴膜和会阴浅筋膜相延续，而会阴浅筋膜向前进入会阴部的皮肤，所以被拴在会阴皮肤的中部。此腱有加固盆底的作用。一般女性较男性发育为好，更具有弹性，分娩时起重要作用。

（二）尿生殖三角肌群

尿生殖三角肌群分浅、深两层：浅层包括会阴浅横肌、球海绵体肌、坐骨海绵体肌；深层包括会阴肌和尿道括约肌。此肌群是由泄殖腔括约肌前部——尿生殖肌演化而来。会阴深横肌和尿道膜部括约肌，为构成尿生殖膈的主要部分，两者总称尿生殖三角肌或尿生殖膈肌。

1. 会阴浅横肌（superficial transverse muscle of perineum） 为成对的小肌，肌纤维多变化，常常很少甚至有时缺如。位于会阴皮下脂肪组织的深侧，会阴深横肌后缘的表面。其起自坐骨结节内面的前部，横向内侧止于会阴中心腱。其中有一部分肌纤维可跨越正中线与对侧的同名肌、肛门外括约肌及球海绵体肌相连续。两侧肌共同收缩时，可固定会阴中心腱。

该肌女性与男性类同，女性缺如者多于男性。

2. 球海绵体肌（bulbospongiosus） 为成对肌，由对称性的左右两部包围尿道球，两侧肌间借尿道球中膈相连接。此肌可分浅、中、深三层。浅层肌纤维起于尿道球中膈，肌纤维行向前外侧；中层起于会阴中心腱，肌纤维近似矢状位向前，其中一部分肌束，为肛门外括约肌的直接连续；深层呈环形，环绕尿道球的后部。三层肌纤维均抵止于阴茎海绵体侧面及背侧的阴茎筋膜。阴茎背血管经行其下，此肌收缩时可压迫尿道海绵体、尿道球、尿道球腺、阴茎海绵体及阴茎背静脉，协助阴茎勃起，也可压迫阴茎根部，以缩窄和缩短尿道，帮助排尿、射精，因此又称尿道逼尿肌（compressor of urethra）或射精肌。

该肌女性与男性同名肌差异很大，类似于男性的中、深两层，并沿阴道两侧向前，止于阴蒂海绵体白膜及其周围的纤维组织。该肌环绕阴道口、覆盖前庭球、前庭大腺及阴蒂海绵体表面，收缩时可缩小阴道口，其前部肌纤维可压迫阴蒂背静脉，使阴蒂勃起。此外，还有一部分肌纤维围绕尿道口，有括约尿道口的作用。故本肌又名阴道括约肌。

3. 坐骨海绵体肌（ischiocavernosus） 为成对肌，以肌腱和肌纤维起自坐骨结节内面和坐骨耻骨支阴茎脚的附着部，肌向前内侧覆盖阴茎海绵体的游离面，以腱止于阴茎海绵体下面和外侧面的阴茎白膜，其中有一部分腱束达阴茎海绵体背面及两侧面，并相互交织。此肌收缩时可压迫阴茎。每侧球海绵体肌、坐骨海绵体肌与会阴浅横肌之间为一三角形间隙，底为尿生殖膈下筋膜。阴囊后海绵体而阻止静脉回流，协助阴茎勃起和神经及股后皮神经的会阴支，由后向前经过此隙。会阴横动脉于其后缘沿会阴浅横肌向内，故又名阴茎勃起肌。

该肌女性较男性者薄弱。收缩时可压迫阴蒂脚，阻止阴蒂内静脉血的回流，协助阴蒂勃起，故又名阴蒂勃起肌。

4. 会阴深横肌（deep transverse muscle of perineum） 会阴深横肌成对，位于会阴浅横肌的深部。其起自坐骨支及耻骨下支结合部邻近的阴部管（pudendal canal）（阴部血管筋膜鞘），肌纤维向内行与对侧同名肌在中线相互交织，一部分肌纤维抵止于会阴中心腱。此肌收缩时，可加强会阴中心腱的稳固性。其肌束内藏有尿道球腺，女性较男性薄弱。

5. 尿道括约肌（sphincter of urethra） 位于会阴深横肌的前方，肌束环绕尿道膜部，可分浅、深两层。浅层肌纤维起自耻骨下支、骨盆横韧带及其邻近的筋膜，经尿道两侧至尿道后方，相互交织，止于会阴中心腱；深层起自坐骨支，向内包绕尿道膜部及前列腺下部周围。此肌为随意肌，通处于收缩状态，具有括约尿道膜部和压迫尿道球腺的作用。其尚可固定会阴中心腱，但真正功能尚待研究。

女性该肌为尿道阴道括约肌（urethrovaginal sphincter），也可分为浅、深两部。浅部与男性相同，并沿尿道和阴道两侧后行且包绕。深部肌纤维则环绕尿道下端周围，有一部分肌纤维沿阴道侧壁下降，并与会阴深横肌交织。此肌有括约尿道和阴道的作用，并可压迫前庭大腺。

二、盆筋膜及会阴筋膜

（一）盆筋膜

盆筋膜是腹内筋膜的一部分，被覆于盆壁肌的表面，并返折至盆内脏器的表面，因此盆筋膜可分为盆壁筋膜、盆膈筋膜和盆内脏筋膜等。

1. 盆壁筋膜（parietal pelvic fascia） 是指被覆于盆壁肌的筋膜，由闭孔内肌筋膜分化而成，其上部呈腱性，为肛提肌起点提供了强大的附着点，因此较为坚韧，余部和覆盖梨状肌的筋膜均较薄弱。上方在骨盆缘附着于骨膜，再向上连于髂筋膜；下方附着于骶结节韧带、坐骨结节、坐骨支及耻骨下支；前方附着于耻骨联合盆面；后方达骶骨的盆面，按其不同位置可称为闭孔筋膜和梨状筋膜。

（1）闭孔筋膜（obturator fascia）：闭孔内肌的筋膜附着于髋骨弓状线后部和闭孔缘，其上部较厚，由彼此融合的两层构成，外层较薄，覆盖于闭孔内肌的盆面；内层较厚，为退化的肛提肌腱膜。这两层膜在肛提肌附着处增厚为肛提肌腱弓。此弓张于耻骨体背侧面与坐骨棘之间。闭孔筋膜向上连于髂筋膜，向前逐渐与髂筋膜分离，而附着于闭孔内肌起始点的周缘。在闭孔沟处其边缘游离，围成闭膜管的内口。后方接骨盆的骨膜和梨状筋膜。向下附着于坐骨结节、坐骨支及耻骨下支内面。在肛提肌腱弓下部，闭孔筋膜呈薄膜状，构成坐骨肛门窝的外侧壁。

（2）梨状筋膜（piriform fascia）：很薄并形成肌鞘，随肌延伸至臀部。其前接闭孔筋膜，后附着于骶前孔的骨膜，并与骶神经鞘相连，向下连于盆膈上筋膜。

2. 盆膈筋膜（fascia of pelvic diaphragm） 从肛提肌腱弓向下再分裂成3层，内侧的两层分别包被于肛提肌和尾骨肌的上、下面，形成盆膈上、下筋膜；外层即闭孔内肌下份的筋膜（见闭孔筋膜），它与盆膈下筋膜共同构成坐骨肛门窝的外侧壁和内侧壁，向下与尿道括约肌和肛门外括约肌相结合。在坐骨肛门窝顶处，两者相互接续。盆膈上筋膜（penor fascia of pelvic diaphragm）又名盆膈内筋膜。其上方起于肛提肌腱弓、前方附着于耻骨体背面，距下缘上方约0.2cm处，向外与闭孔筋膜相交织，向内下方折转到盆腔脏器，移行于盆脏筋膜。肛提肌腱弓应有别于稍下的盆筋膜腱弓（tendinous arch of pelvic fascia），是盆膈上筋膜从耻骨联合下方至坐骨棘下缘增厚的纤维束，其侧的附着为膀胱韧带。也有观点认为，肛提肌腱弓是由闭孔筋膜及盆膈上、下筋膜和肛提肌发出的纤维融合增厚所构成。男性前方为成对的耻骨前列腺韧带（puboprostatic ligament），女性为耻骨膀胱韧带（pubovesical ligament）。该韧带由坚韧的结缔组织束构成，它被认为是盆筋膜形成的唯一名副其实的韧带。此韧带可分为内、外两部分：内侧部较为坚韧，几乎是前、后向排列，附着于前列腺筋膜（男）或膀胱颈（女）与耻骨体后面下部之间，两侧同名韧带与耻骨联合下缘之间留有一窄隙，为阴茎（蒂）背静脉通过；韧带外侧部较为薄弱，从盆筋膜腱弓向内侧附着于前列腺筋膜（男）或膀胱前外侧壁。该韧带对膀胱起固定作用。盆膈下筋膜（inferior fascia of pelvic diaphragm）或盆膈外筋膜，上方起于肛提肌腱弓，构成坐骨肛门窝的内侧壁。向会阴区与臀筋膜相续，向内下移行于肛门外括约肌的筋膜。盆膈上、下筋膜及其中间的肛提肌和尾骨肌总称盆膈（pelvic diaphragm），为封闭骨盆下口的主要隔障。

3. 盆脏筋膜（visceral pelvic fascia） 或称盆内筋膜。盆膈上筋膜的内侧部向上返折，分别形成包绕于盆腔内脏的筋膜。在中空内脏的分布趋势是自下向上逐渐变薄。覆盖于直肠和阴道壁的筋膜以管状鞘的结构向上延伸至腹膜下平面，并与各该器官的浆膜下组织接续。包绕于膀胱的筋膜形成膀胱的被囊，其上面的筋膜极为薄弱疏松，用于膀胱的扩张与收缩。膀胱筋膜向下包被前列腺、精囊腺、输精管壶腹等。前列腺的筋膜较厚且致密为前列腺筋膜（prostatic fascia）。在男性，两侧的盆脏筋膜突入直肠和膀胱之间，构成一含有平滑肌的筋膜膈，呈额状位，称直肠膀胱膈（rectovesical septum）。此膈连接于直肠膀胱陷窝底处的腹膜下与盆膈上筋膜之间，两侧与盆壁的筋膜相连续。在女性，与之相对应的是直肠阴道隔（rectovaginal septum）。一般认为在阴道与膀胱和尿道之间的筋膜膈为膀胱阴道隔和尿道阴道隔。

4. 骶前筋膜（anterior sacral fascia） 呈吊带状，位于直肠系膜背侧和盆膈上筋膜之间，连接两侧盆筋膜腱弓。下方延伸到肛门直肠交界处与直肠系膜融合；上方逐渐变薄并经过骶岬延续到腹膜后组织。

（二）会阴筋膜

会阴筋膜分为浅层和深层。

1. 浅层 即浅筋膜，很薄弱，位于皮下组织内，出会阴区即移行于附近各区的浅筋膜。

2. 深层 即会阴深筋膜，覆盖于尿生殖肌群的表面，为臀部深筋膜（臀筋膜）向会阴区的直接连续。在肛门三角处，覆盖闭孔筋膜表面及肛提肌和尾骨肌的下面（即盆膈下筋膜）。在闭孔筋膜表面的部分，上方大部与闭孔筋膜密切融合，仅其下部在坐骨结节下缘上方2～4cm处，两者分离构成管状，称阴部管或Alcock管。其中通过阴部神经和阴部内血管。阴部管与坐骨结节间有骶结节韧带的镰状突相连接，镰状突又名月状筋膜。会阴筋膜深层在尿生殖三角处，分为浅、中、深三层。

（1）浅层：即会阴浅筋膜（superficial fascia of perineum）或Colles筋膜，实为浅筋膜的深层，较薄，覆盖于球海绵体肌，坐骨海绵体肌、会阴浅横肌及海绵体表面。前接阴囊的肉膜、阴茎浅筋膜及腹前壁的浅筋膜深层。两侧附着于坐骨和耻骨下支的下缘及坐骨结节。于会阴浅横肌后缘处与尿生殖上、下筋膜相融合，于中线还与会阴中心腱和尿道球中膈相融合。

（2）中层：即尿生殖膈下筋膜（inferior fascia of urogenital diaphragm）。其覆盖于尿生殖三角肌下面，两侧附着于坐骨和耻骨下支的内面。前方于尿生殖三角肌前缘与尿生殖膈上筋膜相连续。后方于会阴浅横肌后缘处与尿生殖膈上筋膜和会阴浅筋膜及会阴中心腱相融合。其与会阴浅筋膜之间有一间隙为会阴浅间隙（superficial perineal space）或会阴浅袋，内含球海绵体肌、坐骨海绵体肌、会阴浅横肌、阴茎海绵体脚及尿道球等。其开口向前上方，经阴茎两侧可达腹壁。

（3）深层：即尿生殖膈上筋膜（superior fascia of urogenital diaphragm）。其覆盖尿生殖三角肌的上面，为坐骨肛门窝前隐窝的底，两侧缘附着于坐骨下支和耻骨下支，其前后缘于尿生殖三角肌前后缘，均与尿生殖膈下筋膜融合，前方继续与阴茎或阴蒂的悬韧带及腹外斜肌筋膜和腹直肌鞘相融合。因此，在中、深两层筋膜与两侧坐骨下支和耻骨下支之间，构成一密闭的筋膜袋为会阴深间隙（deep perineal space）或会阴深袋，呈梯形，其内包有尿生殖三角肌、阴部内血管和静脉丛。男子还有尿道膜部、尿道球腺及其排泄管、阴茎背神经、尿道球动脉和神经；女子有尿道、阴道及阴蒂背神经等。该区发生炎症时，脓液即潴留于间隙内。尿生殖三角肌前、后缘的筋膜特别增厚。前缘者，紧张于两耻骨下支之间为骨盆横韧带或尿道前韧带，其与耻骨弓状韧带之间形成裂隙，通过阴茎背或阴蒂背静脉；后缘者，紧张于两侧坐骨结节之间为会阴横（中）膈，作为肛门三角与尿生殖三角的界限。尿生殖三角肌及尿生殖膈上、下筋膜，共同组成尿生殖膈（urogenital diaphragm），封闭盆膈裂孔，有加固盆底的作用。

三、坐骨肛门窝

坐骨肛门窝（ischioanal fossa）为成对楔形的腔隙，位于肛门两侧。在额位断面上，呈三角形，其尖向上方，为盆膈下筋膜与闭孔筋膜的汇合处，底与会阴区表面一致。窝外侧壁由坐骨结节、坐骨下支、耻骨下支、闭孔内肌、闭孔筋膜和会阴筋膜深层而成；内侧壁为肛门外括约肌、肛提肌、尾骨肌及盆膈下筋膜；腹侧壁为尿生殖膈；背侧壁为臀大肌和骶结节韧带。内、外两侧壁的前、后端均以锐角相接，形成前、后2个隐窝。前隐窝位于肛提肌、坐骨下支、耻骨下支和尿生殖膈之间。后隐窝位于尾骨肌、骶结节韧带和臀大肌之间；此窝在生体充满富有脂肪的皮下结缔组织，其脂肪组织特称坐骨肛门窝脂体（adipose body of ischioanal fossa），具有弹性垫的作用。阴部内血管和阴部神经，位于其外侧壁的阴部管内。它们的分支肛门血管和神经由外向内横过此窝，分布于直肠下端和肛门。骶丛的会阴支和穿支分布于窝的后部。阴囊后或阴唇后血管和神经窝的前部。此外，窝内还有淋巴管、淋巴结及纤维组织束等。

四、会阴的血管、淋巴管及神经

1. 动脉 为阴部内动脉的分支，即由肛门动脉分布于肛门外括约肌及其附近的皮肤。由会阴动脉分布于球海绵体肌，坐骨海绵体肌及会阴浅横肌。由阴茎（阴蒂）动脉分布于尿生殖三角肌。

2. 静脉 与同名动脉伴行，最后会合成阴部内静脉，注入髂内（腹下）静脉，其中阴茎（阴蒂）背静脉注入阴部丛。

3. 淋巴管 肛门附近的皮下富有淋巴管丛，其输出管与全部会阴区的淋巴管，都注入腹股沟下浅淋巴结。

4. 神经 阴部神经分布于会阴肌。除肛提肌和尾骨肌被阴部神经丛的肌支配外，其余的会阴肌都由阴部神经分布。阴部神经的肛门神经（直肠下神经）、会阴神经和阴囊（阴唇）后神经，以及股后皮神经的会阴支等分布于会阴皮肤。

思考题

1. 简述腹腔脏器的形态与体表投影。
2. 简述腹部主要动脉的分布。
3. 简述各脏器系膜的位置与作用。
4. 简述腹部推拿层按法的解剖层次。
5. 简述盆膈的组成及作用。

第十八章

内 脏 神 经

学习目的

通过本章学习，了解内脏神经节结构；熟悉内脏神经的传出纤维、交感神经与副交感神经；掌握内脏的神经丛、内脏神经传入纤维、肠神经与免疫反应、内脏神经反射弧等内容，为脏腑推拿作用机制的研究奠定基础。

内脏神经系统（visceral nervous system）是整个神经系统的一个组成部分，根据其分布部位的不同，可分为周围部和中枢部；根据纤维的性质，可分为运动性和感觉性两种神经。

内脏运动神经支配内脏、心血管的运动和腺体的分泌，通常不受人的意志控制，又称自主神经系统（autonomic nervous system）；又因其主要是控制和调节动、植物共有的物质代谢活动，并不支配动物所特有的骨骼肌的运动，所以也称植物神经系统（vegetative nervous system）。

内脏感觉神经的初级感觉神经元胞体位于脊神经节和脑神经节内，周围突则分布在内脏和心血管等处的内感受器，把所感受到的刺激信息传递到各级中枢，也可传达到大脑皮质。内脏感觉神经传递的信息经过中枢整合后，通过内脏运动神经调节相应器官的活动，从而在维持机体内、外环境的动态平衡和机体正常生命活动中发挥重要作用。

内脏神经系统组成概括见图 18-1。

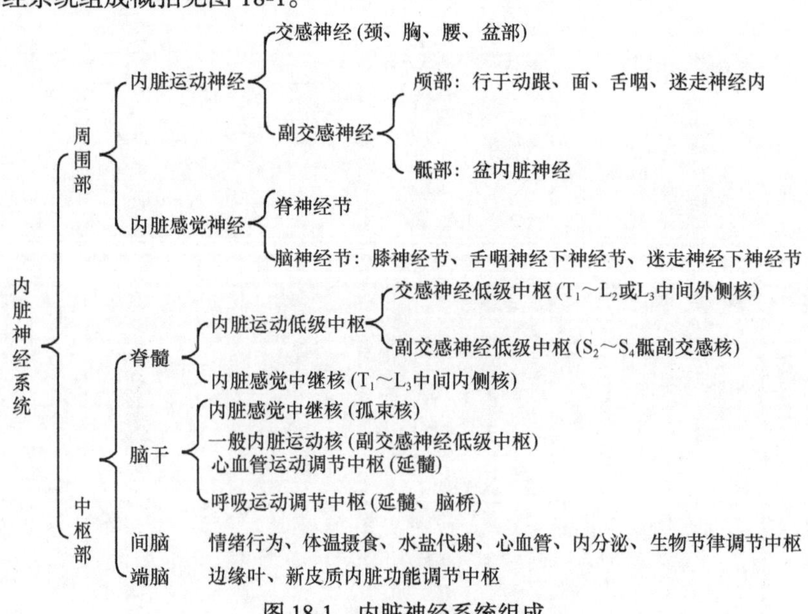

图 18-1　内脏神经系统组成

第一节 内脏神经的传出纤维

自主神经系统又称内脏神经系统或植物性神经系统，是整个神经系统的一个组成部分，分布到内脏、心血管和腺体。

内脏神经和躯体神经一样，包含有内脏运动（传出）纤维和内脏感觉（传入）纤维，两种纤分别构成内脏运动（传出）神经和内脏感觉（传入）神经。

一、内脏运动神经

1. 内脏运动神经与躯体运动神经的区别 内脏运动神（visceral motor nerve）与躯体运动神经在结构和功能上有较大差别。其在形态上的差异有：①躯体运动神经支配骨骼肌；内脏运动神经支配平滑肌、心肌和腺体。②躯体运动神经自脑干和脊髓的中枢发出后直达骨骼肌，不交换神经元；而内脏运动神经自脑干和脊髓的低级中枢发出后，在周围的内脏神经节交换神经元，由节内神经元发出纤维到达效应器。因此，内脏运动神经从脑干和脊髓的中枢到所支配的器官有 2 个神经元。第一个神经元为节前神经元，其细胞体在中枢内，其轴突称为节前纤维；第二个神经元为节后神经元，其细胞体在内脏神经节内，其轴突为节后纤维。③在功能上，躯体运动神经都受意志支配；内脏运动神经则不直接受意志的控制。④躯体运动神经只有一种纤维成分；而内脏运动神经包括两种纤维成分，即交感神经和副交感神经。多数内脏器官同时接受交感和副交感的双重支配（图 18-2）。

2. 内脏运动神经分布范围 交感神经在周围的分布范围较广，除至头颈部、胸腹腔脏器外，还遍及全身的血管和皮肤的汗腺、竖毛肌。副交感神经在周围的分布则不如交感神经广泛，一般认为大部分血管、汗腺、竖毛肌和肾上腺髓质均无副交感神经支配。

3.节前与节后神经元的比例 一个交感节前神经元的轴突可与许多节后神经元组成突触，而一个副交感节前神经元的轴突则与较少的节后神经元组成突触。所以交感神经的作用较广泛，而副交感神经的作用较局限。

4. 对同一器官所起的作用 交感神经使心跳加强加快，支气管平滑肌舒张，消化管蠕动减弱，瞳孔开大；而副交感神经使心跳减弱减慢，支气管平滑肌收缩，消化管蠕动增强，瞳孔缩小。两者的作用既是拮抗的，但又相互配合，协调活动。

二、内脏神经节的结构

内脏神经节有 3 种：①交感神经节，在脊椎两旁，又称椎旁节；②内脏神经丛节，在脊椎前方，又称椎前节；③终节，在器官附近或散在于器官内部（交感神经节）。

节前神经元在脊髓 T_4～L_2的侧角内。节后神经元在交感神经节或内脏神经丛节。节后纤维的分布常通过下列 3 种途径：①直接到达内脏；②缠在血管上，随血管到达内脏；③随脊神经分布。

交感神经干上自 C_2平面，下达尾骨平面，共有 23～26 个神经节，由纤维连接成为交感神经干。①颈交感神经节：两侧各有 3～4 个；②胸交感神经节：两侧各有 11 或 12 个，上胸部 T_1～T_5，下胸部 T_6～T_{12}；③腰交感神经节：两侧各有 4 或 5 个；④骶交感神经节及尾交感神经节：通常两侧各有 4 个骶交感神经节及 1 个尾交感神经节。

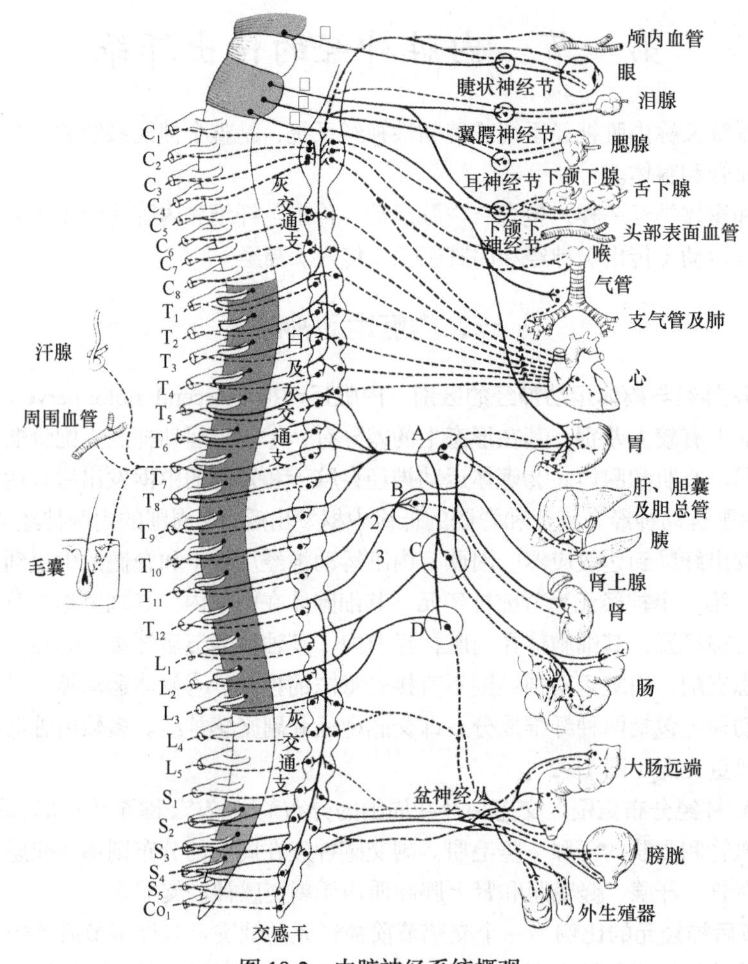

图 18-2　内脏神经系统概观

三、节后纤维的终末结构

节后纤维终止于平滑肌的节后纤维一般形成微细的基丛，包围个别肌纤维或肌纤维群。终止于腺体的节后纤维在邻近基膜处形成丛，再从这里发出纤维，穿过基膜终止于腺细胞。节后纤维末梢一般都反复分支，并在分支上有大量结节状曲张的膨大部，形成纤细与曲张相交替的神经网络。从神经网络发出单个分支，移行一定距离后，与许多效应器细胞紧密连接。

四、内脏神经末梢释放的神经递质

神经递质（neurotransmitter）是介导化学性突触信息传递的物质。它由突触前神经元合成并在末梢处释放，特异性作用于突触后神经元或效应器细胞上的受体，使信息从突触前传递到突触后神经元。通常，神经递质必须符合以下条件。

（1）突触前神经元应具有合成递质的前体和酶系统，能合成递质并贮存在囊泡内。

（2）当兴奋抵达突触前神经末梢时，囊泡内递质能释放入突触间隙。

（3）递质能作用于突触后膜上的特异受体，产生相应的生理效应。

（4）在突触部位存在着能使递质失活的酶或其他使递质移除的机制。

（5）有特异的受体激动剂和拮抗剂能分别模拟或阻断该递质的突触传递作用。在神经系统中还有一类化学物质，虽由神经元产生，也作用于特定的受体，但它们并非在神经元之间起直接传递信息的作用，而是调节信息传递的效率，增强或削弱递质的效应，这类化学物质称神经调质。一个神经元，往往存在两种或两种以上的递质（或调质）共存于同一神经元，这种递质共存的意义在于协调某些生理过程。根据其存在部位不同，神经递质可分为中枢神经递质和外周神经递质。

外周神经递质的种类及其分布如下所述。

（一）外周神经递质

由外周传出神经末梢（自主神经系统传出神经和躯体运动神经）所释放的递质，称外周神经递质（peripheral neurotransmitter），主要包括 ACh、NA 和肽类。

1. 乙酰胆碱（ACh） 神经末梢释放 ACh 的神经纤维，统称为胆碱能纤维。包括：①交感神经的节前纤维；②副交感神经的节前纤维；③大多数副交感神经节后纤维；④少数交感神经的节后纤维（如支配汗腺的交感胆碱能纤维、支配骨骼肌血管的交感舒血管纤维）；⑤躯体运动神经纤维。

2. 去甲肾上腺素（NA） 释放 NA 的神经纤维，统称肾上腺素能纤维，大部分交感神经节后纤维都是肾上腺素能纤维。

3. 肽类 在自主神经的节后纤维中，存在非胆碱、非肾上腺素能纤维，即释放神经肽的肽能纤维，肽能纤维广泛的分布于外周神经组织，释放多种肽类递质，包括降钙素基因相关肽、血管活性肠肽、阿片肽、P 物质、促胃液素与生长抑素等。

（二）中枢神经递质

在中枢神经系统内参与突触传递的化学物质，称中枢神经递质（central neurotransmitter）脑内可作为中枢神经递质的化学物质有几十种，以下简略介绍几种较重要的中枢神经递质。

1. 乙酰胆碱（ACh） 在中枢神经系统中分布极为广泛，主要分布在脊髓前角运动神经元、脑干网状结构上行激动系统、纹状体及边缘系统等部位。ACh 在中枢神经系统的作用以兴奋为主，它在传递特异性感受，维持机体觉醒状态，调节躯体运动、心血管活动、呼吸、体温、摄食、饮水，以及促进学习、记忆等生理活动中均起重要作用。

2. 单胺类

（1）去甲肾上腺素（NA）：递质系统比较集中，绝大多数 NA 神经元分布在低位脑干。NA 递质系统参与睡眠与觉醒、学习与记忆、体温、情绪、摄食行为、躯体运动及心血管活动等调节。

（2）多巴胺（dopamine，DA）：中枢多巴胺递质系统主要包括 3 个部分：黑质-纹状体部分、中脑边缘系统部分和结节-漏斗部分。脑内 DA 主要由黑质合成制造，参与躯体运动和精神情绪的调控。

（3）5-羟色胺（5-HT）：递质系统也比较集中。神经元胞体主要位于低位脑干近中线区的中缝核群。5-HT 递质与睡眠、情绪、精神活动、内分泌、心血管活动及体温调节有关。

3. 氨基酸类

（1）兴奋性氨基酸：谷氨酸（glutamate，Glu）为兴奋性氨基酸。Glu 对所有中枢神经元都表现明显的兴奋作用，是脑和脊髓内主要的兴奋性递质，在学习与记忆、应激反应中均起重要作用，而且是脊髓中传递初级痛信息的神经递质。

（2）抑制性氨基酸：γ-氨基丁酸（γ-aminobutyric acid，GABA）主要分布在大脑皮质、小脑、黑质、纹状体和脊髓等部位。GABA 对中枢神经元具有普遍的抑制作用，在调节内分泌活动、痛调制、抗焦虑中均起重要作用。甘氨酸（glycine，Gly）主要分布在脊髓与脑干，参与对躯体感觉和运动的调控。

（3）肽类物质：神经元释放的具有神经活性的肽类化学物质，称神经肽（neuropeptide）。迄今为止，在中枢神经系统内陆续发现的神经肽有 100 多种。这些神经肽中，有些已明确为神经激素，有些则被认为是神经递质，还有一些既是神经激素也可能是神经递质。目前，已肯定为中枢肽类递质的主要有 P 物质和阿片肽（内啡肽、脑啡肽、强啡肽）等。

（4）其他递质：一氧化氮（NO）是一种气体分子，在中枢神经系统中也起递质（或调质）的作用。NO 可通过改变突触前膜的递质释放来调节突触功能。此外，一氧化碳（CO）也可能是脑内递质。

第二节 交感神经

一、交感神经概述

交感神经（sympathetic nerve）其低级中枢位于脊髓 T_1～L_3 节段的灰质侧柱的中间外侧核。交感神经节前纤维起自此核的细胞。交感神经的周围部包括交感干、交感神经节，以及由节发出的分支和交感神经丛等，根据交感神经节所在位置不同，又可分为椎旁神经节和椎前神经节。

1. 椎旁神经节 即交感干神经节（ganglia of sympathetic trunk）位于脊柱两旁，借节间支连成左右两条交感干。两侧交感干沿脊柱两侧走行，上自颅底，下至尾骨，于尾骨的前面两干合并。交感干全长可分颈、胸、腰、骶、尾 5 部。每侧有 19～24 个交感干神经节，其中颈部有 3～4 个，胸部 10～12 个，腰部 4 个，骶部 2～3 个，尾部两侧合成 1 个奇神经节。交感干神经节由多极神经元组成，大小不等，部分交感神经节后纤维即起自这些细胞，余部则起自椎前神经节。

2. 椎前神经节（prevertebral ganglia） 呈不规则的节状团块，位于脊柱前方，腹主动脉脏支的根部，故称椎前神经节，椎前神经节包括腹腔神经节、肠系膜上神经节、肠系膜下神经节及主动脉肾神经节等。

3. 交通支（communicating branch） 每个交感干神经节与相应的脊神经之间都有交通支相连，分白交通支和灰交通支两种。白交通支主要由有髓鞘的节前纤维组成，呈白色，故称白交通支。节前神经元的细胞体仅存在于脊髓 T_1～L_3 节段的脊髓侧角，白交通支也只存在于（T_1～L_3）各脊神经的前支与相应的交感干神经节之间。灰交通支连于交感干与 31 对脊神经前支之间，由交感干神经节细胞发出的节后纤维组成，多无髓鞘，色灰暗，故称灰交通支。

交感神经节前纤维由脊髓中间外侧核发出，经脊神经前根、脊神经、白交通支进入交感干内，有 3 种去向：①终止于相应的交感干神经节，并交换神经元。②在交感干内上行或下行后，终于上方或下方的交感干神经节。一般认为来自脊髓上胸段（T_1～T_6）中间外侧核的节前纤维，在交感干内上升至颈部，在颈部交感干神经节换元；中胸段者（T_6～T_{10}）在交感干内上升或下降，至其他胸部交感干神经节换元；下胸段和腰段者（T_{11}～L_3）在交感干内下降，在腰骶部交感干神经节换元。③穿过交感干神经节后，至椎前神经节交换神经元。

交感神经节后纤维也有3种去向：①发自交感干神经节的节后纤维经灰交通支返回脊神经，随脊神经分布至头颈部、躯干和四肢的血管、汗腺和竖毛肌等。31对脊神经与交感干之间都有灰交通支联系，脊神经的分支一般都含有交感神经节后纤维。②攀附动脉走行，在动脉外膜形成相应的神经丛（如颈内、外动脉丛，以及腹腔丛、肠系膜上丛等），并随动脉分布到所支配的器官。③由交感神经节直接分布到所支配的脏器。

二、交感神经的分布

1. 颈部 颈交感干位于颈血管鞘后方，颈椎横突的前方。一般每侧有3～4个交感干神经节，多者达6个，分别称颈上、中、下神经节。

颈上神经节（superior cervical ganglion）最大，呈梭形，位于C_1～C_3横突前方，颈内动脉后方。颈中神经节（middle cervical ganglion）最小，有时缺如，多者达3个，位于C_6横突处。颈下神经节（inferior cervical ganglion）位于C_7横突根部的前方，在椎动脉的起始部后方，常与第1胸神经节合并成颈胸神经节，也称星状神经节。

颈部交感干神经节发出的节后神经纤维的分布，可概括如下：①经灰交通支连于8对颈神经，并随颈神经分支分布至头颈和上肢的血管、汗腺、竖毛肌等；②直接至邻近的动脉，形成颈内动脉丛、颈外动脉丛、锁骨下动脉丛和椎动脉丛等，伴随动脉的分支至头颈部的腺体（泪腺、唾液腺、口腔和鼻腔黏膜内腺体、甲状腺等）、竖毛肌、血管、瞳孔开大肌；③发出的咽支，直接进入咽壁，与迷走神经、舌咽神经的咽支共同组成咽丛；3对颈部交感干神经节分别发出颈上、中、下心神经，下行进入胸腔，加入心丛。

2. 胸部 胸交感干位于肋骨小头的前方，每侧有10～12个（以11个最为多见）胸神经节。胸交感干发出下列分支：①经灰交通支连接12对胸神经，并随其分布于胸腹壁的血管、汗腺、竖毛肌等。②从上5对胸神经节发出许多分支，参加胸主动脉丛、食管丛、肺丛及心丛等。③内脏大神经，由穿过第5或第6～9胸交感干神经节的节前纤维组成，向前下方行走中合成一干，并沿椎体前面倾斜下降，穿过膈脚，主要终于腹腔神经节。④内脏小神经，由穿过第10～12胸交感干神经节的节前纤维组成，下行穿过膈脚，主要终于主动脉肾神经节。由腹腔神经节、肠系膜上神经节、主动脉肾神经节等发出的节后纤维，分布至肝、脾、肾等实质性脏器和结肠左曲以上的消化管。⑤内脏最小神经不经常存在，自最末胸神经节发出，与交感干伴行，穿过膈入腹腔，加入肾神经丛。

3. 腰部 约有4对腰神经节位于腰椎体前外侧与腰大肌内侧缘之间。腰交感干发出分支有：①灰交通支连接5对腰神经，并随腰神经分布；②腰内脏神经由穿过腰神经节的节前纤维组成，终于腹主动脉丛和肠系膜下丛内的椎前神经节，交换神经元后节后纤维分布至结肠左曲以下的消化道及盆腔脏器，并有纤维伴随血管分布至下肢。当下肢血管痉挛时，可手术切除腰交感干以获得缓解。

4. 盆部 盆交感干位于骶骨前面，骶前孔内侧，有2～3对骶神经节和一个奇神经节。节后纤维的分支有：①灰交通支，连接骶尾神经，分布于下肢及会阴部的血管、汗腺和竖毛肌；②一些小支加入盆丛，分布于盆腔器官（图18-3）。

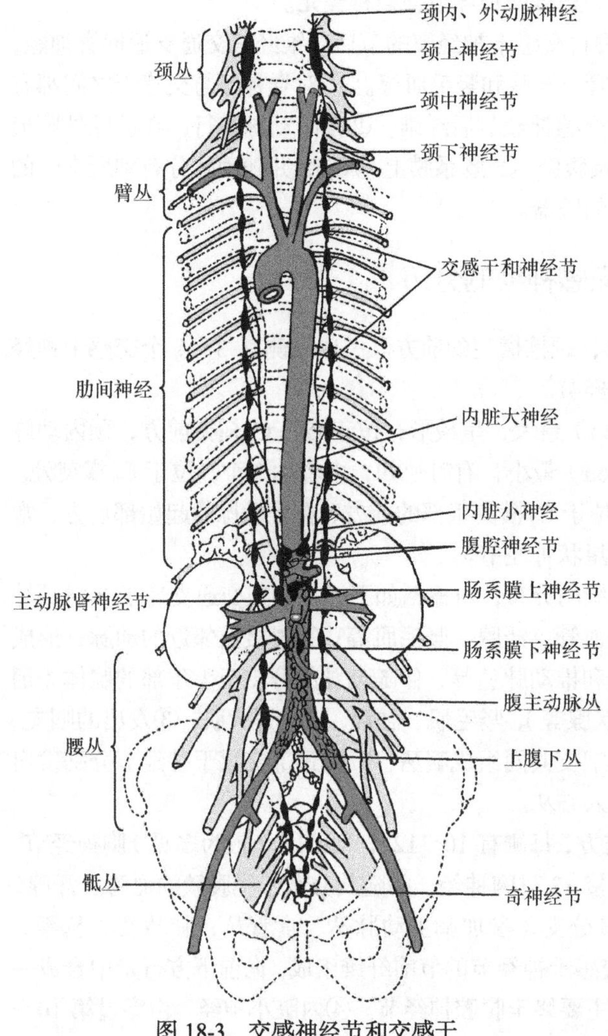

图 18-3　交感神经节和交感干

第三节　副交感神经

一、概　述

副交感神经（parasympathetic nerve）的低级中枢位于脑干的一般内脏运动核和脊髓 S_2～S_4 节段灰质的副交感核，由这些核的细胞发出的纤维即节前纤维。周围部的副交感神经节，位于器官的周围或器官的壁内，称器官旁节或器官内节，节内的细胞即为节后神经元，位于颅部的副交感神经节较大，肉眼可见，既有睫状神经节、下颌下神经节、翼腭神经节和耳神经节等。颅部副交感神经节前纤维即在这些神经节内交换神经元，然后发出节后纤维随相应脑神经到达所支配的器官。节内并有交感神经及感觉神经纤维通过（不交换神经元），分别为交感根及感觉根。此外，还有位于身体其他部位很小的副交感神经节，只有在显微镜下才能看到。例如，位于心丛、肺丛、膀胱丛和子宫阴道丛内的神经节，以及位于支气管和消化管壁内的神经节等。

1. 颅部副交感神经　其节前纤维行于第Ⅲ、Ⅶ、Ⅸ、Ⅹ对脑神经内，已于脑神经中详述，现概括介绍如下。

（1）随动眼神经走行的副交感神经节前纤维，由中脑的动眼神经副核发出，进入眶腔后到达睫状神经节内交换神经元，其节后纤维进入眼球壁，分布于瞳孔括约肌和睫状肌。

（2）随面神经走行的副交感神经节前纤维，由脑桥的上泌涎核发出，一部分节前纤维经岩大神经至翼腭窝内的翼腭神经节交换神经元，节后纤维分布于泪腺、鼻腔、口腔及腭黏膜的腺体。另一部分节前纤维经鼓索，加入舌神经，至下颌下神经节交换神经元，节后纤维分布于下颌下腺和舌下腺。

（3）随舌咽神经走行的副交感节前纤维，由延髓的下泌涎核发出，经鼓室神经至鼓室丛，由丛发出岩小神经至卵圆孔下方的耳神经节交换神经元，节后纤维经耳颞神经分布于腮腺。

（4）随迷走神经走行的副交感节前纤维，由延髓的迷走神经背核发出，随迷走神经的分支到达胸、腹腔脏器附近或壁内的副交感神经节交换神经元，节后纤维分布于胸、腹腔脏器（降结肠、乙状结肠和盆腔脏器等除外）。

2. 骶部副交感神经　节前纤维由脊髓 S_2～S_4 节段的骶副交感核发出，随骶神经出骶前孔，而后从骶神经分出组成盆内脏神经加入盆丛，部分纤维随盆丛分支分布到盆腔脏器，部分纤维自盆丛经上腹下丛和肠系膜下丛分布到降结肠和乙状结肠，在脏器附近或脏器壁内的副交感神经节交换神经元，节后纤维支配结肠左曲以下的消化管和盆腔脏器。

二、交感神经与副交感神经的区别

交感神经和副交感神经都是内脏运动神经，常共同支配一个器官，形成对内脏器官的双重神经支配。但在神经来源、形态结构、分布范围和功能上，交感神经与副交感神经又有明显的区别。

1. 低级中枢的部位不同 交感神经低级中枢位于脊髓胸腰部灰质的中间外侧核，副交感神经的低级中枢则位于脑干一般内脏运动核和脊髓骶部的骶副交感核。

2. 周围部神经节的位置不同 交感神经节位于脊柱两旁（椎旁神经节）和脊柱前方（椎前神经节），副交感神经节位于所支配的器官附近称器官旁节，或位于器官壁内称器官内节。因此副交感神经节前纤维比交感神经长，而其节后纤维则较短。

3. 节前神经元与节后神经元的比例不同 一个交感节前神经元的轴突可与多个节后神经元形成突触，而一个副交感节前神经元的轴突则与较少的节后神经元形成突触。所以交感神经的作用范围较广泛，而副交感神经的作用则较局限。

4. 分布范围不同 交感神经在周围的分布范围较广，除至头颈部、胸、腹腔脏器外，尚遍及全身血管、腺体、竖毛肌等。副交感神经的分布则不如交感神经广泛，一般认为大部分血管、汗腺、竖毛肌、肾上腺髓质均无副交感神经支配。

5. 对同一器官所起的作用不同 交感与副交感神经对同一器官的作用既是互相拮抗又是互相统一的。例如，当机体运动时，交感神经兴奋性增强，副交感神经兴奋减弱、相对抑制，于是出现心跳加快、血压升高、支气管扩张、瞳孔开大、消化活动受抑制等现象。表明此时机体的代谢加强，能量消耗加快，以适应环境的剧烈变化。而当机体处于安静或睡眠状态时，副交感神经兴奋加强，交感神经相对抑制，因而出现心跳减慢、血压下降、支气管收缩、瞳孔缩小、消化活动增强等现象，这有利于体力的恢复和能量的储存。可见在交感和副交感神经互相拮抗、相互统一的协调作用下，机体才得以更好地适应环境的变化，才能在复杂多变的环境中生存。交感和副交感神经的活动，是在脑的较高级中枢，特别是在下丘脑和大脑边缘叶的调控下进行的。

第四节 内脏的神经丛

交感神经、副交感神经和内脏感觉神经在到达所支配的脏器的行程中，常互相交织共同构成内脏神经丛（plexus of visceral nerve）（或称自主神经丛或植物神经丛）。这些神经丛主要攀附于头、颈部和胸、腹腔内动脉的周围，或分布于脏器附近和器官之内。除颈内动脉丛、颈外动脉丛、锁骨下动脉丛和椎动脉丛等没有副交感神经参加外，其余的内脏神经丛均由交感和副交感神经组成。另外，在这些丛内也有内脏感觉纤维。由这些神经丛发出分支，分布于胸、腹及盆腔的内脏器官。

一、心 丛

心丛（cardiac plexus）由两侧交感干的颈上、中、下神经节和第 1～4 或第 5 胸神经节发出的心支及迷走神经的心支共同组成。心丛又可分为心浅丛和心深丛，浅丛位于主动脉弓下方右肺动脉前方，深丛位于主动脉弓和气管杈之间。心丛内有心神经节（副交感节），来自迷走神经的副交感节前纤维在此交换神经元。心丛的分支组成心房丛和左、右冠状动脉丛，随动脉分支分布于心肌。

二、肺　丛

肺丛（pulmonary plexus）位于肺根的前、后方，与心丛互相连续，丛内也有小的神经节为迷走神经节后神经元。肺丛由迷走神经的支气管支和交感干的第2～5胸神经节的分支组成，也有心丛的分支加入，其分支随支气管和肺血管的分支入肺。

三、腹腔丛

腹腔丛（celiac plexus）是最大的内脏神经丛，位于腹腔干和肠系膜上动脉根部周围。丛内主要含有腹腔神经节、肠系膜上神经节、主动脉肾神经节等。此丛由来自两侧的胸交感干的内脏大、小神经和迷走神经后干的腹腔支及腰上部交感神经节的分支共同构成。来自内脏大、小神经的交感节前纤维在丛内神经节交换神经元，来自迷走神经的副交感节前纤维则到所分布的器官附近或肠管壁内交换神经元。腹腔丛及丛内神经节发出的分支伴动脉的分支分布，可分为许多副丛，如肝丛、胃丛、脾丛、肾丛以及肠系膜上丛等，各副丛则分别沿同名血管分支到达各脏器。

四、腹主动脉丛

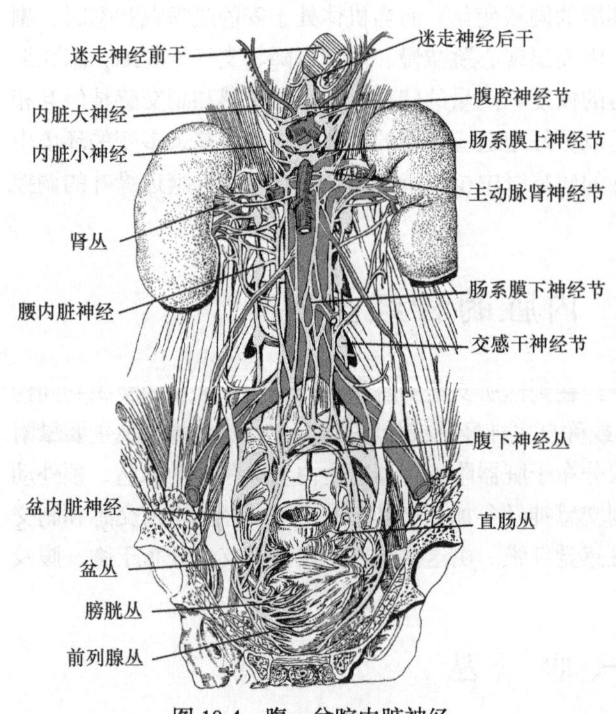

图18-4　腹、盆腔内脏神经

腹主动脉丛（abdominal aortic plexus）位于腹主动脉前面及两侧，是腹腔丛在腹主动脉表面向下延续部分，接受第1～2腰神经节的分支。此丛分出肠系膜下丛，沿同名动脉分支分布于结肠左曲至直肠上段的肠管。腹主动脉丛的一部分纤维下行入盆腔，参加腹下丛的组成；另一部分纤维沿髂总动脉和髂外动脉组成与动脉同名的神经丛，随动脉分布于下肢血管、汗腺、竖毛肌。

五、腹　下　丛

腹下丛（hypogastric plexus）可分为上腹下丛和下腹下丛（图18-4）。

上腹下丛位于L_5椎体前面，腹主动脉末端及两髂总动脉之间，是腹主动脉丛向下的延续部分，两侧接受下位两腰神经节发出的腰内脏神经，在肠系膜下神经节交换神经元。

下腹下丛即盆丛，由上腹下丛延续到直肠两侧，并接受骶部交感干的节后纤维和第 2～4 骶神经的副交感节前纤维。此丛伴随髂内动脉的分支组成直肠丛、精索丛、输尿管丛、膀胱丛、前列腺丛、子宫阴道丛等，并随动脉分支分布于盆腔各脏器。

第五节 内脏神经传入纤维

内脏神经的传入纤维主要参与内脏反射、感觉和痛觉的传导。按传导器官的不同，可分为一般内脏传入纤维、特殊内脏传入纤维。传导来自胸、腹、盆腔脏器的感觉纤维，称一般内脏传入纤维。传导来自鼻腔的嗅觉和来自味蕾的味觉这一类特殊内脏感觉的纤维，称特殊内脏传入纤维。

一、一般内脏传入纤维

一般内脏传入纤维是伴随交感神经和副交感神经走行分布。许多内脏传入纤维在脊髓和脑干等各级中枢形成反射性联系，参加各种反射活动，包括许多内脏-内脏反射和内脏-躯体反射。正常情况下，体内重要的内脏活动（如心反射、主动脉反射、排尿反射等）的反射弧的传入纤维都在副交感神经内，属于调节性反射。交感神经中存在大量的传入纤维，但对内脏器官的调节性反射不是主要的，即使交感神经发生损伤或切除，也不产生严重的内脏功能障碍。

（一）内脏的感受器

内脏器官中广泛分布着内脏感受器，它们通过接受刺激，产生神经冲动，由传入神经纤维传导，进入中枢神经的脊髓或脑干后，一部分内脏传入纤维更换神经元，冲动继续沿上行通路上升到大脑，产生意识性的内脏感觉。内脏感受器，分布于脏器壁内各层及血管壁等处，它们与内脏传入纤维连接。内脏感受器的形态结构主要包括 3 种类型。①环层小体：呈板层状，具有极厚的被囊，主要见于肠系膜、腹膜脏层、脏器的支持组织、心脏、血管外膜和胰腺等处；②游离感觉神经末梢：是由感觉纤维的末梢反复分支形成的，通常见于黏膜的上皮层和浆膜层、脏器肌层的肌内膜，以及许多器官的结缔组织；③神经纤维末梢构成复杂的缠络，主要见于浆膜的表面和脏器的肌层内。

（二）内脏传入神经元的分类

内脏传入神经元分为两类，一种是肠壁内传入神经元，另一种是初级传入神经元。肠壁内传入神经元仅存在于胃肠道等管壁内或椎前神经节内，与壁内交感神经元或椎前节内的交感神经元形成突触连接，以实现短回路的反射活动。一般内脏传入神经的初级神经元，是一种假单极神经细胞，主要位于脑神经节和脊神经节内。它们的中枢突在相应的脑、脊神经节内进入脑干和脊髓；周围突构成内脏传入纤维，伴随交感神经和副交感神经的节前纤维和节后纤维，分布至颈、胸、腹、盆腔内脏器官，中途通过内脏神经节时不交换神经元，直接同内脏感受器联系，传导内脏传入冲动。随交感神经传入的内脏感觉初级传入神经元的胞体位于胸髓和腰髓上段的脊神经节中；而随副交感性盆神经传入的来自盆腔内脏的初级传入纤维的胞体则位于骶髓的后根节中，随面神经、舌咽神经和迷走神经的副交感纤维传入的内脏初级传入神经元的胞体则分别位于该神经的感觉性神经节，即膝神经节、岩神经节和结状神经节中。

（三）内脏传入神经元的分布

1. 胸及腰上部 胸及腰上部脊神经内的内脏传入纤维经白交通支至交感干穿过椎旁神经节时没有形成突触交换神经元，经内脏神经（或经至心肺及其他的交感神经）、腹腔神经丛或肠系膜神经丛，到达其终末感受器。第2～4骶神经内的内脏传入纤维，经盆内脏神经，分布于盆腔脏器（如膀胱、直肠等）。另一方面，内脏传入纤维除分布于颈、胸、腹、盆腔脏器以外，也伴随躯体神经分布于体壁和四肢的血管、腺体及躯体中属于内脏神经控制的其他结构。

2. 头、颈部 分布于头、颈部的进入脑干的内脏传入纤维走行在面神经、舌咽神经和迷走神经3对脑神经中。

面神经所含的一般内脏传入纤维的神经元胞体位于膝神经节内，神经元的周围突集中于面神经的中间神经内，与面深部、中耳、咽鼓管及咽壁的感受器相联系；中枢突入脑后行向背内侧，在接近第四脑室底的外侧区转向尾侧，加入孤束。在束内侧行一段距离后，全部纤维终止于孤束核。

舌咽神经内的一般内脏传入纤维的神经元胞体在下（岩）神经节，周围突通过该神经的咽支、舌支和鼓室支与舌后部、扁桃体和咽鼓管的感受器相联系。另外，经细小的颈动脉窦支，一般内脏传入纤维与颈动脉小球的化学感受器和颈动脉窦的压力感受器相联系。中枢突随同舌咽神经主干入延髓，行向背内侧加入孤束，然后弯向尾侧终止于孤束核。

迷走神经内的一般内脏传入纤维的神经元胞体，位于迷走神经的下（结状）神经节内。神经元的周围突随该神经的各分支分布于各脏器，包括几乎整个消化系统，从舌根到横结肠中部、呼吸系统从喉至肺泡、主动脉弓和右心房、甲状腺和甲状旁腺等处。中枢突随迷走神经主干入延髓，纤维行向背内侧加入孤束，在束内下行终止于孤束核。

在脑部的内脏反射通路中，面神经、舌咽神经和迷走神经的一般内脏传入纤维入延髓后，通过联络神经元与反射弧的传出神经元相联系。第一联络神经元位于孤束核内，由此发出的纤维，穿过周围的网状结构，直接到达脑干的运动核，如迷走神经背核或泌涎核等。孤束核发出的纤维有些也许是大部分与延髓网状结构中散在的细胞群发生突触联系，有的细胞群为内脏中枢，如延髓的呼吸中枢、血管运动中枢和吞咽中枢等；这些细胞群为第二联络神经元，发出纤维至脑干内的迷走神经背核、疑核和舌下神经核等，也可经由网状脊髓束下行，终止于颈髓和胸髓的前角或中间外侧核。孤束核发出的纤维有些也可直接经由网状脊髓束下降，终止于脊髓灰质中间外侧核和前角细胞。反射弧中的传出神经元发出纤维支配效应器完成各种内脏-内脏反射和内脏-躯体反射。

二、特殊内脏传入纤维

特殊内脏传入纤维包括嗅觉传入纤维和味觉传入纤维。嗅觉与对食物的摄取等内脏神经自主活动及内分泌活动有密切关系。味觉与营养物质的摄取和维持机体内环境恒定有关。

（一）嗅觉传入纤维

嗅感受器，也称嗅觉传入的第1级神经元嗅细胞，为双极神经细胞，其树突的终末在人类分布于上鼻甲以上（包括上鼻甲）以及与其对应的鼻中隔黏膜内。嗅感受器是一种化学感受器，终末成杯状膨大伸向黏膜表面，周缘有数根短的嗅毛。其中枢突为细小的无髓纤维，聚集成 20 条左右的嗅丝，穿筛孔入颅终止于嗅球，与嗅球内的帽状细胞形成突触。僧帽细胞为第 2 级神经元，发出轴突组成嗅束，部分纤维终止于前嗅核。前嗅核发出的轴突为第 3 级纤维，嗅束内的 2、3 级纤维分成内侧嗅纹和外侧嗅纹，外侧嗅纹的纤维部分在外侧嗅核交换神经元。主要是外侧嗅纹的纤维，终止于梨状前区、杏仁核周区和杏仁体的皮质内侧核，在此完成嗅觉的主观识别。内侧嗅纹和外侧嗅纹的纤维主要和与嗅觉冲动有关的内脏–躯体反射的整合相关。

（二）味觉传入纤维

味觉传入纤维起于味觉感受器味蕾，味蕾为圆形或卵圆形，主要分布于舌乳头、软腭和会厌等处的黏膜上皮内。味蕾由支持细胞、基底细胞和味细胞构成，味细胞与上皮表面呈垂直排列，顶部有味毛，基部有司味觉的神经末梢分布。分布于味蕾的神经纤维，走行在面神经、舌咽神经和迷走神经内。

1. 面神经 该神经的味觉传入神经元位于膝神经节内，其周围突直接或经岩大神经穿过耳神经节，加入鼓索，最后随舌神经分布到舌前 2/3 的味蕾。经岩大神经的味觉纤维，小部分直接经翼管神经穿翼腭神经节，伴腭神经分布到腭及其附近的味蕾。

2. 舌咽神经 其味觉神经元位于岩神经节内，周围突伴随舌咽神经的舌支和咽支分布于舌后 1/3 及咽前壁的味蕾。

3. 迷走神经 此神经的味觉传入神经元位于结状神经节内，周围突经迷走神经的喉上神经分布于会厌和喉的味蕾，经咽支分布于咽部的味蕾。

第六节 肠神经与免疫反应

一、肠神经系统

肠神经系统分布在食管、胃与肠壁内有相互联系的 3 种神经丛：浆膜下神经丛、肌间神经丛和黏膜下神经丛。①浆膜下神经丛：在胃底与大弯部最稠密，位于浆膜深方。②肌间神经丛：为胃肠神经元胞体及突起的集结，呈簇状、块状，位于肌层的纵行肌与环形肌之间。在不同部位的数量呈不同变化：食管中 1/3 到幽门数量激增，小肠近 1/3 以下骤降，结肠近 1/3 到肛门内括约肌之间又逐渐上升到原来密度。其中大肠的肌间神经丛神经节集中于结肠带深侧，结肠带间区较少。③黏膜下神经丛：为神经元胞体和突起在黏膜下的簇状集结而成的网状结构，主要在大、小肠黏膜下，以及黏膜肌层的深方。食管黏膜下丛仅为非常细小的神经网络，自胃体向幽门方向，黏膜下神经丛纤维数量增多。黏膜下神经丛在小肠发育最好，其次为大肠。与肌间神经丛相比，黏膜下神经丛较小，排列欠规律。黏膜下神经丛主要支配肠黏膜。

二、胃肠功能调节

胃肠功能的调节主要依赖三个系统即中枢神经、自主神经和肠神经系统，其中肠神经系统起主要作用。肠神经系统是由位于胃肠道壁（包括胰和胆囊）内的神经元、神经递质和蛋白质及其支持细胞所组成的网状结构系统。肠神经系统神经节的神经元相互连接形成独立的系统，具有与脑和脊髓类似的整合和处理信息功能机制，使其能够就近控制和调节分布于数米长的胃肠道中的平滑肌、黏膜上皮和血管效应系统。

三、神 经 肽

神经肽是泛指存在于神经组织并参与神经系统功能作用的内源性活性物质，是一类特殊的信息物质，特点是含量低、活性高、作用广泛而又复杂，在体内调节多种多样的生理功能，如痛觉、睡眠、情绪、学习与记忆乃至神经系统本身的分化和发育都受神经肽的调节。部分神经肽既能以突触释放的方式实现调节作用，又能以非突触释放的方式对邻近或较远部位的靶细胞活性进行调节。

肠神经和肠相关淋巴组织的免疫细胞均能合成神经肽，目前肠道中已发现有降钙基因相关肽、血管活性肽、P 物质等多种神经肽。这些神经肽可以影响淋巴细胞的增殖、细胞因子和免疫球蛋白的合成。肠神经系统肽能神经元可以合成、运输和释放神经肽。目前在肠神经系统中已发现降钙基因相关肽、血管活性肽、P 物质、生长抑素、胃泌素释放肽及蛉蟾肽等 50 多种神经肽，它们储存在无髓鞘的感觉纤维末梢的分泌小泡中，释放后神经肽通过突触间隙作用于靶细胞上的受体。胃肠中神经肽的分泌不是单一的，它可以受到其他神经肽、神经递质、细胞因子、激素以及药品的作用影响。

四、脾 的 神 经

脾是最大的外周免疫器官，外周免疫器官又称次级淋巴器官，它由脾和淋巴结组成。脾又是人体最大的淋巴器官，具有储血、造血、清除衰老红细胞和进行免疫应答的功能。正常脾脏的神经主要包括交感神经纤维和感觉神经纤维。交感神经纤维主要来自腹腔神经丛，97%为节后交感神经纤维，富含去甲肾上腺素能传出神经纤维，同时含有少量胆碱能神经纤维，其神经随脾血管经脾门进入脾内，随动脉的反复分支而分支并伴随其周围分布，受刺激时可引起脾脏缩小。神经纤维主要分布于小梁及白髓的淋巴小结和动脉周围淋巴组织鞘，呈网状或丛状包绕。电镜发现部分脾淋巴细胞与神经末梢直接接触，一个淋巴细胞可以与多个神经末梢接触，甚至被神经末梢包围。右迷走神经或其后干神经纤维也入脾，分布于脾动脉分支的平滑肌。感觉神经纤维主要为左隔神经，终末支达到脾隔韧带，脾破裂出血引起的左肩部牵涉性疼痛主要为刺激该神经所致。

五、其他相关研究

（一）脑肠轴与功能性消化不良的关系

脑肠轴是指中枢神经系统与肠神经系统之间形成的双向通路，涉及神经、内分泌、免疫等方面。脑肠轴对功能性消化不良的发生起着重要的作用。已经有不少学者通过实验证明胃动素和胆囊收缩素作为重要的脑肠肽，对功能性消化不良的产生起着至关重要的作用，如功能性消化不良患者的胃动素水平降低，胆囊收缩素增高。

（二）肠神经胶质细胞在胃肠道的新功能

肠神经胶质细胞是肠神经系统的主要组成部分，其形态类似于中枢神经系统中的星状胶质细胞，即雪旺氏细胞。肠神经胶质细胞是一个独特的外周神经胶质细胞类，它分布于肠道全层，其分布在不同区域的亚群具有独特的不同功能，在肠道内环境稳态（运动、吸收、分泌、肠屏障功能）中发挥核心的作用，在消化系统疾病及非消化系统疾病中均发挥着重要作用，尤其是在上皮屏障、神经保护、介导肠道炎症免疫中发挥重要作用。肠神经胶质细胞的多向性作用研究有助于揭示其重要特征，进而发现众多针对胃肠道疾病的靶向治疗方法。

（三）脑肠轴对微生物的影响

微生物可以自下而上的影响中枢神经的功能。同样，大脑状态也可以影响肠道微生物群。其作用途径有两种，一种是间接途径，通过胃肠蠕动和分泌的变化或肠道通透性；一种是直接途径，通过信号分子释放到肠道细胞的腔固有层（肠嗜铬细胞的细胞、神经细胞、免疫细胞），主要表现在以下两个方面。

1. 肠道神经系统对肠道微生物的影响　调控肠道神经系统的神经元、免疫细胞、肠嗜铬细胞等分泌儿茶酚胺、5-HT、强啡肽等物质在中枢调控下进入肠腔，进而影响肠道微生物的稳态。

2. 中枢神经系统对肠道菌群的影响　不同的情绪可以影响肠道微生物的种类和数量。交感神经和副交感神经、HPA 轴及调节疼痛不适的内源性通路组成一个系统。该系统可以介导情绪状态对躯体的影响，其中就包括胃肠道功能。无论是单独或是组合激活该系统组分，都可改变肠道环境，进而影响肠道寄生微生物群。如有学者通过对猕猴的观察发现，产前和产后肠道微生物均有短暂的下降。出生后与母亲分离的子代动物表现出焦虑的同时伴随乳酸菌水平的下降，机体抵抗力也弱于正常对照组。这种现象可能是应急导致肠蠕动加快，使乳酸杆菌排除增多而导致。

第七节　内脏神经反射弧

反射是最简单也是最基本的神经活动，它是机体对刺激的非自主反应，如触觉、痛觉或突然牵引肌等刺激。反应可为肌收缩，肌张力的改变，腺体分泌或内脏反应。临床主要研究肌收缩的反射。

反射的解剖学基础是反射弧。反射弧的组成是：感受器→传入神经元（感觉神经元）→中间神经元→传出神经元（脊髓前角细胞或脑干运动神经元）→周围神经（运动纤维）→效应器官（肌、内分泌腺等）。

一、颈动脉窦及主动脉弓压力感受性反射

颈动脉窦是颈总动脉末端与颈内动脉起始部的膨大部分。窦壁的外膜内含有丰富的游离神经末梢，称压力感受器。当血压增高时可引起窦壁扩张，从而刺激窦壁内的压力感受器，进而通过神经系统的调节，反射性地引起心跳减慢和末梢血管扩张，使血压下降。

压力感受性反射即减压反射，通过对颈动脉窦和主动脉弓压力感受器的刺激而引起。动脉血压突然升高时，机体通过压力感受性反射引起心率减慢、心输出量减少、血管舒张、外周阻力减小，血压下降等。

1. 动脉压力感受器　循环高压力部分（动脉）管壁内的神经末梢，有监视动脉侧压的作用，称动脉压力感受器，其中最重要的是颈动脉窦和主动脉弓压力感受器。

颈动脉窦和主动脉弓压力感受器实质是牵张感受器，其适宜刺激是血管壁的被动扩张，而非血压本身。在同一血压水平，感受器对脉动性压力刺激比持续性压力刺激更为敏感。心动周期内，窦神经传入冲动频率随动脉血压波动也相应变化。

2. 传入神经和中枢联系 颈动脉窦压力感受器传入神经纤维→颈动脉窦神经→舌咽神经→延髓孤束核→脑桥、下丘脑。主动脉弓压力感受器的传入神经→迷走神经→延髓孤束核→脑桥、下丘脑。

3. 反射效应 动脉血压升高时，压力感受器传入冲动增多，通过心血管中枢整合作用，使心迷走紧张加强，心交感紧张和交感缩血管紧张降低，其效应为心率减慢，心输出量减少，外周血管阻力降低，故动脉血压回降。动脉血压降低时，压力感受器传入冲动减少，使迷走紧张降低，交感紧张加强，于是心率加快，心输出量增加，外周血管阻力增高，血压回升。

4. 压力感受性反射的生理学意义 压力感受性反射的生理意义主要是在短时间内快速调节动脉血压，维持动脉血压相对稳定。例如，在急性出血或由平卧位突然改变为直立位时，颈动脉窦内压力降低，通过压力感受性反射，可使动脉血压回升，避免血压过低而引起晕厥和休克等不良反应。需要注意的是，压力感受器对快速性血压变化较为敏感，而对缓慢的血压变化不敏感。如当切除犬的压力感受器传入神经后，其动脉血压常出现很大波动，即血压变得不稳定，但全天的血压平均值并不升高。可见，压力感受性反射在动脉血压的长期调节中不起关键作用。

慢性高血压患者动脉血压持续升高，压力感受性反射发生重调定，使压力感受性反射在高于正常的血压水平时仍能对血压变化进行调节，故动脉血压可维持在较高水平。

二、颈动脉小球与主动脉小球的升压反射

颈动脉小球和主动脉小球的化学感受器因血液 CO_2 分压增加和刺激而引起呼吸加深、加快及血压升高的反射。传入神经混入主动脉神经及颈动脉窦减压神经，兴奋传入延髓，一方面兴奋延髓呼吸中枢引起呼吸加深加快；另一方面兴奋缩血压中枢，引起血压升高，表现为升压反射。该化学感受器的升压反射只发生于低氧、窒息、动脉血压过低、酸中毒情况下，而平时不起明显作用。

三、呼 吸 反 射

呼吸反射是由肺的缩小与扩张引起节律性呼吸的反射。呼吸反射活动是通过内脏-躯体反射弧实现的。感受器为分布于肺的牵张感受器，传入神经来自迷走神经下神经节感觉细胞的周围突，随迷走神经分布至肺丛，入肺内，分布于感受器，其中枢突传导至孤束核，此核将冲动传递至延髓网状结构的呼吸中枢。其中的吸气神经元由于肺的扩张而抑制，由于肺的回缩而兴奋。起于呼吸中枢的网状脊髓束纤维终止于 C_3～C_5 脊髓灰质前角细胞，前角细胞的突起组成膈神经，到达膈肌，引起膈肌运动。其他网状脊髓束的纤维终于胸段脊髓前角细胞，后者的轴突经肋间神经，管理肋间肌的运动。

四、咳 嗽 反 射

咳嗽反射由呼吸道黏膜的刺激引起咳嗽的反应。感受器位于喉、气管及气管黏膜上皮，传

入神经为迷走神经及其分支喉上神经，感觉神经元的胞体位于迷走神经下神经节，其中枢突投射至脑干孤束核，经过换元，通过内侧网状结构发出网状脊髓束至脊髓前角细胞，再由躯体运动纤维到达诸效应器膈、肋间肌和腹肌。

五、呕 吐 反 射

呕吐反射刺激胃等上消化道引起呕吐反应。感受器位于舌根、咽、胃黏膜、十二指肠及胆囊等，传入神经分别为脊神经节细胞所发出的内脏传入纤维，中枢突经后根进入脊髓并上行；由迷走神经下节细胞发出的传入纤维则经迷走神经入脑，传导至孤束核，孤束核发出纤维联系于网状结构，网状结构的细胞发出纤维向下至脊髓颈、胸段前角细胞，由前角细胞发出纤维组成颈、胸段脊神经，其中膈神经至膈、肋间神经至腹壁肌肉。由孤束核发出的其他纤维到达延髓的呕吐中枢。呕吐中枢发出纤维分别到达迷走神经背核及形成网状脊髓束。迷走神经背核的纤维经迷走神经至胃，在胃内神经节中继后的节后纤维使贲门周围的肌肉松弛，胃的平滑肌收缩；网状脊髓束的纤维终止于脊髓下胸段中间外侧柱，由此发出的内脏神经交感节前纤维（内脏神经）在腹腔神经节交换神经元，节后纤维分布至胃，引起幽门括约肌关闭。在上述多条神经通路的配合下，完成呕吐过程。

思 考 题

1. 简述内脏运动神经与躯体运动神经的区别。
2. 简述交感神经和副交感神经周围部的组成。
3. 简述交感神经和副交感神经的区别。
4. 简述肠神经与免疫反应的关系。
5. 内脏神经末梢释放的递质有哪些？

第十九章

脏腑推拿常用穴位解剖

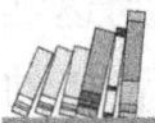

学习目的

通过本章学习，了解胸腹部腧穴是脏腑推拿常用的刺激点；熟悉穴位定位解剖；掌握腧穴的层次结构及毗邻关系，有助于增加推拿安全性和提高临床疗效。

1. 上脘（CV13）

归经　任脉。

体表定位　脐上5寸，前正中线上。

层次解剖　皮肤→皮下组织→腹白线→腹横筋膜→腹膜外脂肪→壁腹膜。

重要解剖结构　浅层主要有第7胸神经前支的前皮支和腹壁浅静脉的属支。深层主要有第7胸神经前支的分支。

揣穴　本穴按压深层可触及肝下缘和胃幽门部。

2. 中脘（CV12）

归经　任脉。

体表定位　脐中上4寸，前正中线上。

层次解剖　皮肤→皮下组织→腹白线→腹横筋膜→腹膜外脂肪→壁腹膜。

重要解剖结构　浅层主要有第8胸神经前支的前皮支和腹壁浅静脉的属支。深层主要有第8胸神经前支的分支。

揣穴　本穴按压深层可触及胃幽门部。

3.下脘（CV10）

归经　任脉。

体表定位　脐中上2寸，前正中线上。

层次解剖　皮肤→皮下组织→腹白线→腹横筋膜→腹膜外脂肪→壁腹膜。

重要解剖结构　浅层主要有第9胸神经前支的前皮支和腹壁浅静脉的属支。深层主要有第9胸神经前支的分支。

揣穴　本穴深部可触及横结肠。

4. 神阙（CV8）

归经　任脉。

体表定位　在脐区，脐中央。

层次解剖　皮肤→结缔组织→壁腹膜。

重要解剖结构　浅层主要有第 10 胸神经前支的前皮支和腹壁脐周静脉网。深层有第 10 胸神经前支的分支。

揣穴　本穴深部可触及小肠。

5. 关元（CV4）

归经　任脉。

体表定位　脐中下 3 寸，前正中线上。

层次解剖　皮肤→皮下组织→腹白线→腹横筋膜→腹膜外脂肪→壁腹膜。

重要解剖结构　浅层主要有第 12 胸神经前支的前皮支和腹壁浅动、静脉的分支或属支。深层主要有第 12 胸神经前支的分支。

揣穴　本穴深部可触及小肠。

6. 气海（CV6）

归经　任脉。

体表定位　脐中下 1.5 寸，前正中线上。

层次解剖　皮肤→皮下组织→腹白线→腹横筋膜→腹膜外脂肪→壁腹膜。

重要解剖结构　浅层主要有第 11 胸神经前支的前皮支和脐周静脉网。深层主要有第 11 胸神经前支的分支。

揣穴　本穴深部可触及小肠。

7. 建里（CV11）

归经　任脉。

体表定位　脐中上 3 寸，前正中线上。

层次解剖　皮肤→皮下组织→腹白线→腹横筋膜→腹膜外脂肪→壁腹膜。

重要解剖结构　浅层主要有第 8 胸神经前支的前皮支和腹壁浅静脉的属支。深层主要有第 8 胸神经前支的分支。

揣穴　本穴深部可触及横结肠。

8. 巨阙（CV14）

归经　任脉。

体表定位　脐中上 6 寸，前正中线上。

层次解剖　皮肤→皮下组织→腹白线→腹横筋膜→腹膜外脂肪→壁腹膜。

重要解剖结构　浅层主要有第 7 胸神经前支的前皮支和腹壁浅静脉。深层主要有第 7 胸神经前支的分支。

揣穴　本穴深部可触及肝。

9. 中极（CV3）

归经　任脉。

体表定位　脐中下 4 寸，前正中线上。

层次解剖　皮肤→皮下组织→腹白线→腹横筋膜→腹膜外脂肪→壁腹膜。

重要解剖结构　浅层主要有髂腹下神经的前皮支和腹壁浅动、静脉的分支或属支。深层有髂腹下神经的分支。

揣穴　本穴深部可触及乙状结肠。

10. 带脉（GB26）

归经　足少阳胆经。

体表定位　第11肋骨游离端垂线与脐水平线的交点上。

层次解剖　皮肤→皮下组织→腹外斜肌→腹内斜肌→腹横肌。

重要解剖结构　浅层有第9～11胸神经前支的外侧皮支和伴行的动、静脉。深层有第9～11胸神经前支的肌支和相应的动、静脉。

揣穴　右侧本穴深层可触及升结肠，左侧本穴深层可触及降结肠。

11. 气冲（ST30）

归经　足阳明胃经。

体表定位　耻骨联合上缘，前正中线旁开2寸，动脉搏动处。

层次解剖　皮肤→皮下组织→腹外斜肌腱膜→腹内斜肌→腹横肌。

重要解剖结构　浅层有腹壁浅动、静脉，第12胸神经前支和第1腰神经前支的外侧皮支及前皮支。深层有下外侧在腹股沟管内有精索（或子宫圆韧带）、髂腹股沟神经和生殖股神经生殖支。

揣穴　在股点内侧气冲穴处有力深按可感觉到髂外动脉的搏动，特别是向外上方用力按压时。

12. 承满（ST20）

归经　足阳明胃经。

体表定位　脐中上5寸，前正中线旁开2寸。

层次解剖　皮肤→皮下组织→腹直肌鞘前壁→腹直肌。

重要解剖结构　浅层有第6～8胸神经前支的外侧皮支和前皮支及腹壁浅静脉。深层有腹壁上动、静脉的分支或属支，第6～8胸神经前支的肌支。

揣穴　右侧本穴深部腹腔内可触及肝及十二指肠上部，左侧本穴深部可触及胃。

13. 梁门（ST21）

归经　足阳明胃经。

体表定位　脐中上4寸，前正中线旁开2寸。

层次解剖　皮肤→皮下组织→腹直肌鞘前壁→腹直肌。

重要解剖结构　浅层有第7～9胸神经前支的外侧皮支和前皮支及腹壁浅静脉。深层有腹壁上动、静脉的分支或属支，第7～9胸神经前支的肌支。

揣穴　本穴深部腹腔内可触及大网膜和横结肠。

14. 太乙（ST23）

归经　足阳明胃经。

体表定位　脐中上2寸，前正中线旁开2寸。

层次解剖　皮肤→皮下组织→腹直肌鞘前壁→腹直肌。

重要解剖结构　浅层有第8～10胸神经前支的外侧皮支和前皮支及腹壁浅静脉。深层有腹壁上动、静脉的分支或属支，第8～10胸神经前支的肌支。

揣穴　本穴深部腹腔内可触及大网膜和小肠。

15. 京门（GB25）

归经　足少阳胆经。

体表定位　第12肋骨游离端的下际。

层次解剖　皮肤→皮下组织→腹外斜肌→腹内斜肌→腹直肌。

重要解剖结构　浅层有第10、11胸神经前支的外侧皮支及伴行的动、静脉。深层有第10、

11 胸神经前支的肌支和相应的肋间、肋下动、静脉。

揣穴　侧卧举臂，从腋后线的肋弓软骨缘下方向后可触及第 12 肋骨游离端，其下方即是本穴。

16. 天枢（ST25）

归经　足阳明胃经。

体表定位　横平脐中，前正中线旁开 2 寸。

层次解剖　皮肤→皮下组织→腹直肌鞘前壁→腹直肌。

重要解剖结构　浅层有第 9～11 胸神经前支的外侧皮支和前皮支及脐周静脉网。深层有腹壁上、下动、静脉的吻合支，第 9～11 胸神经前支的肌支。

揣穴　本穴深部腹腔内可触及大网膜和小肠；左侧本穴深层可触及腹主动脉，右侧本穴深层可触及下腔静脉。

17. 阑门

归经　经外奇穴，无归经。

体表定位　脐上 1.5 寸，前正中线上。

层次解剖　皮肤→皮下组织→腹白线→腹横筋膜→腹壁外脂肪→壁腹膜。

重要解剖结构　浅层主要有第 9 胸神经前支的前皮支和腹壁浅静脉的属支。深层有第 9 胸神经前支的分支。

揣穴　本穴深部腹腔内可触及大网膜和小肠。

18. 石门（CV5）

归经　任脉。

体表定位　脐中下 2 寸，前正中线上。

层次解剖　皮肤→皮下组织→腹白线→腹横筋膜→腹壁外脂肪→壁腹膜。

重要解剖结构　浅层主要有第 11 胸神经前支的前皮支和腹壁浅静脉的属支。深层主要有第 11 胸神经前支的分支。

揣穴　本穴深部腹腔内可触及大网膜和小肠。

19. 水分（CV9）

归经　任脉。

体表定位　脐中上 1 寸，前正中线上。

层次解剖　皮肤→皮下组织→腹白线→腹横筋膜→腹壁外脂肪→壁腹膜。

重要解剖结构　浅层主要有第 9 胸神经前支的前皮支及腹壁浅静脉的属支；深层有第 9 胸神经前支的分支。

揣穴　本穴深部腹腔内可触及大网膜和小肠，以及横结肠下垂部也可触及。

20. 鸠尾（CV 15）

归经　任脉。

体表定位　剑胸结合下 1 寸，前正中线上。

层次解剖　皮肤→皮下组织→腹白线→腹横筋膜→腹壁外脂肪→壁腹膜。

重要解剖结构　浅层主要有第 7 胸神经前支的前皮支。深层主要有第 7 胸神经前支的分支。

揣穴　本穴深部可触及肝。

21. 膻中（CV17）

归经　任脉。

体表定位　横平第 4 肋间隙，前正中线上。

层次解剖　皮肤→皮下组织→胸骨体。

重要解剖结构　主要有第 4 肋间神经前皮支和胸廓内动、静脉的穿支。

揣穴　本穴附近可触及左、右胸大肌，往下可触及胸骨体。

22. 天突（CV22）

归经　任脉。

体表定位　在颈前区，胸骨上窝中央，前正中线上。

层次解剖　皮肤→皮下组织→左、右胸锁乳突肌（两胸骨头）之间→胸骨柄颈静脉切迹上方→左、右胸骨甲状肌→气管前间隙。

重要解剖结构　浅层有锁骨上内侧神经、皮下组织内有颈阔肌和颈静脉弓。深层有头臂干、左颈总动脉、主动脉弓和头臂静脉等重要结构。

揣穴　本穴左右可触及胸锁乳突肌胸骨头，继而深入可触及两侧胸骨甲状肌，深部可触及气管。

23. 中府（LU1）

归经　手太阴肺经。

体表定位　横平第 1 肋间隙，锁骨下窝外侧，前正中线旁开 6 寸。

层次解剖　皮肤→皮下组织→胸大肌→胸小肌→胸腔。

重要解剖结构　浅层有锁骨上中间神经、第 1 肋间神经外侧皮支，头静脉等。深层有胸肩峰动、静脉和胸内、外侧神经。

揣穴　本穴皮下可触及胸大肌、胸小肌、喙肱肌和肱二头肌短头。

24. 云门（LU2）

归经　手太阴肺经。

体表定位　锁骨下窝凹陷中，肩胛骨喙突内缘，前正中线旁开 6 寸。

层次解剖　皮肤→皮下组织→三角肌→锁胸筋膜→喙锁韧带。

重要解剖结构　浅层有锁骨上中间神经、头静脉。深层有胸肩峰动、静脉支和胸内、外侧神经的分支。

揣穴　上肢下垂或外展后伸时可触及喙突尖，内侧即是本穴。

25. 不容（ST19）

归经　足阳明胃经。

体表定位　脐中上 6 寸，前正中线旁开 2 寸。

层次解剖　皮肤→皮下组织→腹直肌鞘前壁→腹直肌。

重要解剖结构　浅层有第 6～8 胸神经前支的外侧皮支和前皮支及腹壁浅静脉。深层有腹壁上动、静脉的分支或属支，第 6、7 胸神经前支的肌支。

揣穴　右侧本穴深层可触及肝右叶，左侧本穴深层可触及胃。

26. 水道（ST28）

归经　足阳明胃经。

体表定位　脐中下 3 寸，前正中线旁开 2 寸。

层次解剖　皮肤→皮下组织→腹直肌鞘前壁外侧缘→腹直肌外侧缘。

重要解剖结构　浅层有第 11、12 胸神经前支和第 1 腰神经前支的前皮支及外侧皮支，腹壁浅动、静脉。

揣穴　本穴深层可触及大网膜、小肠。右侧本穴可触及盲肠、左侧本穴可触及乙状结肠。

27. 归来（ST29）

归经　足阳明胃经。

体表定位　脐中下 4 寸，前正中线旁开 2 寸。

层次解剖　皮肤→皮下组织→腹直肌鞘前壁外侧缘→腹直肌外侧缘。

重要解剖结构　浅层有第 11、12 胸神经前支和第 1 腰神经前支的外侧皮支及前皮支，腹壁浅动、静脉的分支或属支。深层有腹壁下动、静脉的分支或属支和第 11、12 胸神经前支的肌支。

揣穴　本穴深层可触及大网膜、小肠。右侧可触及盲肠、左侧可触及乙状结肠。

28. 大横（SP15）

归经　足太阴脾经。

体表定位　脐中旁开 4 寸。

层次解剖　皮肤→皮下组织→腹外斜肌→腹内斜肌→腹横肌。

重要解剖结构　浅层有第 9～11 胸神经前支的外侧皮支和胸腹壁静脉的属支。深层有第 9～11 胸神经前支的肌支及伴行的动、静脉。

揣穴　本穴深层可触及大网膜、小肠。右侧可触及升结肠、左侧可触及降结肠。

29. 石关（KI18）

归经　足少阴肾经。

体表定位　脐中上 3 寸，前正中线旁开 0.5 寸。

层次解剖　皮肤→皮下组织→腹直肌鞘前壁→腹直肌。

重要解剖结构　浅层有腹壁浅静脉，第 7～9 胸神经前支及伴行的动、静脉。深层有腹壁上动、静脉的分支或属支，第 7～9 胸神经前支的肌支和相应的肋间动、静脉。

揣穴　本穴深层可触及大网膜、横结肠或小肠。

30. 日月（GB24）

归经　足少阳胆经。

体表定位　第 7 肋间隙中，前正中线旁开 4 寸。

层次解剖　皮肤→皮下组织→腹外斜肌→肋间外肌。

重要解剖结构　浅层有第 6～8 肋间神经外侧皮支和伴行的动、静脉。深层有第 7 肋间神经和第 7 肋间后动、静脉。

揣穴　本穴深层可触及壁胸膜。

31. 章门（LR13）

归经　足厥阴肝经。

体表定位　在第 11 肋游离端的下际。

层次解剖　皮肤→皮下组织→腹外斜肌→腹内斜肌→腹横肌。

重要解剖结构　浅层有第 10、11 胸神经前支的外侧皮支，胸腹壁浅静脉的属支。深层有第 10、11 胸神经和肋间后动、静脉的分支或属支。

揣穴　右侧本穴深层可触及肝右叶前缘，左侧本穴深层可触及脾的下端。

32. 期门（LR14）

归经　足厥阴肝经。

体表定位　第6肋间隙，前正中线旁开4寸。

层次解剖　皮肤→皮下组织→胸大肌下缘→腹外斜肌→肋间外肌→肋间内肌。

重要解剖结构　浅层有第6肋间神经的外侧皮支，胸腹壁静脉的属支。深层有第6肋间神经和第6肋间后动、静脉的分支或属支。

揣穴　右侧本穴深部对应肝脏，左侧本穴深部对应胃部。

33. 子宫（EX-CA1）

归经　经外奇穴。

体表定位　脐中下4寸，前正中线旁开3寸。

层次解剖　皮肤→皮下组织→腹外斜肌腱膜→腹内斜肌→腹横肌→腹横筋膜。

重要解剖结构　浅层主要有髂腹下神经的外侧皮支和腹壁浅静脉。深层主要有髂腹下神经的分支和腹壁下动、静脉的分支或属支。

揣穴　左侧本穴深层可触及小肠乙状结肠，右侧本穴处可触及小肠、盲肠、阑尾。

思考题

1. 简述脏腑推拿适应病症。
2. 简述揣穴的意义。
3. 简述揣穴的注意事项。
4. 简述脏腑推拿的作用原理。
5. 简述脏腑推拿过程中腧穴的应用规律。

下　篇

小儿推拿解剖学基础

第二十章

概　　述

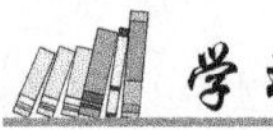

学习目的

通过本章学习，了解小儿与成人的解剖生理差异；熟悉小儿不同年龄段的发育特点；掌握小儿解剖的重要性。

小儿不是成人的缩小，小儿与成人在形态学上有着较大的差别。研究小儿解剖就是研究这一阶段人体典型的形态结构及个体差异的类型和变异。小儿始终处在一个连续的动态生长发育过程中，直至成年形态结构才相对稳定，这是小儿特有的生理现象，是一个交织着量变和质变的复杂过程，并遵循着一定的规律。

第一节　小儿解剖特点

一、发育特点

小儿生长发育，是一个从低级到高级、从幼稚到成熟的过程。如运动发育的规律是：先抬头、后抬胸，再会坐、立、行；从全掌抓握到手指捏取。又如牙，新生儿的口腔无牙，其形态结构与哺乳相适应；半岁以后开始长出乳牙；6 岁以后乳牙逐渐脱落，代之以恒牙；到了 17～21 岁才长出最后两对智牙；牙的萌出同时促进了鼻旁窦的形成，并改变了面部的外形。

因此，可变动的形态是小儿在生长发育过程中的特点。

二、年龄特点

小儿生长发育过程中，机体整体或各系统器官及其组成部分的生长发育，是在不平衡的状态下进行的，并表现出与年龄相关的规律性。有的激化，有的缓和，有的停滞不前甚至退缩，并呈阶段性的改变。如体重、身长在整个发育过程中每年增加的速度不同，出生后第 1 年增加的速度最为突出，其后速度减慢，到青春期又突然增长加速，其后又逐渐减慢。但生殖器官的发育则完全不同，出生时男女生殖器官仅具有雏形，在出生后 10 年内几乎没有变化，其中个别器官如子宫甚至有明显的退缩现象；到青春期才获得迅速发育，从形态上开始出现一系列的改变，并出现第二性征而显示其成熟。

因此，在生长发育过程中，各系统的发育随年龄变化，或同一年龄阶段各系统器官不平衡的发育状况，均显现出其年龄特征是小儿的另一个基本特点。

三、个体差异特点

小儿生长发育虽按一定规律发展，但也受遗传、环境的影响，存在较大的个体差异。先天性的各种因素，如种族、父母遗传、母亲的职业、年龄、体格、产次、营养状况和妊娠持续时间等，出生时就会产生体格的差异；后天的生活环境，如地理、气候、营养、卫生、教育和健康状态等条件的不同，使体格差异进一步增大。因此，小儿的生长发育水平有一定的正常范围。在不可改变的规律性下，在一定变动幅度内，属于正常。如小孩的囟门闭锁、出牙和换牙的时间，在正常变动范围内，偏迟或偏早，出牙的顺序不同等，都是属于个体差异。又如各脏器的形态结构、大小、位置和位置关系，也会因人而异。

因此，在生长发育过程中，不同的机体受不同的内外环境（条件）影响表现出机体的不同形态、类型及形成过程，是小儿的另一特点。

第二节 小儿年龄分期

从出生到青春期，小儿始终处在一个连续的动态发育过程中，并表现出与年龄相关的规律性。根据小儿的解剖、生理、心理和疾病特点，可将小儿年龄划分为六个阶段。

一、新生儿期

指出生后脐带结扎到28天的过渡时期。新生儿期是婴儿出生后离开母体环境，适应外界环境并开始独立生活的阶段。

生理上开始出现血液循环的改变，并建立自主的呼吸。在出生时嗅觉中枢及末梢已发育成熟，同时触觉具有高度的灵敏性，尤其是在眼、前额、口周、手掌、足底等部位，但是在大腿前臂、躯干处却比较迟钝。

身体的比例与较大婴儿、儿童和成人明显不同，脊柱仅呈轻微的后凸，头部相对较大，脸较圆，下颌较小，胸部呈圆形，腹部占优势，四肢相对较短，身体的中点接近于脐水平。一些解剖特征与年长儿也有所不同，如外耳道相对短而直，骨膜较厚，中耳含有黏性物质，耳咽管短而宽，上颌窦和筛窦很小，额窦和蝶窦没有发育，肝和脾常在肋缘下触到。

二、婴儿期（乳儿期）

指从出生28天后至1周岁之前的阶段。此期是机体生长发育极其迅速的时期，为人生的第一个生长高峰期。

小儿在出生时的体重、身长等主要受母体宫内环境影响，出生后小儿的身材受遗传的影响，并逐渐体现在与父母相关的因素上。如出生体重较大而父母身材矮小的小儿，在出生后生长逐渐减慢，生长速率处在正常范围的较低值；相反，出生体重低而父母高大的小儿，在出生后生长逐渐增加，生长速率处在正常范围的较高值。这种变化一般出现在婴儿期，尤其是出生后的第6～12个月。

此期对各种营养素的需求量相对较高，但各系统器官的生长发育不够成熟和完善，尤其是消化系统功能尚不完善。由于此期主要是靠母乳及乳品营养，视情况在适当时期加入一些其他食品，故称乳儿期。皮下脂肪在出生后逐渐增加，皮脂厚度一般在9个月（6个月～1岁）时达到顶峰，此时脂肪组织约占体重的22%（出生时为16%），以后逐渐下降。

三、幼 儿 期

1～3 周岁为幼儿期。此期体格生长发育速度较婴儿期减慢，智能发育迅速。

随着乳牙的萌发，小儿饮食上逐渐过渡到成人膳食，过渡期小儿的食欲有所下降，并且由于运动的增加，造成皮下脂肪减少，使肥胖的婴儿变更成肌肉型的幼儿。随着小儿独立行走，直立姿势的形成，腰椎加剧前凸并使小儿腹部突出。

四、学 龄 前 期

4 周岁至 6～7 岁入小学前为学龄前期。此期体格生长发育处于稳步增长状态，但较以前慢。

身高的增长相对大于体重的增长，故形态上小儿较前消瘦。由于运动量的增加，肌肉组织所占比例逐年增高，原来突出的腹部逐渐扁平，脂肪组织也逐渐下降，在 5 岁时仅占体重的 12%～15%。此期大脑的生长发育仍较迅速，脑重达成人的 90%，4 岁时已完成神经纤维的髓鞘化，6 岁以后脑重量不再大幅增加。

五、学 龄 期

自 6～7 岁上小学至青春期前为学龄期。小儿生长相对稳定，直到青春期突发生长开始。此期的体格生长速度相当缓慢，如体重、身高每年稳定增加，除生殖系统外，各系统器官外形均已接近成人。此阶段大脑的生长已减慢，面中部和下部的生长逐渐出现；淋巴系统在 12 岁时达高峰，为成人的 200%，其后逐渐退化至成人水平。

六、青 春 期

青春期年龄范围女孩一般从 11～12 岁开始到 17～18 岁结束，男孩从 13～14 岁开始到 18～20 岁结束。此期是人体生长发育的最后阶段。

此期小儿的体格生长发育再次加速，出现第二次高峰，同时生殖系统的发育也加速并渐趋成熟。生长突增，终止于骨骺完全愈合、躯体停止生长、性发育成熟。

思考题

1. 小儿解剖有哪些特点？
2. 小儿年龄如何分期？
3. 小儿各年龄阶段的生长发育有何特点？
4. 人体的两个生长发育高峰各在哪个阶段？
5. 为何小儿并不是成人的缩小？

第二十一章

体格发育特点

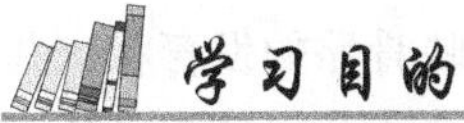

学习目的

通过本章学习，了解小儿体重、身高、身体各部的增长规律；熟悉并掌握小儿骨骼牙齿和体格发育的规律，为正确认识小儿推拿临床常见的生长发育问题奠定基础。

体格，在形态学上是指整个人体外形的结构状态而言。体格是通过体重和身体外形及其组成部分的长短、大小、比例等具体度量数字来说明的。

体格发育，主要是指人体外形的结构表现于小儿时期各年龄阶段的情况。体格发育的指标主要包括体重、身长、身体各部的度量（坐高、头围、胸围、上臂围、颈围、肩宽、腹围、髋围等）、骨骼和牙齿的发育等。

第一节　体格指标测量

一、全身性指标

（一）体重

体重是表示机体各系统器官发育的总和。根据体重和身长状态，一定程度上可以反映机体的营养和肌肉、骨骼的发育情况。体重在出生前和儿童时期受客观条件的影响特别敏感，因此体重对新生儿和儿童尤其具有重要意义。

根据我国 1995 年九市城区调查结果表明，新生男婴平均出生体重为（3.3±0.4）kg，女婴为（3.2±0.4）kg，与 WHO 的参考值一致。出生 1 周内由于胎粪和小便排出及母乳供应不足，可以有暂时体重下降，下降量为出生体重的 3%～9%。一般在生后 7～10 天恢复到出生体重，以后呈持续生长。

小儿的体重不是等速增长的，年龄越小，体重增长越快。出生后前半年每月增加 700～800g，最初 3 个月可每月增长 0.8～1.0kg，第二个 3 个月体重可每月增长 0.6～0.8kg，一般在 4～5 个月达到出生体重的 2 倍；后半年平均每月增加 250g，第三个 3 个月体重可每月增长 0.4～0.5kg，第四个 3 个月体重每月仅增长 0.2～0.3kg，1 岁时可达到出生体重的 3 倍，约为 9kg，2 岁时体重约为出生时的 4 倍（12kg）。

2 岁到青春期前体重增长减慢，平均每年增加 2kg，进入青春期后，体格生长又加快，体重每年可增加 4～5kg，持续 2～3 年。

小儿不同年龄阶段体重值可用以下公式推算：

＜6个月：体重（kg）=出生时体重（kg）+月龄×0.7

7～12个月：体重（kg）=6+月龄×0.25

2岁～青春期前：体重（kg）=年龄×2+7（或8）

或

3～12个月：体重（kg）=（月龄+9）/2

1～6岁：体重（kg）=年龄×2+8

7～12岁：体重（kg）=（年龄×7−5）/2

（二）身长（身高）

身长是足底到颅顶的高度，指头部、脊柱及下肢长度的总和，可以反映骨骼的发育状态和体形。3岁以下幼儿卧位时测量称身长，3岁以上站立时测量称身高，同一个小儿立位与卧位测量结果可相差1～2cm。在小儿发育过程中骨骼的度量相对比较稳定，对客观条件的影响不如体重那么敏感。

足月新生儿出生时身长平均50cm。生后第1年身长增长最快，但不均匀，先快后慢，一般第一个3个月每月增长3～4cm，第二个3个月每月增长2cm，在半岁时达64～67cm，第三个3个月每月增长1.5cm，第四个3个月每月增长1cm，1岁时身长达75cm。第2年身长增长速度减慢，约10cm，身长达85cm，约为成人身长的一半。2岁以后身长的增长较平稳，每年5～7cm。进入青春期出现第二次身长快速增长，一年内男孩可增加8～10cm，女孩为7～9cm，整个青春期可增加25cm。男孩的身高突增比女孩晚2年，骨骼停止时间也晚2年，且突增的幅度也较大，因此在青春期结束时男性的平均身高比女性高10cm。

身高可按以下公式计算

2岁至青春期前（12岁）身长（cm）=（年龄×7）+75

二、身体各部的度量

（一）坐高

坐高是颅顶到坐骨结节的高度，代表头高和躯干高，反映头及脊柱的生长情况，适用于3岁以上小儿。随着年龄的增长，由于下肢增长加快，故坐高占身高的比例逐步下降，由出生时的67%降到14岁时的53%。

（二）头围

头围的大小间接地反映了颅骨和脑的发育。新生儿头围平均为34cm，因出生时脑颅受产道压迫，发生变形和重叠现象，通常要3～4天后等待其恢复原状时再测量才准确。婴儿的头部在分娩过程中受到挤压，可出现显著的先锋头（先露部因为受压导致水肿），水肿在2～3天内消退，或柔软的颅骨被挤压变形，头形的变化可持续数天，有时更长。同时，高达20%的婴儿受到宫内因素的影响，在宫内长期臀位的婴儿常常会有“臀形头”，枕骨突出。

出生后2年内头围增长极快，婴儿期头围生长呈现先快后慢，前半年增长8cm，在半岁时达42cm，后半年仅长4cm，故1岁时头围为46cm。2岁时约为48cm，5岁时已达到50cm。

学龄期，头围的生长较慢，6～12 岁约从 51cm 增加到 53～54cm。15 岁时头围接近成人，为 54～58cm。

（三）胸围

胸围代表了肺、胸廓及胸肌的发育。出生时胸围为 32cm 左右，比头围小 1～2cm。一般在 12～18 个月胸围赶上头围，2 岁以后胸围应大于头围，但若营养状况良好，1 岁时胸围即可以超过头围；若头、胸围交叉延迟，提示胸廓的发育落后或营养状况不良。胸廓发育不良，可出现漏斗胸；重度佝偻病患儿，可出现肋串珠、郝氏沟和鸡胸。

（四）腹围

婴儿腹围与胸围相近。1 岁以后胸围发育加快，而腹围由于肌紧张度的增高，逐渐小于胸围。若腹围明显变大，需排除各种原因的腹壁肌张力增加或腹内容物变化。若新生儿腹部平坦或舟状腹应警惕先天性膈疝；腹部膨隆可见于先天性巨结肠、肠麻痹、便秘、腹水或占位性病变。

（五）上臂围

上臂围代表臂肌、骨骼、皮下脂肪和皮肤的发育水平，间接反映了小儿的营养，1 岁以内臂围迅速增加，1～5 岁间增加 1～2cm。

三、骨骼和牙齿的发育

（一）头颅骨的发育

颅骨是由 1 块枕骨、2 块顶骨和 2 块额骨所组成，可分为脑颅和面颅两部分。脑颅的大小决定于脑的发育，而面颅的大小则主要决定于有关功能的作用，如出牙、咀嚼运动和共鸣器的形成等。

骨与骨之间的缝隙为骨缝及囟门。颅骨缝在出生时略分离，于 3～4 个月时闭合。前囟为额骨与顶骨之间的空隙，出生时对边中点连线的长度为 1.5～2.0cm，大小迥异，可允许的范围为 3cm×3cm。前囟在出生后 2～3 个月内可随着头围的迅速增大略有增大，之后逐渐骨化缩小，95%在 1～1.5 岁时闭合。前囟早闭需观察头围和智力发育，排除小头畸形等出生缺陷；前囟晚闭（晚于 20 个月），应警惕脑积水、大头畸形、佝偻病、脑积水、克汀病等。枕骨和顶骨之间的空隙为后囟，出生时很小或已闭合，通常只有指尖大小，最迟于生后 6～8 周闭合。

面部的骨骼在学龄期发育快，特别是鼻窦的增大，额窦通常在 7 岁时已很明显。

（二）脊柱的发育

新生儿的脊柱仅呈轻微后凸，3～4 个月随着抬头动作的发育出现颈椎前凸，1 岁左右开始行走时出现腰椎前凸，到 6～7 岁时这脊柱的自然弯曲才逐渐固定，对加强脊柱弹性，保持身体平衡有利。

（三）长骨的发育

长骨的生长发育主要依靠其干骺端的软骨骨化和骨膜下成骨使之增长变粗。

（四）牙齿的发育

人的一生有两副牙齿，即乳牙（共20个）和恒牙（32个）。一般于生后4～10个月长出第1颗乳牙，到1岁末一般有6～8颗乳牙，但也有部分小儿仅有2颗乳牙而没有任何其他生长紊乱的表现。乳牙一般在2～2.5岁出齐，共20颗。

6岁左右开始换牙，并长出第1颗恒牙（第1磨牙），又称六龄牙。以后的5年中，乳牙逐渐脱落，开始按照乳牙萌出的次序换牙，每年约换4颗牙，随着乳牙脱落，陆续代之以恒牙。12～15岁时长出第2磨牙，第3磨牙于17岁以后长出，但也可能终生不长，故恒牙实际为28～32颗。

第二节　体格发育规律

生长发育是一个连续的过程，但又有阶段性，生长发育在整个小儿时期不断地进行，不论是系统器官或外形结构，都无不随着一定的发展过程而显示其年龄特征。身体各系统发育不平衡又协调统一，并表现为如下的一些规律性。

一、程序性

胎儿期和婴幼儿期的发育特点，遵循“头尾发展规律”，即头颅发育早于躯干，躯干发育早于四肢，遵循着从头到尾的顺序。胎儿在母体子宫内，各系统器官尚处于分化形成期，为机体在子宫外生活储备必要的条件。神经系统发育最早，首先是中枢神经系统，尤其是大脑优先发育，其次是内脏和躯干，最后是四肢的发育。出生后机体所处的环境发生了根本的变化，发育与胎儿期不同。其中脑的发育仍占优势，在出生后头一年发育最快。咽部的淋巴组织和扁桃体也在幼龄期增长较明显，到10岁以后才逐渐减小，发病也减少；淋巴系统在儿童期生长迅速，于青春期前达到高峰，此后逐渐降到成人水平；生殖系统发育最迟，心脏、肝、肾、肌肉的增长和体重的增加相平行，与不同年龄的生理功能相适应。

青春期生长突增遵循“向心律”，即生长加速从远端开始。四肢增长先于躯干，下肢先于上肢，四肢远端先于近端，呈现自下而上、由远及近的规律。躯体各部中，足最早开始突增，最早停止生长；足突增后小腿开始突增，然后大腿、骨盆宽、胸宽、肩宽、躯干高突增，最后是胸壁厚度增长。上肢的突增顺序依次为手、前臂和上臂。手的骨骺愈合过程也是由远及近，顺序为指骨末端→中端→近端→掌骨→腕骨→桡、尺骨近端。四肢的长度增长快于躯干，使得坐高与身高之比缩小；当长骨的生长速度减慢时脊柱的生长相对较快，使得坐高与身高之比与成人相近。

二、周期性

从出生到成年，体格的发育并非等速进行，而是不论种族、地区、年代和性别，其体重、身长和各部的宽度和围度等度量，在各年龄阶段中表现出不同的发育速度，呈波浪式地快慢交替进行，有 2 个生长高峰（婴儿期和青春期），并出现一定的周期性。

婴儿期：出生后头 1 岁发育迅速，身长可增长 20～25cm，到第 1 年末可达出生时的 1.5 倍，体重可增长 6～7kg，可达出生时的 3 倍；2 岁后生长逐步平稳。

青春期：开始出现第二个生长高峰（快速生长期），并伴有性成熟和身体组成比例的改变。身高每年增长 7～9cm，甚至高达 11～15cm，年增加率达成年身高的 3%～5%；体重增加 5～7kg，甚至高达 9～12kg，年增加率达成年体重的 10%～12%。男孩第二次突增开始晚于女孩，结束也较晚，突增幅度则更大。

生长稳定期：到男性 20～25 岁，女性（约提早 2 年）18～23 岁，速度逐渐减慢以至停止。

三、不等比性

人体是一个整体，人体各部之间是按一定比例构成的。但身体各部发育过程中，并不是按等比例进行的，而是既有互相联系又有各自独特的规律性。

如头、脊柱和下肢的增长速度并不一致，生后第 1 年头部生长最快，脊柱次之，至青春期时下肢增长最快，故在各年龄期中各部分所占身高的比例并不同。新生儿期，头的比例很大，约占身长的 1/4，颈部也相对较短；此时，身长上部量（从头顶到耻骨联合上缘）大于下部量（从耻骨联合上缘至足底），身长中点在脐上。婴儿期躯干增长最快，增长量达 0～6 岁增长总量的 60%。在 2～6 岁，下肢增长幅度明显超过头颅和躯干；2 岁时身长中点下移，在脐下；6 岁时身长中点继续下移，在脐与耻骨联合上缘之间；12 岁时即位于耻骨联合的上缘，此时身长上、下部量相等。由此可见，小儿的身体比例随着生长发育不断变化如胎 2 个月时，头颅特大（占全身 4/8）、躯干较长（占全身 3/8）、下肢短小（占全身 1/8）；6 岁时身长比例较均匀（头约占全身 1/8，躯干约占全身 4/8，下肢占全身 3/8）。

四、差异性

小儿生长发育受先天和后天各种因素影响，在一定的正常范围内，表现出个体差异性。另外，在青春期的生长发育存在明显的性别差异：男孩的身高增长高峰晚于女孩，且突增的幅度也较大；体重的变化规律与身高相似，但突增不显著。青春期男孩、女孩的各种身体成分总量度在增加，但比例略有不同：男孩的瘦体重增加迅速，尤其是骨骼肌的增加明显；而女孩的体脂量在整个青春期持续增长，尤其是在青春后期。另外，各种围长和宽度如胸围、大腿围、小腿围、骨盆宽都有增长，也存在性别差异：男孩的肩宽、胸围增幅较大，而女孩的骨盆宽增加较明显。

思考题

1. 什么是体格和体格发育？
2. 小儿常用的体格指标有哪些？
3. 小儿的脊柱发育有什么特点？
4. 小儿的体重和身高增长各有何规律？
5. 小儿的头围和胸围有何关系？

第二十二章

运动系统

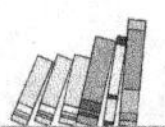

学习目的

通过本章学习，熟悉婴幼儿的骨、关节和肌肉的解剖生理和发育特点，掌握小儿常见的运动系统疾病，为小儿推拿奠定基础。

运动系统由骨、关节和骨骼肌三部分组成，具有支持体重、保护器官和运动等功能。全身各骨通过骨连结相连形成骨骼，构成人体的支架。骨骼肌附着在骨骼上，通过收缩和舒张，牵动关节活动产生运动。

第一节　骨与关节

骨骼是人体内的一个器官，承担支撑人体、调节矿物质代谢、造血等功能，此外，小儿骨还具有独特的增加身长的功能。骨骼在成人约占身体重量的1/5，新生儿约占重量的1/7。

小儿骨骼的发育起源于胚胎时期，分为膜性成骨和软骨成骨。膜性成骨靠胚性的结缔组织膜内成骨，如颅顶骨和面骨等，而四肢的长骨及颅底骨等是依靠软骨成骨。小儿骨骼成分中有机物多，因此比成人的骨骼柔韧，且硬度低、弹性好，受压后易于变形，也易骨折；但受损后，血液供应丰富，比成人愈合得快。

一、骨的形态

骨骼根据不同功能在不同部位体现的形态也不相同，按形态可分为四类（图22-1）。

1. 长骨　位于四肢，形长而中空呈管状。长骨中部较细称骨干或骨体，内部的空腔称髓腔，内有骨髓，两端比较膨大处称为骨骺。儿童通过骨骺的软骨细胞的不断分裂而使身体长长、长大，成人的骨骺和软骨已经骨化，因此不再生长。

2. 短骨　呈立方形，常位于能够承受一定压力而且可以活动的部位，如手的腕骨和足的跗骨。

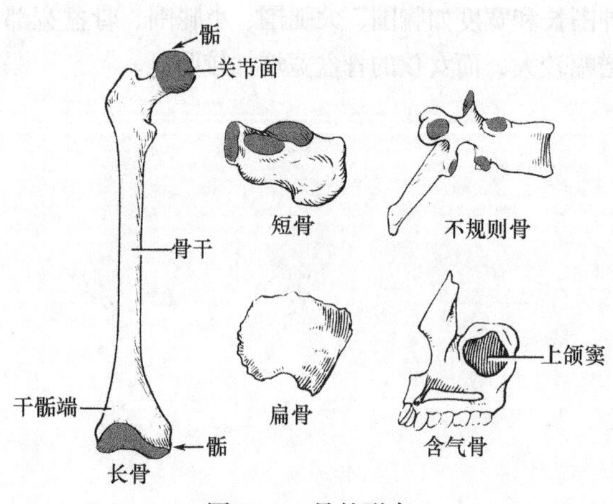

图22-1　骨的形态

3. 扁骨 呈板状，宽而扁，主要构成骨性的腔壁，起到保护重要脏器的作用，如颅顶骨、胸骨、盆骨等。

4. 不规则骨 形状不规则，这些骨头有着特殊的作用。如椎骨构成的脊柱对人体有支持作用；某些颅骨骨内含有气体和空隙，如上颌窦、下颌窦在发音时有共鸣的作用。

二、骨的构造

骨是由骨膜、骨质和骨髓三部分构成的。

1. 骨膜 覆于骨表面，是一层致密的结缔组织，在其中还含有丰富的血管、神经、淋巴管等，对骨骼起着营养、感觉、生长、修复等重要作用。其成骨细胞的生长可以使骨变粗，而骨折时可使骨再生愈合。

2. 骨质 是构成骨的主要部分，分为骨密质和骨松质。骨密质位于骨的表层及长骨的骨干，质地坚硬；骨松质位于骨的内部，呈蜂窝状。

3. 骨髓 充满于长骨的髓腔和骨松质的腔隙内，是由各种类型的细胞和网状结缔组织组成，分为红骨髓和黄骨髓。在胎儿和幼儿时期骨髓腔内充满着红骨髓，其中含有大量不同发育阶段的红细胞和其他幼稚型血细胞，具有造血功能。随着生长发育，一般5～7岁时长骨的骨干中开始出现含有大量脂肪组织并失去造血功能的黄骨髓，但在成人长骨的两端、短骨、扁骨和不规则骨的骨松质内终生含有红骨髓。

三、骨的发育与骨龄

在骨的发育过程中，首先骨化的部位为骨化中心。在胚胎早期，软骨干中部出现一个原发的骨化点，骨化点内的软骨组织会逐渐退化而消失，成骨细胞积极活动形成骨组织，这个变化过程称骨化。骨的发育是从骨化中心开始的，然后逐渐扩大，最后完成全部骨化。在胎儿出生的前后，在骨的两端软骨内也是先出现骨化点，称继发骨化点，而由继发骨化点形成的骨结构称骺。而用X线检查测定不同年龄儿童长骨干骺端骨化中心的出现时间、数目、形态的变化，并将其标准化，即骨龄。

（一）骨化中心的数目

骨的发生发育到成年，大约一共出现690个常见的骨化中心，但骨化中心不是同时出现，而是在不同的时期出现。从胚胎经胎儿期到出生时，大约一共出现308个左右的主要骨化中心，一个成熟的新生儿大概具备275个左右的骨化中心，儿童时期常出现的骨化中心有382个左右，最后愈合为206块骨。每块骨都有自己的骨龄，在同一年龄阶段，有的骨会发生新的骨化中心，有的则出现愈合，因此在不同时期每块骨都显示出不同形式的年龄特征。

（二）骨化中心出现的周期性

小儿骨化中心出现可分为3个周期，分别为7岁前，8～12岁，从青春期到25岁。

1. 7岁前 出生时未骨化的骨都在这个时期骨化。四肢骨所有的大型和小型长骨的骺，开始出现骨化中心；椎骨的椎体、椎弓和肋都愈合成一个主体；颅骨中除舌骨外，出现2个以上的骨化中心的骨块，均在这个时期愈合，并开始气化。7年间新出现的骨化中心约为147个，愈合的约为92个，骨化中心的个数由出生的275个增至330个。

2. 8～12 岁 这个时期主要是躯干骨出现大量新的骨化中心，约 100 个，而愈合的仅约 6 个。脊柱的椎体上、下面的骺及肋骨后端的骺均在这个时期出现新的骨化中心。

3. 青春期到 25 岁 是成骨过程最旺盛的时期，新出现的骨化中心约为 135 个，愈合的约为 347 个，这一时期也是最后一批骺出现骨化和所有骺进行骨性愈合过渡到完成的阶段，形成最后的形态结构和性能。

因个体差异性，各个骨化中心出现的时间会有所不同，骨化中心出现的早则变动范围一般较小，如果出现的较晚则其变动范围较大。

（三）骺的愈合

一般骺骨化中心的出现和愈合与身高发育有一定关系。有些骺的骨化是身高增长的决定因素，这些骺的骨化中心出现的较早，但愈合的较迟。如股骨上端的骨化中心，出生后 3～5 个月时出现，到 17～19 岁时才愈合。还有些骺的骨化与身高关系不大，这些骺的骨化中心出现的较晚，愈合的也较快。如锁骨的骺，18～20 岁才出现骨化中心，20～25 岁时就愈合了。

四、主要骨骼及骨连结

全身骨可分为颅骨、躯干骨和四肢骨（上肢和下肢）（图 22-2）。

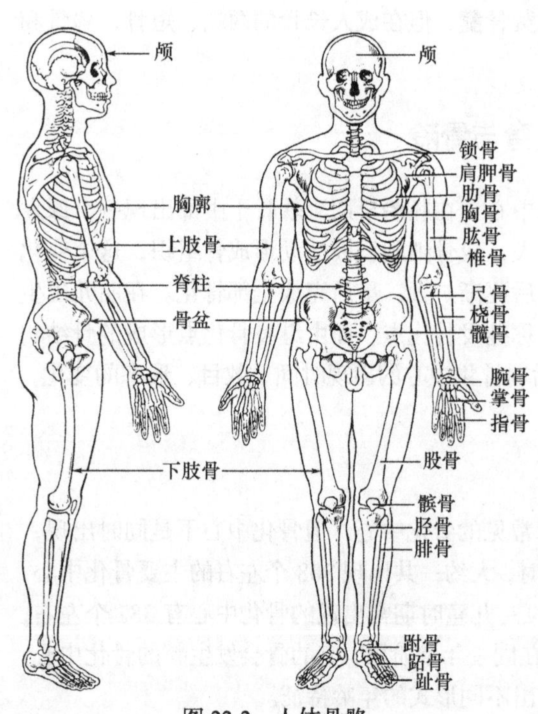

图 22-2 人体骨骼

（一）颅骨及其骨连结

颅骨由脑颅骨和面颅骨构成。脑颅骨包括单个的额骨、蝶骨、枕骨和筛骨，成对的顶骨和颞骨；面颅骨包括单个的犁骨、下颌骨和舌骨，成对的上颌骨、颧骨、鼻骨、泪骨、腭骨和下鼻甲。

新生儿的颅骨呈长圆形，与身体其他部分相比，相对较大，约占身长的 1/8。而颅脑大于面颅，这是因为脑和感觉器官发育早，而咀嚼和呼吸器官，尤其是鼻旁窦却不发达。乳突也不明显，下颌窝是平浅的，关节结节未发育。面颅很狭小，仅约占全颅的 1/8，而成人则约为 1/4。新生儿的两眶之间距离较宽，鼻骨短而宽，鼻旁窦及上、下颌骨不发达，没有牙齿和牙槽，下颌骨是平直的，因此，口、鼻都显得很小。新生儿的下颌关节与成人不同，颌部较上颌的位置往后退缩，当小儿做吸吮动作时，口腔才完全闭合。另外，颞骨关节窝及前方的关节结节都很低浅且不明显，所以使下颌关节可以做矢状方向滑动。

小儿出生时枕骨髁与寰椎上关节面均是完全扁平的，因此小儿头部在脊柱上的运动范围很小，随着颅骨的发育，关节面曲度变大，头的活动范围也随之增加。

新生儿的额结节和顶结节显著，颅骨缝之间充满纤维组织，而颅盖骨尚未完全结束骨化，各骨的交界处缝隙较大，这些间隙暂时由结缔组织膜所填充，称囟。颅囟有一共有 6 个，最大一个是额骨和顶骨之间的前囟，又称额囟，呈菱形，出生时为 1.2～2cm，数月后随着头围增大而变大，6 个月以后逐渐骨化变小，12～18 个月时大多会闭合；两顶骨和枕骨之间的为后囟，又称枕囟，呈三角形，很小，一般出生后 3 个月左右即闭合；另外，额骨、顶骨、蝶骨和颞骨构成一对蝶囟；顶骨、颞骨和枕骨构成一对乳突囟；蝶囟和乳突囟在小儿出生不久即愈合（图 22-3）。颅骨之间的骨缝在小儿出生 4～6 个月时即闭合，但到 3～4 岁时才能长密。而囟门和骨缝闭合的早晚可以反映颅骨的骨化过程，有助于临床诊断，如早闭，多见于小头畸形等，晚闭则多见于佝偻病、呆小症或脑积水等。囟门如果凹陷多见于脱水等，如果饱满多见于颅内压增高。

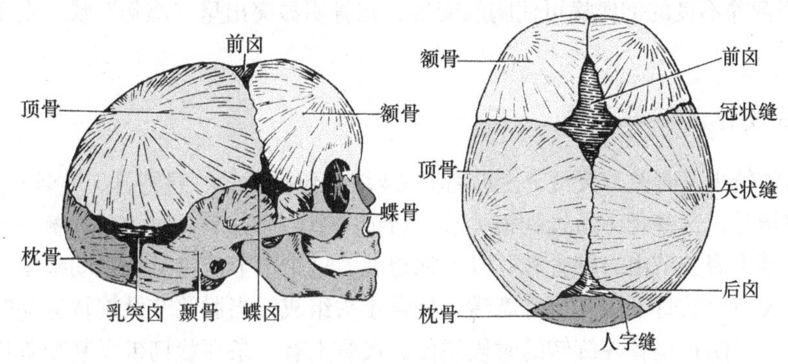

图 22-3　新生儿颅

（二）躯干骨及其骨连结

躯干骨由椎骨、肋骨和胸骨构成，通过骨连结构成脊柱和胸廓。

在幼儿时期脊柱是由 33 块椎骨通过椎间盘连接组成，即 7 块颈椎、12 块胸椎、5 块腰椎、5 块骶椎和 4 块尾椎，其中每块颈椎、胸椎和腰椎是独立的骨块，不相愈合，终身分离，但当年龄增长到 7～25 岁时，由于椎间盘的骨化，5 块骶椎自上而下合成一块骶骨，4 块尾椎也愈合成一块尾骨（图 4-1）。新生儿脊柱的颈部、胸部、腰部相对于成人较粗，不像成人那样从颈部到腰部依次增大。新生儿脊柱长约占身长的 40%，其活动范围和曲度也较大，这与椎间盘和椎体尚未骨化的软骨有很大关系。成人椎间盘占脊柱全长的 1/4，新生儿的则占全长的一半。因此新生儿脊柱运动有较高的可动性，以腰部范围最大。

脊柱有四个生理弯曲，即颈曲、胸曲、腰曲、骶曲，这四个弯曲在胎儿出生时就已经形成最初的结构，新生儿的脊柱几乎是直的或者稍微向后凸，随着小儿抬头、坐和立等运动逐渐形成脊柱的弯曲。小儿 2～3 个月能抬头，6～7 个月能坐，颈部脊柱承受头重，出现了向前凸的弯曲称颈曲，1 岁左右开始直立行走，因髋关节伸直，骨盆前倾，腰部凸向前方做代偿性的调整，而形成腰部脊柱向前凸的弯曲称腰曲。脊柱的胸部和骶部一直保持出生时凸向后方而形成胸曲和骶曲。从而，脊柱就自然出现了弯曲。最初的这样弯曲不太稳定，在很长的时间范围内有很大的可塑性，如在卧位时，这些曲度很容易变直，7 岁以后相对稳定，14 岁以后才基本稳定，而且小儿的椎骨的软骨层较厚，脊柱活动性大，所以如果对小儿的护理不当，坐姿、行走姿势不良或者鞋子的影响等，都可能引起脊柱的变形。如出现脊柱侧弯，它是一种脊柱的三维畸形，包括冠状位、矢状位和轴位上的序列异常。正常人的脊柱从后面看应该是一条直线，并且躯干两侧对称。如果从正面看有双肩不等高或后面看到有后背左右不平，就应怀疑为“脊柱侧弯”。学龄儿童应注意保持良好的坐姿和站姿，加强肌肉锻炼，防治脊柱侧凸的关键是早发现、早诊断、早治疗。

胸廓是由12块胸椎、12对肋、1块胸骨构成的（图10-1）。小儿的胸廓形态随着年龄的变化而不同。新生儿胸廓上口平面几乎与脊柱成直角位，颈静脉切迹上升到T_1高度，胸廓的前后径与横径几乎相同，肋骨排列接近水平，整个胸廓呈圆筒状，因此吸气时不能通过抬高肋骨增加潮气量，主要依靠膈肌呼吸。小儿出生后第1年肋骨呈水平位，与脊柱几乎呈直角；第2年逐渐呈锐角，肋骨前缘与胸骨逐渐下降，胸廓横径增大；3～4岁胸廓呈圆锥形，13～15岁时出现性别差异。另外，生活条件和健康状况等因素也影响着胸廓的发育。如肌肉和肺发育良好的人，胸廓宽而短，呈圆锥形；发育不良的人则前后径相对较短，胸廓呈窄长的扁平形。小儿维生素D缺乏等营养不良的佝偻病可使胸廓变形，胸骨明显突出呈“鸡胸”状。女子的胸廓比男子的短而圆。

（三）四肢骨及其骨连结

上肢骨形体较小，骨关节灵活。上肢骨共64块，包括锁骨、肩胛骨、肱骨、尺骨、桡骨、腕骨、掌骨和指骨，这些骨头通过胸锁关节、肩锁关节、肩关节、肘关节、腕关节和手关节连接形成上肢。其中肩关节由肩胛骨和肱骨上端组成，这个关节的特点是运动幅度大，灵活，但容易脱位。肘关节由肱骨下端和尺骨鹰嘴、桡骨小头组成。当肘关节做旋转运动时，桡骨总是围着尺骨转。为了防止桡骨在旋转的时候脱位，尺骨上有一条环状韧带紧紧套着桡骨颈。5岁以下的小儿，肘关节韧带和关节囊发育尚未健全，桡骨小头和桡骨颈的直径基本相同，环状韧带松弛，不能结实地稳定桡骨小头，故容易发生桡骨小头半脱位。

下肢骨较粗壮坚实，骨连结稳固。下肢骨共有62块，包括髋骨、股骨、髌骨、胫骨、腓骨和足骨，构成骨盆、髋关节、膝关节、踝关节和足弓。骨盆是由骶骨、左右髋骨和尾骨组成，成人髋骨是一块完整的不规则扁骨，而小儿的髋骨是由髂骨、坐骨和耻骨3块独立的骨组成。3块骨之间有界限清晰的软骨，随着年龄增长而骨化成1块骨头，一般男性于16～17岁，女性于13～17岁愈合。小儿骨盆的容量小，骨盆倾斜度即骨盆上口平面与水平面形成的角度，大于成人。一般6岁前男女骨盆的形态无明显差别，随着发育，出现了性别差异，男性基本没有变化，而女性会发生很大变化，逐步形成女性的骨盆特征。

先天性髋关节脱位是小儿常见的疾病，胎儿的髋关节开始是间质性软骨形成的裂隙，先呈深凹圆形，然后逐渐变浅，呈半圆形。出生时，髂骨、坐骨及耻骨仅部分融合，髋臼窝极浅，所以分娩时胎儿髋关节有很大的活动幅度，以使胎儿容易通过产道。因此，胎儿在出生前后这段时间内，最容易发生髋关节脱位。若胎儿下肢置于伸直内收位，则股骨头不易置于髋臼的深处，易脱位。

小儿四肢骨和躯干骨相比，相对较短，随年龄的增长，四肢长骨增长速度远超过躯干。小儿踝关节的背屈比跖屈运动幅度大，成人则相反。新生儿及几个月的婴儿的小腿有些向内弯曲，形成轻度的“O”形，踝关节背屈运动幅度大，可达75°，而成人只有27°左右，这都是正常生理现象，发育到6～12个月时会逐渐改变，并近于正常成人。另外，扁平足也是出生头几个月的婴儿可见的正常现象，直到站立行走时才逐渐改变，并接近正常小儿的足弓。所以在小儿维持足弓的肌肉和韧带尚未发育正常时，不能长时间站立和行走。

胫骨结节骨骺炎也是小儿的一种多发病，好发于青春发育期11～15岁的男孩。一般认为是胫骨结节骨骺在髌腱的牵拉下发生急性或反复慢性损伤的结果。骨骺是成长期骨骼发育中心，而胫骨结节骨骺位于胫骨的前面近侧，为股四头肌髌腱附着点。全身许多处骨骺的骨骺炎几乎都发生在发育成长期，骨骺发育异常应该是骨骺炎、骨骺骨软骨病的发病基础。

第二节　骨　骼　肌

运动系统的肌均属于骨骼肌，每块骨骼肌都有一定形态结构、丰富的神经支配和血管分布，通过收缩和舒张，使人体的关节活动而运动。全身的骨骼肌可分为头肌、颈肌、躯干肌、上肢肌和下肢肌。

一、头　　肌

头肌分为表情肌和咀嚼肌，位于面部和颅顶。表情肌又称面肌，主要有枕额肌、眼轮匝肌和口轮匝肌等，可改变面部皮肤形状，出现各种皱纹，收缩时可产生喜、怒、哀、乐等各种表情，从而表达感情。咀嚼肌主要有咬肌和颞肌，分布于下颌关节周围，可以运动下颌骨，参与咀嚼运动。

二、颈　　肌

颈肌（图 7-4）位于颈部前方和两侧，分浅、深两群。浅群主要为胸锁乳突肌，位于颈部两侧，一侧收缩会使头向同侧侧屈，面部转向对侧，两侧收缩会使头向后仰。小儿肌性斜颈多是因胸锁乳突肌挛缩而形成，如果该肌受到损伤，可出现该肌变短、索条强硬或包块，从而使头颈位置歪斜，并引起面部发育变形，甚至脊柱的畸形，临床此病常见。深群有前斜角肌、中斜角肌和后斜角肌，位于颈部两侧。颈肌很多，它们有运动头、颈及舌的作用。

三、躯　干　肌

躯干肌包括背肌、胸肌、膈肌、腹肌和会阴肌。

背肌主要有斜方肌、背阔肌和竖脊肌。竖脊肌是背肌中最长最大的肌，在脊柱两旁，收缩时使脊柱伸直，对维持人体直立姿势起到重要的作用。胸肌包括胸前两侧胸大肌、胸小肌和前锯肌，相邻两肋间有肋间肌，收缩时使肋骨上下移动，起辅助呼吸作用。膈肌位于胸腹腔之间，是重要的呼吸肌，收缩时膈的中心腱下降，胸腔容积扩大助吸气，舒张时膈的中心腱上升，胸腔容积缩小助呼气。

腹肌前外侧包括腹前正中线两侧有一对腹直肌，腹前外侧壁有腹外斜肌，腹内斜肌和腹横肌三层，腹肌后侧包括腰大肌和腰方肌。腹外斜肌的下缘向内卷曲成腹股沟韧带，附于髂前上棘和耻骨结节之间。小儿腹壁肌发育薄弱，肌层次不清，腱性部分较宽而柔软，当出现消化道穿孔和腹膜炎时，腹肌张力不明显，容易延误诊断，所以当小儿腹痛哭闹时一定要加以重视。另外小儿腹壁薄弱容易形成疝气。

腹股沟韧带的内侧半上方有腹股沟管，在男性有精索通过，女性有子宫圆韧带通过。会阴肌主要有肛提肌、会阴深横肌、尿道括约肌等。男孩有提睾肌，是位于精索内外筋膜之间的一层肌肉组织，小儿大脑皮质功能不完善，小儿对疼痛较敏感，当腹壁及会阴部的不良刺激可诱发提睾肌的收缩而痉挛。小儿的腹股沟发育也不够完善，腹股沟短而直，睾丸质量轻，不能形成下坠效应来限制提睾肌的收缩，所以当提睾肌痉挛时，会引起腹痛等一系列的症状。

四、四 肢 肌

上肢肌分为肩带肌、上臂肌、前臂肌和手肌 4 部分。上肢肌有覆盖于肩关节外上方的有三角肌，收缩时使肩关节外展；上臂部肱骨前方有肱二头肌，收缩时使肘屈曲；肱骨后面有肱三头肌，收缩时使肘伸直。前臂肌数目很多，前群能完成肘、腕关节和手指的屈曲活动，后群则完成伸直活动。手肌集中在掌部，能作细致灵活的动作。小儿拇指处容易发生狭窄性腱鞘炎，又称“弹响指”或“扳机指”，是小儿常见的先天性疾病。由于屈指肌腱位于掌指关节远端，受腱鞘狭窄性纤维软骨性病变的束窄，近侧肌腱增粗或呈结节状，使指间关节呈屈曲位，不能主动伸直，被动伸展时引起疼痛或弹响。

下肢肌分为髋肌、大腿肌、小腿肌和足肌 4 个部分。髋肌由前群的髂腰肌、腰小肌、阔筋膜张肌和后群的臀大肌、臀中肌、臀小肌、梨状肌、闭孔内肌、股方肌、闭孔外肌组成。臀大肌大而肥厚，对维持身体直立起主要作用。大腿前面有股四头肌，很强大，肌腱通过髌骨止于胫骨粗隆为髌韧带，能伸膝关节，屈髋关节。大腿内侧有内收肌群，能内收髋关节。小腿后面有腓肠肌，表面隆起，以粗大的跟腱止于跟骨，对行走起很大作用。足肌主要是运动足趾和维持足弓的作用。

五、小儿骨骼肌的生理及发育特点

小儿骨骼肌娇嫩柔软，肌纤维较细，肌肉中含水分相对多，而蛋白质、脂肪、无机盐等固体物质少，故张力弱，收缩力也不强，力量和耐力比较差，容易疲劳和损伤。但小儿的新陈代谢旺盛，供氧充足，所以骨骼肌疲劳恢复得快，且伸展性较大。随着年龄的增长，体格的发育和运动增多，小儿骨骼肌不断发育，张力逐渐加强，5 岁以下就有显著的增长。一般大肌肉发育较早，小肌肉发育较晚，发育的顺序是自上而下，先颈部、躯干，然后四肢。由于以上特点，故 5 岁以下的小儿动作的精确性低，而且神经发育尚未完善，故精细动作较差，不会用筷子，走路摇晃等。新生儿及几个月的婴儿骨骼肌的紧张度高，四肢屈肌的张力大于伸肌，上肢肌的张力在 2～2.5 个月时消失，下肢 3～4 个月时消失。

另外小儿的骨骼生长速度快，而四肢长骨周围的神经、肌腱、肌的生长相对慢一些，因而会产生牵拉痛，即“生长痛”。生长痛是指儿童的膝关节周围或小腿疼痛，这些部位没有任何外伤史，活动也正常，局部组织无红肿、压痛。经过检查，排除小儿患有其他疾病的可能性，即可认为是“生长痛”。对于生长痛的治疗，最重要的就是及时休息，可给予局部的按摩、热敷等。

小儿运动系统的特点是柔软性，其原因一方面是关节端有很多的软骨成分，使关节有很大的可塑性，另一方面是骨骼肌的特点。在儿童时期，骨骼肌、骨骼和关节三者都具有极大的可塑性，在分化过程中，彼此配合，互相适应，能使各种运动都可以通过训练获得最精细、最准确、最熟练和最发达的高度分化水平。

思考题

1. 小儿运动系统都有哪些结构?
2. 小儿骨骼形态有几种? 全身主要骨骼及骨连结有哪些?
3. 小儿颅骨有哪些特殊结构?
4. 小儿脊柱的生理弯曲形成有何特点?
5. 小儿骨骼肌的生理及发育特点有哪些?

第二十三章

小儿脊柱

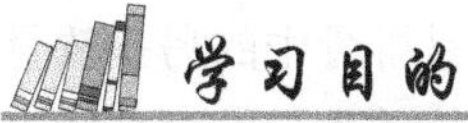

学习目的

通过本章学习，熟悉并掌握小儿脊柱的生长发育规律，为认识和理解小儿常见的脊柱问题奠定基础，也有助于理解临床治疗方法及其最佳时机的选择。

小儿脊柱的生长发育有其自身特征，其解剖结构随着增龄而改变。这些结构包括脊柱的曲度、椎体、椎间盘、椎间孔和关节突关节及椎管。关节突关节和椎间孔这 2 个增龄性变化具有特殊意义。寰、枢椎骨化中心出现的时间和数量有别于普通椎。0～6 岁是脊柱及椎管孔径和椎间孔生后形成和发育的最重要阶段。小儿脊柱病变的发生、发展和治疗与脊柱的生长发育规律密切相关。如何根据其发育规律，正确选择包括推拿在内的治疗方法及其最佳时机，合理解决小儿脊柱疾病的诊疗与脊柱生长发育之间的矛盾，是临床所面临的难点。

第一节　脊柱的生长发育

一、椎骨的发生

脊柱的发育与体节和脊索密切相关，运动系统中的骨骼和关节均来自中胚层。中轴线的中胚层形成脊索，脊索诱导其上方外胚层增厚形成神经板，进而形成神经沟及神经褶，神经褶在背中线愈合形成神经管。在妊娠 20 天左右，在脊索两侧的轴旁中胚层增厚并分节，形成体节。每个体节分为腹内侧的生骨节和背外侧的皮肌节及生皮节。生骨节细胞分化为骨、软骨和韧带，皮肌节细胞分化为骨骼肌和皮肤的真皮。中胚层细胞形成一种疏松的间充质组织，间充质细胞可向成纤维细胞、成软骨细胞和成骨细胞分化。人体多数骨的发生都是先出现间充质细胞的聚集，而后由此形成透明软骨，继而通过软骨内成骨的方式骨化成骨。软骨骨化首先出现初级骨化中心，一定时间后出现次级骨化中心，最后两者间的骺软骨骨化，生长也就停止了。

胚胎发生第 4 周，生骨节细胞向三个方向迁移。腹内侧迁移，其间充质细胞沿着脊索密集分布，包绕着脊索。这些间充质形成椎体和椎间盘，被包绕的椎体间脊索最后降解退化为髓核，随后髓核逐渐被纤维环所环绕；向背侧迁移包绕着神经管，其间充质细胞形成椎弓；向腹外侧迁移进入体壁，这部分的间充质细胞形成肋骨。

二、椎骨的骨化

椎骨的骨化始于胚胎期，终止于 25 岁左右。胚胎发生第 6 周，在间充质性椎骨中出现软骨，形成软骨化椎骨雏形，在此基础上逐渐骨化。椎体前身即软骨中央部在骨化前先出现血管通道，通道内除微动脉、微静脉和毛细血管外，还存在淋巴管。血管的进入标志骨化的开始，骨化从下胸椎和上腰椎开始，然后向头区和尾区扩展。当椎体骨化中心增大时，在椎体的上下端形成生长板。椎体以软骨化骨的方式发生，第 6 周完成软骨化，第 9 周出现初级骨化中心。出生前在软骨性椎骨内，于胚胎末期出现 3 个初级骨化中心，一个位于椎体的中心，另外两个分别在两侧的椎弓。出生时，每个椎骨均由 3 个骨性部分构成，三者间以软骨相连。通常，出生 1 年内左右侧椎弓合并；至 3～6 岁，椎弓与椎体间的软骨连结骨化；青春期后，每块椎骨出现 5 个次级骨化中心，即棘突尖、两侧横突尖和椎体的上、下骺环各 1 个；直至 25 岁左右，次级骨化中心的骨化完成，各部分间完全愈合。

胚胎期脊柱生长并不均匀，前 6 个月发育较快，此后逐渐减慢。胎动能促进脊柱的生长发育。除椎体生长板、关节突、横突及棘突的骨骺外，椎体和椎弓间的软骨是椎骨中的另一软骨区。这一骨骺负责椎体和椎弓的部分生长，约在 5～6 岁时闭合。出生后脊柱的生长发育高峰主要集中在婴幼儿期和青春期前这两个时期。每个椎体每年增长 0.07cm。5 岁时椎管孔径也已完成其最终大小的 95%以上，因此 0～6 岁是脊柱出生后发育最重要阶段。

三、椎骨的畸形和变异

脊柱的发育在出生前分胚胎期（最初 8 周）和胎儿期（卵受精第 8 周起至出生），脊柱先天发育畸形一般发生在胚胎期。在胚胎的胚芽期，原始神经管两侧的中胚层分化成体节，体节腹侧为生骨节。生骨节的间叶细胞分裂很快，并向背侧和中线移动，两侧移动的细胞逐渐包绕脊索并会合，之后共同发育成脊椎。体节是通过自身的分节、彼此的融合及再分节过程形成椎体的原始胚基，其致密区形成椎间盘，疏松区形成椎体。

脊椎先天性发育异常可分为三种情况，一是椎体形成障碍（如半椎体），二是椎体分节障碍（单侧或双侧分节障碍），三是混合型障碍。脊柱 X 线检查多能发现这些异常，如半椎体（图 23-1）、蝴蝶椎、阻滞椎（图 23-2）、椎骨数异常（图 23-3）、峡部裂、齿状突异常、颈肋和脊椎裂（图 23-4）等。

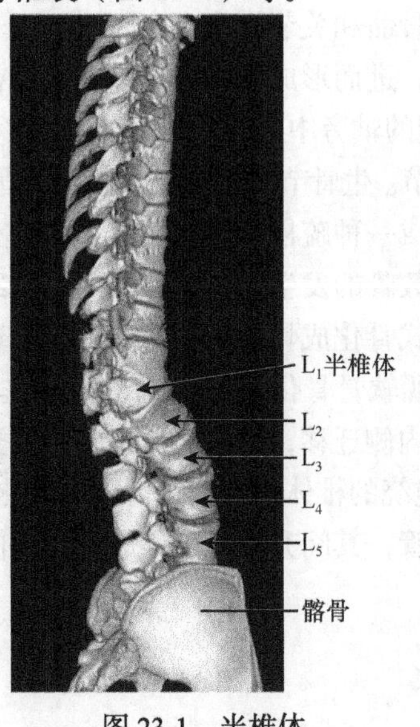

图 23-1　半椎体

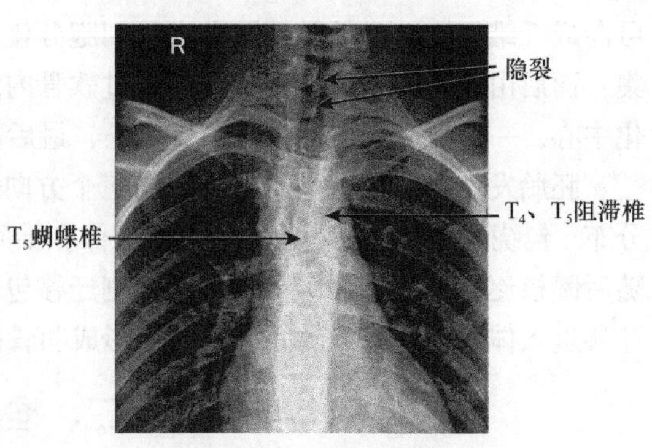

图 23-2　蝴蝶椎及阻滞椎

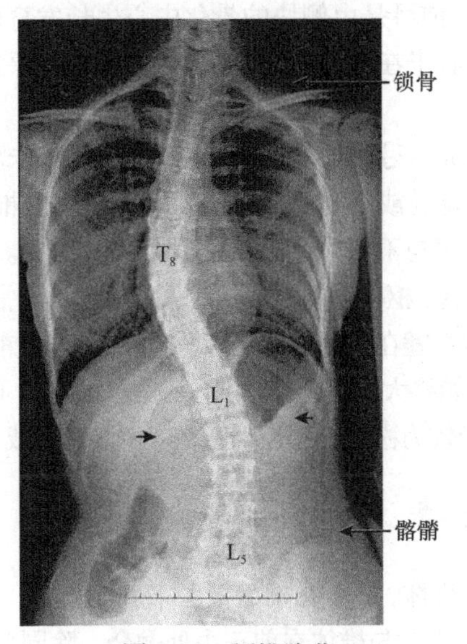

图 23-3 腰椎胸化
双侧箭头所示为腰肋

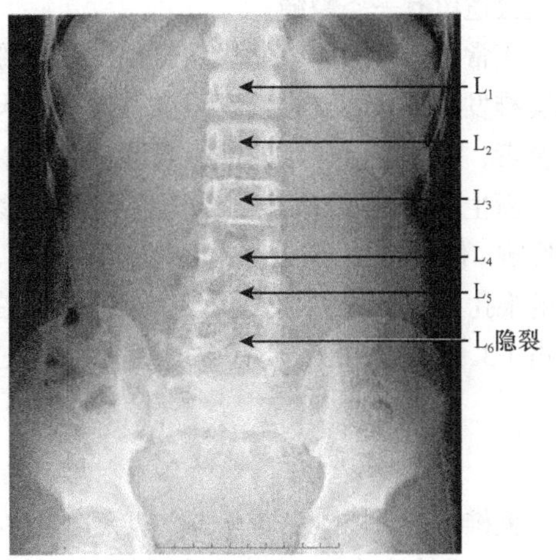

图 23-4 脊柱裂

半椎体是常见的脊柱异常发育，指仅单侧椎体的发育，有时同侧后弓也未发育。脊索发育时向两侧偏移可能是半椎体形成的重要原因。如果胚胎期脊椎的生骨节正常迁移，部分生骨节发育成椎体的“雏形”，而剩余部分发育成椎间韧带（包括纤维环）。但若生骨节的间叶细胞分裂异常或移动受阻，则会导致半椎体的形成。半椎体较正常椎体小，呈圆形或椭圆形，偏于中线一侧，在负重影响下生长发育成楔形。蝴蝶椎则由两个尖端相对的楔形所构成，因状如蝴蝶而得名。

椎体在生长发育过程中，若椎体中央有脊索或脊索周围隔残存，沿矢状面分布时则出现椎体矢状裂隙。胚胎细胞分裂的变化常发生在脊柱的上、下端，导致寰枕部和腰骶部的发育异常，如颅底凹陷和骶椎隐裂等。若椎体的原始胚基疏松区发育缺陷，则日后可出现椎体分节不良；若左右椎弓发育不对称还可致幼年型特发性脊柱侧凸（图 23-5）。

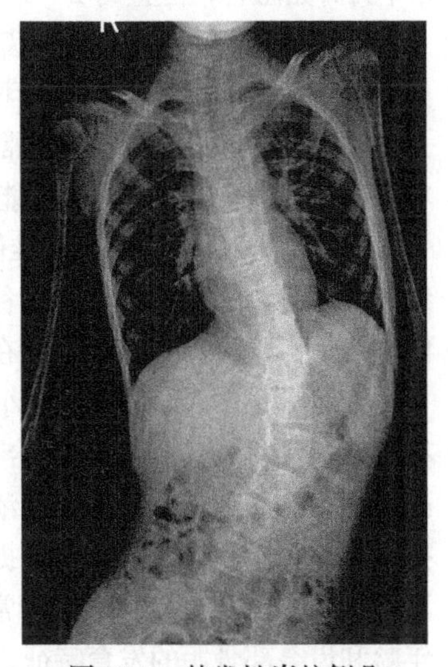
图 23-5 特发性脊柱侧凸

第二节 特殊椎体的发育特征

C_1和C_2为特殊椎体，两者的生长发育有其特殊性。

一、寰椎的发育

寰椎是由 3 个初级骨化中心发育而来，一个在前弓，左右侧块各有一个。前弓的初级骨化中心在出生后 1 年才出现，而侧块的骨化中心在胚胎的第 7 周出现。在发育过程中，前弓处的次级骨化中心并没有像其他椎骨那样发育成一个椎体，在 7～9 岁与左右侧块的骨化中心融合在一起。有时前弓处没有初级骨化中心，在这种情况下，前弓是由侧块的骨化中心生长发育而来，最后在前弓中心处融合在一起。如果两侧块的骨化中心未在前弓中心处汇合，那么在前弓正中间就会遗留有一条裂缝。

正常情况下，在4～7岁两侧块的初级骨化中心形成后弓。常见的异常发育是后弓处未融合，称寰椎发育不全。寰椎发育不全常伴有先天性小脑、延髓或小脑扁桃体疝。因此，对寰椎发育不全者，需要进行仔细的神经系统检查。C_1发育异常多与不对称或过多的骨化中心有关。

新生儿和儿童的骨骼系统发育不及神经系统快，故寰、枢椎段的脊髓比成人更易受到异常应力的影响。但婴儿C_1节段椎管正中矢状径较宽，这就使得脊髓在椎管内有足够的空间。5岁之前，寰椎的椎孔、寰齿间隙和脊髓所占的空间一直在增长，但始终大致符合C_1椎孔三等分的规律（即脊髓占1/3、齿突占1/3，还有1/3空间）。小儿上颈段韧带较为松弛，寰齿间隙在8岁之前较成人宽。

二、枢椎的发育

枢椎同普通椎体一样有3个初级骨化中心（1个在椎体，2个在椎弓板）。正常情况下，椎弓板处的骨化中心在2～3岁时在椎板正中处融合，3～6岁时与椎体在前正中处融合。除同普通椎体有相同的初级骨化中心外，C_2的齿状突有2个初级骨化中心。这两个骨化中心在胎儿发育的第8个月开始融合，但直到2～4岁时新形成骨化中心的齿状突才开始与C_2椎体融合。通常骨化是从齿状突周边开始的，这使得齿状突与C_2椎体间遗留有类椎间盘软骨。4岁左右，齿状突下软骨开始骨化，6岁时基本融合。但也有部分不融合，这可在11或12岁儿童的许多解剖标本和X线片上观察到。这条不愈合的线常被误诊为骨折，约1/3的人群终生可在X线片上看到这条线。齿状突下软骨结合部的中心有可能不会骨化完全，正中矢状位MRI扫描可清楚地显示出来。

有时，齿状突未与C_2的椎体融合，称游离齿状突。但在未融合的齿状突和椎体间有软骨连结，后者可增加游离齿状突的稳定性。但并不是每个软骨连结都足够坚固，有些软骨桥在应力的作用下可能会出现骨折，这在临床上需要注意。

次级骨化中心，也称末端小骨块，可存在于齿突尖。这个次级骨化中心在3～6岁出现，约在12岁与齿状突完全骨化融合。有时这个小骨块未与齿状突融合，形成游离齿突小骨。这种情况易与齿状突的Ⅰ型骨折相混淆。X线片上如果显示两者的间隙及周围骨结构粗糙，多提示骨折；如果边界相对光滑，则多提示游离齿突小骨。

上颈段的X线片或MRI常能显现软骨结合的中心和游离齿突小骨，因此了解骨骺出现的年龄和齿突部骨骺的发育特征，对于区分其与骨折或其他病理性改变有很大帮助。

第三节　小儿脊柱解剖结构与年龄的相关性

掌握小儿各个年龄段脊柱解剖结构的生长发育速度和特点，对正确制定包括脊柱推拿在内的治疗方案非常重要。掌握骨化中心出现和骨骺线闭合的时间及原发或次级骨化中心的准确位置十分重要的，有助于临床上其与骨折的鉴别。

一、新生儿的脊柱

新生儿脊柱的原发性曲度，即胸椎曲度和骶椎曲度已经形成，但尚未形成继发性的颈椎和腰椎曲度。椎体近似椭圆形，出生时70%已经骨化。新生儿椎间盘的体积比成人大得多，髓核类似圆形。出生时，L_1～L_4段椎管大小是成人的 70%，但 L_5 的椎孔和 L_5～S_1 段的椎管只是成人的一半。L_1～L_4段椎管余下的 30%将在 1 岁左右形成，而 L_5 的椎孔及其构成的椎管完全发育成型要到 5 岁左右。因此，5 岁之前是椎管在其一生中最窄的时期。新生儿的椎间孔相对较大，因此时构成椎间孔后外侧界的关节突关节还未充分发育，上、下关节突都还相当小，且尖部主要是软骨。

二、3 个月时的脊柱

与出生时比较，婴儿在 3 个月时脊柱的曲度已发生变化。除了出生时已有的胸曲和骶曲外，约 3 个月时继发性的颈曲开始形成。此时，婴儿已经可以抬头及好奇地四处张望。椎体继续发育，此时约 80%已经骨化，外形近似矩形。椎间隙开始变窄，与出生时的圆形髓核不同，此时的髓核已近似椭圆形。3 个月时椎间孔容积较大，上、下关节突尚未完全发育，尖部主要还是软骨成分。

三、2 岁时的脊柱

2 岁时胸曲和骶曲的形态基本成形，继发性的颈曲和腰曲也分别在 3 个月和 9～12 个月时形成。与颈曲形成类似，腰曲也是随着小儿姿势的变化而出现的，尤其是当婴儿开始站立行走时。由于 5 岁前儿童的头相对较重，而颈椎和颈肌尚未发育完全，故 5 岁前的小儿颈曲较大。

2 岁儿童的椎体已有 90%骨化，基本发育完全。椎体的形态比 3 个月时更接近矩形，且椎体的上、下面的形状也略似方形，而不像 3 个月大时所呈现的圆形。虽然椎体还在发育，但椎间盘已经开始缩小，呈现成人的形态。

2 岁儿童的椎间孔仍较宽大，但其下部逐渐变窄，腰椎尤其明显。上、下关节突较之前骨化更明显，开始构成椎间孔的后下面，但仍未发育完全。

四、10 岁时的脊柱

此时脊柱的原发性曲度和继发性曲度基本形成。虽然颈曲在儿童早期较明显，但 5 岁后曲度逐渐减小，直至 16 岁左右减少 14%。部分原因可能是此时颈椎椎体前缘的楔形变所致，这种楔形变有时可能被误诊为压缩性骨折。然而，儿童的这种椎体的楔形变可出现在多个节段，有助于与骨折的鉴别。

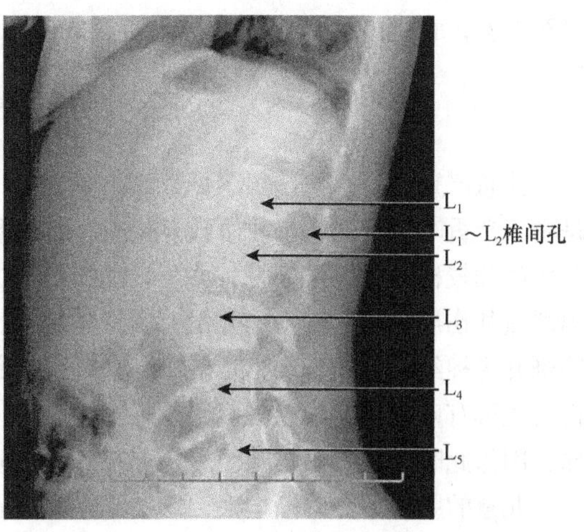

图 23-6 椎间孔形态

10 岁儿童椎间孔的形状近似成人（图 23-6）。在 6～10 岁间（这是脊柱生长发育的重要年龄阶段），胸腰段椎间孔的形状为上宽下窄的倒梨形，而颈椎椎间孔的形状呈椭圆形。这一显著变化是由于此年龄阶段关节突关节的不断发育和骨化所致。上关节突持续不断的生长和发育，逐渐占据了椎间孔后下方的空间。纤维环也开始逐渐向椎间孔的前下方凸出。由前方向后凸起的椎间盘以及由后方向前方生长的上关节突占据了椎间孔下部空间，导致椎间孔变窄。自出生后，黄韧带一直生长发育而增厚，这也缩窄了椎间孔的后外侧部分。

儿童的颈椎韧带松弛，尤以 8 岁以下的儿童明显。在侧位 X 线片上，这些松弛的韧带可造成半脱位的假象，46%的 1～8 岁儿童可有此假象，尤以 C_2～C_3 最明显。

10 岁儿童脊柱的各椎体基本完全骨化，与成人椎体接近。椎体在纵轴方向上的生长类似于长骨样迅速。男孩比女孩约晚 2 年停止发育。椎间盘与成人相似，髓核位于中间。

第四节 小儿脊柱解剖的临床意义

一、小儿脊柱解剖结构的特点

在婴儿和儿童的发育过程中关节突关节的变化与椎间孔的改变密切相关，逐渐增厚的黄韧带也参与形成胸腰段椎间孔的倒梨形。

10 岁儿童的椎间孔与正常成年人相似。但随着年龄的增长，椎间盘逐渐退变，椎间隙变窄。纤维环还可因椎间隙狭窄而凸向椎间孔。椎间盘的退变使得椎间隙狭窄，并同时可造成上、下关节突重叠，使得上关节突从下方填充在椎间孔的后侧，这些均使得椎间孔更加狭窄。较大的关节突骨赘可凸向椎间孔，可进一步缩小椎间孔的容积。此外，椎间隙变窄会造成黄韧带在某些情况下凸向椎间孔，占据椎间孔的空间，加重椎间孔的变窄。

新生儿期的关节突只有少量骨性结构，大部分是软骨。直到 6～10 岁，上、下关节突尖部的软骨逐渐被骨性结构所替代，而后关节突关节的骨性结构逐渐接近成人。新生儿期关节突关节的关节腔很大，然后很快缩小。到 3 个月时明显缩小，而此时关节软骨开始变厚，随后的 2 年内逐渐变得不规则。2 岁后直到青春期后期关节软骨的厚度保持相对不变，然后又开始增厚直到 20 岁，最终在 22 岁时可达到 2mm 厚。

MRI 技术使得脊髓可视化。儿童的脊髓不断生长发育，故了解儿童不同阶段脊髓所处的正常位置对诊断脊髓栓系综合征十分重要。脊髓圆锥在胎儿期向下延伸到 S_2 平面，但同时胎儿期椎管也快速发育，使得椎管比脊髓长很多。因此，在出生时脊髓圆锥在 L_3 椎体水平，随后几个月至 2 岁，脊髓末端位于 L_1 水平，直至成年。

二、小儿脊柱的临床意义

儿童严重的脊柱损伤很罕见，如小于 15 岁的儿童出现颈椎骨折移位只有 2%，且其中 75%是由于严重车祸和潜水事故所致。8 岁以下儿童的骨折几乎都发生在 C_1 或 C_2，与小儿相对较重的头颅和较松弛的颈椎韧带有关。脊髓损伤也少见，只占所有脊髓损伤的 1%～3.3%。约 20%因严重外伤导致的脊髓损伤并没有影像学表现，称无影像学改变的脊髓损伤。有时，此种损伤即刻并无神经损伤的表现，但在外伤后却逐渐出现感觉异常。因此，对有明显颈椎外伤的儿童，伤后主诉有麻木或刺痛感者都必须仔细检查，以排除脊髓的损伤。9 岁前儿童的峡部裂少有疼痛，因为此时支配椎弓的神经尚未分布到椎弓峡部。峡部裂也是儿童步态异常的一个原因。

儿童的胸椎后凸逐渐增大，约在 13 岁达最大；腰椎前凸曲度逐渐减小，约在 14 岁时达最小。先天性的脊柱侧弯在青春期前及青春期这段时期容易显现，临床上需要密切关注儿童脊柱曲度的变化。

10 岁儿童的椎间孔和关节突改变具有重要的临床意义。若此年龄段的关节突关节发育已至成人一样，则治疗方案（如脊柱推拿）就可以参照成人的而定，而推拿手法的力度还需根据患儿的身高、体形和体重来确定。

10 岁前由于椎间孔发育未完全，椎间孔病变所致的根性神经痛很罕见。只有足够大的占位性病变，才能引起儿童宽大的椎间孔变窄而导致根性痛。这种大的占位性病变主要因肿瘤或外伤所致的骨折移位所致，但 16 岁前的儿童脊柱肿瘤很少见。脊柱肿瘤常伴有腰背痛和神经功能障碍，影像学多可有助于发现并确诊。10 岁左右的椎间孔大小与成人相似，理论上讲，如果椎间盘向后外侧凸向椎间孔，也可影响背根神经节或神经根，导致腰腿痛，但这种情况极为罕见。

舒尔曼病（脊柱骨骺骨软骨病，Scheuermann 病）是儿童常见的一种脊柱疾病，表现为持续性胸背痛。其最典型的特征就是侧位 X 线片显示受累椎体呈楔形和椎体终板的不规则改变。

临床上，仅靠患儿年龄评价脊柱的发育成熟程度并不准确。目前广泛采用的评估手段是 Risser 征（图 23-7）。髂嵴骨骺是全身最后闭合的，因此可根据髂嵴二次骨化中心的显现和融合来评估骨龄成熟程度，分 0～Ⅴ级：在骨盆的正位 X 片上，髂骨骨骺未出现为 0 级；前 1/4 有骨骺出现为Ⅰ度，前 1/2 有骨骺出现为Ⅱ度，前 3/4 有骨骺出现为Ⅲ度，骨骺全部出现但未与髂骨融合为Ⅳ度，骨骺全部出现并完全与髂骨融合者为Ⅴ度。只有 Risser Ⅴ级才能完全代表骨龄成熟。因此，在采用支具治疗脊柱侧弯时，女性患儿需 Risser Ⅳ级且月经初潮满 2 年以上、男性患儿需 Risser Ⅴ级才可撤除支具。

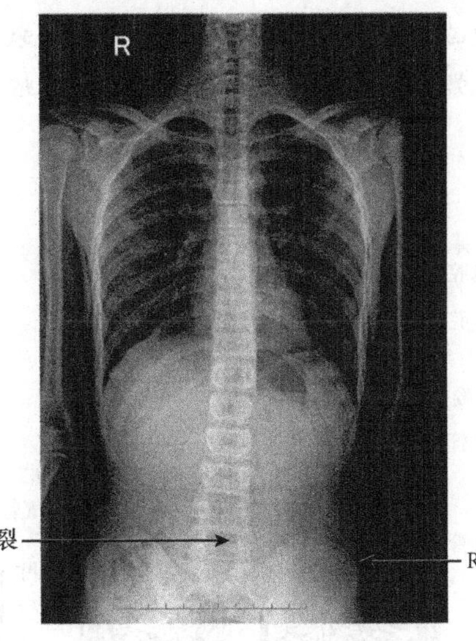

图 23-7　Risser 征

思 考 题

1. 小儿哪个阶段是脊柱出生后最重要的发育阶段？
2. 脊椎先天性发育异常有哪几种情况？
3. 脊柱的 4 个生理曲度分别形成于哪个时间？
4. 出生后至 10 岁这一阶段，椎间孔的发育有何特点？
5. 请简述 Risser 征及其对脊柱侧弯佩戴支具时间的指导意义。

第二十四章

呼吸系统

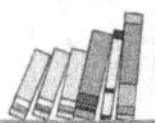

学习目的

通过本章学习，掌握婴幼儿的上呼吸道和下呼吸道的特点，有助于深入认识小儿推拿中呼吸系统常见病的解剖生理基础和推拿治疗的起效机制。

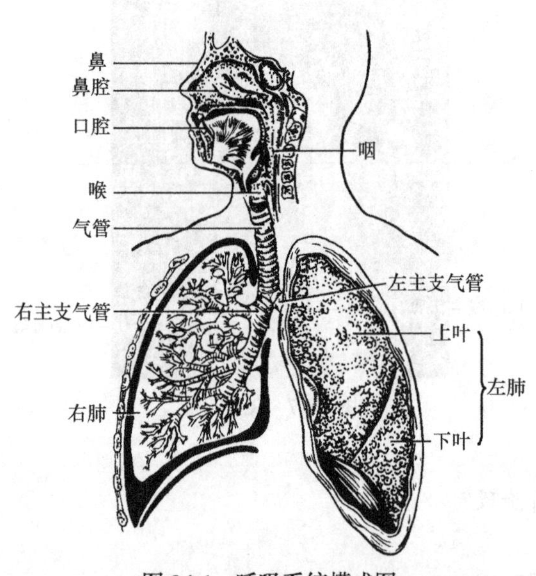

图 24-1　呼吸系统模式图

呼吸系统由呼吸道和肺两大部分组成（图 24-1），通常以环状软骨下缘为界，分为上、下呼吸道。上呼吸道包括鼻、鼻旁窦、咽、咽鼓管、会厌及喉；下呼吸道包括气管、支气管、毛细支气管、呼吸性细支气管、肺泡管及肺泡。

第一节　上呼吸道特点

一、鼻

鼻是呼吸道的起始部，又是嗅觉器官，并能辅助发音，包括外鼻、鼻腔和鼻旁窦。

（一）外鼻

外鼻位于面部中央，形如三棱锥体，以骨和软骨为支架，外覆皮肤和少量皮下组织。外鼻上端位于两眼之间狭窄的部分为鼻根，外鼻的中部和下端分别为鼻背和鼻尖，其两侧弧形扩大部为鼻翼。而作为外鼻支架的骨和软骨在新生儿时期处于发育较差或不发育的状态，新生儿的鼻也因此比成人的鼻短小、扁宽，且鼻根低、鼻梁不明显、鼻尖不清楚，鼻前孔为斜卵圆形。而后，鼻的外形随着它的骨性和软骨性支架的发育而发生变化。到 2 岁时，鼻软骨获得迅速的发育，但鼻骨还是软骨状态，鼻根仍扁塌，并直到 7、8 岁时，鼻外形才与成年人接近。面上部作为眼和鼻的所在处，与脑的发育相适应；而面下部属呼吸器和消化器部分，相对面上部来说，其发育处于落后状态。因此，新生儿面上部宽而下部变窄。

（二）鼻腔

鼻腔位于额骨、眼眶和口腔之间，并被鼻中隔分为左、右两腔。鼻中隔由犁骨、筛骨垂直板和鼻中隔软骨等覆以黏膜而成（图 24-2）。鼻腔向前经鼻孔通外界，向后经鼻后孔通鼻咽。鼻腔前部为鼻前庭，为鼻翼软骨和结缔组织所包绕，表面覆以皮肤，成人会有稀疏的鼻毛，但小儿没有鼻毛。鼻腔的其余部分被称固有鼻腔，表面被黏膜覆盖。在鼻腔的外侧壁（图 24-3）上有三个突起，被分别称上、中、下鼻甲，在各鼻甲下方的深沟为上、中、下鼻道。鼻道的形成与鼻腔的发育有非常密切的关系，对气流的通畅有很大的影响。

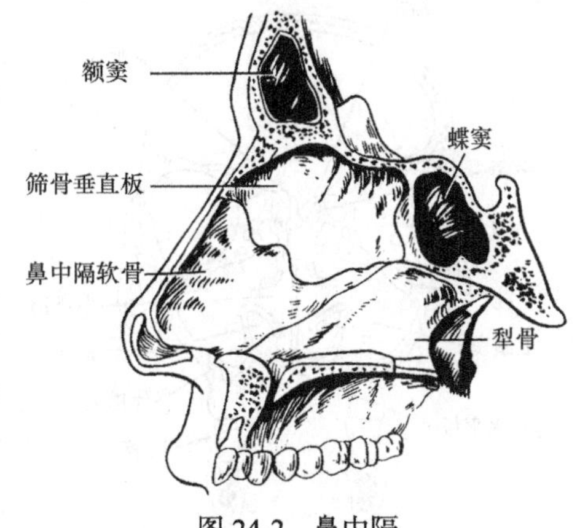

图 24-2　鼻中隔

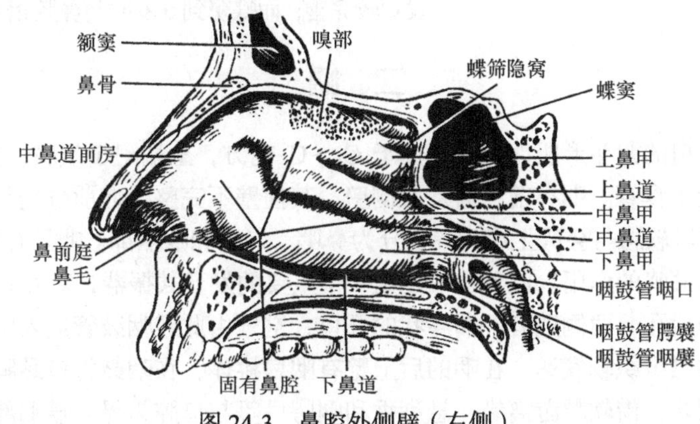

图 24-3　鼻腔外侧壁（右侧）

新生儿的鼻甲排列形式多样，两侧也不对称，而且各年龄段儿童也存在很大个体差异。新生儿鼻甲常较肥厚，并紧贴外侧壁，而且几乎没有下鼻道，且中鼻道与下鼻道相贴，故使得其鼻道很窄。中下鼻道在小儿发育过程中因鼻腔增高，尤其是颌部渐渐外弯和鼻甲不断增宽、增长，直至 7 岁左右才能变宽并被充分利用。因此，婴儿的鼻道很窄，呼吸时一般只能利用总鼻道，即在鼻中隔与鼻甲之间的间隙进行。鼻中隔的弯曲需要引起注意，其发生随着年龄的增加而增加，一般认为主要由于筛骨垂直板和犁骨在骨化过程中发育不平衡，以及两骨连接不好所致。

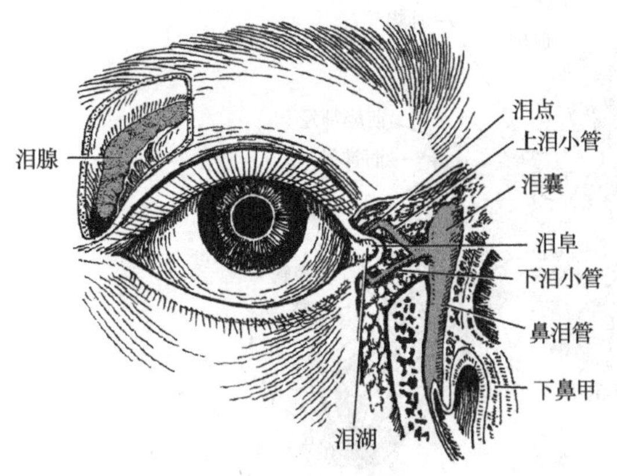

图 24-4　泪器

鼻泪管是连接泪囊下端的膜性管道，开口于下鼻道外侧壁（图 24-4）。上部位于骨性管腔中，而下部位于鼻腔外侧黏膜。新生儿的鼻泪管较短，走向较倾斜。其在下鼻道的开口常在胎儿后期或在成熟前后才被穿破。出生时，其下口多为矢状位的裂隙，常位于鼻底，平下鼻甲下缘水平，并有部分被下鼻甲掩盖。

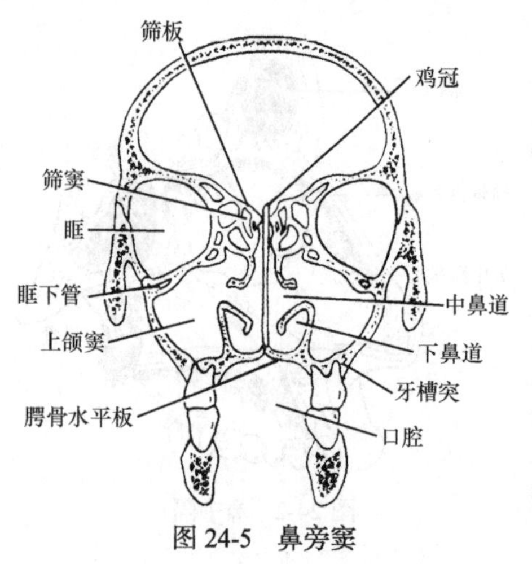

图 24-5　鼻旁窦

（三）鼻旁窦

鼻旁窦又称副鼻窦，是鼻腔周围含有空气并与鼻腔相通的骨腔，窦内覆以黏膜，并通过开口处与鼻腔黏膜相续。鼻旁窦对发音起共鸣作用，而且能调节吸入空气的温湿度。鼻旁窦包括上颌窦、额窦、筛窦和蝶窦 4 对，分别位于同名的颅骨内，其中上颌窦、额窦和前筛窦、中筛窦均开口于中鼻道，后筛窦开口于上鼻道，蝶窦则开口于蝶筛隐窝（图 24-5）。上颌窦和筛窦在出生以前已经分化，而额窦与蝶窦则在出生后才开始形成。小儿鼻旁窦并不发达，新生儿的上颌窦和筛窦极小，而额窦与蝶窦也未完全发育。上颌窦、筛窦和额窦 2 岁以后开始增大，至 13 岁时发育较完善；而蝶窦到 6 岁时与鼻腔相通，而后逐渐增大。

二、咽

咽是一前后略扁的漏斗形肌性管道，位于 C_1～C_6 前方，上端附于颅底，向下于 C_6 下缘或环状软骨的高度续于食管。咽有前、后壁及侧壁，其前壁不完整，向前分别与鼻腔、口腔及喉腔相通。咽腔分别以软腭与会厌上缘为界，分为鼻咽、口咽和喉咽部。咽具有吞咽和呼吸功能，并有保护、防御和共鸣的作用。此外，咽还是一个重要的发音共振器，对发音起辅助作用。

鼻咽部正对鼻后孔，两侧壁有一漏斗状的开口，空气由此经咽鼓管进入中耳的鼓室，为咽鼓管咽口。咽的淋巴组织较发达，在咽的后上壁有咽扁桃体，在咽鼓管口黏膜下有咽鼓管扁桃体。口咽部正对咽峡，借软腭游离缘、悬雍垂和咽腭弓等与口腔为界。喉咽部是咽下部最狭窄处，下端续于食管。

小儿的咽部较狭窄而垂直，咽鼓管管腔较短，内径较宽，约呈水平位。咽鼓管是沟通鼓室与鼻咽部的管道，向后外上开口于鼓室前壁，向前下内开口于鼻咽部外侧壁（图 24-6），主要功

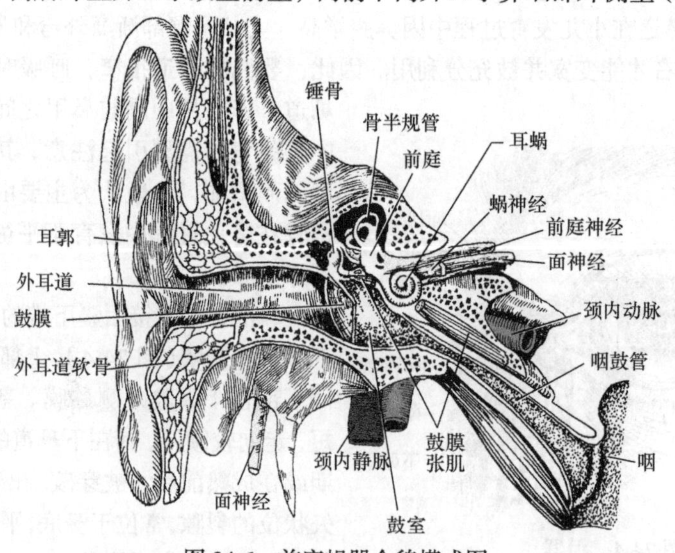

图 24-6　前庭蜗器全貌模式图

能为调节中耳的气压。咽鼓管鼓室口比咽口高 15～25mm，成人咽鼓管与水平面成 30°～40°，小儿约成 10°，所以小儿咽部感染较成人更容易蔓延至鼓室。咽鼓部分为鼓部（外 1/3）和软骨部（内 2/3），咽鼓管咽口和咽鼓管软骨部经常是闭合的，正常时只有在吞咽、张口、打哈欠等动作才会开放，以调节鼓室气压，从而保持鼓室内外气压平衡。若咽鼓管功能不佳或不通畅，中耳腔就会出现负压或部分真空，导致鼓膜内陷，听骨链功能不佳。负压还能将中耳腔黏膜中的液体吸出到中耳腔，出现中耳积液，导致传导性听力下降。

咽部周围都有丰富的淋巴组织，咽部黏膜下的淋巴管相互联系，形成咽淋巴环，是咽部感染的防御屏障。扁桃体按其位置分别为腭扁桃体、咽扁桃体和舌扁桃体（图 24-7）。其中以腭扁桃体最大，也即是通常所说的扁桃体。腭扁桃体有一对，位于腭舌弓与腭咽弓之间，卵圆形。腭扁桃体在新生儿时期不发达，1 岁后随着全身淋巴组织的发育而逐渐增大，4～10 岁发育达高峰，14～15 岁后渐退化。咽扁桃体，又称腺样体或增殖体，位于鼻咽顶壁与后壁交界处，在 6～12 个月时开始发育，2～6 岁时为增殖旺盛的时期，10～12 岁以后逐渐萎缩，成人基本消失。

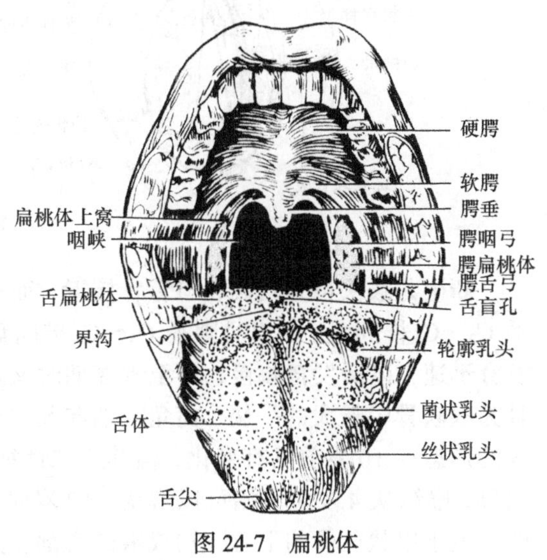

图 24-7 扁桃体

三、喉

喉是一短管状结构，位于颈前正中，前有舌骨下肌群覆盖，上借甲状舌骨膜与舌骨相连。喉上通咽腔，下连气管，既为呼吸必经之管道，也是发音器官。喉以软骨为支架，包括单块的甲状软骨、环状软骨、会厌软骨和成对的勺状软骨、小角软骨和楔状软骨，并借韧带、肌肉、关节和膜相互连接形成管腔（图 24-8），内面以黏膜覆盖，且与咽及气管黏膜相连。

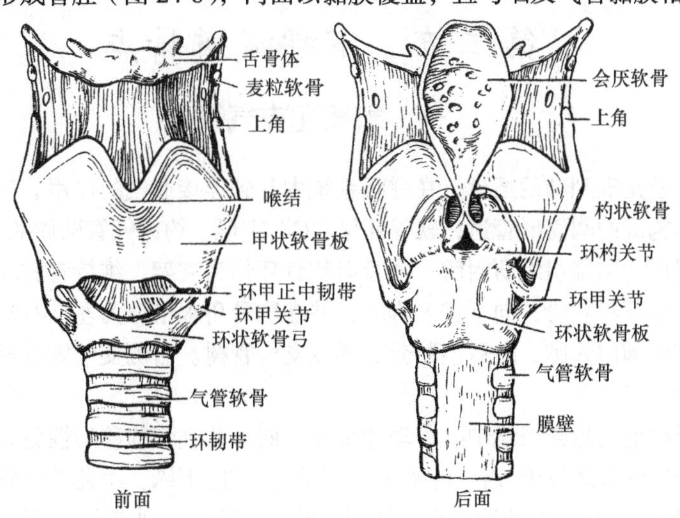

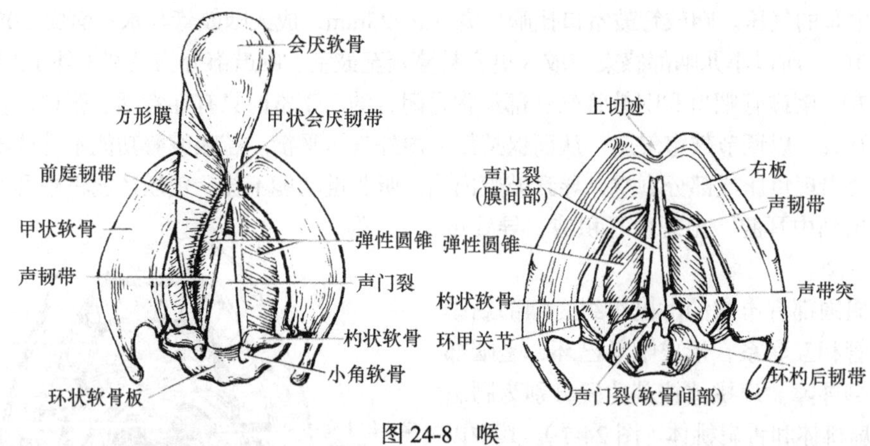

图 24-8 喉

新生儿喉头位置较高，与舌骨接近，而后随着发育逐渐下降。新生儿的环状软骨下缘平 C_3～C_4椎间盘，1 岁时则平 C_4～C_5椎间盘，至青春期时与成年人相近。喉在头 1 岁时发育迅速，以后发育减慢，再至青春期时又迅速发育，再到成年时还会有所增大。甲状软骨为喉软骨中最大的一块，前角上端向前突出，在成年男性特别明显而形成喉结。甲状软骨的形态在 10 岁前已有变化，但其第二性征在 10 岁以后才逐渐显现。其中前角变化最为明显，喉结从 4 岁时开始可以辨认，10 岁时较清楚，至青春期时而显示出性别差异。环状软骨位于甲状软骨的下方，构成喉的底部，为喉的主要支架。其在儿童期的发育无明显的周期性，是向着成年人的比例均匀而规则地发育。会厌软骨扁平状，形如树叶，上端较宽，下端窄细并借韧带连于甲状软骨前角的内面。会厌软骨前面隆突面对舌，后面微凹面对喉口，覆以黏膜成为会厌。吞咽运动时，会厌软骨关闭喉入口，以杜绝食物进入喉腔。新生儿的会厌软骨左右宽度大于上下的长度，位置较倾斜，其上缘常与咽后壁相接触，故婴儿吮奶时容易呛入喉腔。小儿喉软骨的发育较差，喉部呈漏斗型，喉腔及声门部较狭小。小儿喉部血管和淋巴组织丰富，易发生炎性肿胀。婴幼儿声门下区组织结构疏松，炎症时容易发生水肿，引起喉梗阻。

第二节　下呼吸道特点

一、气管和支气管

气管和支气管是喉到肺的通道，在呼吸系统中起到连接通气的作用。气管是由软骨环和连于其间的韧带所构成的圆筒形管道，软骨环呈“C”字形，约占气管圆周的 2/3。其缺口朝向背侧，由含有平滑肌的结缔组织所封闭。气管以软骨环作为支架，维持管腔的张开状态，保证空气畅通。气管上接环状软骨，向下进入胸腔，并在胸骨角水平分为左、右支气管。左、右支气管再经一次分支经肺门入肺，之后不断分支形成支气管树。右侧支气管较短较粗较直，左侧支气管较细长。

气管位于脊柱前的疏松组织中，移动性很大，而小儿气管的移动性更大。小儿的气管位置较高，在新生儿气管分叉位于 T_3～T_4水平，而成人在 T_5下缘。小儿的气管口径与胸围的比例是稳定的，一般为 1∶50，在幼龄儿童比例则更低。从新生儿到成人，其气管长度可增加 3 倍，直径可增加 4 倍，而毛细支气管却只增加 2 倍，但其壁厚可增加 3 倍。毛细支气管平滑肌在生后 5 个月内薄而少，3 岁以后开始明显发育。小儿的气管和支气管管腔均较狭窄，而毛细支气管管腔则更狭窄。故小婴儿的呼吸道梗阻除因支气管痉挛外，主要是黏膜肿胀和分泌物堵塞。小儿的气管黏膜血管丰富，但黏液腺分泌不足，故纤毛运动较差。婴儿支气管壁缺乏弹力组织，软骨柔弱，细支气管无软骨，呼气时易被压，造成气体滞留，影响气体交换。由于胎儿时期的气道发育先于肺泡的发育，新生儿的肺传导部分多，呼吸部分少，故呼吸效率低。

二、肺

肺位于胸腔内，左右各一，是进行气体交换的器官。左肺有上、下两叶，右肺有上、中、下三叶。肺表面覆盖浆膜，浆膜内肺实质包括各级支气管及其终末的肺泡，肺间质包括结缔组织、血管、淋巴管和神经等。

肺在胎儿时期已发育良好，并随着年龄的增长进一步发育，成年时肺的重量可比新生儿时增加近 20 倍。出生时的第一次呼吸前，肺泡内完全没有空气。而第一次呼吸后，肺即向各个方向，尤其是矢状方向扩大，肺缘下移并往前超过心脏。新生儿肺的容量为 65～67ml，8 岁时可增加 7 倍，至 20 岁时则为新生儿的 20 倍。

肺泡是人体内气体交换的场所。成人肺泡数约为 3 亿个，而小儿的肺泡数量少，出生时约为成人的 8%。新生儿肺泡的直径为 100μm，成人为 250～350μm。而出生时的肺泡面积为 $2.8m^2$，8 岁时为 $32m^2$，至成年则为 $75m^2$。婴幼儿的肺泡表面活性物质缺乏，血管丰富，毛细血管与淋巴组织间隙较宽，故而婴幼儿肺的含气量少而含血量较多。

第三节　胸　　廓

胸廓是胸腔壁的骨性基础和支架，由 12 个胸椎、12 对肋和 1 个胸骨借关节、软骨连结而成。成人的胸廓为前后较扁、前壁短后壁长的圆锥形骨笼，上口呈肾形，为后高前低的斜面，由 T_1、第 1 肋骨和胸骨柄上缘围成，内有气管、食管及头颈上肢的大血管等通过。胸廓下口宽大，前高后低，由 T_{12} 及第 11、12 肋，以及肋弓和剑突构成，并有膈封闭，食管和大血管等穿经膈的裂孔走行。

婴儿胸廓短小呈桶状，胸廓的前后径与横径几乎相等，其后在 2 年内逐渐变成椭圆形。初生时的肋骨主要为软骨并随年龄增长逐渐钙化。由于婴儿的肋骨与脊柱近乎成直角（有如成人深呼吸状态），吸气时不能通过抬高肋骨而增加潮气量。婴儿胸部的呼吸肌不发达，而且易于疲劳，呼吸时胸廓的活动范围较小，吸气时胸廓扩张受限制，换气不充分，尤以肺的下部（脊柱内侧）受限更明显，不能充分进行气体交换。婴儿主要靠膈呼吸，且易受腹胀等因素影响。随着小儿年龄增大并开始站立、行走，膈肌逐渐下降，使吸入气体的容积和换气量增加；同时，肋骨倾斜，胸廓横径逐渐大于后前径，并逐渐接近成人。

新生儿的肺相对较大，几乎填满整个胸腔。心脏呈横位，纵隔比成人宽大、柔软且富于弹性。

思考题

1. 婴幼儿常因感冒导致呼吸困难?
2. 婴儿的鼻泪管堵塞，会出现什么样的临床表现?
3. 小儿为何易发生喉梗阻?
4. 小儿鼻窦炎相对少见?
5. 中医学认为“小儿肺常不足”，这与小儿呼吸系统的解剖特点有何相关性?

第二十五章

消化系统

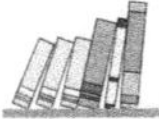

学习目的

通过本章学习，了解婴幼儿消化系统的构成，熟悉婴幼儿消化系统的解剖生理特点，掌握小儿消化系统常见疾病的解剖生理特性以及为推拿手法操作奠定基础。

消化系统（digestive system）是人体得以生存、发展并行使各项生理功能的重要系统之一。消化系统的功能是摄取食物进行物理性和化学性消化，吸收营养物质，并将不能利用的残渣排出体外，以满足人体正常的新陈代谢。此外，消化系统还具有内分泌、外分泌和防御功能。

消化系统由消化管和消化腺两部分组成。消化管是一条很长的肌性管道，因各段功能形态的不同，分为口腔、咽、食管、胃、小肠和大肠等六个部分。消化腺是分泌消化液的器官，包括口腔腺、肝、胰及消化管壁的小腺体（图 25-1）。

无论何种种系或个体发生，消化器官都是内脏中发生最早的器官。人的消化系统，在胚胎发育到 20 天时即开始发生。起初是原始的消化管，前端、中段和后端部分别为前肠、中肠和后肠。原始消化管继续发育，前肠演化为咽、食管、胃、十二指肠前 2/3。中肠演化为十二指肠后 1/3、空肠、回肠、盲肠、阑尾、升结肠、横结肠前 2/3。后肠演化为横结肠后 1/3、降结肠、乙状结肠、直肠、肛管上段。

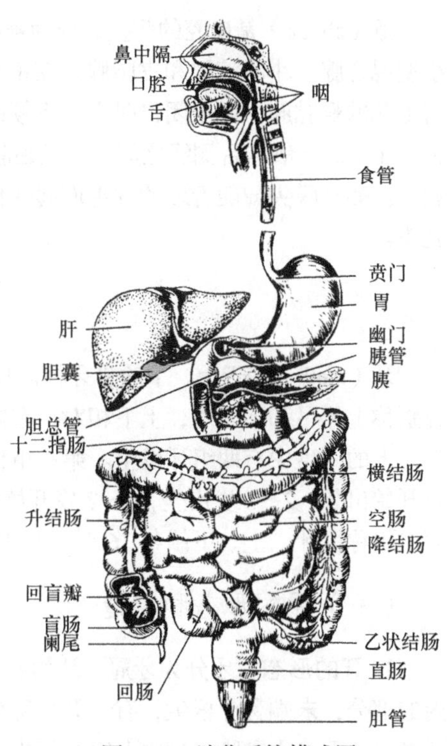

图 25-1　消化系统模式图

消化系统的形态和功能随着机体的成长和活动不断完善。随着摄取食物量增加和食物性质的改变，消化系统不断获得训练。在小儿发育过程中，消化系统显示出相应的特征。首先，胃酸和消化酶分泌相对较少，且消化酶的活性较低，对食物耐受力差，不能适应食物质和量的较大变化。其次，小儿生长发育快，对营养物质需求相对较多，消化系统负担较重，常处于紧张状态。最后，小儿胃内酸度低，胃排空较快，对进入胃内的细菌杀灭能力差，且肠道菌群尚未完全建立，因此小儿容易患消化系统疾病。

第一节　口 腔 和 咽

口腔是消化系统的起始部分，食物在口腔中经过咀嚼和唾液湿润形成食团后吞入胃中。在口腔中主要是机械咀嚼、切断、磨碎大块食物，并与唾液充分混合，以便于吞咽。口腔由口唇、颊、腭、牙、舌、唾液腺组成。口唇和颊组成口腔的前壁和侧壁，口唇围成口裂与外界交通。牙弓将口腔分隔为口腔前庭和固有口腔，口腔前庭位于唇、颊和牙弓之间，牙弓以内的部分属于固有口腔。硬腭及软腭组成口腔的顶。舌及其软组织组成口腔底。口腔向后借咽峡与咽交通。

咽（pharynx）是消化管上端扩大的肌性管道，略作翻斗形。前方自上而下与鼻腔、口腔、喉腔相通，分别相应的被分为鼻咽部、口咽部和喉咽部。口咽部正对咽峡，借软腭游离缘、悬雍垂、咽腭弓等与口腔为界。喉咽部是咽下部最底处，下端续于食管。

一、口　唇

口唇（oral lips）由上、下唇组成，并共同围成口裂，内含肌肉可使口唇运动。口唇的游离缘为皮肤与口腔前庭黏膜之间的移行部，因颜色红润，称唇红缘。口腔内面上下各有一条垂直的黏膜襞，连于牙龈前面，称上、下唇系带。口唇内面黏膜下层有许多小黏液腺，即唇腺。新生儿的唇红缘，有外带和内带之别。两带之间有明显的境界。外带基本属于后来整个唇红缘的性质。内带较隆起，有唇绒毛，具有黏膜的性质。

二、颊

颊（cheek）是口腔的侧壁，外面被有皮肤，内面被有口腔黏膜，其中有颊肌。黏膜下面有小型混合腺、小唾液腺和皮脂腺。在正对上颌第二磨牙的颊黏膜处有腮腺管开口的黏膜乳头。新生儿的颊黏膜，由于闭口时上、下颌的牙槽弓的黏膜缘未能接触，因此颊黏膜以尖瓣的形式突入于上、下颌与舌侧缘之间，形成黏膜尖瓣（皱襞）。此处颊黏膜绒毛丛生，对吸吮具有特别意义。颊黏膜尖瓣随着牙的发生而起变化，到 2 岁时消失。在颊黏膜上可看见腮腺导管开口的乳头。

三、牙

牙（teeth）嵌于上、下颌骨牙槽内口上，是人体中最坚固的器官。上、下颌牙作弓形排列，分别称上牙弓和下牙弓，上下相对，有咀嚼食物和辅助发音的重要作用。

人的一生中有两组牙发生。第一组称乳牙，上、下颌各 10 个，共 20 个。出生第 6 个月左右开始出牙，2～3 岁出全，6～7 岁开始脱落，到 12 岁时脱落完毕，乳牙供儿童时期咀嚼之用。第二组称恒牙，上、下颌各 16 个，共 32 个。从 6～7 岁开始与乳牙更换，到 21 岁前后完成。

（一）牙的形态和构造

1. 牙的形态　牙分为牙冠、牙颈和牙根三部。牙冠是露于牙龈外的部分。牙根是嵌在牙槽内的部分，末端称牙根尖，有一开口称牙根尖孔。牙颈是牙龈所包裹部分。牙龈是贴在上下颌牙槽突表面，由黏膜和黏膜下组织构成。

2. 牙的构造 每个牙的主体由牙本质（象牙质）构成。在牙冠的牙本质外面，被覆有一层坚硬的釉质，一般恒牙釉质的硬度比乳牙较大。在牙根的牙本质外面，被覆有一层牙骨质。牙本质内面有一与外形相似的腔，称牙腔。牙腔在牙冠、牙颈内的较宽广，在牙根内的作细管状，称牙根管，开口于牙根尖孔。在牙腔内充满有胚胎性的结缔组织和从牙根尖孔进来的血管神经，称牙髓。故牙髓发炎时会引起剧烈的牙痛（图 25-2）。

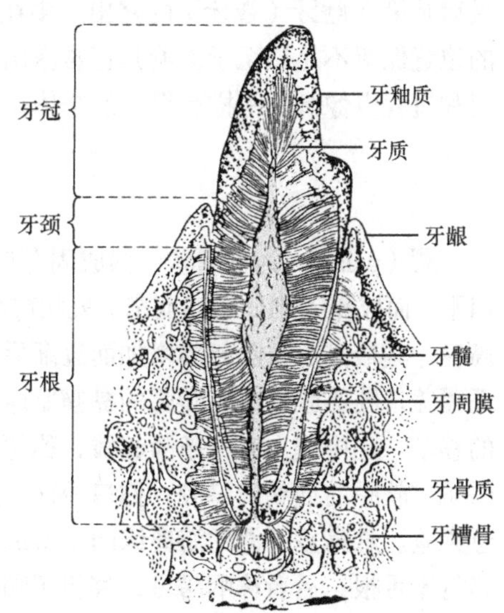

图 25-2 下颌切牙矢状切面

（二）牙式

根据其形态和功能牙分为切牙、尖牙、前磨牙和磨牙。乳牙 20 枚，恒牙 32 枚，各牙的排列方式为：

乳牙牙式是$\frac{2、1、0、2}{2、1、0、2}$，恒牙牙式是$\frac{2、1、2、3}{2、1、2、3}$

横线上、下的数字分别表示上、下颌左半侧牙的数目和种类，自左向右依次为切牙、尖牙、前磨牙、磨牙。乳牙没有前磨牙，上下各有 2 个磨牙。

（三）牙周组织

牙周组织是支持和保护牙的结构，包括牙周膜、牙龈和牙槽骨三部分。牙周膜，是牙根与牙槽骨间的致密结缔组织，由主纤维和间质纤维组成。牙龈是覆盖在牙槽突表面和牙根之间的口腔黏膜，呈粉红色，缺少黏膜下层，其固有膜直接附着于骨膜上，因此牙龈不能移动。牙槽骨，是属于上下颌骨的一部分，有固定和支持牙的作用。

（四）乳牙的出牙

出牙是指牙露出于口腔的过程。从露出于口腔黏膜一直生长到最后的咬合位置，准确地说，即从牙冠形成后，牙根开始形成的时候算起，一直到牙冠生长得完全达到咬合位置为止。新生儿由于牙的缺乏和牙槽的发育微弱，没有像成年人那样的牙弓，而作为相当牙弓的是全部由牙龈覆盖牙槽突的牙槽弓。乳牙的出牙，有一定的次序和时间。先是下中切牙，接着上中切牙、上侧切牙、下侧切牙。然后下第 1 磨牙、上第 1 磨牙、下尖牙。再后，大约同时上、下第 2 磨牙。但乳牙出牙的时间和过程有很大的个体差异，因此根据出牙的数量来确定年龄并不准确。

乳牙出牙时，牙齿刺激了牙龈神经，会引起唾液腺分泌增加。婴幼儿由于吞咽功能不完善，故而分泌的唾液常流淌而出。另外，牙齿萌出时会引起轻微的炎症而使体温升高，但一般不超过 38℃。

（五）换牙

在恒牙逐渐发育完成的过程中，乳牙牙根开始逐渐吸收，终于乳牙松动脱落，恒牙出牙。恒牙露出于口腔的顺序与乳牙不同。恒牙是第 1 磨牙先开始，接着是中切牙、侧切牙，然后是尖牙，尖牙的露出往往不按排列顺序，常在第 1 磨牙和侧切牙出牙之后才露出，因此，对其出牙的位置往往保留不足，以致发生位置差异。再后是第 1、2 前磨牙和第 2 磨牙陆续相继露出。其中有 2 个磨牙的牙胚位于相当乳牙牙根之间，被牢固地固定着，因此恒牙不常发生位置异常。

最后是第 3 磨牙（智牙）的露出，多在青春期以后，此时颌骨的发育已近成熟，往往对其出牙的位置保留不足以至于影响其正常露出，发生各种阻生牙，以至于成为埋藏牙。恒牙出牙的时间和过程也像乳牙一样有很大的个体差异，因此，根据其出牙的数量来确定年龄还是不准确。

四、腭

腭（palate）为穹窿状，构成固有口腔的顶。前 2/3 为硬腭，后 1/3 为软腭。儿童的腭宽而扁平，而成年人则比较高而窄。矢状穹窿从新生儿开始逐渐增加拱起，一直到 20 岁左右达到最高度，其最高点也随年龄增加而逐渐后移。硬腭以上颌骨的腭突和腭骨的水平板为基底，由表面覆盖口腔黏膜而成。硬腭的黏膜肥厚，缺乏黏膜下层，紧密地附着于骨膜上，故不能做较大的移动。正中缝上有一条隆起线，称腭缝。软腭附于硬腭后缘，向后下方悬垂如帆，故又称为腭帆。软腭前面朝向口腔，称口腔面；后面朝向鼻咽，称鼻咽面。后缘游离，中央有一突出的悬雍垂。悬雍垂两侧的游离缘向下形成前后两条弓状皱襞。前者称舌腭弓，其末端以三角皱襞移行于舌根，后者称咽腭弓，移行于咽壁。两弓间有一陷凹，即扁桃体窦，容纳腭扁桃体。悬雍垂、舌腭弓及舌根共同围成咽峡（图 24-7）。

五、腭扁桃体

腭扁桃体（palatine tonsil）由淋巴组织构成。长卵圆形，如小指头大。位于咽峡扁桃体窦内，大体可分为外面和内面。外面游离，面向口腔，表面被覆有口腔黏膜，黏膜上皮向扁桃体实质内陷入，形成 10～20 个小窝，称扁桃体小窝。扁桃体上部有一较大深陷的隐窝，称扁桃体内间隙。有时在皱襞与扁桃体之间也可形成一间隙，以其出现的部位，分别称扁桃体前隐窝和扁桃体后隐窝。新生儿的腭扁桃体很小，多埋于短而宽的腭扁桃体窦内，没有突出于窦口，周围具有作为隔离境界的结缔组织（囊）。在乳儿期，腭扁桃体多从腭扁桃窦底生长出来，突出于窦口，或多或少地紧接周围的襞。在以后发育过程中，有少数呈游离状态，形成腭扁桃体前隐窝和后隐窝。到 3 岁时腭扁桃体稍下降，其轴位由水平位转为垂直位。

六、舌

舌（tongue）由横纹肌构成，表面覆以黏膜，具有感受味觉、搅拌食物、协助吞咽和辅助发音等作用。舌前 2/3 为舌体，后 1/3 为舌根。两者之间有人字形的界沟。舌下面正中线上有一条连于口腔底的舌系带。在舌下面舌系带两侧，各有一条锯齿状的皱襞，为伞襞。系带下端两侧有小隆起，为舌下肉阜，为下颌下腺管和舌下腺大管共同的开口处。肉阜的后外侧有一稍隆起的舌下襞，是舌下腺小管开口处。舌背黏膜表面有许多小突起，即舌乳头。其中最大为轮廓乳头，有 6～9 个，排列于界沟前方，含有味蕾，数目最多。较小的一种乳头为丝状乳头，遍布于舌体上面，没有味蕾，只有一般感觉。还有一种稍大的菌状乳头，数量较少，多见于舌尖和舌的侧缘，含有一些味蕾，也有一般感觉功能。在舌体侧缘后部有呈皱襞状的叶状乳头，每侧有 4～5 条，也含有味蕾。舌根部的黏膜，有许多丘状隆起的舌滤泡，总称舌扁桃体。

新生儿的舌与腭穹窿相适应而较扁平，矮（低）而宽。舌根在口腔底，发达。舌尖往往越过牙槽弓将牙龈节（牙龈帽）推向外。伞襞发达，有很多绒毛。舌下襞很窄，锐缘。

第二节 食 管

食管（esophagus）是一条前后稍扁的长管状器官。上端与咽相接，下端续于胃的贲门，此处是消化管最窄处。食管分为颈部、胸部和腹部三段。颈段是指从起端至平颈静脉切迹平面一段，紧贴于脊柱。胸段是指上接颈段下至膈食管裂孔一段，此段离开脊柱向前，并且越接近胃则越离正中线向左行。腹段是指位于膈下面进入腹腔与胃贲门相接的一段。食管有 3 个狭窄部。第 1 个在食管起端；第 2 个在食管同支气管交叉处；第 3 个在食管穿过膈处。

新生儿食管起端的位置，以喉的位置为准，其入口通常平 C_3～C_4之间的椎间软骨处。在以后的儿童时期，食管随喉下降，到 12～13 岁才停止。在成年人，食管的起端，一般平 C_6～C_7。新生儿的食管下端与胃的贲门相接处，平 T_{10}～T_{11}，在成年人平 T_{11}。

新生儿和婴儿的食管呈漏斗状，黏膜纤弱、腺体缺乏、弹力组织及肌层尚不发达，食管下段贲门括约肌发育不成熟，控制能力差，常发生胃食管反流，绝大多数在 8～10 个月时症状消失。

第三节 胃

胃（stomach）衔接于食管与十二指肠之间，是消化管最宽大的部分。大部分位于左季肋部，小部分位于腹上部。具有容纳和消化食物的作用，还具有吸收水、盐类和醇等功能。婴儿发育过程中因胃的形态和功能特征，容易出现溢乳和呕吐。婴儿的胃呈水平，且贲门括约肌发育不全，关闭贲门作用不强，在进食中吞咽空气后易出现溢乳。另外，小儿自主神经调节功能不成熟，常发生幽门紧张度升高，引起幽门痉挛而产生呕吐。

一、胃的形态和位置

出生前后，胃的结构已像成年人那样获得各肌层、各肌纤维及主要的结缔组织和弹力纤维成分。因此，在解剖上可看到各种形式的收缩和狭窄。在发育过程中，胃开始逐渐摄取较大量的食物之后，它的形态和位置关系也逐渐过渡到儿童型。其中，乳儿期最大的改变是胃底的发育。到 1 岁时随着幽门窦的发育，胃由圆形变为长形。

新生儿的胃位于体中线左侧，左上腹部的深部，大部分为巨大的肝所覆盖，胃大弯接横结肠。胃体的轴线由后上至前下，贲门平 T_{10}～T_{11}，幽门平 L_1 上缘，位于体中线或中线之右。

二、胃的容纳能力

新生儿的胃净重约 6.5g。出生后头 3 个月增加最快，以后到 1～1.5 岁逐渐减慢，在 10～15 岁时重量增加很微小。成年人的胃重约为 154.5g。

根据经口摄取食物测得的胃容量，出生后头 1 天的摄取能力约为 7g，第 2 天增加 1 倍，第 3 天增加 4 倍，第 4 天增加 7 倍。以后增加变慢，到第 10 天为 81g，约为出生时的 11 倍。在头 4 天容量迅速增加，不是发育原因，而是胃功能训练的过程。在头 1 个月时，一个乳儿的平均一次哺乳的摄取量为产重的 1%，每天增加约 1g。母乳喂养的小儿其胃容纳能力较小，人工喂养的乳儿胃容量较大。

第四节 肠

肠（intestine）是从胃幽门到肛门之间的消化管，其长度有很大的个体差异，成年人一般全长为 6.5～8.5m，约为身长的 4 倍。因功能的不同，分为小肠和大肠。小肠可分为十二指肠、空肠和回肠三部。大肠是消化管的下段，可分为盲肠、结肠和直肠三部。结肠介于盲肠与直肠之间，分为升结肠、横结肠、降结肠和乙状结肠 4 部分。直肠长，位于盆腔中，上接乙状结肠，沿骶骨前面下行，形成向后凸的直肠骶曲，继而穿过盆膈，绕过尾骨尖转向后下方，形成向前凸的直肠会阴曲，终于肛门。

肠的重量从出生时接近 50g，成年人约为 500g，比新生儿增加 10 倍。与体重的百分比，从幼儿的 1.5%减至成年人的 0.75%。成熟的新生儿肠的全长平均约 4m，在以后发育过程中，头 1 年发育最旺盛，增加 1/4，以后到 2～3 岁时发育缓慢，但仍有进展，再至青春期进展加快。再到成年人时长约 9 米。肠的总长度与身长的比例，在新生儿为 7.9∶1，在成年人为 5.3∶1。

婴幼儿肠壁薄，通透性高，屏障功能差，肠内代谢产物和过敏原可经肠黏膜进人体内，引起全身感染和变态反应性疾病。早产儿肠乳糖酶活性低，易发生乳糖吸收不良；肠蠕动协调能力差，易导致粪便滞留或功能性肠梗阻。

一、十二指肠

新生儿十二指肠（duodenum）的长度，为 75～100mm。出生时，在肠中可有黑色的软膏状胎便。新生儿的十二指肠形态最多见者为向左上开放的环形，也有向上或向左上开放的马蹄形和两边夹一角形，也有像成年人那样环抱胰头。首段平对 L_1～L_3，当胃空虚时多呈横位，胃充盈时往往为前后水平位。降部为越过脊柱右缘的一个浅弧，下部和升部与脊柱交叉，斜行向上至 L_1 左侧缘。起端和终端在新生儿往往同一水平高，但在成年人其终端低些。新生儿与成人之间，十二指肠的比邻关系相差很微。上部邻贴肝，并与胆囊交叉，降部与右肾上腺接触，直至肾门。升部与下腔静脉和腹主动脉交叉，达左肾门附近。前面有横结肠和小肠襻。

二、空肠和回肠

出生时小肠起止点的位置较高（多平 L_1 和 L_4～L_5）。出生时小肠襻的配布与大肠的充盈状态有关，当胎便尚未排出时，结肠多挤向前方，小肠与腹前壁接触的范围受到限制。当胎便完全排出时，结肠收缩从腹前壁退出，小肠襻代而进入。以后，小肠襻在腹腔中所占的位置范围还是较小，主要是得到容纳的空间很窄，因为肝很大，小骨盆很小，膀胱位于腹腔中。但就总的情况来说，空肠（jejunum）襻团一般位于左上部，回肠（ileum）襻团位于右下部。通常到第 8 个月时，已可看到小肠与肝的关系已似成人状态。从 1 岁起，随着膀胱的下降，小肠与腹前壁接触的位置增加，并随着骨盆的扩大而更多的出现于盆腔。

三、盲肠和阑尾

新生儿的盲肠（cecum）多作圆锥状。盲肠带已获得，但境界尚不清楚。尖端作漏斗状，逐渐移行于阑尾，其间无明显移行的境界。出生后头 3 个月盲肠还是多作圆锥形，以后随着年龄的增加逐渐多见囊形。新生儿的盲肠宽度比长度要大些。出生时，由于升结肠的发育欠佳，盲肠的位置仍较高，多数位于髂嵴间线的上方，或往下仅仅越过一些。

出生时阑尾（vermiform）中无胎便。出生到头 1 岁，阑尾的起端多数为漏斗形，几乎是盲肠的连续。1 岁以后，阑尾从盲肠内侧缘出发的较多，或多或少地接近回肠开口于盲肠处。但在儿童后期也还可以看到漏斗形的起端。阑尾附属于盲肠，故阑尾起端的位置高低决定于盲肠，从而有高位阑尾（髂嵴以上到肝下）和低位阑尾（伸入骨盆）之称。

四、结 肠

新生儿大肠的总长度约为 660mm，与小肠总长度的比例是 1∶5.1，在成年人是 1∶4.6。出生时大肠充满胎便，出生后开始排出，3～4 天排完。

1. 升结肠 新生儿的升结肠（ascending colon）较短，这是由于肝下降，而盲肠又高位之故。它由盲肠起往上行，在右肾前侧中点稍下处斜向左上移行，因此右曲常常不大明显。在儿童早期和晚期，升结肠随着盲肠下降而增长，它与肾的位置关系改变不大。

2. 横结肠 新生儿的横结肠（transverse colon）在比例上较长，1 岁时平均长 260～280mm，出生时右曲常不明显，但左曲发育良好，位于左肾中上部外侧，与肾上腺及脾等接触。在儿童早期，1～7 岁期间，结肠的右曲高度多在 L_1～L_3 水平之间，左曲的高度多在 L_1～L_2 水平之间，故横结肠多以右端较低左端较高的形式出现。横结肠与肾的关系，在发育过程中，一般没有很多改变。

3. 降结肠 新生儿的降结肠（descending colon），经左肾的外侧往下行。空虚时位于肾缘与腹壁之间，充盈时可覆盖肾前面大部。这种关系，在以后发育过程中一直没有很大改变。

4. 乙状结肠 新生儿的乙状结肠（sigmoid colon）及其肠系膜，在比例上比成年人的长得多。它的位置与肠和系膜的长短及肠的充盈状态有关，当被胎便充满时，往往形成一巨大的肠曲，占有左右髂窝及膀胱前后的位置。肠曲顶在发达者可到达横结肠和肝下缘，而小肠襻则被挤出于膀胱周围之外。结肠完全空虚时，它的四周和长度显著缩小，其退出的位置由小肠襻填补。

五、直 肠

出生时，直肠（rectum）被胎便充满，因此它在骶骨前方填满了小骨盆，由于新生儿的乙状结肠的末段多位于右，故直肠的起端也多位于中线之右。在冠状平面上，多为“S”形弯曲。它沿骶骨前面下行，而新生儿的骶骨是比较扁平的。往下肛管在比例上比成年人稍长，几乎是垂直向下开口，在成年人则绕过尾骨尖时转向后下方开口。在以后发育过程中，直肠随骶骨的改变而获得进展，肛门逐渐移向后下，一般 3 岁的儿童，已与成年人相仿。新生儿的直肠尚未具有固有的壶腹，但已有 3 条横襞。肛管即使胎便尚未排出也是处于空的状态，并有均匀的纵襞。以后到乳儿期，在肌门外括约肌的上方开始出现壶腹，其形状多呈卵圆形，一般认为是由于 1 岁时排便受到控制才发生的。

第五节 消 化 腺

一、肝

肝（liver）是人体中最大的消化腺。它大部分在右季肋部，小部分在腹上部和左季肋部。

略似楔形，粗端居右，细端居左。有上、下二个面和前、后、左、右四个缘。肝是机体不可缺少的器官，具有分泌胆汁，对各种营养物质进行合成和贮存、解毒、防御等作用。肝具有极其惊人的再生能力，人体可以接受 70%～90%的肝切除手术，肝的再生是通过残存的肝增生扩大而成。婴儿时期胆汁分泌较少，故对脂肪的消化、吸收功能较差。

1. 肝的位置 新生儿肝在腹腔内占有很大的容积比例，可达 2/5。特别是右叶充满于右膈穹窿顶。因此，肝在腹上部占有的位置比成年人要大得多，不但使胸廓下口的右侧顶起肋弓，也使左侧顶起肋弓，使腹前壁隆起，以致明显影响到腹外形，成为躯干体腔最宽之处。

2. 肝的体表投影 上缘与膈穹窿顶的体表投影一致。新生儿肝下缘明显越过肋弓，在正中线上距剑突35～49mm，距脐10～20mm，尚可下降至平脐高。在右锁骨中线上距肋弓下约35mm。在右腋中线上距肋下约 45mm，几乎接近髂嵴，距髂嵴仅数毫米。在左锁骨中线上距在肋弓下约 35mm。左叶充满于整个左膈穹窿顶，位于锁骨中线与腋中线之间的肋下。以后肝左缘因肝左叶发育较差而退缩，一般在 1 岁半之前退至左锁骨中线肋弓缘，或已如成年人。肝右叶因发育上较占相对优势，下界的变化较慢，到 6～8 岁时才退缩到右锁骨中线肋弓下。

3. 肝的毗邻关系 儿童时期，肝脏面的毗邻关系与成年人有很大的区别。一方面由于肝本身的变化，特别是肝左叶的退缩；另一方面腹腔脏器各有大小不等程度的发育；此外，空腔器官盈虚状态也有一定的影响。出生时，肝面右侧的右肾上腺面，不仅比成年人的大得多，而且大于肾面。结肠被胎便充满时与肝面下部接触，胎便排出后退向后方，小肠襻位于其前侧。左外时与胃相接，外侧还有脾面。如胃小弯呈角形弯曲时，网膜结节与胃相贴。方叶与十二指肠和结肠或结肠退出时与小肠襻接触。尾状叶有一胰面。肝膈面的压迹也很明显。在以后发育过程中，到第 7 个月时，右肾上腺面已缩小，肾面已相应的扩大，两者压迹也比出生时明显。肝左叶到 1 岁半时，它的外形，以及它与膈和脾的关系已似成年人。

4. 胆囊 新生儿的胆囊（gallbladder），不像梨形，而是多呈管状，像一条短而大的香肠。十二指肠已如成年人一样，且与胆囊颈相交叉。如结肠充盈时，其余胆囊被结肠覆盖；如结肠空虚时，胆囊中部被结肠覆盖，底部被小肠襻覆盖。在以后发育过程中，胆囊迅速增大，到第 7 个月时多逐渐改变为梨形外观，仿如成年人。在乳儿和幼儿时期，胆囊常紧张地固定于胆囊窝，以后胆囊与胆囊窝之间的结缔组织随年龄的增加而发达，一直到青春期。

二、胰

胰（pancreas）是人体内第二大的消化腺。位于胃的后方，横贴于腹后壁，只前面和下面覆盖腹膜，相当于 L_2 高度。质软，灰红色。胰分泌胰液，经胰管导入十二指肠。胰液中含有消化糖、脂肪、蛋白等的酶类。胰又是内分泌器官，胰内含有胰岛，分泌多种激素，直接进入血液，主要调节血糖的变化。胰呈三棱柱形，分为胰头、胰体、胰尾三部。胰头被十二指肠包绕。胰体为胰的中间大部分。胰尾向左上方，达左季肋部。胰管位于胰实质内，横贯全长，最后与胆总管汇合或不汇合，开口于十二指肠乳头。

新生儿的胰形态已似成人，可分为头、体、尾三部。头部占有腺体较大的部分，尾部呈三面三棱形。新生儿胰的位置比成年人稍斜，从十二指肠环起，自右下向左上至脾。胰的位置及毗邻关系取决于胰本身和周围器官的大小和变动。在新生儿胰头位于下腔静脉、腹主动脉和肾动脉起段的前侧。尾部后面覆有左肾上腺，可能还有左肾区。胰尾前面，接触胃体的背面，胰体右侧前面接触胃的幽门部和肝的尾状叶。左横结肠曲自胃脾之间至胰尾向前行，当结肠被胎便充盈时，接近腹前壁，此时胰下面有空肠襻。以后到 6 个月时，胰的毗邻关系通常已与成年人相仿，因为此时肾上腺已退缩，胰接触肾上腺的面缩小而接触肾的面增大了。

出生时胰液分泌量少，3～4 个月时增多。而胰淀粉酶活性相对较低，1 岁后才接近成人，故不易过早地（生后 3 个月以前）喂淀粉类食物。婴幼儿时期胰腺分泌消化酶的功能极易受外界因素影响，易发生消化不良。新生儿及婴幼儿胰蛋白酶和脂肪酶的活性都较低，故对蛋白质和脂肪的消化和吸收不够完善。

三、唾液腺

人的口腔有三对大的唾液腺（salivary gland），即腮腺（parotid gland）、下颌下腺（submandibular gland）和舌下腺（sublingual gland）。还有无数的小唾液腺，如唇腺、腭腺、颊腺等。通常所称的唾液，就是由这些大小唾液腺分泌的混合液。唾液可湿润和清洁口腔黏膜，与食物混合有利于吞咽，并对食物其有初步消化作用。

1. 腮腺 最大，略为三角形，位于外耳道面下方、咬肌后缘和下颌支后缘之间的间隙内。由腮腺前缘发出腮腺导管，经咬肌表面到咬肌前缘，急转向内，经颊脂体穿过颊肌，开口于平上颌第 2 磨牙的颊黏膜乳头。在腮腺管附近，常有大小不等的副腮腺。

2. 下颌下腺 为卵圆形，位于下颌体内面下颌下腺间隙内，自腺体内面发出下颌腺管，沿腺体内面往前行，开口于舌下肉阜。

3. 舌下腺 最小，位于舌系带两侧的舌下襞内。其腺管有两种，一种小管有数条，由腺上缘发出，开口于舌下襞；一种大管，位于下颌下腺管外侧，单独或与下颌腺管共同开口于舌下肉阜。

出生时唾液腺发育不良，功能低，在很大程度上与大脑皮质发育不全和腺体的神经支配不足有关。之后唾液腺的发育与作用于食物和口腔的发育相适应。婴儿口底浅，不会及时吞咽所分泌的全部唾液，常发生生理性流涎。出生后头 3 个月口腔还很干燥，唾液分泌还少，易受损伤和细菌感染。3～4 个月唾液分泌开始增加，5～6 个月明显增多。哺乳年龄以后，才进一步得到迅速的发育。新生儿和乳儿的腮腺相对较圆。腮腺管在典型的颊黏膜处开口。以后在儿童早期，腮腺在咬肌表面沿腮腺管往前发展，而接近于成年状态。

第六节 腹腔和系膜

一、腹 腔

腹腔上方借膈与胸腔分隔，下方借盆膈与会阴为界。新生儿的腹腔也像成年人一样，比腹壁所看到的外形要大得多，主要是膈往上突入于胸腔中，从而腹腔占有膈以下的属于胸廓下范围的空间。新生儿的腹通常为上宽下窄，而成年人一般是上窄下宽。腹的改变，一般认为从出生到青春期以前，骨盆尚未发育，胸廓相对的较宽，因此呈上宽下窄。到了青春期，下方逐渐增宽，特别是骨盆发育显著的女孩比男孩尤为明显。

出生时的腹腔脏器，就其发育（大小）的比例而言，都与以后不同。肝特别大，占据腹腔上右侧，几乎占腹腔的一半。肾上腺异常大。肾在比例上也比成人大得多。但脾的大小则有很大变化。在空腔器官中，胃小，常常是空的，或被少量的黏液充满。大肠则相反，被胎便充满而膨起。

腹腔器官第一次的位置变动是在出生后当大肠的胎便排空的时候实现的。其次是，当胃、小肠、膀胱第一次充满时胸腔壁展开，各器官之间出现重要的移位。因此，腹腔器官相互间的位置关系，主要因出生后发育和为适应空腔器官的盈虚状态而出现相应的改变。

二、腹腔系膜

腹膜（peritoneum）是一层光滑而透明的薄膜，表面覆盖一层间皮。覆盖在腹壁和盆壁内面的腹膜，称壁腹膜。覆盖在腹腔和盆腔脏器表面的腹膜，叫脏腹膜。在腹膜壁层和脏层互相延续的地方，或腹膜脏层从一个器官移行到另一器官处，具有各种形式的结构，分别为网膜、韧带、系膜皱襞、隐窝和陷凹。

出生时所有系膜的主要结构均已具备，但尚未发育完全。新生儿的系膜很薄，一般不含有脂肪，具有乳斑。到1～4岁时，逐渐出现脂肪成分，4～10岁时脂肪结节形成。新生儿的大网膜菲薄而透明，比较窄而短，没有像成年人那样广泛地覆盖横结肠。一般从胃大弯下垂 20～30mm，很少到达脐以下。1岁时大网膜的左缘移行到左曲，然后移行到脾门。在成年人，大网膜下缘多到达脐与棘间线之间。小肠系膜在出生时，十二指肠在腹壁的愈着还不完善。空、回肠的系膜很薄，系膜下端的位置较高，多在髂总静脉水平或偏下。盲肠、升结肠和降结肠系膜在出生后头2个月，在升结肠和降结肠的外侧一般可看到很好的愈着带，中间有愈着完善之处则出现结肠旁隐窝，但也有不完全固定或只部分固定。儿童的横结肠系膜，比成年人的在比例上更大，包有胰尾，因此该处有一定的移动，多数到中年才固定。乙状结肠系膜在出生时较长，系膜根在腹后壁愈着处作下凹的愈着线，从骶岬正中上升到 L_3～L_4，然后由此往左，超过腰肌到达左髂嵴，有时还有一段往上到达腹外侧壁。出生后即开始下降。其上达到腹外侧壁的系膜，构成游离的降结肠，后来消失，该肠固定于腹后壁，成为固定的降结肠。

思考题

1. 小儿易患食积的解剖生理原因是什么？
2. 婴幼儿容易溢奶和呕吐的解剖基础是什么？
3. 小儿出牙时可能会有哪些不适和表现？
4. 婴幼儿肠道有何特点？
5. 小儿脾虚的解剖生理基础有哪些？

第二十六章

泌尿系统

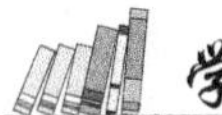

学习目的

通过本章学习，了解幼儿的肾、输尿管、膀胱和尿道的解剖生理特点；熟悉掌握泌尿系统的常见疾病，推拿的防治作用奠定基础。

泌尿系统由肾、输尿管、膀胱及尿道组成。肾脏与输尿管相连，左右各一，下接膀胱，膀胱下通尿道（图 26-1）。机体在新陈代谢过程中所产生的废物如尿素、尿酸、多余的无机盐和水分等，通过血液运送到肾，由肾形成尿液，经输尿管输入膀胱暂时贮存，最后由尿道排出体外。成人每天尿量为 1500～2000ml，儿童尿量如按体重计算与成人相比则较多。

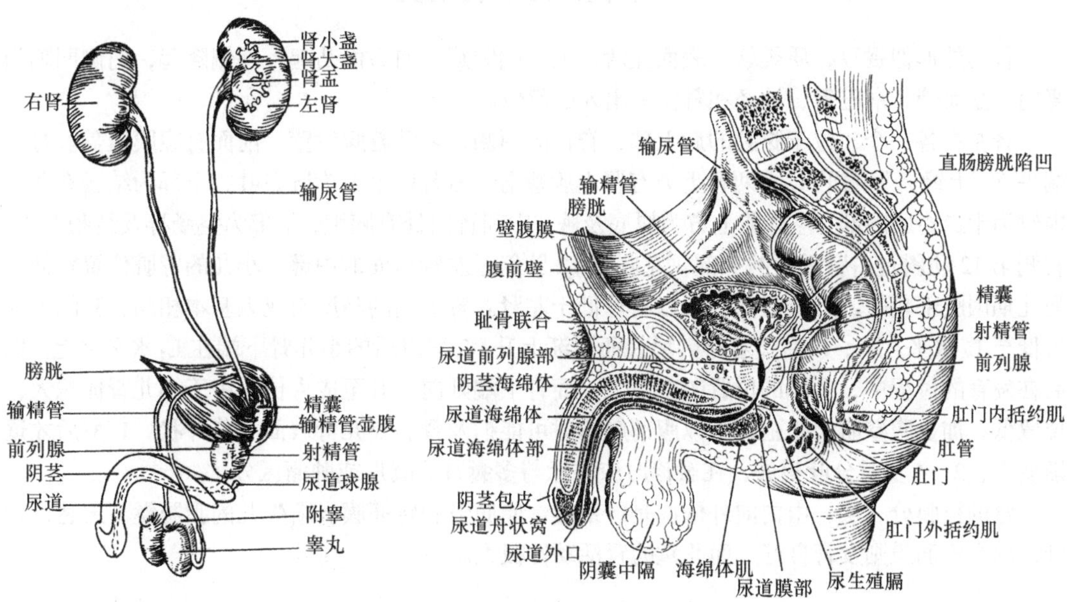

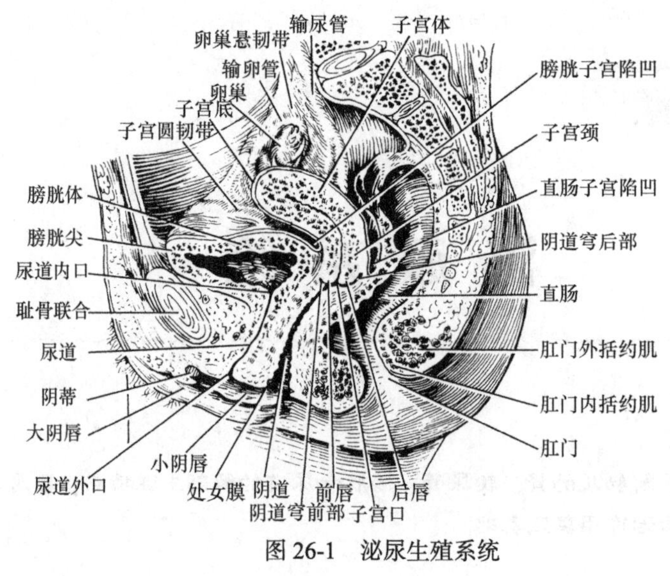

图 26-1　泌尿生殖系统

第一节　肾

与成人相比小儿肾脏相对大且重，出生时双肾共重约 25g，占体重的 1/120，而成人肾约占体重的 1/220。

一、肾的形态和位置

肾的外形似蚕豆，质柔软，表面光滑，上下端钝圆，前后面凸起，外侧隆起，内侧凹陷为肾门，是血管、淋巴管、神经和肾盂等出入的部位。

肾左右各一个，位于腹腔的后上部，脊柱的两侧，紧贴着腹后壁，前面有腹膜覆盖。肾上端平 T_{12} 上缘，下端平 L_3。两肾上方有肾上腺覆盖，右肾前上方为肝右叶，下部为结肠右曲，内侧为十二指肠降部。左肾前上方为胃底及脾，中间肾门处有胰腺，下部为空肠袢及结肠左曲。右侧第 12 肋斜过右肾后面的上部，左侧第 12 肋斜过左肾后面的中部。小儿的肾脏位置较低，婴儿期因腰部较短，肝位置低，所以右肾低于左肾。肾上端的高度与成人基本相同，肾的下端可低至 L_4 水平之下，以后随着年龄增长而逐渐上升，2 岁以后的小儿肾下端在 L_4 水平之上。以后在发育的过程中，上端的位置改变不大，而肾下端则向上升至成人位。由于小儿肾体积大，位置低，加上腹壁肌肉松弛，所以腹部触诊时可能扪及肾。婴儿肾表面呈分叶状，1 岁后才逐渐变平，2～4 岁时分叶消失，在触诊时应注意与多囊肾等畸形或肿瘤区分。

肾的被膜分三层：由内向外依次是纤维囊、脂肪囊和肾筋膜。新生儿的脂肪囊不发达，肾纤维膜和肾筋膜则发育良好，而儿童的肾活动性极大。

二、肾的构造

肾实质可分为皮质和髓质两部分（图 26-2）。

肾皮质位于肾的浅层，血管丰富，呈红褐色，由肾单位组成，肾皮质伸入肾髓质的部分称肾柱。成人正常每个肾约有 100 万个肾单位，肾单位是尿生成的基本功能单位，肾单位由肾小体和相应的肾小管组成，是肾的泌尿结构。肾小体由肾小球和肾小囊构成。肾小球是由许多蜷卷着的毛细血管组成，对血液有滤过作用。肾小囊包裹在肾小球外周，形成一个内外两层的囊性状结构。肾小囊与肾小管相连，许多肾小管汇成集合管，开口于肾乳头，具有再吸收作用。

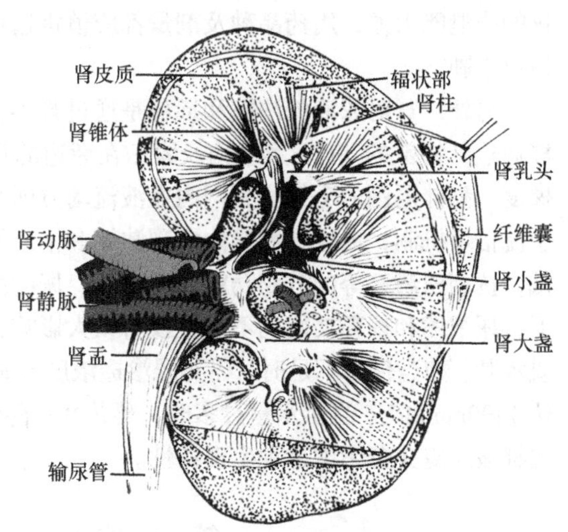

图 26-2　左肾冠状切面

肾髓质位于肾皮质的深部，血管较少，颜色淡红，由 15～20 个锥形的肾椎体组成，其尖端较圆顿，朝向肾门为肾乳头，每个肾乳头有 10～20 个乳头管，向肾小盏漏斗部开口。肾小盏包绕着肾乳头，肾椎体与肾小盏相连，每个肾有 7～8 个肾小盏，2～3 个肾小盏合成一个肾大盏，而肾大盏再汇合成一个漏斗状的肾盂。肾盂出肾门后变窄变细移行为输尿管。肾髓质主要有收集尿液的作用，并输送至输尿管。

三、肾的生理特点

小儿出生后肾的生理功能基本上与成人相似，但肾的结构发育未完善，年龄越小，未成熟的肾单位越多，因此小儿患肾疾病时，不仅功能损害会较严重，而且还会影响肾的发育。另外，由于肾发育尚未成熟，功能活动还受到很大限制，虽然能满足正常小儿的一般代谢需要，然而在患病时或其他紧急情况下，非常容易发生功能紊乱，只有当小儿 1～1.5 岁时肾功能可达到成人水平。

婴幼儿肾盂较宽，随年龄增长逐渐呈杯状向肾门部伸展，肾盂与周围组织之间有许多淋巴管和静脉丛相通，当全身感染时易发生肾盂肾炎。

肾小球是血液的过滤器，成人肾血流量的 90%都要灌注于肾皮质，并且这部分血液全部都流经肾小球参与滤过作用。婴儿肾皮质薄，发育不全，皮质表面的肾小球发育不良，肾小球毛细血管分支较少，血管通透性也很低，因此滤过膜较成人要小。小儿肾小球的入球小动脉阻力也较高，血流供应量少，肾小管和髓袢也较短。此外，心输出量少、血压低时均可影响肾的血流量，并使肾小球的滤过率减少。因此，新生儿和婴儿的肾小球数目虽与成人相差无几，但滤过率只达成人的 30%～50%，过量的水分和溶质不能迅速有效排出；6 个月以内的小儿肾小球滤过功能和肾小管浓缩功能均较差，对水、钠的调节能力比成人差很多，常可出现脱水、酸中毒及水肿等，到 1 岁左右肾小球滤过能力才接近于成人水平。

肾小管是肾对人体调节作用的重要部分，可根据人体内的需要，选择性地进行回收和排泄不同的物质。而 6 个月以内的小儿肾小管的功能较差，如新生儿及婴儿肾小管对葡萄糖的重吸收能力仅达到成人的 20%～30%，如果小儿摄入糖量较多或静脉输入大量葡萄糖液时均可出现糖尿。小儿肾小管保留 HCO_3^-的能力也较薄弱，血浆中碳酸氢盐的浓度相对较高，并且肾产氨的能力低下及排出磷酸盐量较少，因此新生儿及婴幼儿容易发生酸中毒。新生儿期肾对某些药物的排泄能力差，用药品种及剂量都应慎重选择。新生儿肾小管功能较肾小球更不成熟，因而易致水肿。

另外，肾对尿液的浓缩和稀释是通过肾小管实现的，肾小管分几段，其中一段为髓袢，髓袢通过其特殊的“U”形结构及紧贴在旁边的直小血管，在肾髓质内建立了一个渐进性的浓度梯度，髓袢周围的毛细血管网内血液流动方向与髓袢腔内的原尿流动方向是相反的，通过这种逆流倍增机制，原尿在髓袢内实现浓缩和钠离子的等渗重吸收。婴儿的髓袢较短，尿素排出率低，抗利尿激素等的分泌功能尚不成熟，尿的浓缩和稀释功能也受到很大的影响。在正常情况下，尿浓缩和稀释功能的不健全没有太大影响，但在负荷过重时，新生儿及幼婴极易发生脱水或水肿。如当供水不足时，婴儿尿渗透浓度最高不超过700mmol/L（浓缩能力差），而成人则可达1400mmol/L。当供水量过多时，婴儿肾不能使尿液稀释则易发生水肿。因此，新生儿和婴儿在补液时应充分考虑这种生理特性。

第二节　输尿管和膀胱

一、输 尿 管

输尿管为一对细长的肌性管道，位于腹膜后，沿腰大肌内侧的前方垂直下降进入骨盆，上连肾盂，下连膀胱，全长可分为三段，即腹部、盆部和壁内部。其主要功能是输送尿液。输尿管有3个狭窄部：第1个在肾盂与输尿管移行处，即输尿管的起始处；第2个在进入小骨盆处；第3个在进入膀胱壁的内部。这些狭窄时结石、血块等容易停留的部位，如嵌顿在这些狭窄的部位就会引起输尿管的痉挛收缩从而产生剧烈的绞痛。

小儿输尿管相对成人较短而且宽，刚出生时，输尿管一般长6～7.5cm，2岁时就可增1倍，约为14cm，其中盆段约占全长的1/4，到成年人时期输尿管全长可达20～30cm，达至3倍多，此时盆段和腹段各占50%左右。左右输尿管对比，一般左侧较长。小儿的输尿管壁肌肉及弹力纤维发育不全，紧张度较低，管道弯曲度也很大，容易被压扁或扭转，从而发生尿路梗阻，尿流不畅，致使细菌在该处繁殖，最终引起泌尿道感染。

二、膀 胱

（一）膀胱形态和位置

膀胱位于盆腔，是一个中空的呈囊状的组织。其前方是耻骨联合；后方男性为精囊、输精管壶腹和直肠，女性后方为子宫和阴道；男性下方是前列腺，女性下方是尿生殖膈。其形状、大小根据充盈度的不同而不同，排空时的膀胱呈三棱椎体形。新生儿的膀胱，空虚时呈上下端渐尖，前后扁平的梭形，以后逐渐展平而变圆，到10岁时膀胱呈卵圆形，青春期时，才过渡到成年人型。

婴儿膀胱位置较成人高，尿液充盈时，大部分在腹腔内，上端平耻骨联合上缘与脐之间，下端尿道内口平耻骨联合上缘水平面。腹部触诊很容易扪及膀胱，1岁时膀胱顶和尿道内口的位置已明显下降。到2岁末时，收缩时的膀胱尖一般已下降到耻骨联合上缘20mm处，尿道内口也下降，以后随年龄的增长，盆腔扩大逐渐下降至骨盆内。

（二）膀胱的结构

膀胱可分为尖、体、底、颈四部分，膀胱尖是朝向前上方的，膀胱的底是朝向后下方的，膀胱尖和膀胱底之间是膀胱体，膀胱颈在膀胱的最下部，与尿道相连。膀胱壁是由三层组织构成，由内向外为黏膜层、肌层和外膜。

膀胱内面覆盖着黏膜，成人膀胱黏膜在膀胱空虚时，由于肌层收缩而形成许多皱襞，充盈时可全部消失，然而小儿膀胱黏膜柔软，肌层和弹力纤维发育不完善，贮尿功能较差。在膀胱底内面，两侧输尿管口与尿道内口之间的三角形区域为膀胱三角，在整个儿童期，膀胱三角比较陡。新生儿膀胱三角的黏膜与附近的黏膜没有十分显著的不同，在成年人则平滑而缺乏皱襞。肌层由平滑肌纤维构成，称逼尿肌。收缩时可以使膀胱内压升高，从而压迫尿液由尿道排出。

（三）膀胱的生理特点

膀胱是贮存尿液的囊状肌性器官，其形状、大小、位置及壁的厚度随着尿液的多少而异，一般成人膀胱容量为 300～500ml，最大可达 800ml。新生儿膀胱容量约为 50ml，1 岁时升至 200ml。当膀胱充满时会刺激神经末梢，从而产生尿意，此时膀胱的肌会收缩，尿道的肌会放松，尿液就可以通过尿道而排出。婴儿因大脑皮质未发育完善，对膀胱排尿的调节能力较差，故不易主动控制排尿或常发生睡眠时遗尿，年龄越小，表现得越明显。

三、小儿尿道

尿道是膀胱通向体外的管道，是尿液向体外排出的管道，起于膀胱的尿道内口，止于尿道外口。男、女尿道的差异很大，男性尿道长约 18cm，行程经过前列腺部、膜部和阴茎海绵体部，男性尿道兼有排尿和排精的功能；女性尿道长约 5cm，行程经阴道前方，穿过尿生殖膈，开口于阴道前庭，尿道短而粗，而且较直，容易逆行感染。

男婴尿道在出生时全长仅 5～6cm，生长速度较慢，直至青春期才开始显著增长，13～14 岁时尿道长 12～13cm。男孩如果阴茎包皮过长，污垢积聚，容易引起上行性感染。新生男婴尿道的三部分中，前列腺部和膜部在比例上较长，尿道第 1 个弯曲（耻骨下弯）在比例上也较长而弯，第 2 个弯曲（耻骨前曲）弯曲度不大而呈弓形。10 岁以前，由于海绵体部发育占优势，所以所占比例较长，第 1 个弯曲也变得较短而浅。直到青春期，前列腺部和海绵体部随前列腺和海绵体的迅速发育而变长，而膜部就变得较短，这时尿道第 1 个弯曲也已发育至成年型，第 2 个弯曲也随阴茎的发育下垂而向下弯曲。新生女婴尿道长仅 1cm，15 岁时长 3～5cm，而且口径较大，外口暴露，靠近肛门，很容易被污染，因此上行性感染比男孩多见。

四、小儿排尿及尿液特点

（一）尿量及排尿次数

小儿尿量及排尿次数因年龄不同而异，一般年龄越小，新陈代谢越旺盛，水代谢活跃，每天总尿量相对就较多，并且小儿膀胱容积小，故排尿次数更多。正常新生儿多在生后 24 小时内开始排尿，偶可延长至生后 48 小时。出生后数天因液体摄入少，每天排尿仅 4～5 次，1 个月后至最初几个月内因新陈代谢旺盛，摄水量多，膀胱和神经系统发育尚未完善，排尿完全是反射性的，当膀胱内尿液充盈就立即排尿，无大脑意识控制。随着大脑皮质发育，5 个月后才逐渐形成条件反射，开始能在醒时自知排尿，1 岁末时可训练自动控制排尿，到 2～3 岁随意排尿的控制能力已较完善。

另外，尿量及排尿次数受摄水量、气温、食物种类、活动量及精神因素等的影响，个体差异较大，表 26-1 所列为平均数。

表 26-1 各年龄每昼夜尿量及排尿次数

年龄	排尿量/ml	排尿次数/次
新生儿期	<400	20～25（最初几天每天 4～5 次）
婴儿期	400～500	15～16
幼儿期	500～600	8～10
学龄前期	600～800	6～7
学龄期	800～1400	6～7
成年期	1000～2000	6～7

如果一昼夜成人尿量少于 500ml，学龄期少于 400ml，学龄前期少于 300ml，婴幼儿期少于 200ml 均认为少尿，一昼夜尿量少于 50ml 为无尿。

（二）尿液的性质

新鲜尿液呈淡黄色透明，其颜色来自胆红素的代谢产物——胆色素。尿浓缩时颜色较深，其颜色还受食物和药物的影响。小儿初生数天内尿色深且混浊，呈酸性，放置片刻后，会有棕红色尿酸盐的结晶沉淀，在尿布上分解时可使尿布染红，不要误以为是血尿，这是正常现象。婴幼儿尿液清晰，尿中有磷酸盐和尿酸盐，在气温较低时放置后会出现乳白色似米泔水的沉淀物，使尿液混浊，属正常现象。尿液多呈弱酸性或中性反应（pH 为 5.0～7.0）。尿比重与肾对尿的浓缩和稀释功能有关，年龄越小，肾脏浓缩能力越差。尿比重低，随年龄的增加，比重逐渐增高，1 岁以后接近于成人，为 1.010～1.025，饮水多，尿比重低，饮水少，尿比重高。

尿的主要成分为水、尿素、尿酸、氯化钠、钾、氨、磷酸盐等。正常尿中一般不含血细胞，也不含蛋白质、葡萄糖。新生儿和幼婴肾小球毛细血管通透性大，尿中可能出现微量蛋白质（长时间高热急性传染病，剧烈运动之后，尿内也可见微量蛋白质）。正常新鲜尿液，经离心后红细胞不超过 3 个/Hp，白细胞少于 5 个/Hp，没有管型。

思考题

1. 小儿泌尿系统组成有哪些？
2. 为何新生儿及幼婴儿极易发生脱水或水肿？
3. 婴幼儿的尿液有何特点？
4. 小儿容易发生泌尿系感染的解剖基础是什么？
5. 不同年龄阶段排尿的尿量和次数各是多少？

第二十七章

生殖系统

学习目的

通过本章学习，了解小儿男性和女性生殖系统的发育和解剖特点，熟悉小儿生殖系统常见疾病，为小儿推拿诊疗奠定基础。

生殖系统的功能是繁殖后代和分泌激素，可分为男性和女性生殖系统，并均可分为内、外生殖器两部分（图 26-1）。生殖系统的发育开始于妊娠的第 4 周，并持续到青春期结束。其形态结构呈明显的年龄性变化。

第一节　男性生殖系统

男性内生殖器包括睾丸、生殖管道或输精管道（附睾、输精管、射精管、男性尿道）和附属腺（精囊、前列腺、尿道球腺），男性外生殖器为阴囊和阴，阴囊容纳睾丸和附睾。

一、睾　　丸

（一）睾丸的形态

睾丸（testicle）位于阴囊内，左右各一，它是略扁的椭圆形实体，表面光滑，分内外侧两面、上下两端和前后两缘。内侧面较平坦，与阴囊中隔相依；外侧面较隆凸，与阴囊壁相贴。上端被附睾头遮盖，下端游离。前缘游离；后缘有血管、神经和淋巴管出入，并与附睾体、附睾尾和输精管睾丸部接触（图 27-1）。

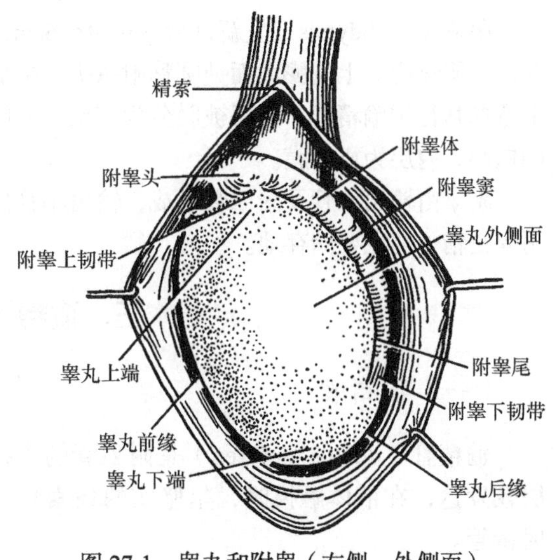

图 27-1　睾丸和附睾（左侧，外侧面）

（二）睾丸的位置

在胚胎第 2 个月时，睾丸位于腹腔后上方。到胚胎第 6 个月时下降到腹前壁腹股沟管入口处；到胚胎 8 个月时，出现于腹前壁外面腹股沟管出口处；到胚胎 8 个月末 9 个月初，下降到阴囊（图 27-2）。

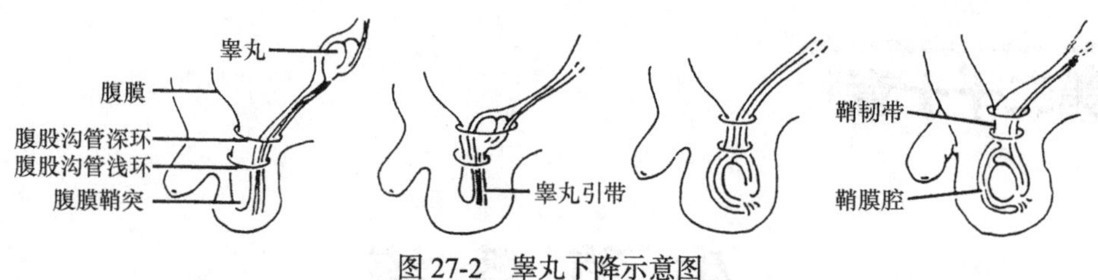

图 27-2　睾丸下降示意图

睾丸下降时，腹前壁的腹膜及肌层也随之向外突出。其中突出的腹膜囊为鞘突，其余的肌层则构成包围鞘突和输精管、附睾和睾丸的被膜。出生时，鞘突的精索部分多数已完全闭合，形成无关重要的鞘韧带，而睾丸和附睾部分则永久保留，构成睾丸固有鞘膜。睾丸下降时，一般左侧较快，认为与乙状结肠的推压有关。如果不下降或不完全下降时，则各种的停留睾丸，称隐睾。隐睾和下降迟慢的睾丸，会影响鞘突的闭合。出生时没有闭合或闭合不全的鞘突，在以后的发育过程中大部分仍可完全闭合，唯年龄越大闭合的可能性越小，有一小部分人闭合不全或终生开放而与腹腔相通。

（三）睾丸的度量

出生时两侧睾丸平均总重量约为 0.39g，为体重的 1/8000；成人则重 20～30g，为体重的 1/3000～1/2000；因此在比例上与成人相比较轻。出生时，一般右侧睾丸稍重，之后左侧的发育较快，5 岁以后超过右侧睾丸的重量。出生时，睾丸大小为 10.5mm×4.6mm×5.6mm，其发育增长与重量相平行。

足月新生儿的睾丸，约黄豆大小，呈椭圆形，已降入阴囊。在以后发育过程中的特点主要表现在发育上及其显微结构的改变，而外形和位置则无明显的变化。

二、附　　睾

附睾（epididymis）呈新月形，长 4～6cm，贴附于睾丸的上端和后缘，略偏外侧，与睾丸共居于阴囊内。上端膨大而钝圆称附睾头，中部为附睾体，下端细圆部分为附睾尾，附睾尾向上弯曲移行于输精管。附睾被膜分为三层，外层除后缘外均被睾丸鞘膜覆盖，中层是厚而坚韧的白膜，内层为血管膜。

附睾由输出小管及附睾管组成，输出小管位于附睾头部，附睾体部和尾部由附睾管组成。附睾是精子的主要储存地。

三、输精管与射精管

（一）输精管

输精管（ductus deferen）是附睾管的直接延续，是精子的输送管道。其管腔细小、肌层较发达，在活体触摸时，呈坚实的条索状。输精管末端变细，与精囊腺的排泄管汇合成射精管。

（二）精索

精索（spermatic cord）为柔软的条索状结构，从腹股沟管腹环穿行于腹股沟管，出皮下环后延至睾丸上端。精索内主要由输精管、睾丸动脉、蔓状静脉丛、输精管血管、神经、淋巴管和腹膜鞘突的残余（鞘韧带）等组成。精索表面包有3层被膜，从内向外依次为精索内筋膜，提睾肌和精索外筋膜。

（三）射精管

射精管（ejaculatory duct）由输精管的末端与精囊的排泄管汇合而成，长约2cm，位于前列腺底的后方，向前下斜穿前列腺实质，开口于尿道前列腺部的精阜。

四、阴　囊

阴囊（scrotum）位于会阴，为阴茎后下方的囊袋状结构。囊壁由皮肤和肉膜组成，阴囊的皮肤薄而柔软，色素沉着明显，有少量阴毛。肉膜内含有平滑肌纤维，可随外界温度的变化而舒缩，以调节阴囊内的温度，利于精子的发育与生存。阴囊内有阴囊中隔，将阴囊分为左右两个腔，分别容纳左右睾丸、附睾及精索等。阴囊深面有包被睾丸和精索的被膜。

新生儿的阴囊基本结构与成人相同，是一个松弛的根部没有缩窄的短宽型的囊。前侧的阴囊缝特别明显突出，各层背膜形成良好，容易逐层分离。在以后发育过程中，10岁前形态上一般还保持着短宽型，随后伴着睾丸的发育而增大下降，到14～15岁时形成一个底宽颈窄的囊，根部也有皱襞。

五、阴　茎

阴茎（penis）可分为头、体和根三部分。阴茎前端膨大的部位为阴茎头，头的尖端有较狭窄的尿道外口，呈矢状位。阴茎头后较窄，为阴茎颈。中部是圆柱形的阴茎体，以韧带悬于耻骨联合的前下方，为可动部。后端为阴茎根，藏于阴囊和会阴部皮肤的深面，固定于耻骨下支和坐骨支，为固定部。

阴茎内有两条阴茎海绵体及一条尿道海绵体组成，外有筋膜和皮肤包被，阴茎海绵体左右各一，呈两端细的圆柱体，位于阴茎背侧。尿道海绵体位于阴茎海绵体的腹侧，尿道贯穿其全长。每个海绵体的外面均包有一层厚而致密的纤维膜，分别为阴茎海绵体白膜和尿道海绵体白膜。

三个海绵体的外面由内到外共同包有深筋膜、浅筋膜和皮肤，阴茎的皮肤薄而柔软，富有伸展性。阴茎颈的前方皮肤反折形成的双层游离的环形皱襞，包绕阴茎头为阴茎包皮，包皮前端围成包皮口。阴茎包皮与阴茎头的腹侧中线处相连的一条皮肤皱襞为包皮系带。

较胖新生儿的阴茎被耻骨部的脂肪遮盖，显得短小。幼儿的包皮较长，包着整个阴茎头，随着年龄的增长，包皮口扩大，包皮逐渐向后退缩，阴茎头则显露于外。

六、男性尿道

男性尿道（urethra）兼有排尿和排精的功能。尿道内口起自膀胱，尿道外口止于阴茎头，成人尿道长16～22cm，管径为5～7mm。男性尿道可分为前列腺部、膜部、海绵体部三部分。在临床上，一般称尿道海绵体部为前尿道，而前列腺部和膜部合称后尿道。

尿道全长有 3 个狭窄和 2 个弯曲。3 个狭窄分别出现在尿道内口、尿道膜部、尿道外口。第 1 个弯曲位于尿道膜部与海绵体部之间，凹向前上，这是固定的弯曲。第 2 个弯曲在耻骨联合前方，凹向前下，如将阴茎拉向腹壁时弯曲则消失。

七、附 属 腺

（一）前列腺

前列腺（prostate）为一实质性器官，呈前后扁平的栗子形，上端宽大为前列腺底，下端尖细，为前列腺尖，底与尖之间的部分为前列腺体。表面有一层薄而致密的被膜，称真被膜，被膜外面尚有一层筋膜鞘，即前列腺囊，也称假被膜。前列腺体的后面平坦，中间有一纵行浅沟为前列腺沟，活体直肠指诊可扪及此沟，前列腺肥大时，此沟可消失。

前列腺位于膀胱下方，与尿生殖膈之间，其底与膀胱颈、精囊腺和输精管壶腹相邻，下方与尿生殖膈相依，前方是耻骨联合，后方为直肠壶腹。直肠指诊时可触及前列腺的后面，向上可触及精囊和输精管壶腹。男性尿道在前列腺底近前缘处穿入前列腺，即为尿道前列腺部，该部经前列腺实质前部下行，由前列腺尖穿出。近前列腺底的后缘处，有一对射精管穿入前列腺，斜向前下方，开口于尿道前列腺部后壁的精阜上。前列腺的排泄管开口于尿道前列腺部后壁的尿道嵴两侧。

小儿前列腺较小，腺组织不明显，到性成熟期腺组织迅速生长。

（二）精囊腺

精囊腺（seminal vesicle）为一对呈长椭圆形的囊状腺体，在膀胱底的后方，输精管壶腹的下外侧。一条迂曲的小管组成一个精囊，其排泄管与输精管壶腹的末端汇合而成射精管。精囊腺在儿童期较小，青春期后迅速生长，至老年萎缩。

（三）尿道球腺

尿道球腺（bulbourethral gland）呈球形，呈黄褐色，约豌豆大小，左右各一，位于尿道膜部外侧、尿道球后上方，部分或全部埋于会阴深横肌内。其排泄管细长，开口于尿道海绵体部。

第二节　女性生殖系统

女性内生殖系统包括卵巢、输卵管、子宫和阴道（图 27-3），女性外生殖系统包括阴阜、大阴唇、小阴唇、阴蒂、阴道前庭、前庭球及前庭大腺（图 26-1）。

一、卵　巢

（一）卵巢的形态

卵巢（ovary）左右各一，为实质性器官，位于子宫两侧、盆腔外侧壁髂内外动脉分叉处的卵巢窝内。卵巢约拇指头大小，呈扁卵圆形，分内外侧两面、上下两端和前后两缘。内侧面朝向盆腔，与小肠相邻；外侧面与盆腔侧壁卵巢窝内的腹膜相贴。上端（输卵管端）钝圆，与输卵管末端接触；下端（子宫端）较细，借卵巢固有韧带连于子宫。前缘（卵巢系膜缘）借卵巢系膜连于子宫阔韧带，其中部有血管、神经等出入的卵巢门；后缘（独立缘）游离。

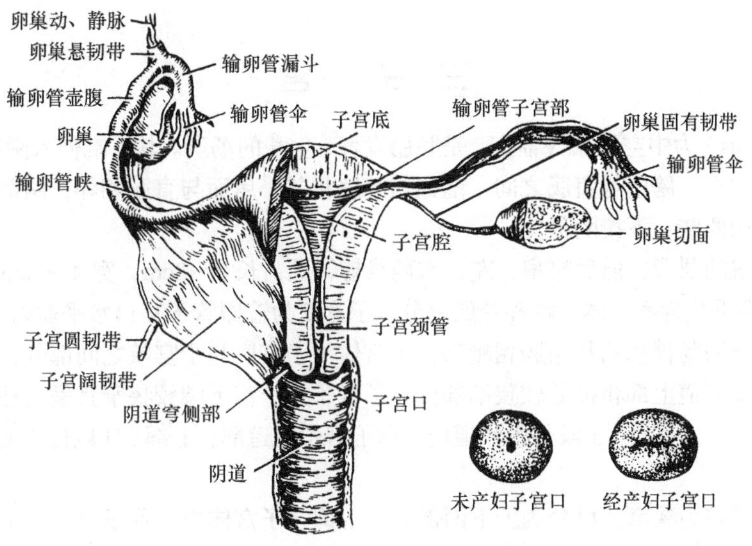

图 27-3 女性内生殖器（前面）

卵巢的形态、大小随年龄而异。幼女卵巢较小，表面光滑；出生时卵巢约重 0.4g，与体重之比为 1/8000，在比例上比成人略重。在青春期前卵巢的重量均匀地随年龄而增加，10 岁前约为出生时的 8 倍（3.1g）。到青春期卵巢迅速增殖，到成人时重量为出生时的 12～16.5 倍（4.8～6.6g）。成年女子的卵巢约为 4cm×3cm×1cm。

（二）卵巢的位置

出生时，卵巢位于小骨盆入口之上的髂窝下部；儿童早期，卵巢下降到达卵巢窝内。正常情况下，在卵巢固有韧带的牵拉下，卵巢不能进入大阴唇内；如果发育异常，卵巢可降至大阴唇或腹股沟管。

二、输 卵 管

输卵管（uterine tube）左、右各一，细长而弯曲，长 10～14cm，从卵巢上端连于子宫底的两侧，位于子宫阔韧带上缘内。其外侧端游离达卵巢的上方，开口于腹膜腔为输卵管腹腔口；内侧端与子宫相连，开口于子宫腔为输卵管子宫口。输卵管全长由内侧向外侧可分为四部分，分别为输卵管子宫部、输卵管峡部、输卵管壶腹部和输卵管漏斗部。①输卵管子宫部：为输卵管穿过子宫壁的一段，长约 1cm，直径较细，约为 1mm；以输卵管子宫口开口于子宫腔；②输卵管峡部：在输卵管子宫部的外侧，长 2～3cm，短而直，壁厚且腔窄，是女性绝育术输卵管结扎常选用的部位；③输卵管壶腹部：在输卵管峡部外侧，约占输卵管全长的 2/3，是输卵管 4 个部分中最长的一段为长 5～8cm，此部粗而弯曲，管壁较薄，管腔宽大，血管分布丰富，向外移行为漏斗部；④输卵管漏斗部：为输卵管末端的膨大部分，呈漏斗状，向后下弯曲覆盖在卵巢的后缘和内侧面。漏斗部末端的中央有输卵管腹腔口，开口于腹膜腔，卵巢排出的卵子由此进入输卵管。女性的腹膜腔经输卵管腹腔口、输卵管、输卵管子宫口、子宫腔和阴道与外界间接相通。输卵管腹腔口的周缘有许多细长的指状突起，呈伞状，故称输卵管伞；卵巢伞是其中最长的一个突起，内面沟较深，与卵巢表面相连，可能是引导卵子进入输卵管腹腔口的通路。

三、子　　宫

子宫（uterus）为中空性肌性器官，是胚胎发育、生长的场所。其下端伸入阴道，为子宫颈。子宫位于骨盆中央，膀胱与直肠之间，前面与膀胱相邻，后面与直肠相邻；两侧有输卵管和卵巢，朝向盆腔的侧壁；下接阴道。

子宫呈倒置的梨形，前后略扁，左、右两缘皆钝圆，长7～8cm，宽4～5cm，厚2～3cm，重50g，由上而下分为底、体、峡和颈四部分。子宫底为输卵管子宫口水平面以上隆凸的部分，钝圆而游离，与回肠袢和乙状结肠相毗邻。子宫体为子宫底与子宫峡之间部分；子宫峡为子宫体下部与子宫颈阴道上部相接处较狭细部分。子宫颈是子宫下端较狭窄且呈圆柱状的部分，成人长2.5～3.0cm，其下部1/3段伸入阴道内，称子宫颈阴道部；上部2/3段位于阴道以上，为子宫颈阴道上部。

子宫的内腔较为狭窄，可分为上下两部分。上部在子宫体内，称子宫腔，呈底在上、前后略扁的倒三角形。底的两端，有子宫与输卵管相接为子宫角，由输卵管子宫口通向输卵管；尖端向下连通子宫颈内腔。下部在子宫颈内，呈梭形，称子宫颈管；其向上通子宫腔，下口通阴道为子宫口。子宫口的前后缘分别称前唇和后唇，后唇较长，位置也较高。成人未孕子宫的内腔，从子宫口到子宫底长6～7cm，其中子宫腔长约4cm，其最宽处为2.5～3.5cm。

子宫的形态随年龄变化较大，新生儿期的子宫高出小骨盆，输卵管和卵巢位于髂窝内，子宫颈比子宫体长而粗；幼儿期子宫颈仍有子宫体的2倍大。由于在子宫内生活时所获得的母体激素的继续影响，在出生后数天，子宫有类似月经的出血现象，并开始发生萎缩，属于正常的生理现象。

四、阴　　道

阴道（vagina）位于小骨盆的中央，是沟通内外生殖器官的肌性管道，具有扩张性。其管壁分为前后两壁及两个侧壁。前壁长7～9cm，后壁长10～12cm，前、后壁平时互相贴近。阴道前壁与膀胱和尿道相邻，后壁与直肠相近。阴道的长轴由后上方伸向前下方，下端较窄，以阴道口开口于阴道前庭，位于尿道口的下方。阴道上端环绕子宫颈阴道部形成的环形凹陷称阴道穹。

五、外阴部

1. 阴阜　是耻骨联合前面的皮肤隆起，上缘以耻骨沟与腹部为界，两侧以腹股沟与股部为界。青春后期长有阴毛。

2. 大阴唇　是一对皮肤皱襞。左右大阴唇，在前后端彼此连合。前端为唇前连合移行于阴阜，后端为唇后连合，在发生学上与男性的阴囊相当。

3. 小阴唇　是位于大阴唇内侧一对薄的皮肤皱襞。顶端连于阴蒂，构成阴蒂包皮和阴蒂系带，后端与大阴唇后端联合构成阴唇系带。

阴蒂、小阴唇在早产儿中相对比较明显，但是足月儿大阴唇应遮盖小阴唇，阴蒂可能显得相对较大。

4. 阴道前庭 是两侧小阴唇之间的裂隙，前端达阴蒂，后端止于阴唇系带。前庭内有 2 个开口，前方较小的是尿道外口，后方较大的是阴道口。

5. 处女膜 在阴道口周围有一环形的黏膜皱襞，即处女膜，由结缔组织和黏膜组成。此膜中间有孔，经血由此流出。处女膜的形状因人而异，呈多种形式。偶尔没有开口，将阴道口完全封闭，称处女膜闭锁。出生时处女膜通常是环形的或边缘带有茸毛，表面常带有皱褶。出生时处女膜有赘生物很常见，经常被误诊为“脱垂”。在生后 3 年内处女膜特征会发生变化，至 3 岁时处女膜大多会变成新月形，表面皱褶消失。

第三节 小儿生殖系统发育特点

小儿在出生时，生殖器各部均已具备，但在度量、形态、位置、结构、功能等方面则与成人不同。新生儿期（0～28 天）和儿童期（4～12 岁）的外生殖器处于幼稚阶段，出生后 10 年内几乎没有变化，其中个别器官如子宫甚至有明显的退缩现象；到青春期性器官才获得迅速发育，除形态上出现一系列的改变外，并出现第二性征而显示其成熟。

在成长过程中，内生殖器和外生殖器的发育情况不同。外生殖器发育比较均匀，与骨盆的发育相适应；内生殖器到青春期才迅速发育，并开始其生理活动，如出现第二性征和排卵的月经现象等。儿童早期（8 岁之前）生殖器为幼稚型，子宫、输卵管及卵巢位于腹腔内；儿童后期（约 8 岁之后），卵巢形态逐步变为扁卵圆形，子宫、输卵管及卵巢逐渐向骨盆腔内下降。青春期（10～19 岁）生殖器从幼稚型变为成人型；阴阜隆起，大、小阴唇变肥厚并有色素沉着；阴道长度及宽度增加，阴道黏膜变厚并出现皱襞；子宫增大，尤其宫体明显增大，子宫体与宫颈的比例为 2∶1；输卵管变粗，弯曲度减小，黏膜出现许多皱襞与纤毛；卵巢增大，皮质内有不同发育阶段的卵泡，致使卵巢表面稍呈凹凸不平。

思考题

1. 生殖系统的发育始于何时，止于何时？
2. 男性和女性生殖器的组成各有哪些？
3. 生殖器发育过程中，睾丸下降的规律是什么？
4. 小儿包皮发育特点是什么？
5. 小儿子宫发育的特点是什么？

第二十八章

内分泌系统

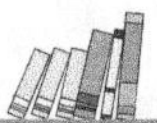

学习目的

通过本章学习，了解婴幼儿内分泌系统的解剖生理特点，熟悉小儿内分泌系统常见疾病，为小儿推拿的防治作用奠定基础。

内分泌系统由内分泌腺与内分泌组织组成。内分泌腺分泌的化学物质称激素，其为在体内组织细胞之间，传递信息的一类化学物质。内分泌腺多由内分泌细胞聚集而成，每一内分泌腺，有的分泌一种激素，有的分泌多种激素；每一种激素都有其特定的作用，只能与特定的受体相结合才能发挥其效应。另外，有一些内分泌细胞则分散存在于某些脏器；也有些内分泌细胞广泛分布于全身组织中。内分泌系统主要包括以下腺体、组织或细胞：下丘脑、垂体、松果体、肾上腺、甲状腺、甲状旁腺、胸腺、胰腺、性腺、心脏与胎盘等（图 28-1）。

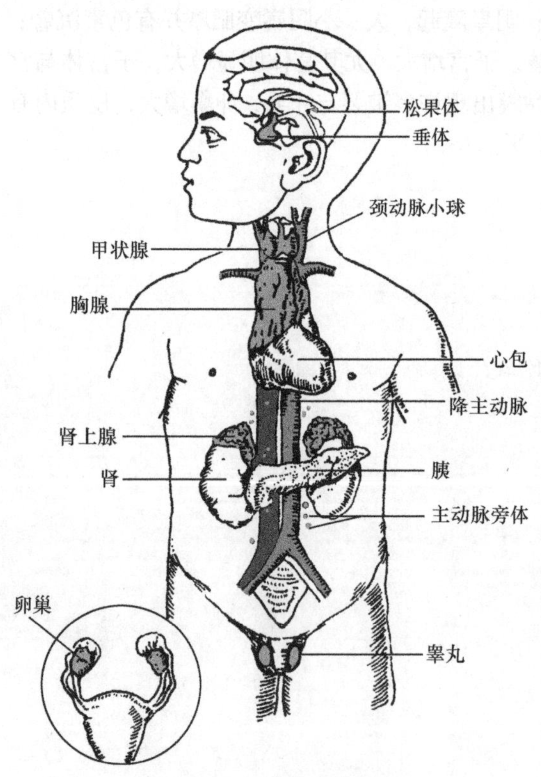

图 28-1　内分泌系统概况

内分泌系统是神经系统以外的另一重要的调节系统，与神经系统共同参与维持机体内环境的平衡与稳定，调节机体的生长发育与代谢活动，调控和影响人体生殖功能与行为。但是两者在调节机体功能上各有特点。神经系统以神经元传导电化学冲动调节机体功能；而内分泌系统借助循环系统将其分泌的化学物质运送到全身的特定靶器官而调节机体功能。内分泌腺与汗腺、消化腺等有导管的外分泌腺不同，它们没有导管，为无管腺，所以腺体分泌的化学物质是通过毛细血管和淋巴管经循环系统运送至全身，对远距离的特定靶器官和靶细胞发挥效用。尽管内分泌腺体积较小、重量轻，分泌的激素微量，但对机体生理活动的调节作用很强。在胚胎形成直至青春发育期，机体的不断生长、发育及成熟与内分泌系统的功能密不可分。

新近发现在神经系统和胃肠道组织中，有一些功能相似的细胞，具有摄取胺类前身物质，进行脱羧形成短肽的功能，称胺前体摄取和脱羧系统，简称APUD系统。这些细胞在胚胎形成过程中分散在神经组织和胃肠组织中，有分泌多肽的功能，也属于内分泌激素。对体内的生理功能，尤其是肠道功能的调节有重要的作用。

内分泌功能异常引起激素分泌过多或过少时，均会出现机体功能紊乱，从而出现各种病症。儿童内分泌功能障碍所致的常见疾病有生长迟缓、性分化和性发育异常、甲状腺疾病、肾上腺疾病和糖尿病等。一些因遗传因素而引起的内分泌患儿在出生后即存在生化代谢紊乱和激素功能异常，如不及早诊治，常严重影响患儿智能和机体发育，造成残疾或夭折。

本章主要涉及垂体、甲状腺、甲状旁腺、肾上腺、松果体和胸腺。

第一节 垂 体

垂体是机体内最复杂的内分泌腺体，在神经系统与内分泌腺的相互作用中占有十分重要的地位，许多内分泌腺都受其影响。

一、垂体的位置与发育

垂体位于脑底部的中央位置，在蝶骨的蝶鞍垂体窝内，借助于漏斗柄与下丘脑相连，周围被硬脑膜形成的海绵间窦包绕。成年人的垂体灰红色，多为椭圆形或圆形（图 28-2）。

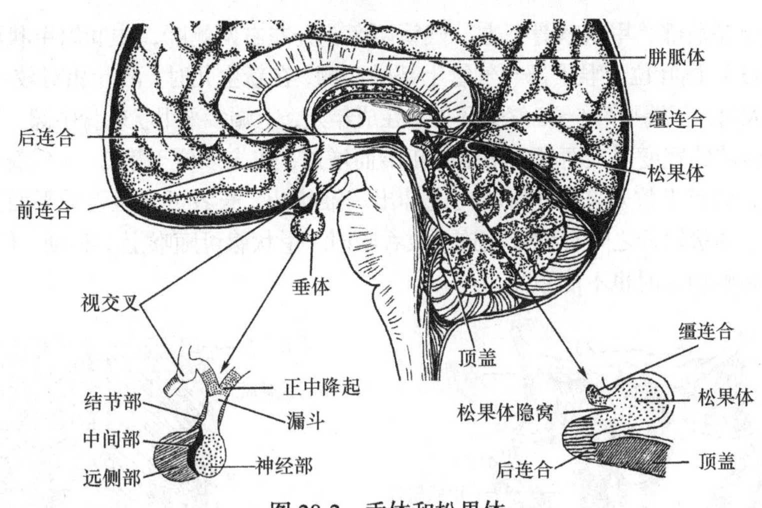

图 28-2 垂体和松果体

新生儿的垂体大小约为成人的 1/2，形状不一，或呈圆形、椭圆形，或呈三角形等形状，但至 10 岁时多呈锥形或椭圆形。垂体重量新生儿约为 0.1g，为成年人的 1/6。随后一段时期，重量增加不多，从 5 岁起重量才明显增加。

二、垂体的结构

根据发生及结构特点，垂体可以分为腺垂体与神经垂体两部分。腺垂体包括远侧部、结节部和中间部；神经垂体包括神经部和漏斗部。其中，远侧部与结节部构成了垂体前叶，而中间部与神经部构成了垂体后叶；垂体前叶较大，约占垂体大小的80%。

三、垂体的分部与功能

1. 腺垂体 受下丘脑分泌的释放激素、抑制激素共同调节。远侧部主要分泌生长激素、催乳素、促甲状腺激素、促肾上腺皮质激素和促性腺激素；后三者分别作用于甲状腺、肾上腺皮质与性腺而发挥其效用。生长激素可以促进骨骼以及软组织的生长，幼年时该激素分泌不足会出现侏儒症；分泌过多，在人体发育期可引起巨人症，在成年期则引起肢端肥大症。催乳素则促进乳腺的发育及乳汁分泌。中间部则分泌黑素细胞刺激素（促黑激素），作用于皮肤黑素细胞，使皮肤颜色加深。结节部则产生促性腺激素与促甲状腺素。

2. 神经垂体 主要负责储存或释放下丘脑分泌的催产素与抗利尿激素；前者可以刺激子宫平滑肌、乳腺周围肌细胞收缩，后者可以作用于动脉管壁，调节血压，故又称血管加压素，同时可以作用于远曲小管与集尿管，引起尿多。抗利尿激素分泌不足或者缺乏会出现中枢性尿崩症，可以分为获得性、遗传性与特发性，其中特发性是引起儿童最常见的原发性尿崩症。

第二节 甲 状 腺

一、甲状腺的位置与发育

甲状腺位于颈前部，甲状软骨下方，气管两旁，分左右两侧叶，中间以甲状腺峡相连，形似蝴蝶（图28-3）。侧叶位于喉下部与气管上部的两侧，在新生儿时，两叶相对较长，位置较高，上端可达舌骨大角，下端平第5～6气管环处；在成年人，上端多平甲状软骨中部，下端平第6～8气管软骨环。腺峡的宽度因人而异，高度随年龄而增加；成人多位于第2～4气管软骨前方，少数人峡部缺如，约有半数人自甲状腺峡向上伸出一锥状叶，长者可以至舌骨平面。在甲状腺侧叶和甲状软骨、环状软骨之间有韧带相连，故吞咽时，甲状腺可随喉上下移动。但正常情况下，甲状腺即使在吞咽动作时也不能窥见。

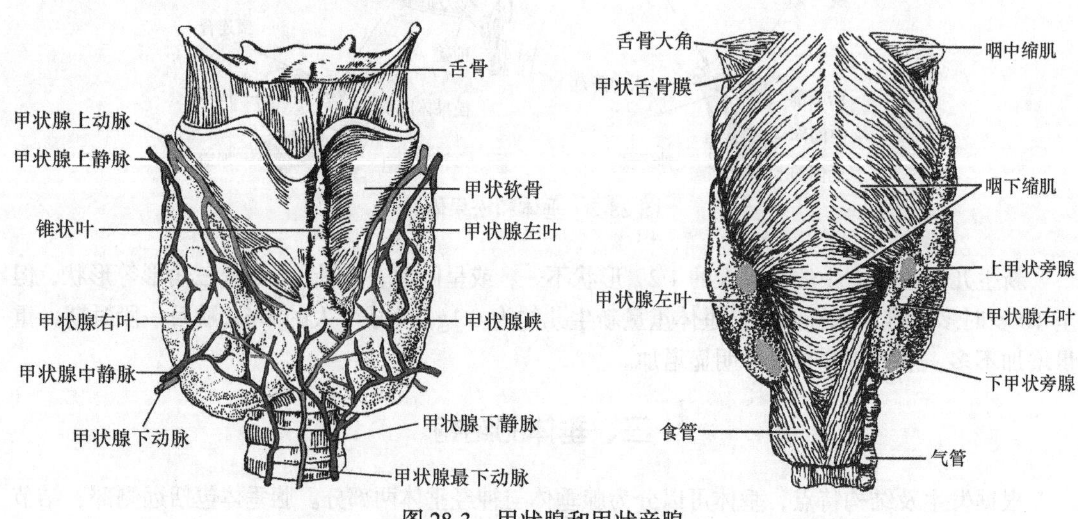

图28-3 甲状腺和甲状旁腺

甲状腺的大小和重量的发育，与不同地区及生活的环境有关。与一般脏器不同，甲状腺的重量没有随年龄而增加；在出生后 6 个月内，其重量反而出现减轻的现象或增加甚微。一般认为出生 6 个月后，其重逐渐增加，到 5、6 岁时增加到 2 倍；青春期发育旺盛，到 13～16 岁增加到 4～5 倍；成人甲状腺重量约 20～30g。

二、甲状腺的功能

甲状腺能分泌三碘甲腺原氨酸（T_3）、甲状腺素（T_4）。约 80%的 T_4 在肝、肾、脾等处转换成 T_3。T_3 和 T_4 对机体的新陈代谢、生长发育，尤其是脑与骨骼的正常发育有重要作用。在胚胎 3 个月左右时，甲状腺即具有分泌功能，对胎儿的神经系统和骨骼的发育有较大的影响。分泌不足则出现甲状腺功能低下，在幼年时形成呆小症，在成人则可以出现黏液性水肿；分泌过多则出现甲状腺功能亢进，如突眼性甲状腺肿。由于甲状腺是唯一能够浓聚和利用碘的内分泌腺，而碘是合成甲状腺素必不可少的原料；因此有些地区的居民，由于食物缺碘导致甲状腺素合成减少，从而出现甲状腺肥大。

同时，甲状腺还能分泌降钙素，它能降低血钙的水平，是调节钙代谢的激素。

第三节 甲状旁腺

一、甲状旁腺的位置与发育

甲状旁腺常位于甲状腺侧叶后缘与甲状腺鞘之间，通常有 4 个，分为上下两对，呈扁卵圆形，大小如豌豆。在出生时，甲状旁腺的位置就已经和成年人一样，一般上一对位于甲状腺侧叶后缘上、中 1/3 交界处；下一对位置变动较大，一般在甲状腺下极或两边（图 28-3）。

甲状旁腺非常小，从出生后 3 个月开始，其重量随着年龄的增长而增加，在 30～40 岁达到最大重量。腺体外观呈棕红色、红色或黄色。在幼儿，甲状旁腺的颜色多呈淡红色而较透明，并随年龄增长颜色加深。色泽由脂肪含量的多少而决定，青春期后脂肪组织逐渐增多。

二、甲状旁腺的功能

甲状旁腺分泌甲状旁腺素，具有升高血钙、降低血磷的作用，与甲状腺分泌的降钙素共同调节维持血钙平衡。甲状旁腺素分泌过少则会造成血钙降低、血磷升高，产生手足抽搐；分泌过多则造成血钙升高，出现骨骼病变和泌尿系统结石等。

第四节 肾上腺

一、肾上腺的位置与发育

人体的肾上腺位于两侧肾上极，处于腹膜后、脊柱两旁，后方约平 T_{12}。右侧肾上腺扁平，呈三角形，位于肝右叶的后下缘，下腔静脉位于其内侧，其下与肾上极的前内侧面紧密相连。左侧肾上腺呈半月形，位置较右侧稍低，体积较右侧稍大（图 28-4）。

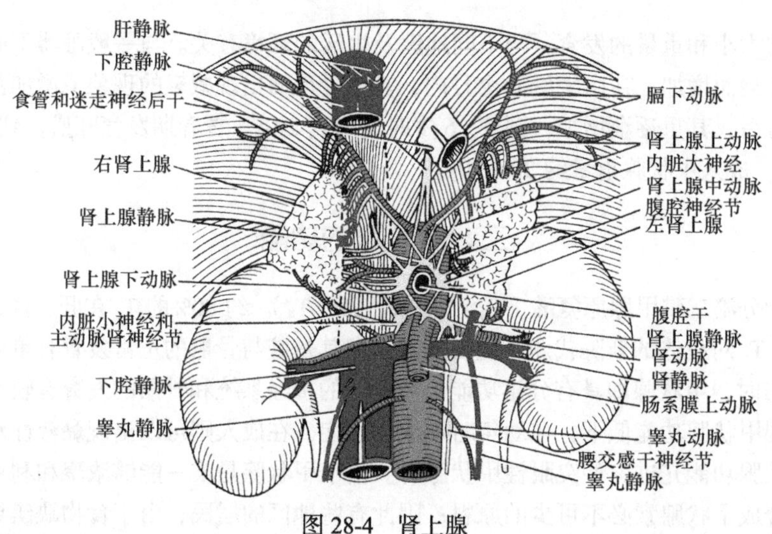

图 28-4　肾上腺

肾上腺由皮质和髓质两个功能区组成。两个功能区来源不同、形态不同、分泌的激素也不同。胚胎发育时，皮质来自中胚层的腹膜上皮，而髓质来自外胚层的神经嵴。出生后，皮质随即发生变性溶解，体积和重量均迅速下降，半年后达到最低程度，之后又开始回升。一般体积和重量分别在 3、4 岁及 8 岁时恢复到出生时的状态，最后慢慢发育到成年人的状态。在相对重量方面，与体重比较，在新生儿为 1：（420～499），在成年则为 1：（4250～4500）。

二、肾上腺的功能

肾上腺皮质占肾上腺总重量的 80%～90%，根据细胞的排列和功能，可以分为 3 个区带：球状带、束状带与网状带。球状带居最外层，分泌盐皮质激素，如醛固酮，主要作用于钠和钾的代谢；束状带居中层，约占肾上腺皮质的 78%，分泌糖皮质激素，如可的松，主要调节糖和蛋白质代谢，并可升高血压；网状带居最内层，与髓质相邻，约占肾上腺皮质的 9%，以产生雄激素为主，也可以产生少量雌激素。

肾上腺髓质主要含嗜铬细胞，少量的交感神经节细胞。分泌肾上腺素与去甲肾上腺素，其作用与交感神经兴奋相当。

第五节　松　果　体

1. 松果体的位置与发育　松果体位于上丘脑缰连合的后上方，并以柄附于第三脑室顶部的后方，形状像松果，颜色灰红（图 28-2）。新生儿的松果体多为圆形而尖的小结节，宽而无根，到 2 岁后达到成年人的外观。松果体在儿童期极为发达，约 7 岁后逐渐萎缩，成年后常因钙盐沉积，形成钙质小体为脑砂，为一重要 X 线脑内定位标志。

2. 松果体的功能　松果体主要制造与分泌褪黑素，为一种会对醒睡模式与（季节性）昼夜节律功能的调节产生影响的激素。松果体通过视神经、下丘脑视交叉上核和交感神经间接接受外界光照，黑暗会刺激松果体分泌褪黑素，反之光线则会对分泌产生抑制作用。松果体在儿童期起到非常重要的作用，主要作用为抑制促性腺激素的释放，对性成熟及第二性征的形成有抑制作用，故可防止性早熟。

松果体除分泌褪黑素外，还能分泌生长抑素、促甲状腺激素释放激素、P 物质、脑啡肽和内啡肽等多种生物活性物质。

第六节　胸　　腺

一、胸腺的位置与发育

胸腺位于胸骨后方，纵隔的前上部（图 28-5），分左右两叶，中间借结缔组织互相联结。其色灰红，质地柔软。在胸腺最发达的时候，其上端可达胸廓上口，往往突入颈根，下端至心包上部；整个胸腺占有区，上细下粗，故又称胸腺三角部。

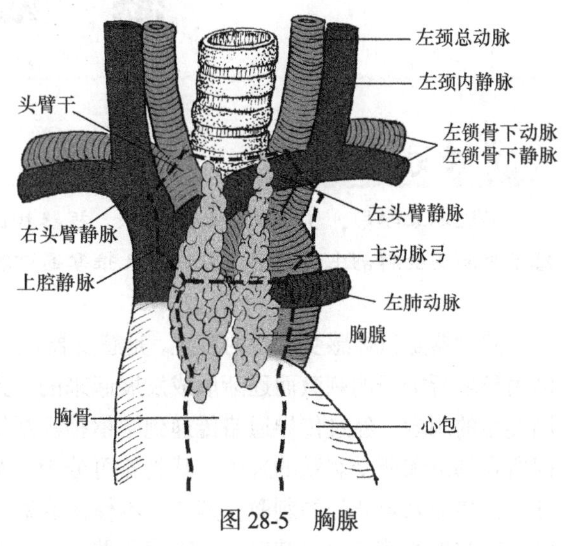

图 28-5　胸腺

出生后，第一次吸气时，胸廓扩大，肺因开始含有空气而扩展，其他胸腔脏器的位置也随之发生调整，其中胸腺的形态和位置也发生了改变。胸腺在一生中体积变化最大，新生儿的胸腺体积很大，呈扁平状，富于延展性，一般右叶比较明显；发育到 2、3 岁时，其相对体积最大，青春期以后开始萎缩退化，到成年以后变成了细长的梭状。胸腺的重量与体重关系密切；出生时与体重的比例一般在 1∶300 左右，成年人则约为 1∶3300。

二、胸腺的功能

胸腺作为内分泌器官主要功能是分泌胸腺素，具有调节钙代谢及骨骼生长的功能，同时对性腺也有一定的关系，在成熟期前有抑止性腺发育的作用；在性成熟期后，胸腺逐渐萎缩。

胸腺又是一个发生最早的免疫器官，能将来自骨髓、脾等处的淋巴干细胞转化为具有免疫能力的 T 淋巴细胞，是 T 淋巴细胞分化、发育及成熟的场所。由胸腺产生的 T 淋巴细胞不仅有直接的免疫效应功能，而且可以通过产生多种细胞因子和黏附分子，与其他免疫细胞直接或间接接触，发挥重要的免疫调节功能。

思考题

1. 垂体分泌的激素种类及其主要功能是什么？
2. 简述甲状腺功能分泌不足或亢进对幼儿的影响。
3. 松果体的主要功能是什么？
4. 肾上腺皮质分泌激素种类及其主要功能是什么？
5. 内分泌系统与神经系统在调节机体功能方面有什么差异？

第二十九章

感觉器

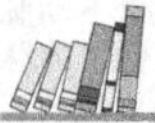

学习目的

通过本章学习，了解婴幼儿的皮肤、视器和位听器的生理解剖特点，熟悉小儿推拿中感觉器常见问题的解剖生理基础；掌握小儿推拿通过刺激皮肤起效的解剖生理基础。

感觉器是机体感受刺激的装置，是感受器及其附属结构的总称。感觉器是随着生物的进化，借由环境所给予的刺激而逐渐形成发展起来的。人体通过自身各种特化结构的感觉器，接受不同类型的刺激，经过传导通路传递到中枢神经系统，从而建立起了机体和内外环境的联系。根据所在部位和所受刺激的来源，感受器可分为三类：其一，内脏感受器，分布于血管和内脏等处，并接受来自此处的刺激；其二，本体感受器，分布于关节、肌、腱、内耳等处，接受身体的运动和平衡等感觉；其三，外部感受器，分布于听器、视器、味器、嗅器、皮肤等处，接受外部声、光、味、气及身体表面的刺激。

感知是通过各种感觉器官从环境中选择性地获取信息的能力，其发育对其他功能区的发育也有重要的促进作用。其中，触觉还是引起某些反射的基础，新生儿的眼、舌尖、口周、口腔内、手掌及足底的触觉已经非常敏感，此时痛觉虽存在却不敏感，直至 2 个月后才逐渐敏锐。出生时新生儿的味觉发育已经完善，4~6 个月的婴儿对食物的轻微改变已很敏感，为味觉发育关键期。出生时新生儿的嗅觉中枢与末梢早已发育成熟，且有嗅觉记忆。

本篇章主要叙述皮肤、视器和位听器三个感觉器官。

第一节　皮　　肤

皮肤被覆人体全身表面，是面积最大、分布最广的感觉器官，并具有赋形、保护、调节体温、分泌、排泄、吸收，以及参与某些物质代谢和合成等功能。皮肤包括有毛皮肤、无毛皮肤及一类特殊的皮肤黏膜（如口唇、外阴和肛门处）。皮肤由表皮、真皮和皮下组织构成。此外，还包括皮肤附属器（包括毛发、毛囊、皮脂腺、汗腺和甲），以及丰富的血管、淋巴管、感觉神经末梢和肌肉组织（图 29-1）。

一、皮　　肤

表皮是皮肤中最薄的一层，内无血管分布，并有自愈的功能。人体各部位表皮厚薄不一，

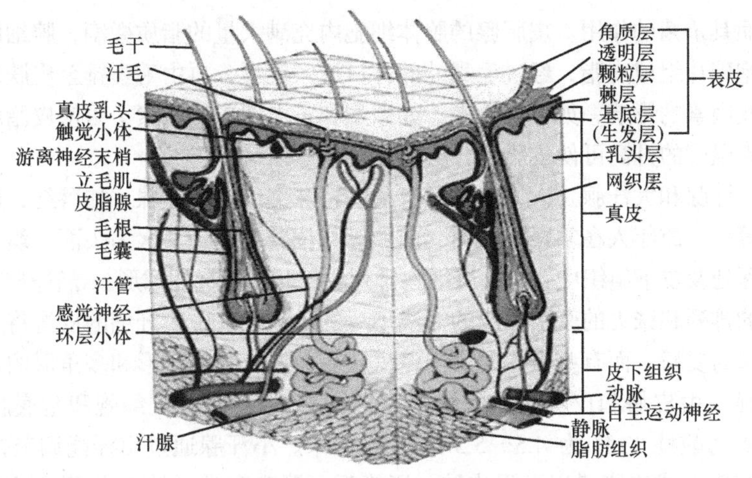

图 29-1 皮肤的构成

一般为 0.07～0.12mm，手掌和足趾部最厚，为 0.8～1.5mm。表皮由两类细胞构成，一类是角质形成细胞，在分化中不断角化并脱落，占表皮细胞的绝大多数；另一类是树枝状细胞，数量少，零星地散布于角质形成细胞之间，包括黑素细胞、朗格汉斯细胞和梅克尔细胞等，因其与表皮角化无关，故合称非角质形成细胞，各有其特殊功能。

表皮由外向内有角质层、透明层、颗粒层、棘层和基底层。角质层由多层扁平的角质细胞和角层脂质组成，具有屏障、抗机械损伤、保湿并吸收一定量的紫外线并影响皮肤颜色的作用。透明层由复层扁平细胞构成，只见于掌跖部的表皮，具有屏障和折光作用。颗粒层由数层梭形或菱形细胞组成。棘层由数层多角形细胞组成，具有感觉神经末梢，且在细胞间还零星分布了朗格汉斯细胞。后者属于树突状细胞群体，来源于骨髓的免疫活性细胞，是免疫反应中重要的抗原呈递细胞和单核吞噬细胞，能捕获和处理侵入皮肤的抗原，并传递给 T 细胞并使之增殖和激活。基底层位于表皮最深处，又称生发层，有单层柱状上皮细胞（新生表皮细胞）、黑素细胞和梅克尔细胞。其中黑素细胞可阻止紫外线穿透皮肤，使深部组织免受伤害，同时还能保护皮肤免疫细胞，保持免疫监视作用，并能与自由基形成稳定的化合物以延缓皮肤衰老。梅克尔细胞散在分布于毛囊附近的基层细胞间，与表皮内感觉神经末梢器官有关。

真皮属于不规则致密结缔组织，包括乳头层和网状层，主要由多种纤维（胶原纤维、弹力纤维和网状纤维）、基质（黏多糖）和细胞（成纤维细胞、组织细胞和肥大细胞）组成。真皮中还含有血管、神经、淋巴管和皮肤附属器。真皮结缔组织中耐拉力的胶原纤维含量最丰富，赋予皮肤张力和韧性；弹力纤维有较强的弹性，可使胶原纤维束经牵拉后恢复原状，赋予皮肤弹性；网状纤维也为胶原纤维。

皮下组织由疏松结缔组织和脂肪小叶构成，浅层与真皮相连，无明显界限，深部与筋膜、腱膜或骨膜相连续。皮下组织的厚度随性别、年龄、营养及所在部位而有所不同，并受内分泌调节，可起到缓冲机械压力、保温、储备能量并参与体内脂肪代谢的作用。

二、皮肤附属器

皮脂腺呈梨形，分布于除掌跖外的全身各处皮肤，位于真皮毛囊与立毛肌的夹角内，开口于毛囊上部，以头面部和躯干部分布最多。皮脂能润泽毛发和皮肤、阻止皮肤水分蒸发，并使皮肤呈弱酸性而具杀菌的作用。皮脂腺的腺体细胞内充满大量的脂质微滴，腺细胞破碎后释出的脂质块与细胞碎片组成皮脂，经过毛囊处的开口进入毛囊，再由毛囊排至皮肤表面。皮脂腺的分泌会受一些因素的影响，如雄性激素（如睾酮和肾上腺皮质激素）可使皮脂腺增生肥大，分泌增加；外界温度的升高可使皮脂腺分泌增加等。

汗腺包括小汗腺和大汗腺。人皮肤中只有某些特殊部位无小汗腺，如唇红、鼓膜、甲床、乳头、生殖器等处。成年人在掌跖、腋窝、前额等部位分布多，其次为头面、躯干和四肢。小汗腺位于真皮深处及皮下组织中，有单层细胞排列成管状，盘绕如球形，导管开口于皮嵴（注：皮肤内纤维束的排列和张力的牵引形成的深浅不一的皮沟，其中较纤细的皮沟将皮肤划分成细长较平行略隆起的皮嵴；而有些较深的皮沟将皮肤表面划分为三角形和多角形的皮野。皮嵴在指端屈面最明显，由皮嵴和皮沟构成的纹理称指纹），外有肌上皮细胞和基底膜带。小汗腺分泌的汗液特点为酸性（pH 为 4.5～5.5），无色无味。小汗腺通过出汗能调节体温、排出代谢产物，并与皮脂形成皮脂膜以润泽皮肤。通常温、湿度和神经情志方面的因素均会影响汗腺的分泌。

大汗腺又称顶泌汗腺，也位于真皮和皮下组织内，其导管短直，在皮脂腺导管上方开口于毛囊，少数情况下直接开口于皮肤表面，主要分布于腋窝、脐窝、乳晕、肛门及生殖器等处。耳耵聍腺、睑睫腺、乳轮腺等均属于变异大汗腺。大汗腺分泌的汗液微黄浑浊，有异味，易致感染。大汗腺的分泌可受性激素（促进其分泌），遗传因素（如腋臭）和所处年龄阶段（青春期分泌旺盛）等因素的影响。

除唇红、掌跖、生殖器的部分皮肤外，毛发几乎遍布全身。甲为指（趾）末端伸侧的一种硬角蛋白性板状结构，由甲体和甲根构成。

流向皮肤的动脉源于深层动脉的分枝，穿越肌层形成细动脉，通过皮下组织和真皮，直达真皮乳头层。途中各分支相互吻合，形成 4 个主要血管丛，皮下血管丛，真皮下部血管丛，乳头下血管层和乳头内血管丛。血管球是一种辅助动静脉的特殊装置，在甲床处和指（趾）端最丰富。血管球可随外部温度变化而收缩或扩张，调节血流和体温。

淋巴管首先在真皮乳头层内形成网状毛细淋巴管丛，然后汇集于真皮网状层及皮肤附属器的毛细淋巴管，形成血管丛样的淋巴管进入皮下组织，形成较大的淋巴管，并与静脉伴行。

三、成人皮肤与新生儿的比较

成人皮肤的总面积为 1.5～2m^2, 足月儿仅为 0.21 m^2，而早产儿皮肤面积更少。成人皮肤总重量仅占体重的 3%，足月儿可达 13%。成人皮肤外观干燥，足月儿为皮脂样。新生儿皮肤比成人薄，成人的平均厚度为 2.1mm，足月新生儿为 1.2mm，早产儿仅为 0.9mm，且血管更靠近皮表，故皮肤呈透明凝胶状且颜色红润，褶皱少。成人表皮厚度约为 50μm，足月儿为 40～50μm，早产儿仅为 20～25μm。足月儿与成人角质层均为 10～20 层细胞组成，但由于足月儿角质形成细胞体积较小，故而其厚度比成人薄近 1/3，即足月儿仅为 9～10μm，而成人为 9～15μm。早产儿角质层更薄，仅由 5～6 层细胞组成，为 4～5μm。新生儿的基底层比成人薄约 20%，但是细胞更新速度快。足月儿真皮层也比成人薄，胶原纤维更细小、稀疏，细胞密度大，发育不如成人完善，因而皮肤触感柔软。足月儿真皮层蛋白聚糖含量高，故皮肤含水量比成人高。足月儿的皮下脂肪层与成人发育类似，但厚度不及成人，早产儿发育更差。新生儿及其后 2～3 年内的汗腺排汗功能均不如成人。足月儿的皮脂腺数目和分泌功能均与成人相似，但经数周后开始萎缩且皮脂分泌减少。

四、皮肤的感觉

皮肤的神经有两种，一种为自主神经，来自交感神经的无髓神经纤维，分布于血管、立毛肌及大、小汗腺，调节腺体的分泌和平滑肌的收缩。另一种为感觉神经，大多是有髓神经纤维，其终末广泛分布于皮肤各层中。感觉神经除有特殊的神经末梢器官外，其神经末梢与自主神经末梢一样，呈细小树枝状分支。游离神经末梢主要感受痛觉，分布于真皮浅层、表皮及毛囊部位。

特殊的神经末梢器官（属于特殊感受器）形态多样，大小不一，且均由结缔组织被囊包裹（图 29-2）。其中，触觉小体（或称迈斯纳小体）分布于真皮乳头层，在掌跖，尤以指尖处密度最大；环层小体（或称帕奇尼小体），体积大，位于皮下组织内，在掌跖部特别是指（趾）尖处最多，主要感受压觉；鲁菲尼终末是位于真皮及皮下组织的梭形小体，为机械感受器；梅克尔触盘又称梅克尔细胞神经复合体，神经末梢向表皮的一面无鞘膜，与梅克尔细胞相连，分布于指趾皮肤及毛发的外毛根鞘，为机械性感受器。

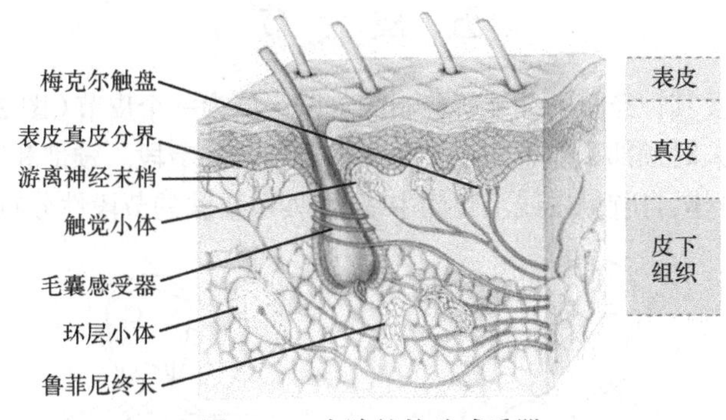

图 29-2　皮肤的特殊感受器

广泛分布于皮肤的感觉神经的神经末梢和特殊感受器能感受来自体内外的各种刺激，引起相应的神经反射。皮肤内含有多种感受器，包括机械感受器、温度感受器和伤害性（痛觉）感受器，能感受不同的刺激，引起触觉、温度觉、痛觉等不同的感觉。

除神经的游离末梢能感受触觉外，皮肤中的机械感受器也能传递触觉。其可分为慢适应和快适应机械感受器，前者对持久刺激连续有反应，后者仅在刺激开始和结束时有反应。无毛皮肤和有毛皮肤的机械感受器并非相同。有毛皮肤主要的机械感受器是毛囊感受器，而无毛皮肤（如手掌）有快适应感受器（触觉小体）和慢适应感受器（梅克尔触盘）两种类型。手指皮肤内有许多触觉小体，但在唇舌等触觉敏感部位则无此小体。有毛和无毛皮肤的皮下组织和深层真皮均有快适应感受器（环层小体）和慢适应感受器（鲁菲尼终末）两种机械感受器。分布于真皮浅层的触觉小体和梅克尔触盘感受的范围小，而分布于较深层的环层小体和鲁菲尼终末感受范围大。神经末梢还可传导冷和热，鲁菲尼终末可能与热觉感受有关，皮肤黏膜小体可能与冷觉有关。

伤害性感受器传递痛觉，包括机械性、温觉及冷伤害感受器三种。机械性伤害感受器由强烈的机械性刺激（如尖锐物）引起；温觉和冷伤害感受器对热或冷的伤害性刺激起反应。游离神经末梢可传导痛觉，小体感受器对痛觉的传导并非必须。痒主要由表皮真皮交界处的感觉器官和浅层皮肤丛所感受。

感觉的产生有一定的阈值，即作用于皮肤的感受器并产生感觉的最低刺激量，称感觉阈值。其主要决定于感受器的阈值，同时也受许多因素的影响。触觉、温觉及冷觉的阈值还存在个体及部位的差异。上肢的各种感觉阈值均比下肢低，而指端、舌尖和口唇处触觉阈值最低。在某一特定部位的各种感觉阈值可相互不同，不一定具相关性。例如，指端对触觉非常敏感，对温度觉却相对不敏感。皮肤温度是改变各种感觉阈值的主要因素，许多其他局部因素，如局部曾受的刺激、皮肤的厚度及局部出汗量等，或不良情绪都可影响感觉阈值。年龄、性别也是影响因素，如振动阈值在男性较低，而温度阈值在女性较低。新生儿的眼、口周、口腔、舌尖、手掌及足底的触觉已经非常敏感，2～3 岁已经可以辨别物体的属性。新生儿痛觉虽已经存在，但因神经纤维髓鞘发育不完善，故对痛觉不敏感，2 个月后才逐渐敏锐。

感觉常会被适应，若刺激未去除时感觉已消退，这便是适应，如对衣服的压觉在着衣后不久便消失，或者对一定范围内温度的适应等。若刺激停止后感觉仍持续存在一段相当的时间，则为后感觉，可出现于各种感觉。鼻、上唇周围、外耳道内的皮肤更易发生后感觉，而眼睑、指端和手背则不易产生。

五、皮　　节

每一脊神经后根及其神经节的纤维所分布的皮肤区域为一个皮节（图 29-3）。胚胎初期的皮节分布很规则，至成人时颈部和躯干的皮节仍保持着明显的节段。颈部和躯干的每一皮节均形成一个带状区，环绕身体，自背侧中线至腹侧中线，而四肢皮肤的节段性分布比较复杂（表 29-1）。

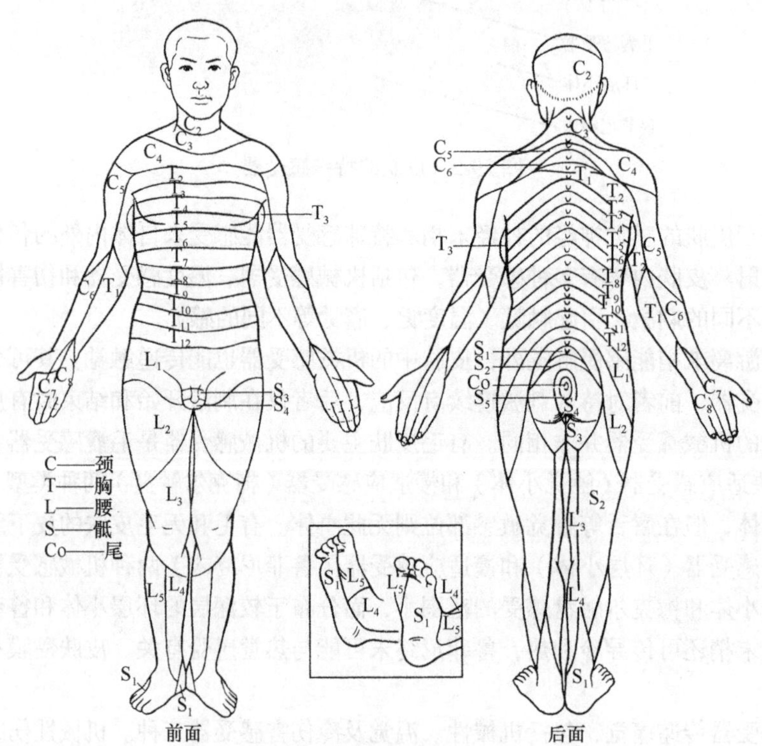

图 29-3　皮肤的节段性支配

表 29-1 各皮节分布区域

部位	皮肤节段		分布区域
头颈部	由 C_2～C_4分布（面部有三叉神经分布）	C_1	无皮支和皮节分布区
		C_2	枕部
		C_3	颈项部
		C_4	颈项下部、肩部
上肢	由 C_5～T_2分布，沿上肢长轴排列	C_5	臂上部外侧，相当于三角肌部
		C_6～C_7	前臂和手的桡侧两面
		C_8～T_1	前臂和手的尺侧两面
		T_2	臂内侧和腋窝
躯干	由 T_2～L_{12}分布	T_5	平男性乳头
		T_6	平剑突
躯干	由 T_2～L_{12}分布	T_{10}	平脐
		L_1	腹股沟区
		L_2	腰部髂嵴上方一窄带，延续至下肢
下肢	由 L_2～S_2分布	L_2～L_3	大腿前、外、内侧
		L_4～L_5	小腿内侧、足背内侧
		S_1～S_2	足底、足背外侧、小腿外侧、大腿后面
会阴	S_3～S_5围绕肛门呈同心圆分布	S_3	紧围肛门周围的皮肤
		S_4～S_5	依次分布于外周

第二节 视 器

一、眼

眼为视觉器官，简称视器。眼感受光波的刺激，经视神经传导至中枢而产生视觉。眼包括眼球、视路和附属器三部分（图 29-4），前两者完成视觉功能，附属器则有保护和运动等功能。眼球由眼

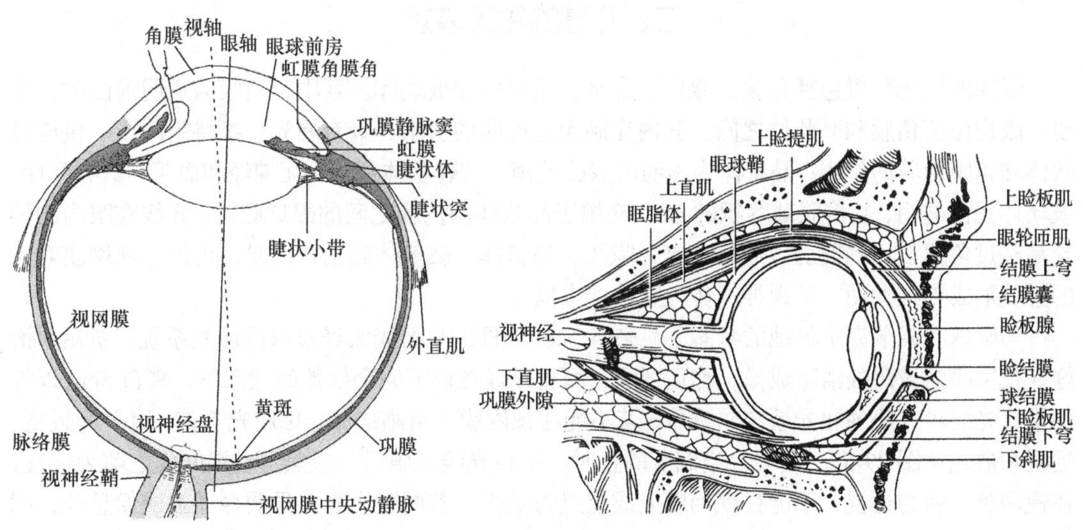

图 29-4 眼

球壁与眼球内容物组成。眼球壁由外到内可分为纤维膜、葡萄膜及视网膜三层，视网膜神经节细胞发出的纤维汇集成视神经。眼球内容物包括房水、晶状体和玻璃体，与角膜一并构成眼的屈光系统。

纤维膜为眼球壁的外膜，前面中央的 1/6 为角膜，其余 5/6 为巩膜。角膜是光线通过外膜之处，透明、坚韧且无血管。血管终止于角膜缘，形成血管网，营养成分由此扩散入角膜。角膜的感觉神经丰富，故知觉特别敏感，主要由三叉神经的眼支经睫状神经到达角膜。巩膜为瓷白色，是不透明、质地坚韧、含血管很少的纤维膜，前面与角膜相连，后面筛板状处有视神经束穿过。儿童因巩膜薄，故在其白色背景上会透出葡萄膜的颜色而呈蓝色。在角膜与巩膜的交界处有环形的巩膜静脉窦，是房水流出的通道。

中膜为葡萄膜，前面有瞳孔，后面有视神经穿过。因其富含血管和色素，故颜色为棕黑色，似紫色葡萄，故而称葡萄膜。葡萄膜自前向后由虹膜、睫状体和脉络膜三个相连续的部分组成。虹膜状如圆盘，位于晶状体前面，中央为瞳孔，光线由此进入，其圆周根部连于睫状体。瞳孔周围的虹膜基质内有环形排列的瞳孔括约肌，由副交感神经支配；虹膜的基质后面有放射状排列的瞳孔开大肌，由交感神经支配。睫状体位于角膜与巩膜移行部的内面，切面呈前厚后薄的三角形，但整个呈一带状环。睫状体与晶状体间有纤细的晶状体悬韧带相连。睫状体内有睫状肌，由平滑肌纤维束组成，受副交感神经支配。其收缩时，晶状体因悬韧带松弛而前面变凸，厚度增加使曲率半径变小，屈光程度增加使近处的物体成像清晰；当睫状肌松弛时，晶状体悬韧带紧张使晶状体变平，则远处的物体清晰可见。另外睫状肌收缩时可使前房角和施莱姆管开放，促进房水的流通，可降低眼内压。瞳孔括约肌是一束环形的平滑肌，而瞳孔开大肌是一薄层平滑肌，其功能为调节瞳孔的大小以控制进入眼内的光线，从而保证物像在视网膜上的清晰度。瞳孔在光的刺激下会收缩变小，在暗处又自动开大。脉络膜主要由血管组成，紧贴于巩膜内面，前连睫状肌，后部有视神经通过。

内膜即视网膜，为接受外来光线刺激的感光装置。视网膜为一透明薄膜，后极稍内侧有视神经的起始部，即视神经乳头；乳头外 3～4mm 处有对光线最敏感的黄斑。视网膜本部主要有光感受细胞（第一神经元）、双极细胞（第二神经元）和神经节细胞（第三神经元）。

二、儿童的屈光装置

眼球的屈光装置包括角膜、眼房、房水、晶状体和玻璃体。其中，角膜为透明前凸的凹透镜；眼房位于角膜和晶状体之间，其内充满无色透明的房水，具有屈光、维持眼内压、供应晶状体和角膜营养的作用；晶状体为透明的双凸透镜，与睫状体相连，无神经和血管，具有弹性；玻璃体无色透明，约占眼球容积的 4/5，充填于晶状体与内膜之间的眼球腔内。光线在眼内的传导是经过角膜射入到前房，通过房水、瞳孔、晶状体、玻璃体到达视网膜，再经过视网膜对光的感受形成神经冲动，从视神经传入脑的视中枢。

当眼球在调节完全松弛的状态下，来自 5cm 以外的平行光线经过眼的屈光系统屈折后，恰好在视网膜的黄斑处清晰成像，称正视眼；而当眼球在调节完全松弛的状态下，来自 5cm 以外的平行光线经过眼的屈光系统屈折后，若不能在视网膜上清晰成像，称屈光不正，可分为近视、远视和散光（图 29-5）。其中，当调节静止时，平行光线入眼后，成焦点在视网膜之前为近视，在视网膜之后为远视，不能在视网膜上成焦点为散光。若两眼屈光差异明显导致成像悬殊，则为屈光参差。一般来说，两眼屈光状态普遍存在轻度的差异，完全一致者很少见。

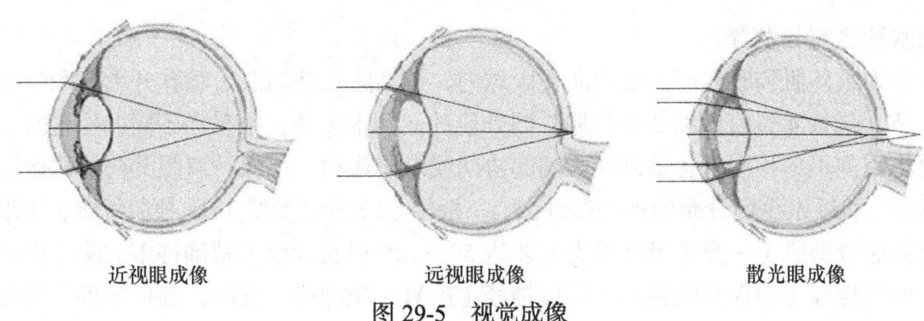

图 29-5　视觉成像

出生时的小儿因眼球发育尚未成熟，眼球较小，前后轴较短，会出现远视状态，但一般是轻度远视。而后，随着发育逐渐转为正视眼。因此，新生儿和幼儿的轻度远视眼可认为是正常现象，但若出现中度或高度的远视，则须及时治疗。

三、眼附属器

眼附属器包括眼睑、结膜、泪器以及眼外肌和眼眶等结构，具有保护、支持和运动眼球的功能。

眼睑（俗称眼皮），分上、下睑，有保护眼球的作用。眼睑游离缘为睑缘，上、下睑缘间的缝隙为睑裂。睑缘分为前后两部，前唇有睫毛，毛根身居结缔组织和肌内，此处有汗腺和皮脂腺，其导管开口于睫毛囊；后唇有多数小孔排列成一行，这些小孔是睑板腺导管开口。

眼睑由 5 层构成，自内向外分别为结膜、睑板、肌层、皮下疏松结缔组织和皮肤。眼睑处的肌层包括眼轮匝肌、上睑提肌和上睑板肌。眼轮匝肌以眼裂为中心环绕上、下眼睑，由面神经支配，控制眼睑开合。同时，眼轮匝肌的泪囊部，也称泪囊肌，可使眼睑接触眼球前面；眼轮匝肌部分纤维包绕泪囊及泪小管，故而对泪液的排出有重要的意义。平常闭眼与睁眼时，眼轮匝肌的收缩与弛缓，可使泪囊规律地收缩与扩张，借此吸入泪液，并促使泪液由结膜囊流入鼻腔。眼轮匝肌纤维中还有一束单独而纤细的纤维，称睫毛部，向睑板腺开口处的后方行走，收缩时可向眼球方向压迫睑缘，促使腺体的分泌物排出至睑缘。提上睑肌受动眼神经支配，收缩时可提起上睑各部分。上睑板肌起自上睑提肌下面和下直肌的筋膜，附着于上、下睑板的上、下缘，受交感神经支配，有开大眼裂的作用。睑板呈半月形，内有许多与睑缘作垂直排列的睑板腺，其分泌的油脂可防止泪液外流。结膜为一层薄而透明的黏膜，覆盖在眼睑后面和眼球前面，起于睑缘，止于角膜缘，分为睑结膜、球结膜和两者移行部的穹窿结膜。

泪器由分泌泪液的泪腺和排泄泪液的泪道组成（图 29-4）。泪腺位于眼眶外上方的泪腺窝内，有多条排泄管开口于外上穹窿结膜。泪腺神经为混合性神经，包括来自第 V 对脑神经的眼支的感觉纤维和起源于颈内动脉丛的交感纤维，以及来自脑桥泪腺核的分泌纤维，司泪腺的分泌。泪道包括泪点、泪小管、泪囊和鼻泪管。在目内眦处有一小湾为泪湖，泪湖内有泪阜。在上下睑缘近内眦处，各有一稍突起的泪点。眨眼时，多余的泪液可经泪点进入上、下泪小管到达泪囊。泪囊位于眼眶内侧壁的窝内，上端为盲囊，下端借鼻泪管开口于下鼻道。泪液排到结膜囊后，依靠瞬目运动和泪小管虹吸作用，向内眦汇集于泪湖，经泪点、泪小管、泪囊、鼻泪管而排入下鼻道。新生儿泪腺很小，至出生 4～5 周后才有完全的分泌功能，但泪腺管已充分发育。

眼肌分为眼外肌和眼内肌。眼内肌在眼球内，包括瞳孔括约肌、瞳孔开大肌和睫状肌。眼外肌有 6 条，包括 4 条直肌和 2 条斜肌。眼外肌的运动很复杂，眼球在不同的位置时，各眼外肌的主要作用都不尽相同，各眼外肌之间起协同或对抗作用，以保持双眼共同协调运动。眼外肌为横纹肌，肌纤维少但分布的神经纤维多，一根神经纤维仅支配 3～5 根肌纤维，故眼球运动的控制比普通骨骼肌（一根神经纤维支配多达 50～125 根肌纤维）精确许多。除上斜肌和外直肌分别受滑车神经（第Ⅳ对颅神经）和展神经（第Ⅵ对颅神经）支配，其他眼外肌均由动眼神经（第Ⅲ对颅神经）支配。眼内肌受睫状神经支配，睫状神经含有感觉、交感、副交感神经纤维；其中瞳孔括约肌和睫状肌受副交感神经支配，而瞳孔开大肌受交感神经支配。眼外肌的主要血液供应来自眼动脉的内、外肌支，眼内肌的血液供应则来自睫状动脉。

早在出生前眼肌就已充分发育，所以新生儿，甚至早产儿的眼球都可以向各个方向活动。但是，新生儿两眼球的活动还不协调，也无共同运动，如当一侧眼球转向左侧时，另一侧眼球也可能同时转向右侧。一般来说，出生后 1 周出现的内斜视属于生理现象。两眼在出生后 4 周左右才开始互相配合，5～6 周后两眼可随物体转动，辐辏运动开始发育。

新生儿已有视觉感应功能，瞳孔也有对光反射，会短暂注视物体，但通常只能看清 15～20cm 以内的事物。视感觉的发育规律一般表现为：1 个月后会凝视光源，并开始有头眼协调；3～5 个月头眼协调后，喜爱盯着自己的手；6～9 个月深度视觉开始发育，已能看到小物体；1 岁半则能区分各种形状；2 岁能区别横线与垂直线；5 岁时可区分各种颜色；6 岁深度视觉已充分发育，其关键期在 3 个月至 6 岁。

第三节　位　听　器

一、耳

耳为位听器官，不仅感受声音，而且感知身体位置的变动。耳可分为外耳、中耳和内耳三部分（图 24-6），其中外耳和中耳是传导音波的装置，内耳是听觉和位觉器官。

外耳包括耳郭、外耳道和鼓膜。耳垂由脂肪与结缔组织构成，耳郭的其余部分均由弹性软骨和皮肤构成。耳郭血管位置表浅，皮肤薄，容易被冻伤；耳郭皮肤与软骨粘连较紧，皮下组织少。若出现炎症发生肿胀时，感觉神经易受压而产生剧痛，若有血块或渗出物时也很难吸收。外耳道由软骨部和骨部组成，皮下组织少，骨部皮肤薄，稍后的软骨部皮肤附有皮脂腺、毛囊、耵聍腺，外耳道疖多发生于此。鼓膜介于外耳道和中耳之间，为卵圆形的半透明薄膜，中央向内略凹陷。

中耳包括鼓室、咽鼓管、骨窦和乳突小房四部分。鼓室是颞骨内的一个小腔，位于鼓膜与内耳之间。室壁覆以黏膜，室内有 3 块听小骨及其韧带和肌肉。咽鼓管是鼓室与鼻咽部通气的管道。鼓窦又称乳突窦，开口于鼓室后壁，是鼓室与乳突小房之间的唯一通道。乳突小房为乳突中含气小腔，并相互交通，开放于鼓窦。鼓窦与乳突小房均覆以黏膜。

内耳位于颞骨内，是一套极为复杂的管道，故又称迷路，由骨迷路和膜迷路组成，含有听觉和平衡系统的感觉终器。骨迷路是致密骨质构成的管道，由骨性半规管、前庭和骨性耳蜗组成。膜迷路是套在骨迷路内的膜性管和囊，两迷路之间充满外淋巴，膜迷路内含有内淋巴，内外淋巴互补相通。

二、听　　觉

听觉是由耳郭收集音波，经外耳道传至鼓膜，使鼓膜振动，再经听小骨链将振动传至膜窝管内的听觉感受装置，产生神经冲动，通过耳蜗神经传至脑而产生的。听觉系统是对声音收集、传导、处理和综合的感觉系统，可分为外周和中枢部分。外周部分包括外耳、中耳、内耳和听神经；中枢部分指听神经以上的所有听觉结构，由神经核、传导束及其连接组成。

颞骨是外周听觉系统中的一个重要的解剖结构，外耳的骨部、中耳和内耳均位于颞骨内。颞骨位于颅骨两侧，包括鳞部、鼓部、乳突部、岩部和茎突。在茎突和乳突之间有茎乳孔，为面神经管的下口，面神经由此出颅骨。而小儿在鼓室范围的面神经管水平部的壁有时形成不全，往往为中耳疾病时出现面神经麻痹的原因之一。

听觉系统的正常发育是人类感知觉发育的重要组成部分，也是正常听力产生的基础，正常的听力则是新生儿听觉感受和语言学习的前提。环境中的各种声波信息主要是经过外耳道引起鼓膜的震动，由中耳听骨链传导并放大，并通过位于内耳的耳蜗螺旋器上毛细胞的转化作用，将机械信号转换为神经电信号。耳蜗的螺旋器是外周听觉系统的核心结构，是声音信号的传感器和编码器。声音的电信号经耳蜗核、上橄榄核复合体、外侧丘系核、中脑下丘和丘脑内侧膝状体等一系列中枢听觉核团和传导通路汇入到听皮层。位于听觉信息传导通路顶层的听皮层是整个听觉系统声音信息感受和处理的主要高级中枢，在听觉感受和声音信息处理过程中具有至关重要的作用。听皮层在复杂声音刺激的感知、特异性音调的辨别、声源距离和方向的定位、听觉目标属性的判定，以及对特殊声音刺激的适应、学习和记忆等方面均占据主导地位。

以往的观念认为，各级听觉核团均发出上行纤维逐级投射到皮层，是听觉信息上传的主要通路；后来的研究发现，听皮层到各听觉核团之间均存在大量的下行投射纤维，其数量多于上行投射，并可能在听皮层功能性感受野的可塑性和特定声音的滤过和感知过程中发挥重要作用。人类中枢听觉系统神经联系的密度在出生后就停止增加。但是，神经纤维髓鞘仍可以继续发育，且外周的髓鞘形成早于中枢，其中听神经和中脑的髓鞘在生后 6 个月已发育完全，从脑干投射至听皮层的纤维其髓鞘形成可持续至 5 岁，而联结 2 个大脑半球并在多模态信息整合和听觉感受等高级听觉活动中发挥重要作用的胼胝体的髓鞘形成可以持续到 20 岁。

总的来说，新生儿生后 3～7 天听感觉已发育良好；3～4 个月头可转向声源，听见悦耳声音会微笑；7～9 个月能确定声源，对语气敏感；13～16 个月可寻找不同响度的声源，能听懂自己的名字；4 岁时听觉发育已经完善。

思考题

1. 与成人比较，婴幼儿的皮肤有哪些特点？
2. 指腹的皮肤有什么特点？
3. 新生儿和幼儿的轻度远视眼正常吗？为什么？
4. 哪些动作有助于保持眼球湿润？
5. 请谈谈小儿中耳感染概率比年长儿及成人高的原因。

第三十章

脉管系统

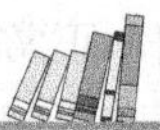

学习目的

通过本章学习，了解婴幼儿的心血管与淋巴系统的解剖生理特点，熟悉理解小儿心血管与淋巴系统常见病的解剖基础。

脉管系统是一套连续封闭的管道系统，包括心血管系统和淋巴系统。脉管系统对维持人体内环境的相对稳定及实现自我保护功能等均有重要作用。

第一节　心血管系统

心血管系统由心脏、动脉、毛细血管和静脉组成（图 30-1）。心脏是连接动、静脉的枢纽，是心血管系统的“动力泵”。动脉是运送血液离开心脏的管道，管壁较厚，可以分为内膜、中膜和外膜三层。动脉在行程中不断分支，愈分愈细，最后移行为毛细血管。毛细血管是连接动、静脉末梢间的管道，数量多，管壁薄，通透性大，管内血流缓慢，是血液与血管外组织液进行物质交换的场所。静脉则是引导血液回心的血管，小静脉由毛细血管汇合而成，在向心回流过程中不断地接受其他分支回流，逐渐汇成中静脉、大静脉，最后注入心房。

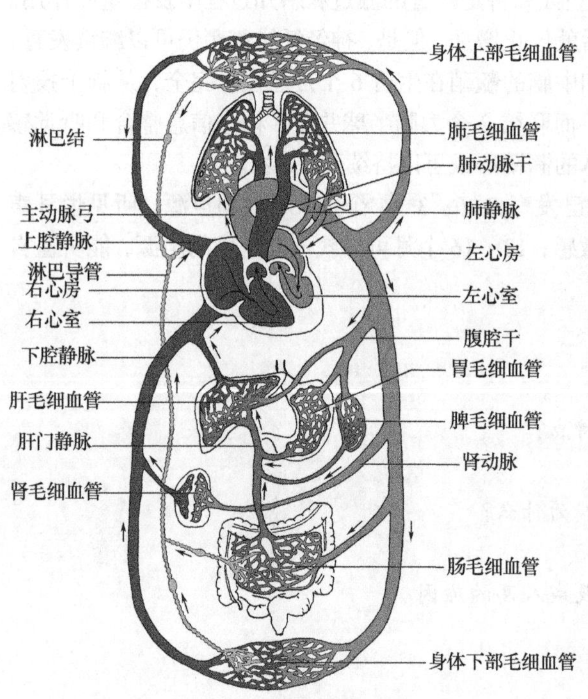

图 30-1　血液循环示意图

一、心

（一）心的形态和位置

心脏是一个位于胸腔中纵隔内的中空肌性纤维性器官，其外为心包，是循环系统的动力部分。新生儿的心，与成人相像，大小约与本人紧握的拳头一致，直径比成年人相对的短，横径则相对比较长，所以看起来它的外形比成年人短而圆。心脏前方平对胸骨体和第 2～6 肋软骨；后方邻近气管、食管，约平对 T_5～T_8；两侧与肺及胸膜腔相邻；上方连出入心的大血管，下方位于膈上（图 30-2）。因此，发育过程中，心的位置及其与邻近的关系，因胸廓、胸腔脏器及膈的形态位置的改变而改变。

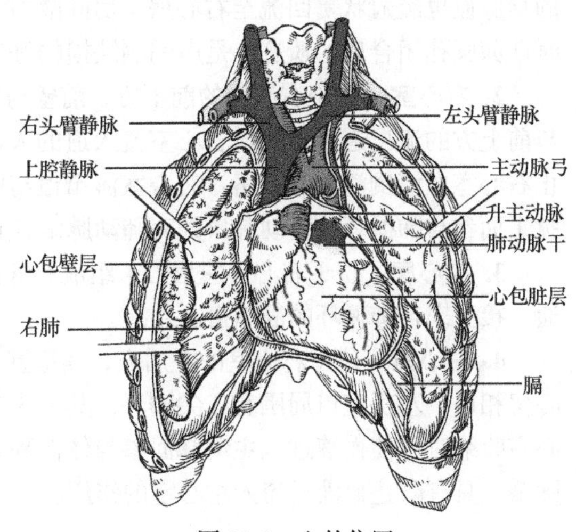

图 30-2　心的位置

出生时呼吸出现后，由于胸廓与肺的扩张，纵隔内的器官也发生位置变化，心的位置也随之改变。心尖由向左而更多的转向胸前壁；心的轴位也更加接近水平位，与冠状平面构成的角度增加。儿童期，胸廓迅速发育，肋骨随着胸骨不断下降，胸廓形状逐渐由圆桶型变为扁平长直；膈继续下降，心与全身关系保持一定的比例发育。至 7～12 岁时，心的位置已经接近于成人。

心可以分为一尖、一底、两面、三缘及表面 4 条沟。

心尖由左心室构成，朝向左前下方，新生儿的心尖没有接触胸前壁，被左肺下叶所覆盖，约投影第 5 肋间隙乳头线上；成人心尖与左胸前壁接近，在左侧第 5 肋间隙锁骨中线内侧 1～2cm 可触及心尖冲动。

心底朝向右后上方，主要由左心房与一部分的右心房构成。上腔静脉与下腔静脉分别从上、下方注入右心房；而左、右侧肺静脉分别从左、右侧注入左心房。

心的胸肋面（前面），朝向前上方，大部分由右心房与右心室构成，小部分由左心耳和左心室构成。

心的膈面（下面），几乎呈水平面，朝向后下方，大部分由左心室构成，小部分由右心室构成。

心的下缘位于膈面与胸肋面之间，接近水平位，由右心室和心尖构成。左缘绝大部分由左心室构成，上方小部分由左心耳构成，位于胸肋面与肺之间。右缘则由右心房构成。

心的表面有 4 条沟：冠状沟、前室间沟、后室间沟与后房间沟。这 4 条沟可以作为心脏 4 个腔的表面分界。

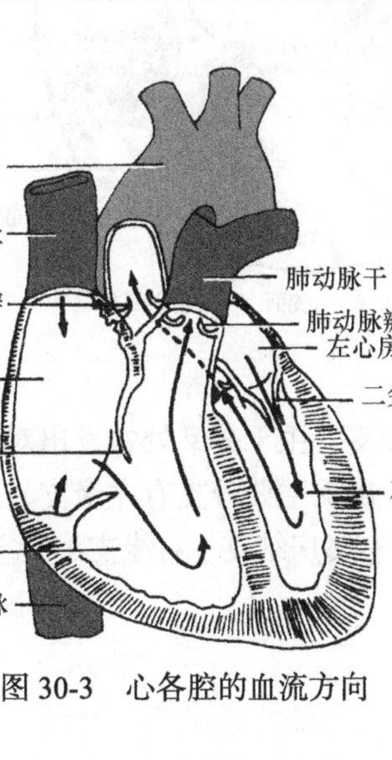

图 30-3　心各腔的血流方向

（二）心腔

心脏有四个腔室：左、右心房与左、右心室（图 30-3）。心房位于上半部，心室位于下半部；左、右心房与左、右心室分别被房间隔与室间隔分开；同侧心房与心室靠房室口相通。

1. 右心房　位于心的右上部，可分为前、后两部分；前部为固有心房，后部为腔静脉窦。右心房主要接受来自上、下腔静脉回流的血液；同时，冠状动脉循环的静脉血也经冠状窦回流至右心房。房间隔右侧面中下部有一卵圆形凹陷，为卵圆窝，为胚胎时期卵圆孔闭合后的遗迹，是房间隔缺损的好发部位。

2. 右心室 位于右心房的前下方，前壁与胸廓相邻。右心室被室上嵴分为后下方的流入道与前上方的流出道两部分。右心室流入道的入口为右房室口，房室口周围有三尖瓣，其可以防止右心室血液倒流入右心房。右心室流出道与肺动脉干相通，右心室收缩时可使血液进入肺动脉干而参与肺循环；肺动脉口处有肺动脉瓣，具有防止肺动脉血液返流入心室的作用。

3. 左心房 位于右心房左后方，组成心底的大部分，是最靠后的心腔。左心房与肺静脉相通，接受来自肺循环的静脉血。

4. 左心室 位于右心室的左后方，其室壁厚度约为右室壁的 3 倍。左心室经左房室口与左心房相通，左房室口周围有二尖瓣环，其上为二尖瓣，具有防止血液逆流入左心房的作用。左心室收缩时可使血液进入主动脉而参与体循环，在主动脉与左心室相通的主动脉口周围有主动脉瓣，具有防止血液返流入左心室的作用。

（三）心壁

心壁由心内膜、心肌层与心外膜构成，它们分别与血管的 3 层膜相对应。心肌层是构成心壁的主要部分。

（四）心的血管

心脏本身由冠脉循环的血液所营养。左右冠状动脉是由主动脉的根部发出的（图 30-4）。而含氧量低的静脉血主要通过冠状静脉汇流入心。心占全身体重的 0.5%左右，但其血流量竟达全身血流量的 5%。

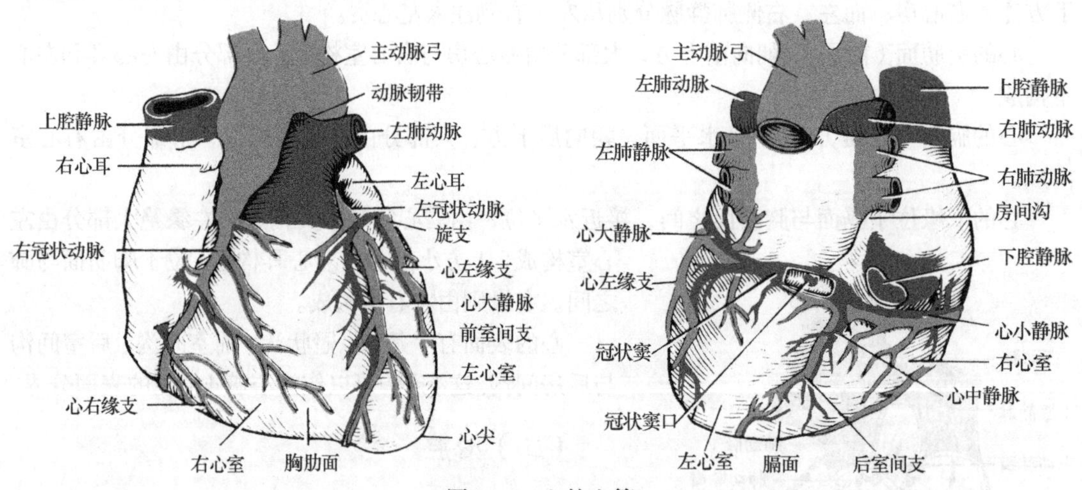

图 30-4 心的血管

冠状动脉有左、右两支。左冠状动脉主要有前室间支与旋支，主干分叉处常发出对角支；前室间支主要分支有左心室前支、右心室前支、室间隔前支；旋支主要分支有左缘支、左心室后支、窦房结支、心房支与左心房旋支。右冠状动脉分支主要有窦房结支、右缘支、后室间支、右旋支、右心房支与房室结支。

（五）心包

心包是包裹心和出入心的大血管根部的圆锥形纤维浆膜囊，由内、外两层组成，外层为纤维层，内层为浆膜层。新生儿和儿童的心包腔相对的比成年人宽广，浆液也较多，从而具有较大的活动性。

（六）心的传导系

心肌细胞按细胞形态和功能可分为普通心肌细胞与特殊心肌细胞。普通心肌细胞构成心房壁和心室壁的主要部分，主要有收缩功能；而特殊心肌细胞具有自律性和传导性，具有产生和传导冲动，控制心的节律性活动的功能。

心传导系由特殊心肌细胞构成，包括窦房结、结间束、房室交界区、房室束、左束支、右束支及浦肯野纤维网。

二、血　管

血管是组成循环系统的一部分，是血液流经的一系列封闭管道。血管主要包括动脉、静脉与毛细血管 3 种类型。动脉是运送血液离心到全身各器官的血管。由左心室发出的主动脉及各级分支的主动脉及各级分支运送动脉血；而由右心室发出的肺动脉干及其分支则输送静脉血。静脉是运送血液回心的血管，起始于毛细血管，止于心房。幼龄儿童静脉较窄，宽度与动脉相似；成年人的静脉则可大于动脉 2 倍。儿童的静脉行程比成年人直。静脉瓣在胎儿时期较多，出生后因功能不全而消失，到成年期则大为减少。

血管在发育过程中，血管干的改变随着身体的发育和供应情况而呈明显的年龄特征。在儿童期，肝、肾、皮肤和肠道的毛细血管的绝对值方面比成人都宽大；动脉和部分静脉的管腔，以及毛细血管相对宽大，一般认为与身体快速的生长发育有关。各大动脉，在发育过程中的一般规律是：其大小，在绝对值方面是随着年龄的增加而不断增大；在相对值方面，1 岁时与身长的相对比例明显较宽，以后逐渐相对较窄，到青春期为最小，然后又再增大。在发育过程中，静脉的大小、长度、行程等，一般认为与动脉相似，随着身体的发育显示出年龄特征。

全身的血管根据不同的循环可以分为肺循环血管与体循环血管。

（一）肺循环血管

1. 肺动脉　肺动脉干起自右心室，在升主动脉前方向左后斜行，至主动脉弓下方分为左、右肺动脉。肺动脉像所有其他血管一样，随着身长的增加而发育，并与身长对比而显示其年龄特征。也像其他动脉一样，男性大于女性。

2. 肺静脉　每侧两条，分别为左上、左下肺静脉与右上、右下肺静脉。肺静脉起于肺门，穿纤维心包后注入左心房。肺静脉将含氧量高的血液输送至左心房。

（二）体循环血管

1. 主动脉　是体循环的动脉主干，起于左心室，起始段为升主动脉，向右前上方斜行，在成年人达右侧第 2 胸肋关节高度移行为主动脉弓，弯向左后方，达 T_4 椎体下缘移行为胸主动脉，下行达 T_{12} 高度穿主动脉裂孔，移行为腹主动脉，至 L_4 椎体下缘处分为左、右髂总动脉（图 30-5）。

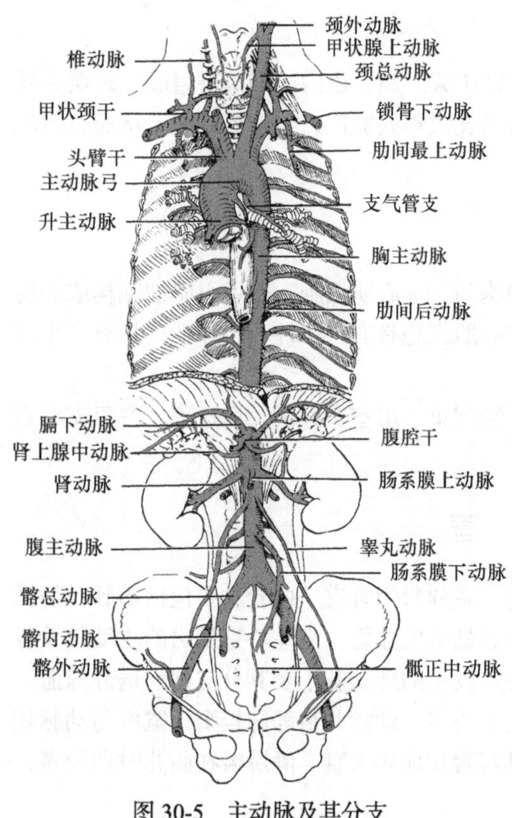

图 30-5　主动脉及其分支

升主动脉发出左、右冠状动脉。在发育过程中，升主动脉的圆周大小在绝对值方面随年龄增加而增加；在相对值上则与其他动脉一般发育规律一样呈年龄特征。

主动脉弓的上方自右向左分别发出无名动脉、左颈总动脉和左锁骨下动脉；无名动脉至右胸锁关节后方分为右颈总动脉和右锁骨下动脉。

胸主动脉与腹主动脉合为降主动脉。降主动脉的长度随身长的发育而增加，到成年时约增加3.5倍。胸主动脉与腹主动脉分支均有壁支与脏支两类。胸主动脉壁支有肋间后动脉、肋下动脉与膈上动脉；脏支有支气管支、食管支与心包支。腹主动脉壁支主要有腰动脉、膈下动脉与骶正中动脉等；脏支包括成对与不成对两种。成对脏支有肾上腺中动脉、肾动脉、睾丸动脉（男性）或卵巢动脉（女性）；不成对脏支有腹腔干、肠系膜上动脉和肠系膜下动脉。

2. 颈总动脉　两侧颈总动脉均经胸锁关节后方，沿食管、气管和喉的外侧上行，至甲状软骨上缘高度分为颈内动脉与颈外动脉。在颈总动脉末端和颈内动脉起始部的膨大部分称颈动脉窦，内有丰富的游离神经末梢为压力感受器。当血压升高时，刺激感受器，可反射性引起心跳减慢，血压下降。在颈动脉分叉的后方有一扁椭圆形小体，称颈动脉小球，为化学感受器。其可以感受血液中的二氧化碳分压、氧分压与氢离子浓度变化。当血液中二氧化碳分压升高或氧分压降低时，反射性使呼吸加深加快。

在儿童时期，颅脑的发育远远先于面部的发育，供应脑的颈内动脉的管腔也比颈外动脉的管腔大，后来这个比例又恰恰相反。颈外动脉上行穿腮腺至下颌颈处分为颞浅动脉和上颌动脉两终支。颈总动脉的主要分支有甲状腺上动脉、舌动脉、面动脉、颞浅动脉、上颌动脉、脑膜中动脉、枕动脉、耳后动脉和咽升动脉（图 30-6）。

3. 上肢动脉　锁骨下动脉左侧起自主动脉弓，右侧起自无名动脉。在发育过程中，与颈总动脉完全不同的是，左、右锁骨下动脉之间有明显的差异，从儿童初期开始右侧已显示其明显的优势。锁骨下动脉的主要分支有椎动脉、胸廓内动脉、甲状颈干；其直接延续为腋动脉。腋动脉主要分支为胸肩峰动脉、胸外侧动脉、肩胛下动脉、旋肱后动脉，之后移行为

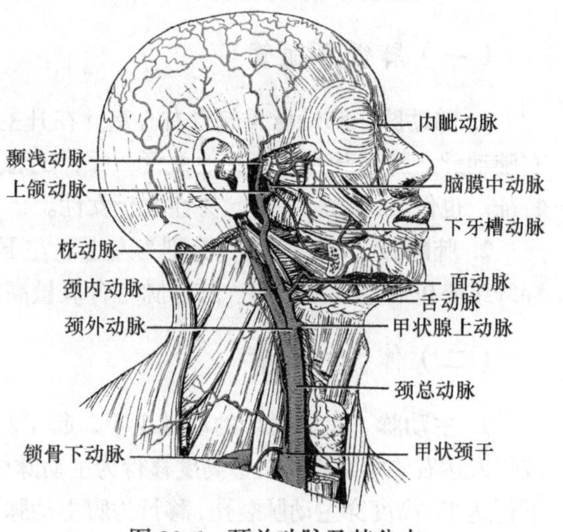

图 30-6　颈总动脉及其分支

肱动脉；肱动脉在平桡骨颈高度处又分为桡动脉与尺动脉。在手掌处，尺动脉末端与桡动脉掌浅支吻合成掌浅弓；而桡动脉末端与尺动脉的掌深支则吻合成掌深弓（图 30-7）。

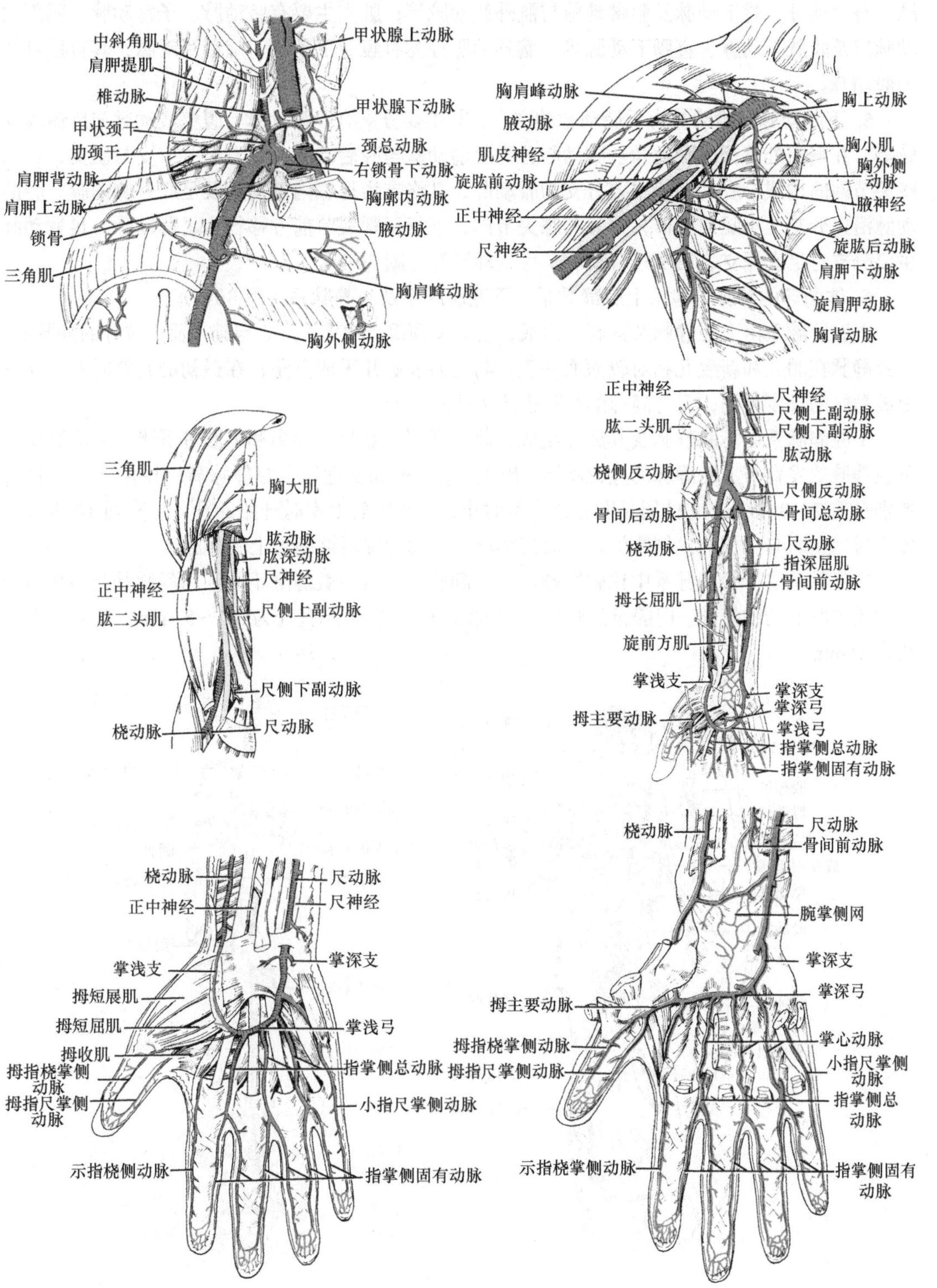

图 30-7　上肢动脉

4. 髂总动脉 左、右髂总动脉为腹主动脉的延续，之后又分为髂内动脉与髂外动脉。左、右髂总动脉从出生时就已经是右侧大于左侧。髂内动脉是盆腔的动脉主干，壁支主要有闭孔动脉、臀上动脉、臀下动脉及髂腰动脉与骶外侧动脉等；脏支主要有脐动脉、子宫动脉、阴部内动脉以及膀胱下动脉、直肠下动脉等。髂外动脉分支有腹壁下动脉、旋髂深动脉，其直接延续为股动脉。

5. 下肢动脉 股动脉为下肢动脉的主干，其主要分支有股深动脉、腹壁浅动脉与旋髂浅动脉等，在腘窝处移行为腘动脉。腘动脉分为胫前动脉与胫后动脉，并发出关节支与肌支，参与膝关节网的构成。胫后动脉主要分支为腓动脉，其终支为足底内侧动脉及足底外侧动脉。胫前动脉沿途分支至小腿前肌群，并参与膝关节网，下行至踝关节前方移行为足背动脉。足背动脉主要分支有足底深支、第 1 跖背动脉、弓状动脉等（图 30-8）。

6. 体循环的静脉 包括上腔静脉系、下腔静脉系及心静脉系（图 30-9）。

上腔静脉系由上腔静脉及其属支组成，收集头颈部、胸部（除心与肺）及上肢等的静脉血。上腔静脉在胎儿和新生儿相对较短而垂直，与无名静脉几乎成直角；在最初的儿童时期，随着上腔静脉的长度增加，无名静脉的行程也改为往左上升。

下腔静脉系由下腔静脉及其属支组成，收集腹部、盆腔、会阴和下肢等下半身的静脉血。下腔静脉的发育与上腔静脉的过程不同。出生时，它的周长远比上腔静脉窄；出生后 6 个月内，特别是前 2～3 个月，它的周长明显比出生时小，6 个月至 1 岁时开始回升；一直到 10 岁以后才超过出生时与身长的比例数值；以后持续增加，到青春后期超过上腔静脉。

门静脉系是下腔静脉系中比较特殊的一个静脉系，与一般静脉不同，门静脉是与消化器密切相关的肝的功能静脉。门静脉是腹腔中较大的静脉，新生儿直径为 3.5～5.1mm，成年人直径约为 16mm。

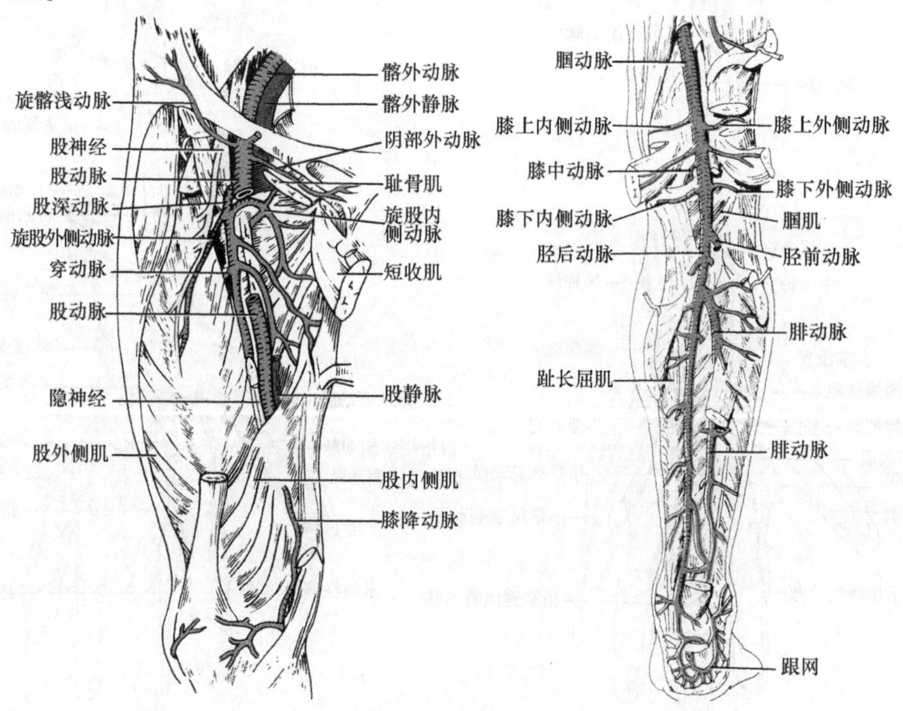

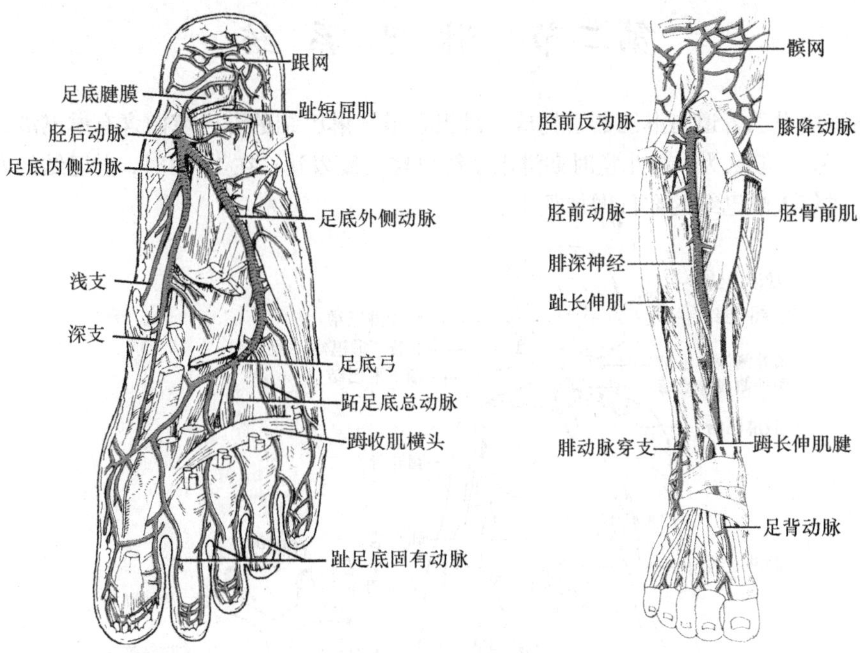

图 30-8 下肢动脉

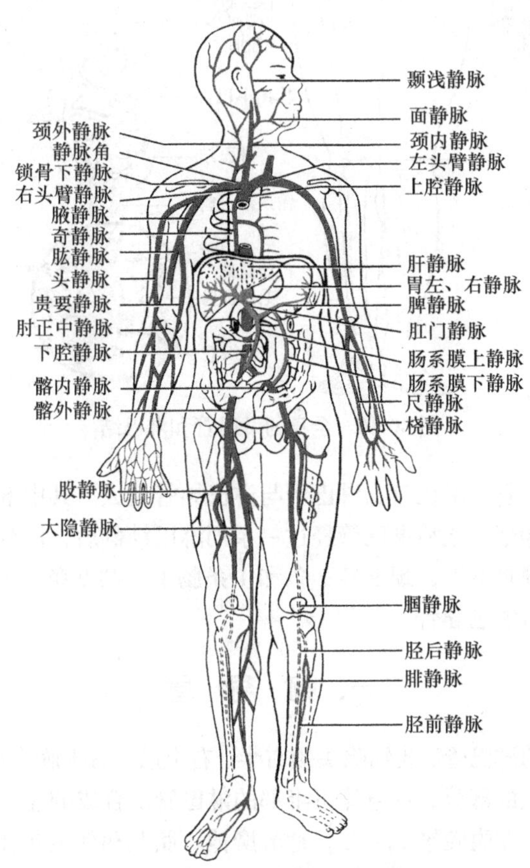

图 30-9 全身静脉模式图

第二节 淋巴系统

淋巴系统由淋巴管道与淋巴器官构成。淋巴管道与淋巴结的淋巴窦内含有淋巴液，简称淋巴（图 30-10）。一般认为，在儿童时期淋巴系统已经高度发达；在 10 岁时，淋巴结的发育居于最高峰，在成年人淋巴结的数目增加很小。

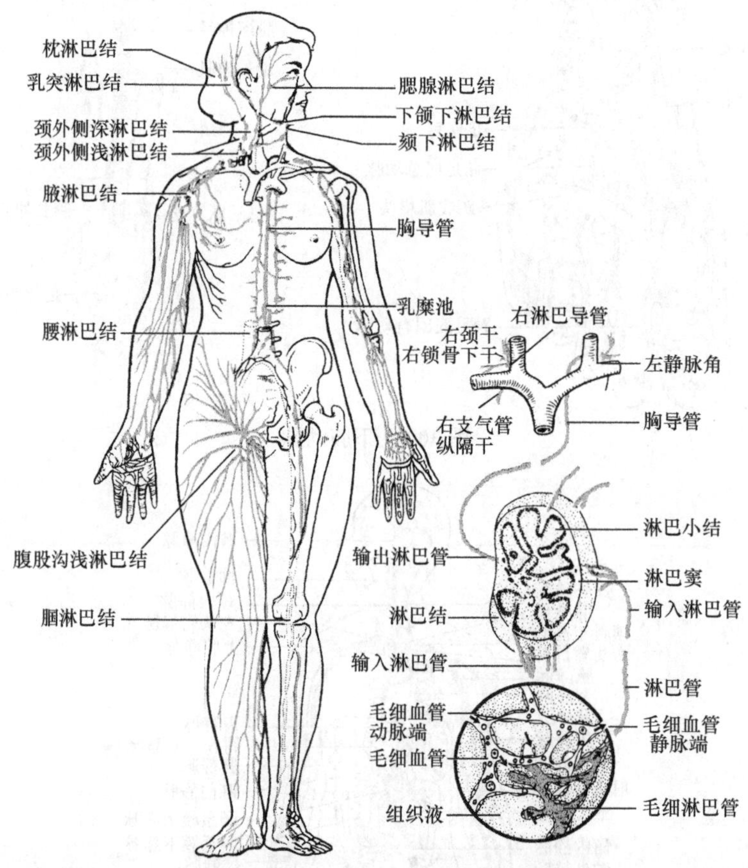

图 30-10 全身的淋巴管和淋巴结

淋巴管道由毛细淋巴管、淋巴管、淋巴干与淋巴导管组成。其中淋巴管由毛细淋巴管汇合而成，管壁结构与静脉相似；之后淋巴管经过一系列淋巴结群后，汇合成淋巴干。淋巴干包括腰干、支气管纵隔干、锁骨下干、颈干各 2 条和 1 条肠干，共 9 条。9 条淋巴干汇合成 2 条淋巴导管，即胸部导管和右淋巴导管。

一、胸导管

胸导管是全身最大的淋巴管，收纳除头颈右半、右上肢、右半胸大部分以外的全身淋巴管。胸导管起始端呈囊状膨大的部分，由身体下半部的淋巴管汇合成的左、右二条腰干和由肠系膜来的一条肠干汇合而成，在腹腔平 L_1～L_2，称乳糜池。胎儿和新生儿乳糜池像成年人那样膨大能确定的很少，他们往往缺乏乳糜池，但在成年人中则常见。

二、右淋巴导管

右淋巴导管由右颈干、右锁骨下干和右支气管纵隔干汇合而成。右淋巴导管引流右上肢、右胸部和右头颈部的淋巴，占全身1/4部位的淋巴。另外，右淋巴导管与胸导管之间存在着交通。

三、淋 巴 结

淋巴结分布于身体不同部位，主要包括头颈部淋巴结、上肢淋巴结、胸部淋巴结、下肢淋巴结、盆部淋巴结与腹部淋巴结。

头颈部淋巴结主要引流头面部，颈部淋巴。其中，成年人枕淋巴结多数缺如，新生儿通常可找到1～2个甚至更多；耳后淋巴结成年人个别可见，新生儿多数可见1～3个；而颏下淋巴结、颈部浅淋巴结、颊淋巴结新生儿多见。

上肢淋巴结包括肘淋巴结、锁骨下淋巴结与腋淋巴结，主要引流上肢及部分胸部淋巴。儿童期上肢淋巴结数量均多于成年人。

胸部淋巴结位于胸壁内和胸腔器官周围，主要引流胸部及胸腔内淋巴。

下肢淋巴结包括腘淋巴结与腹股沟淋巴结，主要引流下肢淋巴。

盆部淋巴结主要引流盆腔及脏器的淋巴。

腹部淋巴结包括腹壁淋巴结与腹腔器官淋巴结，主要引流腹部及脏器的淋巴；其中，膀胱外侧淋巴结在儿童与成人之间位置不同，在成年人多位于脂肪组织中。

四、脾

脾是人体最大的淋巴器官，具有储血、造血、清除衰老红细胞和进行免疫应答的功能。脾位于左季肋部，胃底与膈之间，第9～11肋深面，长轴与第10肋基本一致。

脾可分为膈、脏两面，前、后两端与上、下两缘。膈面光滑隆凸，脏面凹陷，中央处为脾门，是血管、神经和淋巴管出入处。上缘较锐，朝向前上方，有2～3个脾切迹，下缘较钝，朝向后下方。前端较宽，朝前外方，后端钝圆，朝后内方。

脾的形状、大小决定于年龄、周围的脏器及脾内血液的多少而不同。新生儿的脾，呈短而凸的外观；儿童的脾通常由短凸逐渐转为长而圆，与成年人相似。

在脾的附近，特别是在胃脾韧带和大网膜中可存在副脾，出现率为10%～40%。副脾的位置、大小和数目不定。

思考题

1. 心血管系统的组成及各组成部分的功能各是什么？
2. 心腔的构成包括哪些？
3. 大动脉发育过程的一般规律是什么？
4. 淋巴管道由哪些部分组成？
5. 不同部位淋巴结在儿童期与成人期的差异是什么？

第三十一章

神经系统

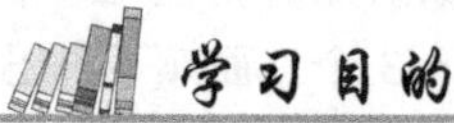

学习目的

通过本章学习，了解婴幼儿的神经系统的解剖生理及发育特点；熟悉小儿推拿中神经系统常见病的解剖生理基础；掌握小儿推拿防治神经系统疾患的解剖生理基础。

神经系统由脑、脊髓及与它们相连的脑神经、脊神经和自主神经所组成，可分为中枢神经系统和周围神经系统两部分。前者包括脑和脊髓，后者包括脑神经、脊神经和自主神经。神经系统在胎儿期最先开始发育，尤其是脑的发育最为迅速。人在出生时的中枢和周围神经系统的各部分就已是成年人的雏形。在婴儿期，以至整个小儿时期，神经系统的发育都很活跃。

组成神经系统的神经组织主要包括神经元（图 31-1）和神经胶质细胞。神经元即神经细胞，能感受刺激和传导冲动，具有细胞体和突起（树突和轴突）两部分。而神经胶质细胞主要分布于中枢神经系统，数量比神经元多好几倍，主要对神经元起着支持、营养、保护和绝缘的作用，而不具有传导冲动的作用。出生时新生儿的神经细胞数目已接近成人水平，3 岁时的神经细胞分化基本完成，8 岁时已接近成人。

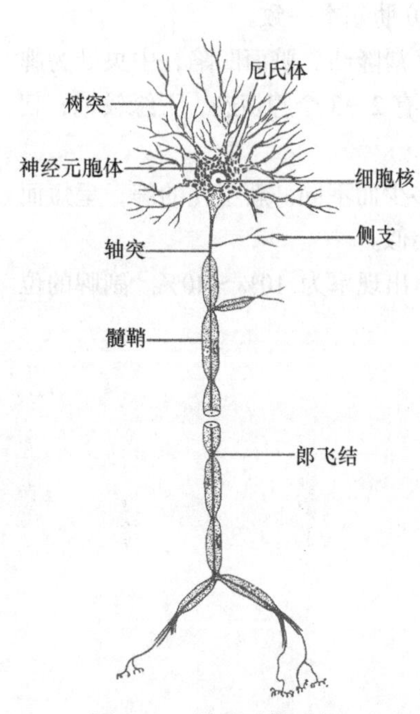

图 31-1　神经元模式图

轴突和感觉神经元的长树突为轴索，而轴索与其包裹在外的鞘状结构组成神经纤维，传导冲动。内、外感受器接受刺激后，除通过神经纤维传导到相应的中枢引起局部反应外，还会再通过一定的神经纤维和传导路径到达大脑及脑的特定部位。而后者发出的冲动则经相应的神经纤维和传导路径到达效应器引起相应的反应。

根据髓鞘的有无，神经纤维可分为有髓神经纤维和无髓神经纤维。脑神经和脊神经中的大多数是有髓神经纤维，而自主神经的节后纤维、嗅神经和部分感觉神经为无髓神经纤维。不同种类的神经纤维的传导速度不尽相同，与纤维直径、髓鞘厚度及温度等因素密切相关。有髓纤维的传导速度远快于无髓纤维，粗纤维的传导速度则快于细纤维。

神经纤维的发育比较晚，开始于胚胎 7 个月，出生时发育尚未完善，数量少，树突和轴突少，神经细胞之间的连接少，神经纤维的髓鞘形成也不完善，直到 4 岁左右神经髓鞘的形成和发育才完成。但髓鞘发育的时间也因神经的不同而不同。很多脑神经的髓鞘在出生后的头 3 个月完成，而有些周围神经的髓鞘则在 3 岁以后才完成。出生后脑重量的增加就主要源于神经细胞体积增大、树突的增多和加长，以及神经髓鞘的形成和发育。

第一节 脊 髓

脊髓位于椎管内，脊髓的发育成熟早于大脑。其上端平枕骨大孔，与延髓相连，下端为脊髓圆锥，并向下伸出终丝（图 5-1）。出生时的脊髓功能相对成熟，其发育与脊髓的生长是平行的。出生时的圆锥在椎管中的位置较低，而后脊髓随年龄的增长而加长增重，圆锥的位置也随之上升。新生儿脊髓重 2.8～3.45g，6 个月时成倍增加，到 3 岁半时可增加至新生儿时期的 4 倍，20 岁时达到最终的重量（27～28g）。在发育过程中，脊髓的重量与脑重量之间的比例不断增加。新生儿的脊髓重量不及脑重量的 1%，1 岁时可达 1.2%，3 岁时增至 1.3%，至成年时约为 2%。

脊髓有 2 个膨大，上方的为颈膨大，发出神经分布到上肢；下方的为腰膨大，发出神经分布到下肢。在脊髓两侧面的前后方各有一条外侧沟，排列有出入脊髓的神经纤维束，分别组成了 31 对前根（内含运动神经纤维）和后根（内含感觉神经纤维），两者在椎间孔内合成脊神经。每个后根在其与前根结合处附近的椭圆形膨大，称脊神经节。

每对脊神经前后根相连的一段脊髓就是一个脊髓节段。脊髓有 31 个节段，即颈段 8 个、胸段 12 个、腰段 5 个、骶段 5 个和尾段 1 个（图 5-6）。出生时，两外侧沟、神经根、神经节和脊神经均发育良好。新生儿和儿童的脊神经在其外观和分布上与成年人并未有明显的不同。新生儿脊神经在颈膨大和腰膨大的前根已具充分的髓鞘，而后根还未有充分的髓鞘；胸神经则明显落后。在以后的发育过程中，随着支配上下肢肌和躯干肌的脊神经进一步髓鞘化，小儿也开始抬头、翻身、爬、坐、立、行，并获得手的各种动作。

脊髓的横切面上（图 31-2），中心为中央管，周围是“H”形灰质，其外面为白质。灰质前部膨大的为前角，后部狭细的为后角，前后角之间为中央带，在胸髓和腰髓上部还有一向外伸出的侧角。脊髓的白质主要由纵行排列的上行（感觉）和下行（运动）有髓神经纤维组成，每侧因脊髓的纵沟而分成前、后、外侧 3 个索。

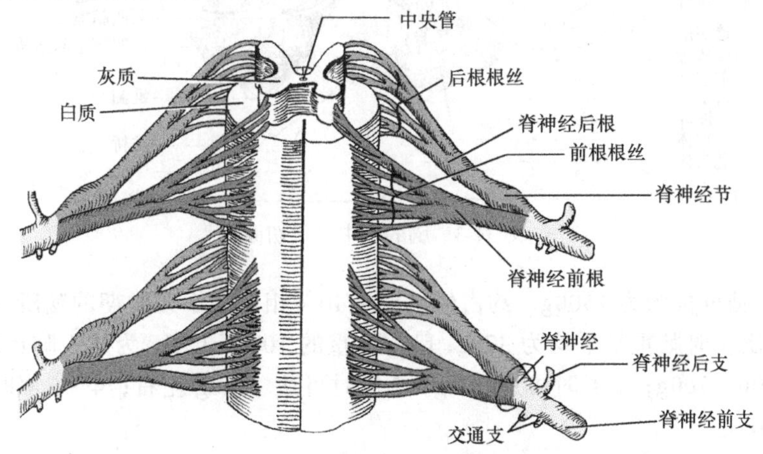

图 31-2 脊髓节段立体模式图

从出生到成年，脊髓在外形上并未见明显的分节，但每一对脊神经均与其相对应的一段脊髓形成一个节段。在儿童时期，脊髓的每个节段与椎骨对应的关系，是随着脊髓与椎管长度的变化而发生变化的。在第 3 个胎月时，脊髓充满于椎管中，两者的长度相等，故脊髓的节段与同序数的椎骨相对应，脊神经水平进入相应的椎间孔而出椎管。此后，椎管的发育快于脊髓。由于脊髓上端与颅内脑干相连而相对固定，因此脊神经与相应椎间孔的位置关系也由最初的水平逐渐变为往下的斜位，而在腰髓段则近乎垂直下降，而形成马尾。新生儿的脊髓颈部末端多与 C_7 相平，脊髓胸部的末端多高 0.5～1 个椎体，圆锥平 L_2～L_3，而到 4 岁时则平 L_1～L_2 间。

传导和反射是脊髓主要的功能。除头面部外，全身各处的浅、深感觉和大部分内脏感觉，都是经脊髓内的传导束到脑；而脑对躯干肌及部分内脏的调控也是经由脊髓的传导束到达效应器的。脊髓反射是在脑的控制下由脊髓固有装置完成的。出生后的一段时期因大脑尚未充分发育，脊髓反射因尚未得到高级中枢的控制而出现特有的反射现象。有的反射现象不久即消失，并不复存在，如握物反射；而有的反射虽也不久将消失，但当大脑病变而失去控制能力时，便又会重新出现，正如临床上检查的某些脊髓反射活动。

第二节　脑

一、脑

脑位于颅腔内，由端脑、间脑、小脑、中脑、脑桥和延髓 6 部分组成（图 31-3）。其中，中脑、脑桥和延髓常合称脑干。

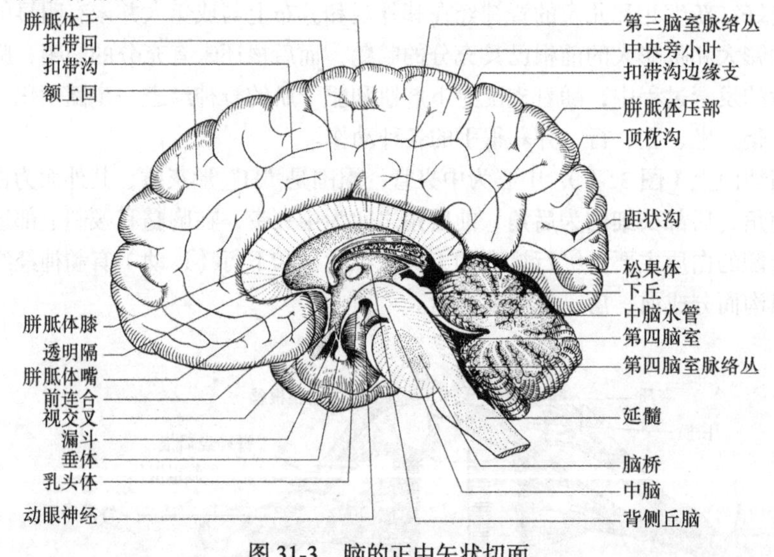

图 31-3　脑的正中矢状切面

与成人（脑重量约为 1500g，约占体重的 1/40）相比，小儿时期的脑所占体重的比例较大。例如，出生时脑重量平均为 370g，已占体重的 10%～12%，为成人脑重的 25%左右；6 个月时是 600～700g；1 岁时可达 900g；2 岁时可达 1000g 左右；4～6 岁时可达成人脑重的 85%～90%。

出生时脑的发育状态已经领先于其他系统器官的发育，此时大脑已具备了成人主要的沟回，但沟裂较浅，发育尚未完善，灰质层薄，细胞分化较差，而中脑、脑桥、延髓的发育较好。相比较而言，出生时大脑皮质下中枢如丘脑、下丘脑及苍白球等在功能上已比较成熟，而大脑皮质及新纹状体的发育还未成熟。因此，初生婴儿的活动主要由皮质下系统调节。

脑干位于脑的中下部，由延髓、脑桥和中脑组成，内部均由灰质和白质组成，但排列不整齐。白质主要由上下行传导束组成，灰质则分散于白质中，包括上下传导束的中继核团及与第Ⅲ～Ⅷ对脑神经联系的神经核。脑干的后面与小脑相连，并在脑桥、延髓和小脑之间形成第四脑室。除第Ⅰ对脑神经外，其余第Ⅱ～Ⅻ对脑神经的根或根丝均与脑干相连。在延髓腹侧面的中线两侧各有一个隆起的椎体，往下形成椎体交叉。

间脑位于两侧大脑半球与中脑之间，主要由神经灰质团块组成。两侧间脑之间形成第三脑室。丘脑为皮质下的感觉中枢，来自身体各部的绝大多数上行传导束都要经过丘脑的中继站传送到大脑。丘脑下部控制交感神经和副交感神经的活动，被认为是调控自主神经的高级中枢。

小脑位于大脑枕叶下方，延髓和脑桥的背面。小脑两侧膨大部分为小脑半球，其下前内侧有一突出的小脑扁桃体。两半球中间缩窄部分为小脑蚓部。小脑表面被覆一层灰质为小脑皮质，内部为白质为小脑髓质。髓质内有灰质核团，总称小脑中央核，其中齿状核最为主要。在出生时，小脑的沟回已很发达，随后在 1 岁内继续形成。新生儿的小脑各部分的发育是不平衡的，蚓部的发育远远领先，而两个半球的发育还很落后，直至 1 岁时，两个半球才获得迅速发育。小脑的功能与运动有关，主要参与维持身体的平衡，运动中保证各肌群间的协调和调节肌张力。

端脑，又称大脑，由两侧大脑半球借胼胝体连接而成。大脑半球外侧面借中央沟、外侧裂和顶枕裂分为额叶、顶叶、枕叶、颞叶 4 叶和脑岛。在大脑半球内侧面，除 4 个叶的扩张部外，还有围绕胼胝体的扣带回、海马旁回和海马回钩连接而成的环形脑回，并共同组成边缘叶。后者与其邻近的皮质（额叶眶部、岛叶、颞极、海马及齿状回等）及与它联系密切的皮质下结构（包括与扣带回前端相连的隔区、杏仁复合体、下丘脑、上丘脑、丘脑前核、部分丘脑背侧核及中脑内侧被盖区等）在结构与功能上相互间都有密切的联系，从而构成一个功能系统为边缘系统。边缘系统参与感觉、内脏活动的调节，并与情绪、行为、学习和记忆等心理活动密切相关。基底神经节也称基底核，位于大脑白质深部，其主要由尾（状）核、壳核、苍白球、丘脑底核、黑质和红核组成。尾核、壳核和苍白球合称纹状体，其中苍白球为旧纹状体，而尾核和壳核则为新纹状体。基底神经节有重要的运动调节功能，与随意运动的稳定、肌张力的控制及本体感觉等有关。

大脑半球表面凹凸不平，其中的沟、裂和脑回是在胚胎 5 个月后因发育的不均衡而形成，而此前的大脑半球表面还很光滑。研究发现，因脑在出生时还处于发育不全的状态，并在出生后头半年内将继续形成新的沟回。大脑半球表面为灰质所覆盖，称大脑皮质或皮层，主要由神经元胞体构成，其间分布有大量的神经胶质细胞，出生时其平均厚度已接近成年人。大脑半球的白质又称髓质，由大量神经纤维构成，出生时其发育较落后，髓鞘贫乏。

大脑皮质是神经系统的最高级中枢，接受皮质下各个部位传来的神经冲动，产生感觉、语言和思维等活动；同时，又通过下行传导通路管理躯体运动和调节各器官各系统的活动。大脑皮质的不同部位有完成某些反射活动的相对集中区为大脑皮质的功能定位（图 31-4）。在大脑皮质的躯体运动及感觉区上，身体各部投影区的大小与该部的形体大小无关，而取决于该部在功能上的重要程度和复杂性或该部感觉的敏感程度（图 31-5）。

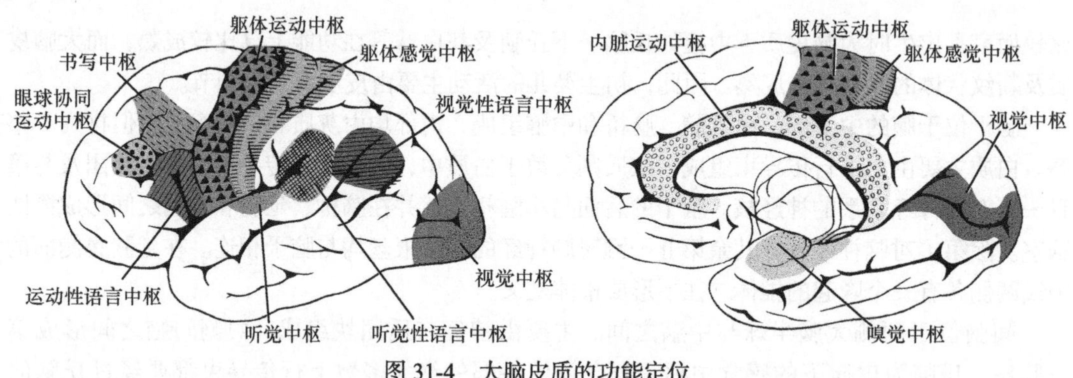

图 31-4　大脑皮质的功能定位

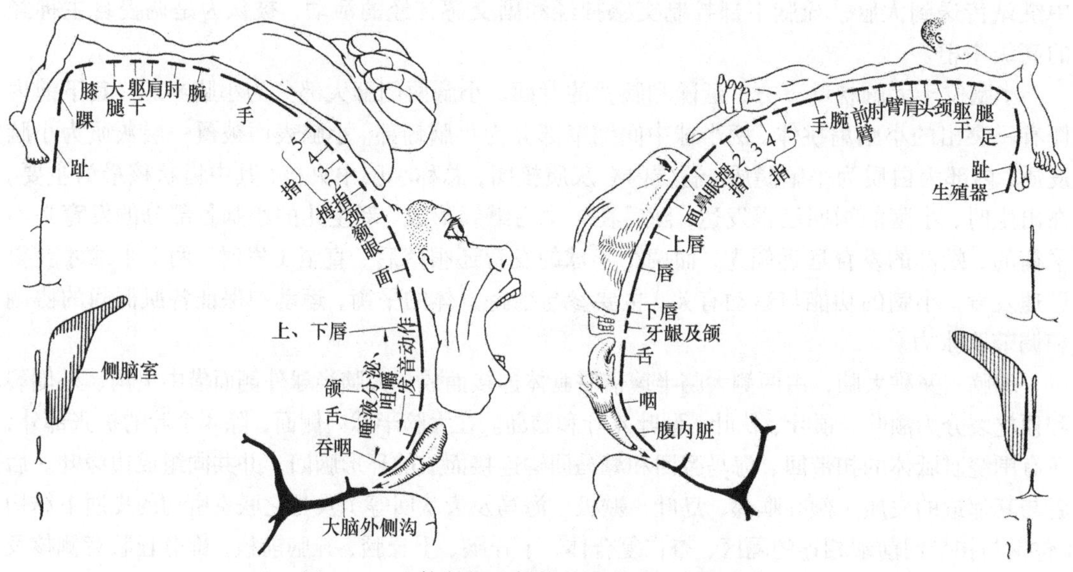

图 31-5　人体各部在躯体运动或感觉区的定位

小儿大脑富含蛋白质，但类脂质、磷脂和脑苷脂较少，仅占大脑组织的 33%，远低于成人的 66.5%，故长期营养不良会导致脑的生长发育落后。小儿的脑组织在生长发育时期对氧的需求量大，其耗氧量在基础代谢状态下可达全身耗氧量的 50%。

二、脑 神 经

脑神经共 12 对，是脑的周围神经。其纤维成分较复杂，可分为躯体感觉、躯体运动、内脏感觉和内脏运动纤维 4 种。有的脑神经只含其中 1 种，有的含 2 种或 2 种以上。躯体感觉纤维分布于头面部的皮肤、肌、肌腱、关节和部分黏膜内的感受器，以及视器、位听器等特殊的外感受器。躯体运动纤维则支配头面部许多横纹肌的运动。内脏感觉纤维分布于心、血管和其他内脏器官的感受器，以及味蕾和嗅器等特殊的感受器。内脏运动纤维则支配心肌、平滑肌及腺体的分泌，为自主神经中脑部的副交感纤维。

按所含主要纤维的成分和功能的不同，可把脑神经分为三类：其一为感觉性脑神经，包括嗅神经、视神经和位听神经；其二，运动性脑神经，包括动眼神经、滑车神经、展神经、副神经和舌下神经；其三为混合神经，包括三叉神经、面神经、舌咽神经和迷走神经，其中迷走神经是脑神经中行程最长、分布最广的神经，是自主神经副交感部的主要组成部分。

脑神经在出生时的髓鞘化程度和脊神经并不相同。出生时的位听神经的所有纤维几乎都富含髓鞘，而视神经在新生儿时还只有眼眶一段有少量髓鞘。其余脑神经中运动的成分含髓鞘丰富，而感觉成分的髓鞘化则较迟。这种髓鞘化的不同认为与其功能有关。胎儿在子宫内时已能运动，但触觉还不活跃。因此，新生儿的动眼神经、滑车神经和展神经比三叉神经、面神经、副神经和舌下神经含有更多的髓鞘。出生后，子宫外的生活对脑神经的形成具有重要的作用，如出生后的第 1 天，视神经的髓鞘化就开始增加。出生后的发育过程中，各脑神经的发育比脊神经明显领先，1 岁半后脑神经中无髓鞘的纤维已不多。

三、自主神经

自主神经是整个神经系统的一部分，主要分布于内脏、心血管、腺体，包含内脏传出（运动）和内脏传入（感觉）纤维。内脏感觉纤维的神经元的周围突随交感神经和副交感神经分布到相应的器官，而中枢突则随脊神经的后根和脑神经进入脊髓或脑。据其功能和形态，自主神经可分为交感神经和副交感神经，均受大脑皮质和皮质下中枢的控制和调节，两者相互协调以维持机体内外环境的相对平衡。

交感神经的低位中枢位于脊髓胸节和上 3 个腰节的侧角内。侧角细胞的轴突，经前根和脊神经出椎间孔后便离开脊神经组成周围部，分布于效应器。其周围部包括交感神经干、交感神经节、分支和神经丛。交感神经干作串珠状排列在脊柱两侧，上至颈部，下至尾骨前方。新生儿的交感神经周围部的形态与成年人相似，但交感神经节较小，排列紧密。在出生时，其离开脊神经的白交通支已有部分形成髓鞘。

副交感神经的低位中枢在脑干和脊髓骶段。脑干的副交感神经核的纤维随脑神经至头、颈、胸、腹各器官。骶部副交感神经的纤维构成盆内脏神经，分布于盆腔各器官及结肠左曲以下的消化道。

四、中枢神经系统的活动

（一）条件反射

条件反射是出生后经过训练所形成的，可以建立也会消退。小儿最初建立的条件反射多与饮食相关，例如，抱小儿在某一姿势下喂奶，若干天后，此种姿势所引起的刺激便会引起小儿吮吸动作。这是小儿每次被母亲抱起时所产生的皮肤触觉、关节内感觉、半规管平衡觉等一系列复杂刺激的组合，与紧接而来的食物性强化相连接而逐渐形成的。但新生儿大脑的发育还不成熟，所以能形成的条件反射数量少、传导速度也慢。

出生后 2 个月开始逐渐形成与听、视、味、嗅、触觉等感觉相关的条件反射，但此时还不十分稳固；3～4 个月开始出现兴奋性和抑制性条件反射，这意味着小儿大脑皮质鉴别功能的开始。2 岁以后的小儿不但可以利用声、光、味等第一信号系统形成条件反射，而且也可以利用语言文字等第二信号系统形成条件反射。在先天性反射（非条件反射）的基础上，随着大脑及各感觉器官的发育，后天性反射（条件反射）的逐渐产生，使得小儿能很快熟悉并适应环境。而小儿条件反射形成的快慢及其稳定性，因年龄、健康状况及个体神经特性会有所不同。

（二）非条件反射

非条件反射是出生后无须训练就具有的，新生儿期间的活动主要是非条件反射性的活动。呼吸系统、心血管系统、消化系统及内分泌系统等有维持终生的非条件反射。另外，新生儿还具有一系列的运动形式和反射，但出生后不久或稍后便会消失。正常足月儿出生时即具有吸吮、觅食、吞咽、拥抱及握持等一些先天性的原始反射和对强光、寒冷及疼痛等做出反应的防御性反射。其中有些先天性的反射如吸吮、握持及拥抱反射应随年龄的增长而减弱，足月儿一般于出生后3～4个月消失。若持续存在，将会影响动作发育，属于异常现象。在新生儿或小婴儿时期，如原始反射不出现，或表现不对称，或3～4个月以上仍持续存在，均提示可能存在神经系统异常。

这些反射主要有以下几种。

1. 吸吮反射 当小儿的口唇触及乳头时，小儿的口腔就开始作吸吮运动，但体质虚弱或早产儿可能没有吸吮动作。

2. 觅食反射 小儿的面颊触及母亲的乳房或手指等其他刺激物时，头会转向乳房和刺激物。

3. 伸舌反射 当固体或半固体食物放在新生儿的口腔前部，小儿会反射性地伸舌将食物推出。

4. 吞咽发射 出生后的前3～4个月，小儿不会用舌的动作将食物送到口腔后部和咽部，而是依靠吞咽反射吞下流质，即食物进入口中所引起的一系列相关肌肉的反射性、顺序性收缩反应，而使食物由口腔进入胃内。因此，此时若进行非流质喂养比较困难，小儿的流涎现象也与此有关。

5. 握持反射 将手指或笔杆放于小儿掌心时，小儿会握紧不放，并可借此将婴儿提起悬空停留几秒。

6. 拥抱反射 新生儿对突然的刺激，如巨大的响声、体位的突然变化等，就会出现两臂外展伸直，继而屈曲内收到胸前，呈拥抱状。

另外，因乳儿的大脑皮质发育不全，其反射程度和形式均与成年人不同。如3～4个月的小儿肌张力较高，凯尔尼格征常为阳性；巴宾斯基征在2岁以内的小儿常为阳性；膝跳反射在出生后数月常见反射亢进，尤其是当啼哭时；踝阵挛也常出现于出生数月的小儿；而新生儿和婴儿的腹壁反射和提睾反射不易引出等。

五、小儿的睡眠

睡眠状态是大脑皮质的一个弥漫性抑制过程，皮质因其而得到休息并有助于功能恢复。小儿的睡眠是早期发育中脑的基本活动，良好的睡眠不仅能增强机体的抵抗力，而且还有促进儿童生长发育的特殊意义。对0～2岁儿童来说，完善的睡眠结构对中枢神经系统的发育和成熟有着非常重要的作用。婴幼儿期是睡眠发展及睡眠习惯形成的关键时期，许多睡眠障碍源于儿童早期不良的睡眠习惯。

新生儿大脑皮质兴奋性低，面对外界刺激极易疲劳，皮质的兴奋性也因此易受抑制而进入睡眠状态。所以，除了喝奶，新生儿几乎在利用所有的时间睡觉。以后随着大脑皮质的逐渐发育，运动逐渐转为由大脑皮质中枢调节，对皮质下中枢的抑制作用也趋明显。

睡眠时间的长短因年龄而不同，睡眠时间常随着年龄的增长而缩短。如新生儿一整天所需的睡眠时间为18～20小时，2～3个月时为16～18小时，5～9个月时为15～16小时，1岁时为14～15小时，2～3岁时为12～13小时，4～5岁时为11～12小时，7～13岁时为9～10小时。

思考题

1. 为什么婴幼儿对外来刺激的反应较慢而且易于泛化？
2. 请谈谈身体各部在躯体运动及感觉中枢的投影特点。
3. 小儿大脑有哪些特点？
4. 新生儿具有哪些原始反射？具有什么样的意义？
5. 小儿不同年龄段的最佳睡眠时间各为多少小时？

参考文献

曹丽娟. 1994. 人体解剖在近代中国的实施[J]. 中华医史杂志，24（3）：154-157
陈祖瑞. 1993. 实用临床经络解剖推拿手册[M]. 天津：天津科技翻译出版公司
狄文，李铮，张君慧. 2013. 生殖系统[M]. 上海：上海交通大学出版社
董卫国. 2015. 消化系统[M]. 北京：人民卫生出版社
国质量监督检验检疫总局，国家标准化管理委员会. 2006. 中华人民共和国国家标准·腧穴名称与定位（GB/T 12346-2006）. 北京：中国标准出版社
韩磊，易萍. 2012. 听觉系统的发育与新生儿听力缺陷的筛查[J]. 实用妇产科杂志，28（12）：1012-1015
黄龙祥，黄幼民. 2007. 实验针灸表面解剖学—针灸学与表面解剖学影像学的结合[M]. 北京：人民卫生出版社
黄艳，高凌. 2017. 肠道微生物在脑肠轴及相关疾病中的作用[J]. 世界华人消化杂志，25（34）：3032-3037
克里斯蒂·凯尔. 2013. 肌与骨骼的解剖、功能及触诊[M]. 汪华侨，郭开华，麦全安，译. 天津：天津科技翻译出版公司
李和，黄辰. 2015. 生殖系统[M]. 北京：人民卫生出版社
李和，李继承. 2010. 组织学与胚胎学[M]. 2 版. 北京：人民卫生出版社
李珊珊，何晶，陈婷婷，等. 2007. 中医解剖学研究的历史沿革[J]. 北京中医，26（10）：655-657
李天莉. 1997. 中国人体解剖法史略[J]. 中华医史杂志，27（3）：160-164
李义凯. 2001. 汉英人体骨骼肌学习手册[M]. 北京：人民军医出版社
李义凯. 2015. 脊柱推拿的基础与临床[M]. 北京：军事医学科学出版社
廖二元，莫朝晖. 2007. 内分泌学[M]. 2 版. 北京：人民卫生出版社
廖亚平. 1987. 儿童解剖学[M]. 上海：上海科学技术出版社
刘云芳，陈耀星，王子旭. 2006. 胃肠神经肽对肠黏膜免疫的调节[J]. 解剖科学进展，12（3）：259-262
罗伯顿. 2009. 新生儿学[M]. 北京：北京大学医学出版社
聂绪发. 2013. 人体鲜剖学（案例版）. 北京：科学出版社.
聂精保. 1986. 中国古代解剖长期不发达的历史事实及其原因[J]. 湖南中医学院学报，（2）：4-6
宁寿葆. 2004. 现代实用儿科学[M]. 上海：复旦大学出版社
上海市虹口区儿童保健所. 1984. 小儿解剖生理与保健[M]. 上海：上海科学技术文献出版社
沈晓明. 2013. 临床儿科学[M]. 北京：人民卫生出版社
孙红梅. 2014. 局部解剖学（含穴位解剖）[M]. 北京：中国中医药出版社
孙树臣，马彦，乔静，等. 2014. 儿童腺样体肥大引发睡眠呼吸障碍的中医诊疗专家共识解读[J]. 世界睡眠医学杂志，1（6）：321-328
汪江波，李峰. 2013. 脑肠轴与功能性消化不良（FD）的关系[J]. 现代诊断与治疗，24（15）：3382-3384
王侠生，廖康煌. 2005. 杨国亮皮肤病学[M]. 上海：上海科学技术出版社
王怡. 1991. 建国以来中医解剖学研究发展概况[J]. 陕西中医学院报报，14（3）：23-25
吴希如，李万镇. 2005. 临床儿科学[M]. 北京：科学出版社
徐达传. 2012. 局部解剖学[M]. 2 版. 北京：高等教育出版社
严健民. 1998. 中国人体解剖史探源[J]. 湖南中医学院学报，18（4）：61-62
严振国. 2005. 中医应用腧穴解剖学[M]. 上海：上海科学技术出版社
杨艳华，戴迟兵. 2015. 肠神经胶质细胞在胃肠道的新功能[J]. 海南医学，26（24）：3665-3668
叶滨宾. 2012. 儿科影像诊断与临床（胸腹卷）[M]. 北京：人民军医出版社
尹宪明，井兰香. 2014. 运动学基础[M]. 北京：人民卫生出版社

于天源. 2005. 按摩推拿学[M]. 2 版. 北京：中国协和医科大学出版社

郑玉涛. 2010. 小儿解剖生理与临床应用[M]. 西安：西安交通大学出版社

周吕. 1996. 肠神经系统及其研究进展（二）[J]. 生物学通报，31（12）：1-2

朱学骏，涂平，陈喜雪，等. 2016. 皮肤病的组织病理学诊断[M]. 3 版. 北京：北京大学出版社

朱长庚. 2002. 神经解剖学[M]. 北京：人民卫生出版社

诸福棠. 2005. 实用儿科学[M]，7 版. 北京：人民卫生出版社

Gregory DC，Susan A D. 2005. Basic and Clincal Anatomy of the Spine，Spinal Cord，and ANS[M]. 2th. Amsterdam：Elsevier Mosby

Janet M. 2000. Introduction to the Anatomy and Physiology of Children. London：Routledge 11 New Fetter Lane

Kalyani P. 2006. 按摩相关的解剖学与生理学[M]. 李德淳，赵晔，译. 天津：天津科技翻译出版公司

Macchi MM，Bruce JN. 2004. Human pineal physiology and functional significance of melatonin[J]. Front Neuroendocrinol，25（3-4）：177-195

Staheli LT. 2007. 实用小儿骨科学[M]. 北京：人民卫生出版社

Susan S. 2017. 格氏解剖学-临床实践的解剖学基础[M]. 41 版. 丁自海，刘树伟，译. 济南：山东科学技术出版社